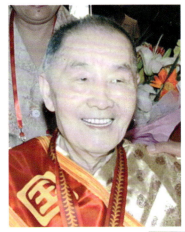

◄ 任老被评为国医大师

任老夫妇与作者
在一起 ▶

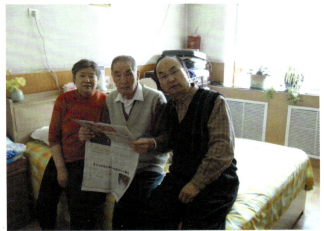

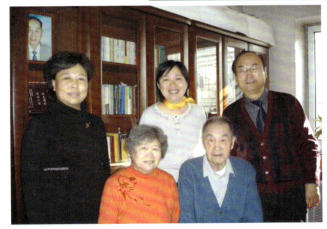

◄ 任老夫妇与记
者、学生在一起

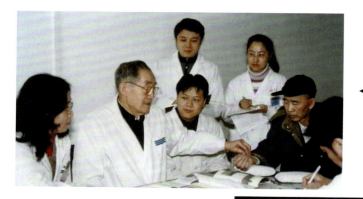

◀ 任老与博士生
在一起

任老在国际会议上讲话 ▶

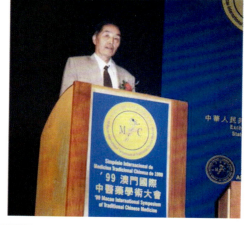

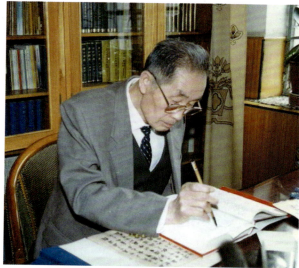

◀ 任老做读书笔记

● 国医大师临床经验实录 ●

主审 ◎ 任继学

国医大师 任继学

主　编　南　征

副主编　任喜洁　南红梅

编　委　南　征　任喜洁　南红梅　邹耀武　任喜波
　　　　任喜尧　南劲松　吴九如　任宝琦

中国健康传媒集团
中国医药科技出版社

内 容 提 要

　　本书分为学术思想、方药心得、验案撷英、薪火相传、医话随谈、成才之路、年谱7个部分，系统总结了任继学教授毕生心得，以启迪后学。全书理、法、方、药俱全，具有较高的学术价值和实用价值，可供广大中医药临床医师阅读参考。

图书在版编目（CIP）数据

　　国医大师任继学/南征主编. —北京：中国医药科技出版社，2011.1

　　（国医大师临床经验实录/吴少祯主编）

　　ISBN 978 - 7 - 5067 - 4849 - 0

　　Ⅰ.①国…　Ⅱ.①南…　Ⅲ.①中医学临床 – 经验 – 中国 – 现代

Ⅳ.①R249.7

　　中国版本图书馆 CIP 数据核字（2010）第 216133 号

美术编辑　陈君杞

版式设计　郭小平

出版　中国医药科技出版社

地址　北京市海淀区文慧园北路甲 22 号

邮编　100082

电话　发行：010 - 62227427　邮购：010 - 62236938

网址　www. cmstp. com

规格　710 × 1020mm $^1/_{16}$

印张　27 $^3/_4$

字数　395 千字

版次　2011 年 1 月第 1 版

印次　2024 年 6 月第 2 次印刷

印刷　河北环京美印刷有限公司

经销　全国各地新华书店

书号　ISBN 978 - 7 - 5067 - 4849 - 0

定价　69.00 元

国医大师临床经验实录

编 委 会

学术顾问 （按姓氏笔画排序）

王绵之　邓铁涛　朱良春　任继学
李玉奇　李济仁　李振华　何　任
张　琪　张学文　张灿玾　张镜人
陆广莘　周仲瑛　贺普仁　班秀文
郭子光　唐由之　程莘农　路志正
颜正华　颜德馨

总 主 编 吴少祯

副总主编 王应泉　许　军　范志霞

编　　委 （按姓氏笔画排序）

王　朔　王　煦　王　影　王宏才
王松坡　白　极　吕文红　朱　兵
刘小斌　米　鹂　许东雷　李　艳
李　尊　李　燕　李郑生　李海玉
杨　俐　杨金生　张　泽　张宏伟
张佩青　张鹤鸣　吴嘉瑞　邱礼新
范永升　赵燕宜　金　路　金芬芳
郑　洪　南　征　班　胜　徐光星
浩云涛　曹东义　韩天雄　程　凯
谢新才　路喜善　颜乾麟

总 策 划 范志霞

出版者的话
CHUBANZHEDEHUA

2009 年 4 月由卫生部、国家中医药管理局、人力资源和社会保障部联合评选产生了我国首届 30 位"国医大师"。这是新中国成立以来，中国政府部门第一次在全国范围内评选出的国家级中医大师，这是中医发展历史上的重要里程碑。

中医是门实践科学，有其自身的发展规律，中医学术的传承历史上多数表现为师徒口授心传。国医大师是当代名老中医的杰出代表，是优秀中医药学术的泰斗级人物，体现着当前中医学术和临床发展的最高水平，他们的学术思想和临证经验是中医药学宝库的宝贵财富，深入挖掘、抢救、整理他们的经验精华，就显得尤为急迫。

为此，我社紧密配合国家中医药事业的发展目标，精心策划推出一套《国医大师临床经验实录》系列丛书，全面总结集成各位大师的临床经验和学术成果。每位国医大师的经验单独成册，旨在使各位国医大师的经验心得能够广播于世，使后学者们能够充分学习汲取前贤们的经验精华，使中医发扬光大，后继有人。

本丛书的编写宗旨为突出临床和实用性，力争使阅读者能够学有所获、学有所宗、用能效验。本丛书正文主要包括七大部分：学术思想、方药心得、验案撷英、薪火相传、医话随谈、成才之路和年谱。因各位大师擅长的领域不同，研究的方向有异，每位大师著作的正文结构会略有不同。

——学术思想部分主要包括大师学术思想的理论来源、个人临证的特殊认识和总结、擅长病种的医理阐释和治学理念等。

——方药心得部分主要包括用药心法、成方心悟、经方传真、自拟方等内容。集中反映大师的临床用药经验和心得体会。"医生不精于药，难以成良医"，希望读者通过本部分内容学习大师的临床用药处方思路，触类旁通，举一反三。

——验案撷英部分主要收录各位大师擅长的病种案例，每一案例下设案例和按语两部分，围绕案例集中阐述该类病证的证治特点、大师自己的辨证心法和要点、医理阐释和独特认识。内容不求面面俱到，只求突出大师个人特点，简洁精炼，突出重点。

——薪火相传部分主要收录大师给学生讲课、各种中医交流会、研修班的讲稿整理。对讲稿的要求：内容精彩实用、对临床具有指导意义，确切反映其学术思想。

——医话随谈部分是不拘体裁的医学随笔，主要探讨中医药学术问题，涉及范围很广，重在抒发己见。

——成才之路部分主要包括大师学习中医、应用中医的全部历程，重点突出大师学习中医的方法和体会，旨在使后学者沿着前辈走过的路，少走弯路，直步中医的最高殿堂。

——年谱则按照时间顺序，记录大师经历的重大事件。

本丛书的撰写者或为大师本人，或为大师学术经验的继承人。希望丛书的出版对推动中医事业的继承和发展、弘扬民族医学和文化，做出一定的贡献。

中国医药科技出版社
2011 年 7 月

# 前言

任继学教授（1926～2010年），吉林省扶余县人。自幼入私塾，攻读"四书""五经"，后业师当地名中医宋景峰老先生，专心精读医学经典，熟读《医宗金鉴》等，倒背如流，做到"博极医源，精勤不倦"。1945年参加革命工作，1955年于吉林省中医进修学校学习，1958年于北京中医学院师资班学习，1960年任长春中医学院附属医院内科主任，1985年任中医内科教授，1992享受国务院政府特殊津贴，1995年，获终身教授称号，2000年任广州中医药大学博士生导师，2003年任长春中医药大学博士生导师，2004年获"白求恩奖章"，2009年获"国医大师"称号。受聘为长春中医药大学终身教授、中华中医药学会终身理事。

1990年出版《悬壶漫录》，1993年出版《中国名老中医经验集萃》，1997年主编《中医急症学》，2000年出版《任继学经验集》。

任老是终身教授，国家级名老中医，大学者，大教育家，国医大师，更是杰出的社会活动家，为振兴中医、为发展中医药事业献出毕生精力、作出伟大贡献。

本书根据出版要求和规定，以任老公开发表的论著为蓝本，参考笔者手头中的从未发表的任老手稿真迹，归纳整理编写而成。有些论文为首次公开发表，本书力争保持任老原著、原文、原貌，不再增减、改动、修饰，但笔者水平有限，难免出现差错，望同道们斧正。

编写过程中曾得到我的博士、硕士们的协助，一并致谢。最后衷心渴望我的恩师、国医大师任老学术思想更加发扬光大、更加光辉灿烂。

弟子　南征

2009 年 12 月 9 日于长春

胃脘癰的命名，始见于素問病能论中。

後世醫家亦有稱因胃癰者，而今之編者

則為消化性潰瘍病，古稱本病為癰矣

是以言三病之成，今日潰瘍者是胃脘

癰之結果。何以言之。明，王肯堂謂：

「潰瘍癰疽已破膿出是已。此病受胃

胃痛中心臨床常见之病，多發於脘、右脘

人口數百分之十至十二，光以本病系以上脘

疼痛筆重，部中、下脘病病為主，且其左

胃脘癰

任老手迹

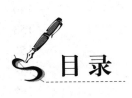

目录

学术思想 ──────────────── 1 – 20

　　一、振兴中医，首在继承　　　　　　　／1
　　二、发展中医，贵在创新　　　　　　　／7
　　三、突出特色，精在辨证　　　　　　　／16

方药心得 ──────────────── 21 – 68

　　一、用药新法　　　　　　　　　　　　／21
　　二、成方心悟　　　　　　　　　　　　／35
　　三、经方传真　　　　　　　　　　　　／46
　　四、自拟方　　　　　　　　　　　　　／65

验案撷英 ──────────────── 93 – 113

薪火相传 ──────────────── 114 – 325

　　一、论中医内科学的若干问题　　　　　／114
　　二、人体三维生理系统简述　　　　　　／124
　　三、心脏生理及病理　　　　　　　　　／127
　　四、肝之生理补谈　　　　　　　　　　／133
　　五、肾的生理病理及诊要　　　　　　　／134

六、略论脏腑表里相关学说　　　　　　　　　　/ 142

七、略谈命门学说　　　　　　　　　　　　　　/ 146

八、略论水火学说　　　　　　　　　　　　　　/ 153

九、相火内涵　　　　　　　　　　　　　　　　/ 156

十、论气化学说　　　　　　　　　　　　　　　/ 158

十一、论募原　　　　　　　　　　　　　　　　/ 162

十二、论脑髓　　　　　　　　　　　　　　　　/ 165

十三、对"七损八益"的探讨　　　　　　　　　/ 169

十四、略谈扶正培本治则　　　　　　　　　　　/ 174

十五、老年生理特征　　　　　　　　　　　　　/ 186

十六、谈谈健身延年法　　　　　　　　　　　　/ 190

十七、伏邪探微　　　　　　　　　　　　　　　/ 194

十八、中风古代文献概览　　　　　　　　　　　/ 201

十九、试论小中风与复中　　　　　　　　　　　/ 214

二十、中风病辨证论治　　　　　　　　　　　　/ 215

二十一、再谈中风病的病因病机与救治　　　　　/ 221

二十二、中风康复病机的探讨及对策　　　　　　/ 224

二十三、风头眩病论治　　　　　　　　　　　　/ 227

二十四、论脑髓消病　　　　　　　　　　　　　/ 231

二十五、痴呆论治　　　　　　　　　　　　　　/ 234

二十六、癫痫论治　　　　　　　　　　　　　　/ 238

二十七、论感冒病因及误治救逆法　　　　　　　/ 245

二十八、时行感冒论治　　　　　　　　　　　　/ 247

二十九、风温论治　　　　　　　　　　　　　　/ 251

三十、肺热辨证论治　　　　　　　　　　　　　/ 256

三十一、试论内伤咳嗽　　　　　　　　　　　　/ 259

三十二、心肌炎辨治　　　　　　　　　　　　　/ 263

三十三、真心痛论治　　　　　　　　　　　　　/ 265

三十四、脾心痛论治　　　　　　　　　　　　　/ 269

三十五、胃脘痛论治　　　　　　　　　　　　　/ 274

三十六、胆胀论治　　　　　　　　　　　　　　/ 278

三十七、暴泻救治　　　　　　　　　　　　　　/ 282

三十八、脱营病论治　　　　　　　　　　　　　/ 285

三十九、脱证救治 / 289

四十、时疫霍乱论治 / 292

四十一、疫毒痢论治 / 296

四十二、血虾证救治 / 300

四十三、红斑狼疮辨证论治 / 304

四十四、血极病论治 / 309

四十五、自汗辨治 / 314

四十六、老人便秘辨证论治 / 317

四十七、颈椎证论治 / 320

医话随谈

326 - 417

一、精、气、神，人之三宝 / 326

二、命门新说 / 327

三、气化新说 / 327

四、七损八益新解 / 328

五、中医学所述"禀赋"之实质 / 328

六、中医学之"病"与"证候" / 330

七、关于中医学"道"之内涵 / 332

八、继承是提高中医临床疗效的基础 / 332

九、谈谈刘完素的学术思想 / 335

十、"高梁之变，足生大丁"新解 / 339

十一、"凡十一藏取决于胆也"小识 / 339

十二、"因而强力，肾气乃伤，高骨乃坏"小议 / 340

十三、《素问·上古天真论》之"天癸"新论 / 340

十四、略论"肝者将军之官，谋虑出焉" / 341

十五、禀赋刍言 / 341

十六、"三法五治论"小释 / 342

十七、五行学说经探约言 / 344

十八、中医"象"之内涵 / 345

十九、论"道" / 347

二十、说"疫" / 348

二十一、"气有余便是火"小议　／349

二十二、"精不足者，补之以味"临床运用　／350

二十三、张仲景肝虚法则小识　／351

二十四、血海说略　／352

二十五、络病钩沉　／353

二十六、肌腠与募原表里相关之我见　／356

二十七、"心主噫"临床意义　／358

二十八、浅谈"尽信书不如无书"　／359

二十九、解剖模式和实验模式均是研究中医学的重要模式　／360

三十、太极学在中医科研中的价值　／362

三十一、中医内科科研方法学步　／364

三十二、浅谈中医科研诸模式　／368

三十三、中医基础实验内涵初探　／375

三十四、中医药高科技内涵初探　／379

三十五、中医药学亦用动物做药理实验　／384

三十六、不能只搞"研究中医"　／385

三十七、秘方验方之商榷　／386

三十八、只有良医，没有灵丹妙药　／387

三十九、痰证辨识　／388

四十、中风病机新解　／388

四十一、"心衰"——中医病名新说　／389

四十二、心肌缺血小议　／389

四十三、卒口僻治验　／390

四十四、消渴病之管见　／391

四十五、前列腺增生辨证治验　／393

四十六、慢性淋证论治　／394

四十七、痛风病诊治　／394

四十八、维厥病诊治　／395

四十九、解㑊病小议　／398

五十、麻疹治疗　／398

五十一、带状疱疹诊治　／399

五十二、急性乳蛾治疗　／400

五十三、慢性咽喉炎论治　／401

五十四、震颤病治验 / 401

五十五、风湿热病诊治 / 403

五十六、骨痹治疗 / 404

五十七、瘿病治验 / 406

五十八、肺心同病治疗 / 407

五十九、肺胀诊治 / 408

六十、鼻伤风治验 / 410

六十一、时疫病毒腹泻治疗 / 411

六十二、暴吐病治验 / 412

六十三、狐惑病的治疗 / 413

六十四、虚寒胃痛诊治 / 413

六十五、咳血治验 / 414

六十六、哮喘病诊治 / 414

六十七、感冒后咳嗽如何治疗 / 414

六十八、黄疸治疗心要 / 415

六十九、出血性中风的急救和治疗 / 416

成才之路 ——————————— 418 – 425

一、读经典，跟名师，成了活字典 / 418

二、60 岁才是医生生涯的真正开始 / 419

三、谁说中医不能治急危重症 / 419

四、既是难得的良师，又是和蔼的慈父 / 420

五、严于律己，为人师表 / 421

六、医乃仁术，妙手回春 / 422

七、忙里忙外，都是为了振兴中医 / 422

八、读万卷书，著书立说 / 424

年谱 ——————————— 426 – 428

学术思想

一、振兴中医，首在继承

任老认为：振兴中医，首在继承。《素问·至真要大论》谓："有者求之，无者求之"。求之者，继承之意也。他认为继承途径有二，一是文献整理与研究，对古典医籍应详加校正疏义注释并予熟读和深思。此外，还要学习文、史、哲知识，把医书内外知识结合起来，以求领会中医理论之真谛。尤其是中医学术之内容由多学科所形成，必须多学科研究，才能发掘其精髓而光大之。二是把理论研究和临床、科研实际紧密结合起来。他认为临床是理论的发端、验证与归宿。因此，任老特别强调经典理论与临床、科研实践相结合。他坚决反对那种理论脱离实践，只强调理论，反对或轻视实践的所谓纯理论之继承。这种现象是目前有些人研究中医经典理论的主要弊病，也是中医继承问题上的主要障碍和危险。

1. "有者求之，无者求之"

"有者求之"是指继承古代理论之意，其途径有二：一是文献整理，二是理论研究密切结合临床实际。"无者求之"，是指启迪后人要做到善于研究，不断创新，以丰富中医理论和辨证论治体系。

任老主张：研究中医理论，必须应用天文学、地理学、气象学、生物物理学、生物化学、物理学、分子生物学、生物电学、历法学、模糊数学、气候学、物候学、控制论、信息论、热力学、辩证法等多学科，多方位，立体思维方法，才能不走弯路，如太阳活动与疾病有关，月亮对人对疾病发生中的作用，气候对人体生理病理的影响，海潮对分娩、月经的影响，等等。因此，任继学教授早年系统提出，对每一个病要系统整理病名，要定准，全国要统一，中医诊断要客观化，标准化，利用现代科学仪器，为中医现代化服务（注：任老是中国中西医界比较早提出中医现代化的国家级名医之一）。应用多学科方法研究课题，并提出所有中医药研究，包括理论研究和临床实践一律以辩证唯物主义为指导，只有辩证唯物主义，才能正确发掘中医学宝库，能起到促进作用，达到承前启后发扬光大祖国医学的目的。

《伤寒论》，就是一部以实践为基础，学好经典，全面继承而取得成就的典范著作。他首先注意历代流派的不同见解和注家的论述，从中完整地领会伤寒论原义，继则紧密结合临床实际，用以治疗常见病、多发病、疑难重症。如此反复探求，每得精深之乐。如小柴胡汤一方，《伤寒论》中正局七出，辩证两出，类证变法六出，任老悉心探索，并逐一揣摩融会贯通其要义，灵活应用于临床，在辩证基础上用以治疗痨瘵、胃脘痛、呕吐、胁痛、心悸、不寐、咳嗽等证，遂收桴鼓之效。如一单姓男患，胃痛、胁痛、腹胀已一年余。前病未愈，且又咳嗽，痛胀更甚，噫气矢气，午后潮热，时有盗汗，手足心热，心烦易怒，目涩咽干，精神苦闷，颜面两颧发赤并有浮肿，鼻头色青黄，舌质绛，苔厚腻微黄，脉沉弦无力。任老认为此乃肝受肺制，少阳枢机不利，肝郁抑脾，运化失常，荣津不能畅布，升降不力，久湿化火，虚热内沸，乃成斯疾。法应宣通枢机，以启开阖之用。疏以小柴胡汤加减，人参 10g，柴胡 50g，酒黄芩 7.5g，酒黄连 7.5g，玄参 15g，生牡蛎 150g，天冬 15g，白及 15g，川贝 10g，水煎服。服此方三十余剂而愈。验例一斑。不难窥见任老医理相合，圆机活法之全貌。

现在，知识创新是一个比较热门的话题，同样在中医学内部也掀起了一场中医药现代化的热潮，但就中医而言如何才能创新？任老认为：任何一门知识如果要创新要发展，首先得系统地了解其已有的知识，只有这样才能做到有的放矢。中医学经过数千年的发展，已经形成了其独有而且系统的理论体系。因此，对中医学之创新而言，也应该象其他知识创新一样，在遵循客观规律的基础上，首先对先辈遗留下来的宝贵遗产进行系统地整理，理清思路，如此才能从中找到一些突破口。这决不是朝夕之事，这也就是我为什么要重提继承这一看似过时而又永恒的话题。就中医药现代化而言，我认为继承是创新的源泉。关于继承的重要性，早在古人就有清楚的认识，其记载也是不胜枚举。《素问·举痛论》："黄帝问曰：余闻善言天者，必有验于人；善言古者，必有合于今；善言人者，必有厌于己。如此，则道不惑而要数极，所谓明也。"《素问·天元纪大论》："善言始者，必会于终；善言尽者，必知其远，是则至数极而道不惑，所谓明矣。"《素问·气交变大论》云："善言古者，必验于今。"《类经》："古者今之鉴，欲察将来，须观既往，故善言古者，必有合于今。彼之有善，可以为法，彼之有不善，可以为戒，故善言人者，必有厌于己。"以上论述不仅指明了研究中医学术的思路和方法以及发展的方向，同时还恰如其分地说明了继承的重要性。"善言古者"，"善言始者"，"善言尽者"是指中医学术的继承内涵；"必验于今"，"必有合于今"是指要密切结合临床实际，在古代文献学术思想的指导下，结合现代的科学进展，同时汲取古代的实践精华，提出创新的理论。如果不能深刻理解其中的真髓，就不能理解中医的真正内涵之所在。

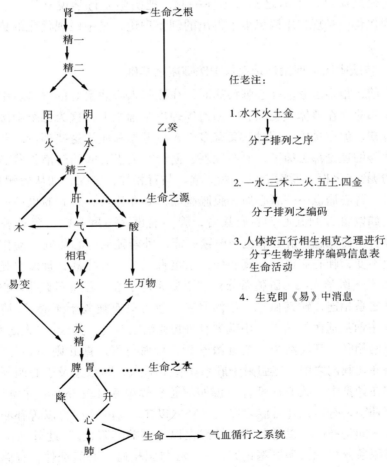

图1-1 太极，阴阳五行学说与五脏，生命有关新说图

任老认为：太极内涵气、象、理、数、化、变，是三阴三阳之体，是科学研究思路及方法之基础。胚者混沌也，其内胎蕴真火、真水，亦即真阴、真阳也。也就是说胚即混沌之太极也。一生二，二生三，三生万物，五行之生克制化是人体生理之本，如一水，三木，二火，五土，四金。此为从分子生物学的观点分子排列的顺序之编码。阴阳五行的出现，归功于人类对生命现象的观察，即宏观——亚宏观——微观——太极——中太极——小太极之变——微太极之化，这种五行学术和太极的学说的新探要言是：把古老的学说注入了新鲜血液，把精一，精二，精三与生命之根肾，生命之源肝，生命之本胃连在一起，把阴阳五行学说立体化、科学化、现代化，是现代中医思维中得出的创新理论，是中医现代化的典型范例之一。

2. 传统中医学理论仍是现代中医临床之基础

目前，很多医家治疗心脏疾病时，往往陷入心病治心的误区。中医学辨治疾病建立在整体观念和五脏相通等理论基础之上，这为每个中医工作者所皆知，但在具体应用时，又有多少人在考虑和应用这些理论。我们把自己优秀的理论都丢掉了，何谈发展、创新？关于心病的辨治先辈是如何描述的呢？《灵枢·厥病论》："厥心痛，与背相控，善瘛，如从后触其心，伛偻者，肾心痛也……厥心痛，腹胀胸满，心尤痛甚，胃心痛也……厥心痛，痛如以锥针刺其心，心痛甚者，脾心痛也……厥心痛，色苍苍如死状，终日不得太息，肝心痛也……厥心痛，卧若徒居，心痛间，动作痛益甚，色不变，肺心痛也……真心痛，手足青至节，心痛甚，旦发夕死，夕发旦死。"《医学入门·脏腑条分》："五脏系通于心，心通五脏系，心之系与五脏之系相连，输其血气，渗灌骨髓，故五脏有病先干于心。"清·唐容川《中西汇通医经精义》中就列有脏腑通治之专篇，其云："人之脏腑，全有连网相联，其连网中，全有微丝管，行血行气，据此则知心与胆通。其道路亦在膜网之中，盖胆附于肝系。脊上循入，肺系连及于心胆与心通之路即在其系中。故心病怔忡宜温胆。胆病战栗癫狂宜补心。非空论矣。又温字补字，有辨，经言温之以气，补之以味，《内经》言以苦补心。是泻心火，即是补心，以益其阴也。温之以气是益其阳也。"此外《医学入门·脏腑条分》、《五脏穿凿论》曰："心与胆相通（心病怔忡，宜温胆为主；胆病战栗癫狂，宜补心为主）。"今西医临床亦有心胆综合征之说。另有肺与心的关系，肺气清则心气和，肺气浊则心气逆，以致气血凝滞，产生疼痛，治宜宣肺通瘀。此外，脾之传化、转输，以升清降浊，鼓舞心肌，神明以调，心脏方能发出有节律的开闭、舒缩、跳动、推动血行也。临床上有许多患有颈椎病的患者，可以出现类似心绞痛的症状，如果我们详读了《濒湖奇经八脉考》中论述督脉为病条，就不难解释上述症状，因此，西医有颈心综合征之说。总之，此病的形成，主要是心、肝、脾、肺、肾、胆、督脉等的功能失常，致使气滞血瘀痰阻，阴阳失司，引起心脉不通，营血不畅，心失所养，心之脉络挛急，或瘀阻所致。

对《内经》"精不足者，补之以味"这一理论如何应用，任老的看法是，《素问·明阳应象大论》提出的这一治法，实则是治疗诸虚百损的大纲。精是人体生命形成的基本物质，也是生命生理活动的主要物质，正如《素问·金匮真言论》所说，"夫精者生之本也。"由此可见精是胚胎形成、发育、成长的基础，正如《灵枢·经脉》曰："人始生，先成精，精成而脑髓生。"结合现代科学知识，诸如人体蛋白质、氨基酸之类等，皆为人之生命之精。验之于中医临床实践，肝肾疾病，久病多伤精。此因肝病久则肝气内变，因变致损，肝体受伤，经络循行受阻，藏血调血功能失常之故。又如人之"气血逆乱"，可使肝之器官受害，疏泄功能失司，肝内肝外结络、缠络、孙络、毛脉血行不畅，水精代谢不利，从而形成瘀、痰、水、毒，肝叶失养而成，"肝叶硬"（清·高鼓峰《医宗己任编·四明心法》："肝藏血，血少则肝叶硬，将叶抵胃，胃受肝抵，得食则满"）之症。肝之水渎功能不通，同时肝之神（魂）失用，不能"主精液"，必然水精外渗，而成水臌病证候。对上述肝病的治疗，就得应用"精不足者，补之以味"这一治法，且佐以理气利水之品。药用晋·葛洪《肘后方》所载鲤鱼汤，活鲤鱼一尾（约重400g，去头、鳞、内脏，再入下列药内），白胡椒5g，红茶叶15g，紫皮蒜2头（去皮），砂仁15g，厚朴10g，沉香10g，醋柴胡10g，泽泻20g，白商陆10g，赤小豆15g。此方中鲤鱼用以补精；柴胡、泽泻一升一降，暗寓欲降则升之义；此外治水必治气，不治气非其治也，为沉香、厚朴之用意也，另大腹皮也是临床常用调气之品。验之临床，往往可收良效。这正是"善言古者，必有合于今"。

"四诊合参"在具体应用时，是不是真正做到"合参"，是否还能想起《景岳全书》"十问歌"？"一问寒热二问汗，三问头身四问便，五问饮食六问胸，七聋八渴俱当辨，九因脉色察阴阳，十从气味章神见，再兼服药参机变，妇女尤必问经期，迟速崩漏皆可见，再添片语告儿科，天花麻疹俱当验。"是否详读过清·喻嘉言《寓意草·与门人定议病式》？"某年某月，某地某人，年纪若干，形之肥瘦长短若何，色之黑白枯润若何，声之清浊长短若何，人之形志苦乐若何，病始何日，初服何药，次后再服何药，某药稍效，某药不效，时下昼夜孰多，寒热孰多，饮食喜恶多寡，二便滑涩无有。脉之三部九候，何候独异，二十四脉中，何脉独见，何脉兼见，其症或内伤，或外感，或兼内外，或不内外。依经断为何病。其标本先后何在。汗吐下和寒温补泻何施。其药宜用七方中何方，十剂中何剂，五气中何气，五味中何味，以何汤名为加减和合，其效验定于何时。一一详明。务令丝毫不爽。"真正能作到"四诊合参"仅靠教材是不够的，教材只是启蒙，更多的知识需要自己去汲取。就望诊而言，毛发、颜面色泽、瞳神、五轮、耳轮、爪甲、舌咽等的望诊，医者都做到了吗？能准确描述吗？能与生理病理相结合吗？《望色启微》、《望诊遵经》之类的书籍是否看过？如果都没作到，那还能说是一个合格的中医师吗？至少在望诊方面是不合格的。再言问诊，作为一个医生，不被患者的叙述所左右，应该在自己问诊的基础上，对患者所述去伪存真，最后做出准确的诊断；另外，在问诊方面，医生往往忽略患者的既往史、用药史、家族史等，恰恰既往史、家庭史和用药史，对医生做出正确诊断有着极大的帮助，因为从其中往往能找出现病的源头。还有切诊，大多数人认为七怪脉没有实际意义，在任老刚刚学习中医之时也有过这种想法，可20年之后这种想法就大有改观，因为在实际临床这种脉是存在的，雀啄脉多数是房颤和室颤，屋漏脉多数是心动过缓，釜沸脉多为心衰。因此，对前人遗留下来的理论，我们不能轻易否认。

中医临床的划分越来越细，但是不是划分就意味着彼此孤立呢？如果划分的结果是导致各学科的孤立，任老认为那样是有违中医理论的。作为一个中医临床工作者，不论你的专业是内科、外科、妇科、儿科、骨科、针灸科，都应该善于吸收各科精华，为己所用。例如"紫金锭"大家都知道这是一贴外科的方子，而且现在药店所售紫金锭在其说明上也写明是外用，但是，大家都忽略了其他用途。任老就往往通过内服紫金锭来治疗各种急慢性泄泻，颇有良效。再如2003年的"非典型肺炎"，任老应用外科的"梅花点舌丹"在抢救重患的过程中发挥了重要的作用。类似的例子很多，只是想从中说明，我们在发展、创新的同时，不能把自己宝贵的财富丢弃，任老很认同在中医的发展和创新上，要和其他边缘学科相结合，但是在和中医学以外的现代科学知识交叉的同时，是不是也应该注意在中医学内部各学科之间的交叉呢？而这种交叉往往就是对中医学的一种推动、发展和创新。

如果仔细研究古文献，就可以看到，有太多的记载证明中医理论不是凭空想象，而是有着非常系统论述的"真"科学。如中医所说"毒"、"邪"的问题，并不像某些人所说"毒"、"邪"是抽象的理论。如果详考文献就发现中医所说之"毒"、"邪"不是凭空所想，而是对其有着深刻的论述。《丹台玉案》云"既言邪必有形"，即任何邪都有对应的各自的"象"（"象"者可阅也），这一论述就清清楚楚地说明"邪"是客观存在的，不是虚无的。那么何谓毒？"邪者毒也"，六淫之邪，无毒不犯人。所以，《素问·五常政大论》中有"寒毒"、"热毒"、"湿毒"、"清毒"、"燥毒"、"火毒"；此外，"七情"也能产生"毒"，饮食停蓄也可产生毒。可见中医所讲之"毒"既有外来之毒，又有内生之毒（西医学也提出了自由基、钙超载、兴奋性氨基酸的细胞毒和酸中毒等理论），毒随时随地生又随时随地被排除，所以《医学真传》中有云："气血调和，其毒自解。"经过上述理论，你还能说中医理论是凭空、抽象的吗？

总之，从历代文献可以看出，中医学不仅仅是一门多系统相互交融的学科，而且对许多现代学科的发展有着重要的参考价值和指导作用，如现代医学提出，人体的氨基酸由肝内产生，为什么氨基酸不从别的脏器产生，任老认为中医理论能说明一切。《素问·阴阳应象大论》曰："东方生风，风生木，木生酸。"酸是肝之所用，酸能生万物，物生而有象，有象而后能用，有用则能循环。因此，我们目前真正应该做的，不是将古文献束之高阁却对中医妄加评论，而应该树立强烈的民族自信心，踏踏实实地对古文献进行认真的发掘整理，找出其中某些问题的本质所在，同时结合现代科学研究进展，走中医自我发展的道路，如此才能真正找出中医科研的突破口。

二、发展中医，贵在创新

任老宗古而不泥古，主张创新。他常说，《内经》所言"无者求之"就是启迪后人在继承的基础上敢于提出新问题，解决新问题，从而不断丰富中医学术新内容。近几年来他所论述的关于中风病、气化学说、命门学说、心衰辨治等学术思想，可以说都是有独特见解的。

1. 古老络病说，今日放异彩

任老提倡络病学说治愈疑难病证，将中医学"久病入络"说发扬光大，在全国中医界影响深远。

络病始于《内经》，发挥于明·汪机《针灸问答》，络之为病，周身上下，表里内外，无处无之。因人身内而脏腑之络，外而皮腠、筋骨、肌肉之络，上而脑髓之络，下而肢节之络，皆可为病。其病呈象于外，谓之系统证候，仲景曰："适中经络，未流传脏腑即医治之，……勿令九窍闭塞。"杨继洲说："四时八风之客于经络中为瘤病也。"叶天士亦说："久病必入络脉。"

络脉为病，有始于皮肤筋骨之络者，此为从外之内，有从经而络脉，从各脏腑之孙络而生者，此为从内至外，若能经络明，标本清，或求标得本，或由本求标，则治病少损矣。

任老把络病学说发扬光大至淋漓尽致，中风血瘀塞经络证，络损血溢证，经络瘀闭证，瘀阻脉络证，痰瘀阻络证，等等，才有今日破血通络大法之创立，中风死亡率从30%降至到19.5%，是络病学说在实际临床中应用的结果，是一个理论和实际上的突破。

任老谈中风病机时说，一是脑之气街为患，气街因气血逆乱受阻，气机亦不通，气化欲行不达，引起气不顺为风，风动生热，久而不解，风热伤及脑髓大经、小络、孙络，二是血脉经络毛脉受损，造成血络血道循环障碍，血瘀则痰盛，热结，毒生，瘀塞脑之络脉，轻者导致缺血性中风，重者膜破络裂，血脉不能束血，导致脑溢血。由此引申为消渴肾病病机中"毒邪损伤肾络说"，消渴肝病"毒损肝络说"，消渴心病"毒损心络说"，消渴肺病"毒损肺络说"，消渴脉痹之"毒损脉络之说"，不仅为本病治疗创立了新的学说，也为本病治法提供了有效理论依据。又如消渴肾病之毒损肾络说，为治疗本病创立了解毒通络保肾法，从而研制了解毒通络保肾胶囊，为消渴肾病治疗带来了较好的疗效，为深入研究消渴肾病拓宽了视野，提供了科学依据。

2. 创立脑髓说，中风急证创奇迹

任老重视"血瘀"，强调"破瘀"，多法综合，灵活变通，博古通今，古今结合，继承在先，不忘发扬，师古不泥，善于比较，同中求异，异中求同，观察细致，推理准确，系统整理，综合分析，知难而进，孜孜不倦，化裁古方，创立新方，独创新见，诊治有招，治疗中风，屡创奇迹。

任老20世纪50年代就主张心、脑分论，分治。他认为古代我国人就明确了心、脑功能，即心有血肉之心和神明之心之别。李时珍在《本草纲

目》中已明确指出脑的概念。任老在"论脑髓"的一文中说："脑为脏腑中的奇恒之府，奇恒者是言脑与五脏六腑，十二经络，皮肤筋骨，五官概迎互根，亢承之变也。脑髓居于头颅之内，头者诸阳之会，百神之所辑，为一身之元首也。脑为人体之首，寄居于头，颅骨腔内为其宅，脑髓外层有募原护之。脑分九宫，九宫皆有神，泥丸宫之神为高级之神，即脑之元神，是统御五神之主，五神者，神、魄、魂、意、志是也。脑之元神与五神交会之物质是气，精、津是载体。脊髓、任督二脉为信息传导之路。因此神受此气，则百脉有主，动而有序，此为"脉舍神也"。魂受此气，而发知觉，能升，能受，能除秽也；魄受此气，而生运动，能降，治内也。头脑为神、魂、魄、意、志汇聚之所，任老在《悬壶漫录》一书中明确指出："神明之心是指脑神经而言。"任老在这种学术思想指导下，首次提出了"脑髓消病"、"小中风"、"头风眩病"、"神昏"、"摊缓风病"等病名，并对以上诸病明确提出其病位在脑。如中风病之病位来说，从《内经》始，至清，历代医家皆以六经为病位。民国初张伯龙《类中秘旨》、张山雷《中风斠诠》、熊叔陵《中风论》，订正了"六经为病位"之误，指明了六经是标不是本。任老认为中风真正的病位在脑。所以治法上提出补肾生脑、醒脑、益脑、醒神等法。药物上研制成醒脑健神丹、益脑复健丸、宣窍醒神汤等，为中风治疗开辟了新方法、新路子，为广大中风患者带来了福音。

3. 首次提出新病名，首创新法新方药

（1）心衰病　心衰病名出自《圣济总录》。《圣济总录·心脏门》曰："心衰则健忘，心热则多汗……惊悸恍惚。"其辨证有：阳衰气脱证，法宜回阳固脱，化瘀利水，方用急救回阳汤（人参，附子，炮姜，白术，炙甘草，桃仁，红花，水煎服）。阳虚气弱血滞证，法宜益气化瘀，温阳通络，方用新定桂苓汤（桂枝，茯苓，人参，炙甘草，赤芍，生姜，水煎服）。阴阳俱虚证，法宜补阳养阴，活络安神，方用炙甘草汤（炙甘草，生姜，人参，生地，桂枝，阿胶，麦冬，麻仁，大枣，水煎服）。营卫受邪证，法宜调和营卫，滋阴和阳，方用桂枝甘草龙骨牡蛎汤（桂枝，炙甘草，龙骨，牡蛎，水煎服）。阴竭阳绝证，法宜补阴敛阳，益气固脱，方用阴阳两救汤（熟地，附子，人参，菟丝子，枸杞，茯神，远志，炮姜，紫河车粉^(单包)冲服，水煎服）。

（2）心动悸病　心动悸病名始见于仲景《伤寒论》，"心动悸，脉结代，炙甘草汤主之。"心动悸辨证有：风热心痹证，法宜通痹活络，清热安神，方用宣痹宁心饮（丹参，苦参，蚕砂，石菖蒲，丹皮，金银花，牛蒡子，蜂房，苍耳，防己，连翘，王不留行，水煎服）。亦可犀角散（水牛角，羚羊角，人参，沙参，防风，天麻，天竺黄，茯神，升麻，独活，远志，麦冬，甘草，龙齿，丹参，牛黄，麝香，冰片，共为细面，每服1.5g）。心阳虚证，法宜温通心阳，益气宁神，方用辛温平补汤（附子，干姜，当归，桂枝，人参，炙甘草，黄芪，白术，赤芍，五味子，大枣，蛤蜊壳，蜂蜜，水煎服）。气虚挟瘀证，法宜益气化瘀，安心定志，方用十四友丸（酸枣仁，远志，茯神，紫石英，生地，当归尾，薄荷，丹参，人参，黄芪，茯苓，阿胶，蒲黄，龙齿，朱砂，红花，为面为丸）。心阴虚证，法宜滋阴复脉，养心宁神，法宜炙甘草汤（炙甘草，生姜，人参，生地，桂枝，阿胶，麦冬，麻仁，大枣，水煎服）。亦可用天王补心丹（人参，茯苓，玄参，桂枝，远志，生地，当归，五味子，麦冬，天冬，丹参，熟枣仁，柏子仁，为细面炼蜜为丸）。心血虚证，法宜益精补血，养心宁悸，方用平补镇心丹（茯神，茯苓，麦冬，五味子，车前子，远志，天冬，山药，熟地，熟枣仁，人参，龙齿，朱砂，共为细面，炼蜜为丸）。亦可用益荣汤（当归，远志，黄芪，熟枣仁，柏子仁，麦冬，茯神，当归，紫石英，木香，人参，甘草，生姜，大枣，水煎服）。气滞血瘀证，法宜行气活血，和络养神，方用琥珀散（琥珀，三棱，莪术，丹皮，肉桂，延胡索，乌药，当归尾，赤芍，生地，刘寄奴，共为面，每服1.0g）。亦可用芎归失笑散（当归，川芎，蒲黄，五灵脂，琥珀，朱砂，麝香，沉香，香附，共为细面，每服1.0g）。心肝失调证，法宜平肝镇忡，养心定志，方宜甲乙归脏汤（珍珠母，龙齿，柴胡，薄荷，生地，当归身，丹参，柏子仁，夜合花，沉香，夜交藤，大枣，水煎服）。亦可用奔豚汤（甘草，当归，川芎，黄芩，芍药，生姜，半夏，生葛根，甘李根白皮，水煎服）。心胆失调证，法宜益胆养心，引神归舍，方用十味温胆汤（半夏，枳实，陈皮，茯苓，熟枣仁，远志，五味子，熟地，人参，甘草，水煎服）。心脾失调证，法宜补肾宁心，滋阴安神，方用黄连阿胶汤（川黄连，生地，黄芩，阿胶，生白芍，鸡子黄，水煎服）、坎气潜龙汤（坎气，龙齿，珍珠母，生白芍，生地，牡蛎，白薇，水煎服送磁朱丸）。痰饮扰心证，法宜理气豁痰，宁心安神，方用朱砂消痰饮（牛胆星，朱砂，麝香，为末，姜汤调服），亦可用茯苓饮子（茯苓，茯神，半夏，陈皮，麦冬，沉香，甘草，水煎服）。上述为诊治本病的辨证、治法、方药也。此外任老特别强调指出的是必须"戒听旁言，过求速效"，是为耐心长期服用的准绳，病者不可不知。

（3）急性肾风　肾风之名始于《内经·素问》，"病生在肾，名为肾风，肾风而不能食，善惊慌己，心气痿者死。"急性肾风，又叫实证肾风，亦称外感肾风。辨证有风寒证，法宜疏风散寒，佐以渗湿之品，方用解肌渗湿汤（麻黄10g，杏仁5g，桂枝5g，土茯苓200g，爵床50g，白茅根150g，藿香15g，生姜3片，大枣3枚，水煎服）。毒邪已解者，方用渗湿治肾汤（土茯苓200g，爵床50g，白茅根100g，生槐花50g，白蔻15g，女贞子50g，水煎服）。风热证，法宜疏风清热，佐以渗解之品，方用疏清渗解汤（前胡15g，羌活15g，牛蒡子15g，蝉蜕15g，大青叶25g，土茯苓200g，爵床50g，茜草15g，生茅根100g，藿香15g，水煎服）。表已解改用益肾清浊饮治之（女贞子50g，覆盆子15g，土茯苓200g，生槐花50g，爵床50g，白蔻15g，茜草15g，水煎服）。湿热证，法宜清热渗湿，佐以化浊之品，方用清渗养肾汤（白蔻皮15g，藿香15g，土茯苓200g，佩兰15g，黄芩15g，黄柏15g，苍术15g，爵床50g，白茅根100g，女贞子50g，水煎服）。湿清热解者改用健肾化浊汤（白蔻15g，白术15g，女贞子50g，芡实20g，山萸肉15g，土茯苓200g，爵床50g，鸡冠花15g，茜草15g，白茅根100g，水煎服）。寒湿证，法宜通阳化湿，佐以温运之品，方用复肾壮阳汤（仙茅15g，仙灵脾15g，韭子15g，白蔻15g，土茯苓200g，爵床50g，白术20g，白茅根100g，九香虫15g，水煎服）。

（4）慢性肾风　"盖本病发病有显有隐，显者多为急性肾风因失治、误治所致，而误治者多由误补或过用苦寒伤阳损阴之品，以及使用激素类药物，反复发作者更为突出。此为坏病，也是中医难治之患，甚至导致肾衰而丧生。其隐者，症状不显，多被患者忽视，或医者漏治，多在他病或体检中发现本病。"本病辨证有：脾肾阳虚证，法宜益火健脾，佐以舒络之品，方用益肾健中饮（仙茅15g，菟丝子15g，土茯苓200g，爵床50g，白术15g，鹿角胶15g，砂仁15g，茜草15g，黄芪50g，水煎服）。脾肾阴虚证，法宜滋阴理脾为主，佐以活络之品，方用理阴和中汤（淡菜15g，龟胶10g，枸杞子20g，女贞子50g，土茯苓200g，爵床50g，白术15g，石斛25g，白蔻仁10g，熟地15g，茜草15g，黄精15g，水煎服）。肾气失固证，法宜补肾固精，佐以舒络之品，方用补肾固精煎（芡实30g，山萸肉20g，河车粉冲10g，覆盆子20g，土茯苓200g，爵床50g，巴戟肉20g，砂仁15g，茜草15g，鹿内肾粉冲15g，水煎服）。肝肾阴虚证，法宜滋阴养肝，佐以疏达之品，方用滋水养肝饮（熟地15g，女贞子50g，土茯苓200g，爵床50g，黄精15g，龟胶15g，淡菜20g，生决明50g，茜草15g，沉香10g，藿香10g，木贼25g，水煎服）。肺肾失助证，法宜培金济肾为主，佐以调卫之品，方用益肺助肾汤（炙黄芪25g，白术15g，防风5g，爵床50g，光燕菜粉冲15g，土茯苓200g，砂仁10g，山萸肉25g，鹿角胶10g，龟胶15g，炙甘草15g，水煎服）。任老特别强调：使用以上方剂时，要做到"先救人后医病，医当医人，不当医病"。所以，本病首先要戒情志，远房帏，亦要戒道听途说之"偏方"，更要听从医生所嘱。同时，必须长用耐心服药，当然，服药要对证，禁忌苦寒及减气之品。

（5）肾衰病　肾衰之名，始见于《五脏六腑图》，"人之色黄黑者，肾衰也。"《医参》曰："肾主骨，齿落则肾衰矣。"肾衰辨证有：脾肾阳衰证，法宜补肾壮阳，佐以健脾之品，方用补肾壮阳饮（仙茅15g，韭子15g，鹿角胶15g，鹿茸粉分冲5g，龟胶10g，白术15g，土茯苓200g，爵床50g，党参15g，砂仁10g，枸杞子15g，茜草10g，水煎服）。脾肾阴竭证，法宜滋阴补肾，佐以理脾之品，方用补肾养阴汤（淡菜15g，龟胶15g，熟地20g，阿胶10g，黄精15g，砂仁10g，爵床50g，土茯苓200g，白术15g，佛手15g，石斛20g，女贞子50g，水煎服）。精血亏虚证，法宜填精补血，佐以和胃之品，方用益肾填精饮（龟胶15g，鹿角胶15g，黄精20g，淡菜25g，白术15g，鲍鱼25g，山萸肉25g，爵床50g，白蔻15g，土茯苓200g，羊羔肉15g，甲鱼1具，水煎服）。水毒湿浊内逆证，法宜健脾降逆为主，佐以醒脾益肾之味，方用渗利醒脾饮（沉香15g，白蔻15g，爵床50g，土茯苓200g，威灵仙15g，苍术20g，大毛15g，地肤子15g，陈皮15g，佩兰15g，猪苓10g，炒二丑各5g，水煎服）。虚风内动证，法宜平肝熄风，佐以滋补之品，方用滋阴平肝饮（紫河车粉分三次冲10g，生白芍15g，沉香15g，灵磁石10g，熟地15g，龟板20g，羚羊角5g，淡菜15g，黄精25g，钩藤15g，天竺黄15g，水煎服）。附：复肾异功散，阴阳两虚者可用，药用：海狗肾2具，紫河车1具，大海马100g，鲍鱼50g，鹿内肾2对，藏红花50g，虫草100g，淡菜100g，光砂仁50g，爵床50g，土茯苓200g，光燕菜50g，山萸肉100g，海参100g，龟板胶50g，鹿角胶50g，白术50g，共为细末，痰轻者，每次送服10g，痰重者，每次送服1.5g，每天2次或3次。

附用此药治愈肾衰病例一则：姓刘，女患，23岁，未婚，通化市人，肾病8年。某地区医院、省、市各大医院就诊，诊断：慢性肾炎，尿毒症肾衰期，经医大二院介绍到任老处会诊，任老根据望、闻、问、切加面色白，呼吸困难，浮肿，尿少，畏寒肢冷，纳呆，恶心呕吐，脉沉弦无力，尿素氮16.8mmol/L，肌酐360mmol/L，心电图示：心肌劳损，血常规：继发性贫血，血色素6g/L。诊断为：慢性肾风，水毒证肾衰病，法宜补肾壮阳，佐以健脾之品，方用补肾壮阳饮、益肾填精饮，交替服用六个月，浮肿渐退，饮食增进，面色渐渐有华，恶心呕吐症状消失，舌质淡无苔，脉沉弦无力，投复肾异功散2剂，一次6g，日3次，饭后口服，半年后患者来我院复查：症状恢复正常，脉、舌、色恢复正常，肾功、血常规、尿常规、心电图均恢复正常，又投益肾填精饮1剂，一次6g，日3次，饭后口服。后经随访该女，结婚生子，健康过着幸福生活，至今未犯。

（6）水毒证　水毒证是肾风病继续恶化的证候群，为常见、多发证。水毒证辨证有：气阳两伤证，法宜温阳益气，芳香化浊，方用真武汤、五苓散、苓桂术甘汤合用。气阴两伤证，法宜益气养阴，芳香驱腐，方用六味地黄丸加黄芪、党参、太子参、半夏、牛膝。风阳妄动证，法宜潜阳熄风，方用《张聿青医案》方药：制半夏，天竺黄，旋覆花，菖蒲，代赭石，陈胆星，天麻，茯神，竹茹，钩藤，犀角（水牛角代），珍珠，水煎服。血极气散证，法宜益气补血，解毒化浊，方用四神散（胎盘，鹿角胶，龟板，人参）或用内补散（干地黄，菟丝子，山茱萸，麦冬，远志，巴戟天，五味子，甘草，人参，石斛，桂心，茯苓，附子）。附：任老经验方：复肾散（海狗肾，海马，鲍鱼，海米，淡菜，鹿角花盘，蛤蚧，土茯苓，胎盘，竹茹，枸杞子，菟丝子，川续断，熟地黄，砂仁，山萸肉，西藏花）。蟾蛋合剂：活或干蟾、鲜鸡蛋各一个，放入冷水中，加热至鸡蛋熟，弃水蟾，蛋去皮后食之，日1~2个。

（7）小中风　小中风，病名始于宋·《泊宅篇》："凡人中风，病轻者俗名小中。"即脑髓病微，血脉损而小，经络伤而轻，则气血逆乱，脑髓络脉能通，为小中风。

（8）卒口僻病　卒口僻病，即吊线风、歪嘴风、面瘫，相当于现代医学所谓之面神经麻痹。

（9）摊缓风　"摊缓"之名始见于宋·《圣济总录》，"摊缓风，手足不随，或时麻木。"

（10）风头眩病　风头眩病，该病始见于巢氏《诸病源候论》风头眩候，"风头眩者，由血气虚，风邪入脑，而引目系故也……入脑则脑转而目系急，目系急，故成眩。"

（11）脑痨痉病　脑痨痉病，任老说："古今皆无此病名，但我50余年临床中发现确有此病的存在，并治疗此病收效较好，余不揣冒昧，补述于此。"本病之源，乃是五脏六腑痨瘵为患，其病家为隐约缓慢发病，始见发热，以后午后发热为主，盗汗，疲倦乏力，纳呆，伴头痛由轻而重，恶心，呕吐，善喜善怒，渐见颈项强直，重则神志昏聩，喜睡，甚则角弓反张，二便失禁，瞳神不等大等。

（12）神昏病　神昏病，该病名首载于宋《许叔微医案》，"神昏，如睡，多困，谵语，不得眠。"西医学的乙型脑炎、流行性脑脊髓膜炎、肺性脑病、急性脑血管意外、糖尿病酮症酸中毒、尿毒症、中暑等引起的昏迷，均可参考神昏论治。

（13）心包络病　心包络病，是常见疾病，以脂膜病为本，经络病为标，今医只论心包病，不识经络病，故病因不清，病机所论存在局限性。心包络病的病位虽在心包脂膜，其经络也必然受害，故而它是全身反应性疾患。其表现是：恶寒发热，汗出，倦怠，肢节酸软，2～5天左右或更长时间呈现出心前区疼痛，常因深吸气、咳嗽、吞咽、左侧卧位而疼痛加甚，而疼痛居于左胸背侧、肩部、上腹部，继而心悸，胸闷气短，喘促不得卧，面色苍白，口唇紫绀，舌绛，苔黄白厚腻，甚者爪甲青紫，脉多见疾数，或乍迟乍数，乍大乍小，心脏可听到心包摩擦音。

（14）腹膜结强病　腹膜结强病，此病首载于《圣济总录·心腹门》，"正邪相搏……下攻于腹膜而为腹痛。""腹内结强，坚硬疼痛，不可按抑"，"按之有根，状如覆杯，……腹中硬满。"此病与今医之腹膜炎类似。

（15）疫痉　疫痉，此病名始载于王松如《温病正宗》一书，是以疫毒传染为患之类的疾病，是中医急诊学中重险病，必须给予及时的对症治疗，才能收到较满意疗效。

（16）血疿　血疿，疿，作"死血"解。此病名首见于《灵枢·五禁》，"淫而夺形，身热，色夭然白，及后下血疿，血疿笃重，是谓四逆也。"《病源辞典》指出："血疿，病源由血分败坏，或内伤经久而脏腑有所破损所致……多属不治之证。"

（17）大瘕泄　大瘕泄，此病名首见于《难经》。书中曰："人瘕泄者，里急后重，数至圊而不能便，茎中痛。"《中医百病名源考》一书中指出："古者，瘕，蛊音同，瘕，本当作蛊，大瘕泄之名，本应为大蛊泄者。"然中医学中之便脓血，腹痛，里急后重，何止痢疾一病？他如溃疡性结肠炎、大肠癌等，其临床症状与大瘕泄症状相似。任老根据50年的临床观察和治疗，认为本病类似今之溃疡性结肠炎。

（18）解㑊病 此病首载于《内经·论疾诊尺》及《素问·平人气象论》等篇。解，懈怠，㑊，无力，解㑊，即是困倦无力。其临床表现是：精神不振，身体肌肉酸软，肢节倦怠，筋缓乏力，困倦，疲劳，喜卧懒动，头晕等，西医学名之"疲劳综合征"。

4. 治疗中风新法、新方、新药

（1）中风治法 任老推崇"卒中八法"，即一曰开关，二曰固脱，三曰泄大邪，四曰转大气，五曰逐痰涎，六曰除热风，七曰通窍隧，八曰灸腧穴。

（2）治疗中风急证 任老首次提出破血化瘀、泻热醒神、化痰开窍的治疗总则，此原则适合于缺血性中风与出血性中风这两种西医看来病理状态完全不同的中风病类。这突破了前人出血者给予止血的观念，也为临床在诊断缺血与出血性中风不详的情况下合理用药提供了依据（任老大女儿任喜荣，50岁，患出血性中风，出血面积大，出血量70ml左右，西医专家会诊认为生存希望不大，任老亲自抢救，应用自己创立的破血化瘀，泻热醒神，化痰开窍法急救。昏迷72小时的女儿醒过来了，认人了，2周后开始说活了，1个月后恢复健康了，大家都认为这是医学奇迹）。

（3）中风急证治疗方法 清开灵注射液40ml加入5%葡萄糖注射液或生理盐水注射液500ml中，每日1~3次静脉滴注，同时根据不同的证候，给予醒脑健神丹、安宫牛黄散、豨莶抵当冲剂、益脑复健丸口服，鼻饲，或灌肠，部分需要抢救的患者给予参麦注射液，静脉推注或滴注。

（4）中风康复对策 中风康复，必须以调气血之逆，引经透络为要，必宜补肾培元，填精益髓，还精补脑；益肝养血，舒筋解急。虚气流滞者，补气活血，气实而滞者，理气活血，以缓肌腠之刚柔。养血滋润，安神定志。病至6个月以后，余邪未除，脑髓末复，脏气未平，经络欲通而未达。气血虽顺而有小逆。故末治之道，法当宽缓，"宽缓者谓药性平善，广服无毒，惟能善血气，安中。"古人多用八珍汤、十味温胆汤，筋拘者可用滋生青阳汤（《医醇賸义》方），亏损者可用滋营养液膏，心脾双虚者，可用心脾双补丸，临床上慎用大活络丹、人参再造丸、醒脑再造丸之类，以免耗气动血复中之患。外治法也很重要，如蒸偏枯法、风瘫贴法、夜合醒酒方。另予肢体功能锻炼、手疗、足疗。节情志，慎饮食，远房帏，予导引按摩、八段锦、电疗、泥疗、蜡疗等。

（5）急诊救治三法　　"初始之道，法当猛峻，中治之道，法当宽猛相济，末治之道，法当宽缓。"急诊救治三法，是临床诊治病的三纲，其源是人与自然，即天、人、地相关，人体与天（日、月、星）地（水、火、风）人（精、气、神）上下三维相合、相应，则人之生理活动正常，病则人与自然失调，正少邪毒烈为病，此谓人体三维与天地二维失调病态，故立三法调整人体与自然相合、相应，其病除矣。

三、突出特色，精在辨证

中医要存在、要发展，就要保持自己的特色。中医的特色，突出点就是辨证论治。所谓"辨证"，主要应指辨识证候。证者，征也、验也、信也，亦候也。证是机体病理变化的表现，中医学通过对人体的耳、鼻、口、舌、眼、皮肤、毛发、爪甲等之气色变化及脉搏之动静的观察、诊视，找出疾病的属性特征，以判断其性质和部位。故"证"即望、闻、问、切四诊合参之诊断依据。候，是疾病发展的不同阶段表现，《素问·六节藏象论》云："五日谓之候，三候谓之气，六气谓之时，四时谓之岁，而各从其主治焉。"此虽论的是四时气候，于人体疾病之发展也是适用的。巢元方《诸病源候论》就是将疾病以"候"分类的，可见，"证候"的概念是古已有之的。目前中医界通行的辨证论治概念，就是将疾病按其寒热虚实表里阴阳之不同而将其分为若干个"证型"，然后对证施治。任老认为这种将疾病分型的思维方法，有其可取的一面，但弊多利少，它容易使医者孤立、静止地看待疾病，往往在临床中泥守于某型，而失之于灵活权变之法，此胶柱鼓瑟之弊也。因此，任老坚决反对疾病分型的"辨证论治"，而应恢复传统的、行之有效的辨证候以论治的中医特色。在辨证论治之中，他主张首先辨出主证，掌握其特点，然后兼顾他证，其中特别要注意辨识真假，不要被假象所迷惑，只有这样辨证，才能为论治提供正确的依据。其次，在辨证中要抓住病机的发展变化，《内经》所谓"谨守病机，各司其属"，就是告诫医者注意疾病发展的不同阶段，不要刻舟求剑，泥守一证一型，要看到证候的变化，而分别采取不同的施治方法，这就是任老通过多年的临床实践总结出的"循证求因，治病求本；养制结合，出奇制胜"的基本思想。辨证论治乃是中医的精华所在，其精要在辨证灵活，而任老的废证型、立证候的主张，正是这种灵活辨证方法的具体表现，值得我们很好地总结和学习。

1. 擅长内科，首创体系，首立十法

任老首次明确提出了中医内科学的特点，即以病、证、症、候、理、法、方、药、调、防为核心的独特体系。

何谓病？经络失和，脏腑功能失调，机体发生违和状态，使人不能独立，必须倚而解之谓。

何谓证？证者，征也，象也，验也，信也，即证是机体正邪交争发生病理变化输出来的信息群，他的载体是气化，输出的道路是经络，而传导物质是五行（木火土金水）。

何谓症？是患者呈现出的机体不适的局部状态，"症者，病之发现也。"

何谓候？候者，顺、逆、险也，候是人体阴阳发生病变产生的信息群，即"候者谓候一身之阴阳也"。

何谓理？理者，道也，疏也，分也，理是分析发病之原因，解释发病之机制，即病理，也就是病机。

何谓法？法者，则也，度也，立也，效也，治也，斗量也，尺寸也。法就是法规，法则，效法，也就是必须遵守之意，如内治法（汗、吐、下、和、温、清、消、补等法），外治法（贴、涂、敷、覆、推、熨、灸等）。

何谓方？"方之为言，做也，做病而言方"。"做"字为效法也，即方剂。

何谓药？诊疗疾病的药物，指组成方剂之药物。

何谓调？调者，和也，护也，养也，即调养之谓。

何谓防？防则障也，止也，亦即防止也，即预防。

区别以上十种特点的方法为辨证十法，如五脏六腑之发生变化，必然通过血、水、精而反映出声、色、神、脉、态等的活信息群，这是望、闻、问、切四诊合参的可靠诊断依据，再则如何通过辨证十法，把疾病特点分析出来，使辨证更清楚，论治更有把握，从而提高疗效，达到治病救人之目的，这种体系的确立，为今后中医研究打下了科学基础，为中医研究提供了理论依据。这是一次内科学的大检查和大整顿、大总结，这是任老涉猎广泛，勤于实践，探本溯源，崇尚经典，博览群书，由博反约，重视临床，恤民救疾，阐发古意，细研创新，师古不泥，寻思妙理，精益求精，总结提高而得出的必然结果。纯属是一大发明之例。

2. 重急证，开拓中医急证之先河

任老是我国创始中医急诊学之第一人。中国第一部高校教材急诊学的主编任继学教授，在此书序言中明确论述中医急诊学是在中医理论指导下运用四诊手段，结合辨证思维方法，研究临床疾病处于急、重、危、险阶段的发生、发展、变化规律和诊疗技术，救护措施的一门跨学科、跨专业的临床学科。其与"急救""急证""急诊"既有联系，又有区别。编写中他突出了中医特色、述要、病因病机、诊断、鉴别诊断、治疗、急救处理、权变法、转归、调护的路子，特别是权变法突出了机动灵活的辨证论治思路，使中医急诊学具有可重复性，可操作性。

任老治疗急性期出血性中风的方法是：破血化瘀，泻热醒神，化痰开窍，给予自拟方醒脑健神丹、豨莶抵当冲剂、益脑复健丸等有效方剂，治疗 1637 例，有效率达 80.5%，死亡率 19.5%，把原来的死亡率 30% 降至 19.5%，这是人间奇迹也。

神昏抢救中活用古方"温病三宝"，同时予针灸、灌肠、开窍、鼻饲等综合抢救。又如真心痛急救中任老首创整体综合治疗原则，除口服四妙勇安汤 6 小时以外（金银花用 100g 以上），如心痛不解者，内服止痛散，外敷止痛膏等内外法并用。暴泻虚寒食滞证用自拟方理中消积汤，重用炮附子、干姜、肉豆蔻、广木香，同服苏合香丸或寸金丹。

时疫病毒腹泻寒湿证，任老用自拟方温中逐湿汤，送紫金锭，紫金锭又名玉枢丹，此处用紫金锭更为妙也。时疫霍乱湿热毒结证，用健中解毒汤（任老自拟有效方）。大瘕泄论治中，任老用理脾和中汤、理气活络汤、增损补中益气汤分别用于湿滞、气滞、气虚证候中，疗效如神。带状疱疹，内服清热消毒饮（紫荆皮，虎杖，牛蒡子，栀子皮，天花粉，紫草，白蔹，桑白皮，红花，柴胡，水煎服），外用马兰叶、生甘草共为细面，麻油调敷患处。溃破流脓液者用四保丹掺上百部（黄柏，赤石脂，贝母，青黛）。急性乳蛾治疗用苏叶、荆芥、防风、羌活，拨乱反正，再用僵蚕、蝉蜕、生石膏、薄荷、霜桑叶，此为初期辛凉解表，疏风清热，中期解毒散结，清咽利候二部曲。

3. 重药害，防医害，首提新病因

任老在 50 年的临床过程中，越来越感受到时代发展，科技进步，技术先进，药品丰富，然而，为什么常见、多发、疑难病证越来越多呢？其因何在？一是滥用抗生素、激素，新的化合物损伤人体之肝肾等五脏六腑，

发生他变。环境污染，化学药品广泛使用如农药等，对大自然的大面积污染，使人体发生病变。人类患药物性疾患，这是"药害"的关键。再则有些医生跟不上时代发展，信息不灵，学习不够，或误治或用药错误，使患者病情不仅不好转，反而病情加重，甚则恶化，这是"医害"。故任老认为：除传统中医病因，如内因、外因、不内外因外，还应强调"药害"和"医害"这两个现代病因。而且这两个病因是当今致病之主要病因之一，是不可不重视的新病因。

关于药害问题，任老从"药"开始说起，任老认为，"药"是"瀹"也，"药"则"毒"也。在《药验》一文中任老认为：药验有三，一则药到病除，二则服药别生他病，三则服药后所病反剧，引申为提出"药害"，进而提出"医害"。此说丰富了现代病因学说，从而拓宽了现代治病、防病之新路子。

再如感冒一病，原本只犯皮毛一病，由于用药不当，如大量用抗生素、病毒灵之类药，一是外邪未解，邪气留恋，毒伤于卫，邪犯太阳，闭太阳之开，邪气不得出，进而闭伤于营，营卫失谐，邪侵少阳，成太少合病疾，即成药害，也是医害。严格说药害是医害造成的，医害包括药害，应称医药害。任老提出自拟方救治，药用蛤粉、青黛、瓜蒌、百部、天冬、麦冬、白前、紫菀、玄参、防风、干姜、苏子、白梨皮为引，水煎服，坚持服药，数日即可愈。

任老在"中医药高科技内涵初探"一文中说，研究与探讨中医药高科技的内容与概念有两点必须加以注意，一是不能离开中医药的学术体系，二是要容纳高科技的内涵，特别强调必须站在中医药学术的立场上，坚决反对徒取其名，敷涂粉面造成中医药学术混乱局面，坚决反对带着高科技的帽子，草率地进行"研究中医"等片面研究工作，因为这种"研究中医"不仅造成了国家人力、财力、物力之浪费，而且将会起到误导作用。要坚持"有者求之，无者求之"，与时俱进，不断创新，不断发展。

任老关怀高科技是真，其实他担心的是中医之前途啊！他对目前的中医内部情况满怀忧虑，他忧虑中医后继乏人、乏术，他忧虑中医对中医缺乏信心，自愿从属于西医，1990 年八老上书江总书记，1998 年八老上书朱总理，2000 年十老上书李岚清副总理，2004 年 12 月 2 日七老上书温家宝总理，这是他忧虑之后的最高层次表现。

他是这样说：时代在前进，科技在发展，中医学在进步，在这改革开放的时代，中医学也势必在改革大潮中，勇于承传，深入研究，运用现代科技技术方法来武装自己，并找准创新点，扩而充之，如此方能前进。

中医知识的前进和发展，必须建立在传统之继承与现代科技基础之上，只有将世界先进科技方法和中医理论交融一体，验证于临床实践之中，取之有效之处，为我所用，这样中医药学的发展，才能跟上时代的步伐，发扬光大之。

方药心得

一、用药新法

1. 临床用药的原则性和灵活性

古人有云："可准之谓法，不易之为方。"冯兆张曰："方之为言，做也，做病而为方。"做字效法也，即是说方剂的确立，是奠基于病证，有症、有机、有情、有法，以古方为规矩，合今病而变通。因此它是治疗技术的具体体现。

（1）方剂的运用　药有个性之特长，气味之异，寒热之殊，方是合群药之妙用。因此，在治疗中相辅相成，目的是一致的。如麻黄汤是治疗伤寒之表实证。药用麻黄走卫发汗以祛风邪，藉桂枝以散营分之寒，不用姜、枣者，以姜升、枣滞，虑碍杏仁下气定喘之功也。集中优势兵力，驱散风寒之邪，使邪无残留之地，以防发生他病。

（2）纲领之方　知方甚易，用方甚难。而古今诸方补气莫过四君子；补血不过四物；养胃不过异功；益脾不过六君，补火不过八味；滋阴不过六味；发表不过麻黄桂枝；消痰不过二陈、参苏。对证有效，治病甚验。

（3）施方灵活性　医者，临床施方须辨证用方。证方合者，须守方。如仲景立方精而不杂，而他经有相互通用之妙。如桂、麻二汤为太阳营卫设，而阳明之病在营卫者亦用之。再如真武汤为少阴水气设，但太阳之汗后亡阳者，亦用之。此为但见一证便是也。但也要审察病性，辨别经络，因所见证不同，而为之加减。如桂枝汤治太阳表虚证，若且项背强几几者，则予桂枝加葛根汤。喘者再予桂枝加厚朴杏子汤。再如气虚四君，血虚四物，而气血两虚者，两者合之，为八珍汤。此为临证权衡，当损则损，当益则益，随机应变，而起沉疴也。

（4）关于方药"等份"问题　当读古今之方，往往每味之下不注分量，而于最后一味药下注"各等份"者，今人误认为一样份量，其实一方之中，必有君、臣、佐、使，相为配合，故实际是各者各别也，等者类也，即是各药之气味不同，而主治也异，自然每味药用量自有轻重之异。如天真丹，方由沉香、麝香、巴戟、萆薢、茴香、芦巴子、补骨脂、杜仲、琥珀、黑牵牛、桂心各等份，而牵牛岂能与他药等量哉！因此，各等份其意为各样分量。

（5）有方必有药　徐灵胎曰："治病必先有药，而后成方之方也。"子华子曰："药也，瀹也，瀹者，养也。"庄子释之曰：开，涤也。文中子也解释曰："用药物以疏瀹也。"即是说药一曰补养，一曰疏通散结也。周礼说："医师掌医之政令，聚毒药以供医事。张骥补注说，"毒，尔雅，恶也……有毒之药分大毒、常毒、小毒……无毒。"具体说，药本身就是毒。古人所说"药之物恒多毒"便是此义。但毒药分为两类，一曰补养，一曰攻邪，总谓攻补。

（6）关于药验　凡中病之药，服后半日许，可验其当否？大法有三：一是药到病除。如《灵枢》中提到，病不得卧，用半夏秫米汤，覆杯而卧。鸡矢醴治臌胀，一剂知，二剂巳。二是服药别生他病。如《伤寒论》服桂枝汤反烦。风湿相搏，服术附汤，其人如冒状。三是服药后所病反剧，非药之误，正是以药攻病，托之使然。如《证类本草》载成讷进豨莶丸，方表云：患中风五年，服二千丸病加重，四千丸必得复，五千丸体健而壮。

2. 急症急救常用药

（1）中风病　本病在急救过程中，症见神志不清，重则昏迷，加服牛黄安宫丸、牛黄至宝丹。症见高血压加羚羊角、玳瑁、莱菔子，再用吴茱萸、附子、淮牛膝、茺蔚子共为面，以蜂蜜调和，敷足心涌泉穴24小时。症见头痛如破者，药用川芎、辛夷、冰片、白芷、硼砂、麝香。症见呕血便血者，加服大黄、黄连、白及、马灯草。症见真心痛者，加用参麦注射液，静脉滴注，同时药用金银花、当归、玄参、生甘草，水煎服，每6小时1次口服。症见喉间痰鸣，如拽锯者，药用鲜竹沥1汤匙，兑入猴枣散一并灌之。症见呃逆者，以防合并心衰、真心痛之患，药用炒刀豆、青皮、枳壳、旋覆花、半夏、鲜姜、枇杷叶、莱菔子，水煎服，每8小时1次口服，气虚者加生晒参。症见肺热病，发热者药用羚羊角、玳瑁、金荞麦、虎杖、黄芩、杏仁、生石膏、金莲花、七叶一枝花，水煎服，每6小时1次，同时兑服瓜霜退热灵7粒服之。症见心衰者，加服白通加猪胆汁汤治之，6 小时 1 次。症见神昏，不省人事者，加用醒脑静注射液，静脉滴注，1 天 2 次，药用水牛角、羚羊角、玳瑁、石菖蒲、郁金、细芽茶、白薇、栀子仁、半夏，水煎服。同时送服醒脑散，药用牛黄、麝香、龙涎香、安息香、冰片、藏红花、猴枣、石菖蒲、莲子心、胆南星、煨皂角共为细面，每次 2~3g，6 小时 1 次。再用此散纱布包好放入两耳孔中，12 小时取出。症见患肢肿胀者，药用透骨草、三棱、莪术、片姜黄、豨莶草、桑枝、海桐皮、附子，水煎洗之。

（2）心衰病　内治法：本病急救药用人参、附子、炮姜、白术、炙甘草、桃仁、红花。水肿重者，药用茯苓、泽泻、桂枝、白术、猪苓、当归、琥珀、朱砂、丹参、远志、沉香、补骨脂、益智仁、茯神、白术、红枣、生姜、桂枝、茯苓、人参、炙甘草、赤芍、生姜。阳衰者药用附子、桂心、蛤粉、炙甘草、生姜，可加入丹参、红花、蒲黄、人参。气阴两虚者药用炙甘草、生姜、人参、生地、桂枝、阿胶、麦冬、麻仁、大枣、五味子。血虚者药用生地、当归、人参、茯神、丹参、玄参、二冬、枣仁、柏仁、远志、桔梗、五味子、朱砂。阳虚药用桂枝、炙甘草、生姜、大枣、附子、龙骨、牡蛎。阴阳两虚者药用熟地、附子、人参、菟丝子、枸杞、茯神、远志、炮姜、紫河车。外治法：贴膻中穴膏药，药用川黄连、麦冬、丹参、玄参、苦参、郁金、胆星、黄芩、丹皮、天冬、生地、党参、生黄芪、熟地、野于术、酒当归、贝母、半夏、桔梗、陈皮、柏仁、连翘、熟枣仁、石斛、远志、天花粉、蒲黄、川楝子、骨皮、五味子、山药、贝壳、黄柏、知母、焦栀子、生甘草、木通、泽泻、车前子、木鳖子、肉桂、红花、羚羊角、生龟板、生龙齿、生龙骨、生牡蛎各 100g，槐枝、柳枝、桑枝各 400g，百合、全珠菊花各 200g，凤仙花 1 株，麻油 8000g，分熬去渣，合牛心、油弄熟，樟丹收膏，再入寒水石、密陀僧各 200g，芒硝、朱砂、青黛各 100g，明矾、赤石脂、煅赭石各 50g，牛胶 200g，酒蒸化成膏。食疗法：猪心 1 具，放锅，入葱、姜、豆豉、酱油、黄酒适量，加水小火煨炖，熟烂后收汁，待冷，改刀切薄片，放盘内，即可食用。赤小豆粥方，赤小豆 50g，红糖适量。用砂锅，文武火煮烂服之。

（3）克山病　急性克山病内服药用黑锡 50g，朱砂 50g，磁石 50g，琥珀 50g，麦冬 50g，白参 50g，半夏 50g，龙骨 50g，阳起石 50g，共为面，每服 5g，糖水冲服。坐药药用硇砂 7.5g，枯矾、胡椒、樟脑、雄黄各 15g，紫皮蒜 2 头，共为细面，蒜糊为丸，制成栓，0.9g 重，纱布包上，纳入肛内，1~2 小时后取下。熨剂药用葱白 3 个，生姜 10g，胡椒 5g，茴香 10g，吴茱萸10g，丁香15g，上药混合，加盐50g，炒热入布袋内，放脐部温熨，凉即更换，熨至腹中雷鸣为止。伤食者，加焦三仙30g，川厚朴10g，以消食。感冒者，加藿香10g，麻黄7.5g，细辛5g，以解表。气滞者，加苏梗15g，枳壳10g，以降气。头额自汗者，加黄芪30g。此外，还可以用以下验方：①五味子45g，山楂片40g，为面，蜜丸，每丸10g重，每服1丸，日2次。②羚兰汤：羚兰15g，水煎加糖温服，日2次，用于劳损证。③参味汤：人参10g，五味子15g，水煎服。④小豆250g，大蒜2头，生姜50g，商陆50g，将大蒜、生姜、商陆捣碎，加水煮小豆至熟去药，空心食豆，治劳损证水肿甚者。

（4）肾衰病　浮肿不消，尿少不出，药用鲤鱼一尾（重3两，去鳞杂），生白芍15g，沉香15g，灵磁石10g，熟地15g，龟板20g，羚羊角5g，淡菜15g，黄精25g，钩藤15g，天竺黄15g，水煎服。

（5）水毒症　药用蟾蛋合剂：活（或干）蟾、鲜鸡蛋各1枚，放入冷水中，加热至鸡蛋熟，弃水、蟾，蛋去皮后食之，1日1～2枚。

（6）疫毒痢　药用白头翁、黄连、黄柏、秦皮各等量加紫金锭保留灌肠。若见腹胀，里急后重，下利频数，舌苔黄者，用槟榔片10g，芍药5g，枳实10g，厚朴15g，大黄5g，生姜3片，水煎。用木鳖子，去壳去油，与麝香、雄黄各等量共研为面，贴脐部。

（7）非典型肺炎（SARS）　治疗SARS南北有异，东西有别。在治法上，当以宣肺通络，清热透毒为主。早期用白僵蚕15g，蝉蜕15g，大青叶15g，连翘15g，荆芥穗15g，川羌活5g，枳壳12g，生石膏50g，金荞麦30g，金莲花30g。病情重、变化快者，药用中华蟾皮（干）3g，桔梗10g，虎杖15g，金荞麦25g，醋浸麻黄6g，地龙15g，大青叶15g，连翘15g，枳壳12g，金银花30g，生石膏50g，生姜3片，羌活2g。为促进病变迅速好转，配合梅花点舌丹、六神丸，截断病情发展。梅花点舌丹早晚各1次，每次2粒，中间加1次六神丸，同时静脉滴注清开灵注射液。若疫毒猛烈，伤人气血津液迅速，损伤脏腑深重。症见纳呆，恶心，呕吐，腹胀，腹泻，咽干，口渴，舌质淡，苔白厚腻，脉沉缓者，药用苍术15g，姜厚朴15g，白重楼15g，白豆蔻15g，赤茯苓15g，天花粉15g，米炒麦冬20～30g，金荞麦20～30g，生山药15g，泽泻15g，虎杖15g，前胡15g，水煎服。并送服紫金锭（紫金散）。症见胸闷气短，呼吸困难，手足厥冷，口唇爪甲青紫，舌质深赤，苔灰黄或灰黑，脉乍大乍小，乍迟乍数，是为危证。药用生晒参10～15g，炮附子10～15g，干姜15～20g，人中白10g，地龙 10g，姜汁炒枇杷叶 15g，竹沥水拌郁金 10g，红花 15g，赤芍 15g，醋浸麻黄 5～10g，杏仁 15g，水煎 3 小时服 1 次，同时送服梅花点舌丹 2 粒，饭后服，1 天 3 次，静脉滴注参附注射液。症见低热不除，气短胸闷，乏力口干，舌淡红，苔薄白，脉虚无力者，药用生晒参 10g，炙黄芪 15g，当归 15g，生白术 5g，茯苓 15g，柴胡 5～10g，升麻 5～10g，陈皮 15g，生甘草 3g，米炒麦冬 20～30g，五味子 5～10g，天花粉 15g，水煎服。症见热势已退，神疲乏力，干咳无痰，舌淡红，苔薄白，脉沉虚或虚数。药用瓜蒌 15g，沙参 15g，米炒麦冬 20～30g，天冬 15g，桔梗 5g，白蔻 15g，川贝母 15g，柿霜 10g，炒枳壳 10g，炙黄芪 15g，薤白 15g，玄参 15g，水煎服。恢复期患者，多正虚邪恋，营卫不足，经络欲通不达，气阴两虚，出现乏力、气短、口干、舌红等，是因热邪伤阴，阴伤则无以化气，气阴两伤。药用米炒党参，鼓舞胃气，补益中气而不滞气；用米炒麦冬，补阴而不恋湿，或加玉竹、石斛、沙参、米炒生地、黄精、梨汁、姜汁炒天冬治之；大量养阴药恢复津液，天冬用姜汁炒，在于养阴而不助湿，能补胃阴、脾阴，补而不滞。并当常服百合固金丸调理之，防止肺纤维化。经治疗诸症消失，但若胃阴大伤，则症见不饥不食，舌干无苔，药用乌梅、木瓜、谷芽、金糯皮等甘酸化阴。若胃阳大伤，则症见舌淡脉虚，不饥不食，泛泛欲吐，药用白蔻、姜汁拌吴茱萸温补胃阳。症见息贲之患者可用大黄䗪虫丸缓中补虚治之，同服百合固金丸配之。症见自复发热者，药用白薇 15g，银柴胡 15g，生地 15g，当归身 10g，地骨皮 10g，金石斛 20g，青蒿 20g，大豆卷 20g，藿香梗 10g，郁金 10g，水煎服。

3. 治疗疼痛常用药

盖用药者，古人分为以下三种情况：一是内伤而痛，其为痛也有一定的部位，并不移动。欲去痛，祛瘀活血可也。主要之药，三七粉吞之，佐以续断、当归、川芎、乳香、没药、桂枝等品可矣。二是热盛，热为气结，或为风搏，其为痛也，无定处，介乎于皮肤经络之间，须视其热从何脏何腑而生。若在心，以黄连为君，佐以生地、山栀，若在肝胆，以龙胆草为君，地骨皮、青蒿、丹皮之类佐之。若挟风，以羌活、青蒿为君，桑枝、钩藤、蝉蜕为佐。若挟痰，以竹茹、胆南星为君，半夏、青皮等为佐。三是中毒而痛，或在筋或在骨节，其为痛也，无固定部位，总以搜毒退热为主，药用商陆、昆布、红花、桃仁、紫花地丁、金银花、甘草等主之。除上述三者外，突感寒则气滞，血脉不流，而为痛也。其外感寒者，以炙附子、干姜、肉桂、高良姜为君，以细辛、仙茅为佐，是为医者应知也。

（1）头痛颊车痛用药　寒客经脉药用甘草、干姜、细辛、炒川椒、酒白芍、葛根。热结经络药用生白芍、甘草、葛根、炒川椒、生地、天竺黄、全蝎。外治法：冰片5g、朴硝2g，为面，塞鼻孔，左痛塞右，右痛塞左。

（2）腿足疼痛用药　寒客筋脉药用炙附子、干姜、桑枝、酒芍、甘草、炒川椒、细辛、鸡血藤。热伤筋脉药用当归、白芍、甘草、炒川椒、蜂房、豨莶草、木瓜、乌蛇、片姜黄。外治法：透骨草50g，伸筋草25g，冰片15g，炒川椒20g，片姜黄20g，水煎液，用纱布浸药液敷痛处。

（3）胃脘拘急痛用药　中寒候药用生白芍、蒲公英、甘草、红蔻、干姜、钩藤、藿香、川楝子。胃阴虚药用生白芍、甘草、百合、川楝子、石斛、延胡索、炒川椒。外治法：点眼止痛法，雄黄5g，火硝5g，麝香2g，共为细面，用汲水调，一点目内眦睛明穴，扶行数步可止。

（4）胁肋急痛用药　气滞者药用枳壳、片姜黄、桂心、甘草、川芎、生白芍、青皮、香附。气血互结药用川楝子、醋延胡索、酒大黄、生蒲黄、川芎、片姜黄、醋青皮、醋香附。外治法：琥珀膏。大黄10g，朴硝10g，同大蒜捣，再以当归、龙胆草、栀子、黄连、川芎、青皮、木香、芦荟各5g，麝香少许，共为细面，用姜汁调敷痛处。

（5）急性胆胀用药　湿热蕴结药用柴胡、姜黄、黄芩、青蒿、茵陈、栀子、枳壳、龙胆草、紫花地丁、黄连。蛔厥药用醋浸乌梅、黄连、黄芩、当归、细辛、干姜、附子、桂枝、醋炒萹蓄。外治法：川大黄15g，红花15g，芙蓉叶25g，龙胆草15g，姜黄15g，共为细面，用川椒1.5g，水煎调敷胆俞穴。

（6）肩凝痛用药　寒湿药用蜂房、䗪虫、乌蛇、炙川乌、干姜、乳香、没药、川芎、桑枝。风湿药用川羌活、蜂房、乌蛇、防己、䗪虫、穿山龙、没药、乳香、甲珠、薏苡仁。外治法：蚕砂500g，黄酒120g，将蚕砂与黄酒拌匀，分装入两布袋，放入锅内竹片上蒸约10分钟，将布袋取出，趁热敷患处，凉则更换之。

4. 治疗中风常用药

通腑泄热：药用生大黄、芒硝、芦荟、火麻仁、郁李仁。

开窍：药用麝香、冰片、苏合香、石菖蒲、牙皂角、安息香、姜汁。

固脱：药用人参、附子。

平肝熄风：药用羚羊角、石决明、牡蛎、珍珠母、玳瑁、紫贝齿、代赭石、钩藤、天麻、决明子、全蝎、蜈蚣、白僵蚕、龙骨。

活血化瘀：药用乳香、没药、延胡索、郁金、姜黄、丹参、益母草、鸡血藤、桃仁、红花、五灵脂、牛膝、穿山甲、降香、泽兰、刘寄奴、苏木、水蛭、䗪虫、归尾、三七、蒲黄、血竭、刺蒺藜、酒大黄、童便、赤芍、地龙。

化痰：药用半夏、天南星、胆星、白附子、白芥子、皂荚、桔梗、旋覆花、瓜蒌仁、贝母、天竺黄、竹茹、竹沥、海浮石、海蛤壳、礞石、杏仁、紫菀、桑白皮、葶苈子、枇杷叶、马兜铃、瓜蒌皮、梨皮、金沸草、海蜇头、化橘红、牛黄、煨柿饼。

理气行气：药用橘皮、青皮、枳实、佛手、木香、香附、乌药、川楝子、青木香、檀香、厚朴、槟榔、甘松、娑罗子、九香虫、路路通、川芎。

降气：药用沉香、柿蒂、莱菔子、苏子。

祛风通络：药用独活、威灵仙、防己、秦艽、豨莶草、梧桐花、木瓜、桑枝、白花蛇、乌梢蛇、蚕沙、松节、竹节、杉木节。

舒筋活络：药用络石藤、海风藤、天仙藤、石南藤、丝瓜络、橘络、甜瓜子。

养阴：药用沙参、麦冬、天冬、石斛、玉竹、黄精、百合、梨汁、女贞子、旱莲草、生地。

滋阴填精：药用熟地、首乌、枸杞子、桑椹、龟板、鳖甲、黑芝麻、蜂蜜。

养血：药用归身、白芍、阿胶、龙眼肉。

补气：药用人参、西洋参、党参、太子参、黄芪、白术、山药、扁豆、甘草、大枣。

补阳：药用鹿茸、鹿角胶、鹿角霜、巴戟天、胡芦巴、补骨脂、益智仁、胡桃肉、紫河车、菟丝子、沙苑子、锁阳、韭子。

补肾强筋：药用五加皮、杜仲、续断、狗脊、骨碎补。

甘寒清热：药用石膏、芦根、天花粉。

泻火：药用栀子、夏枯草、牛蒡子、黄芩、黄连、黄柏、龙胆草。

清热凉血：药用犀角（水牛角代）、牡丹皮。

清热解毒：药用银花、连翘、青黛、蚤休、射干、豆根、马勃、白鲜皮、漏芦、绿豆、雄黄、松香、忍冬花。

安神药：朱砂、磁石、龙骨、琥珀、酸枣仁、柏子仁、远志、合欢皮、五味子、金箔、银箔。

芳香化湿药：苍术、藿香、砂仁、白蔻、草果仁。

利水渗湿药：茯苓、泽泻、薏苡仁、滑石、木通、草薢、地肤子、灯芯草、冬瓜皮、冬瓜子、车前子。

消食：药用神曲、麦芽、谷芽、莱菔子、鸡内金、稻芽、炒秫米。

涌吐：药用瓜蒂、淡盐水、藜芦。

止血：药用槐花、艾叶、藕、侧柏叶、仙鹤草。

温中：药用附子、肉桂、干姜、吴茱萸、荜茇、丁香、茴香。

疏风解表：药用麻黄、桂枝、紫苏、荆芥、防风、羌活、白芷、藁本、苍耳子、辛夷、葱白、薄荷、蝉蜕、豆豉、桑叶、蔓荆子、葛根、浮萍。

5. 治疗胸痹心痛常用药

（1）阴虚证　常用药有龙眼肉、酸枣仁、山萸肉、柏子仁、生龙骨、生牡蛎、乳香、没药、炙甘草、生地黄、生白芍、麦冬、阿胶、麻仁、鳖甲。

（2）阳虚证　常用药有当归、琥珀、辰砂、丹参、远志、沉香、补骨脂、益智仁、茯神、白术、大枣、姜片。

（3）阴阳俱虚证　常用药有鹿角胶、附子、桂心、茯苓、丹参、百合。

（4）气滞血瘀水结证　常用药有茯苓、芍药、生姜、白术、炮附子、丹参、威灵仙、地肤子、泽泻、沉香、通草。

总之，本病早期心脏受累可以治愈。晚则体用俱伤，治疗较难，不易恢复，只能缓解症状，延长寿命。除药物疗法外，一要静养，二要勿劳、勿怒、勿思，且注意饮食调治为善。赤小豆粥方：赤小豆 1 合（合，读"葛"声，即 1 升的十分之一），红砂糖，1 汤匙。制法：将赤小豆洗淘干净，用砂锅装水一大碗，闭盖着砂锅，用文火炖之（不用铁锅或五金锅）。旧有"八砂锅鼎，文火烹煎"的说法。炖到小豆"稀"、"烂"、"淡"为火候到佳的标准。临服时，再放入红砂糖，调和均匀，当稀粥顿服或作点心随意吃都可以。狗肉方：选料以"一黄二黑三花斑"为标准。红烧狗肉处方：狗肋条肉 1500g，陈皮 15g，胡椒 30 粒，川花椒 50 粒，炒小茴香

10g，生姜50g，葱白10根，食盐适量，白酱油适量。制作法：先将狗的肋条腹部肉，割截一整块约1500g重，放在流水里面，一面冲洗，一面用木棒轻轻地敲打，名叫排骨的冲打方法。打了又冲洗，冲洗了又敲打，直到把瘀血血水敲槌冲洗净了，整块地（不用切碎）放入砂锅内，锅内先放入食盐、姜、葱、胡椒、花椒、陈皮、并放入冷水，以淹着狗肉约三指的深度就行，盖着砂锅，用文火慢慢的"煨"、"烧"，到香味透出，用竹筷子一插狗肉已觉烂熟了即可。取出狗肉，用"横切"的刀法，截成"骨牌"样式，再放入原汁原锅内煨烧，同时，再加入白酱油。

6. 治疗高血压病常用药

（1）阴虚阳亢证　药用生地、麦冬、黄精、沉香、羚羊角、玳瑁、草决明、莱菔子、车前子、玄参、白芍。

（2）风阳上冒证　药用熟地、砂仁、白蒺藜、羚羊角、天麻、钩藤、牛膝、龟甲、麦冬、白芍、女贞子。

（2）痰瘀阻络证　药用太子参、乌药、香附、片姜黄、红花、桃仁、赤芍、半夏、川芎、草决明、羚羊角、刺蒺藜。

（4）命火衰弱证　药用熟地、山药、山萸肉、杜仲、枸杞子、菟丝子、肉桂、附子、鹿角胶、当归。

7. 治疗癫痫常用药

（1）急用搐鼻通窍止抽药　药用麝香、冰片、猪牙皂、闹羊花、灯心草炭、牛黄、细辛，共为细面装瓷瓶内，封固备用。

（2）脑囊虫癫痫　药用榔片、雷丸、南瓜子、炒干漆、烫水蛭、川芎、穿山甲、僵蚕、蛇蜕皮、酒大黄、五灵脂浸膏、橘红、砂仁、鹤虱。

（3）外伤性癫痫　药用僵蚕、苏木、天竺黄。

（4）癫痫发作只见腹痛一症，别无他症，药用白芍、甘草、钩藤、桂枝、全蝎。

（5）癫痫发作抽搐持续不解者，急用鼻饲灌肠救治。药用：炒天仙子、全蝎、蜈蚣、蛇蜕、牛黄、蜂房、珍珠、赤金、麝香、天仙子。

（6）治小儿痫疾，治暗风痫疾：药用乌鸦又名老鸦。

（7）治风痫，药用啄木鸟。

（8）治小儿惊风，药用蝙蝠又名伏翼。

8. 治疗痴呆病常用药

（1）精亏髓减脑空证　药用女贞子、赤白首乌、黄精、天名精、淡菜、生蒲黄、石菖蒲、远志肉、芝麻嫩叶、生山楂、龟板胶、鹿角胶、肉苁蓉、砂仁。

（2）气虚火衰神乏证　药用生晒参、太子参、沙参、丹参、党参、仙灵脾、仙茅、胡桃、沙苑蒺藜、益智仁、生蒲黄、桃仁、红花、生白术、黑芝麻。

（3）痰瘀浊毒阻窍证　药用海浮石、酒大黄、莱菔子、茯苓、郁金、远志、石花菜、白芥子、蒲黄、蛤粉、青黛、石菖蒲、厚朴花。

（4）阳亢热瘀神浮证　药用生龟板、生牡蛎、珍珠母、生地黄、玉竹、白薇、焦栀子、玄参、桃仁、红花、丝瓜络、白石英、石菖蒲、郁金。

9. 治疗心包络病常用药

少量心包积液消除缓慢者，药用野于术（浙江天目山野生白术）270g，分成九份。第一份用甘遂6g煎汤泡之；第二份用白芥子6g煎汤泡之；第三份用枳实6g煎汤泡之；第四份用大戟6g煎汤泡之；第五份用芫花6g煎汤泡之；第六份用干姜6g煎汤泡之；第七份用陈皮6g煎汤泡之；第八份用皂角6g煎汤泡之；第九份用远志6g煎汤泡之；只用药汤浸泡，不用药渣滓，浸泡时间24小时，晾干，共为细面。每次服2~3g，用大枣3~5枚，煎汤送服。临床用清热解毒药可选用木芙蓉叶花、金荞麦、金莲花、返魂草、臭牡丹根、七叶一枝花、天葵子之类治之。

10. 治疗腹膜结核病常用药

体壮，正气不衰，脓少者内服金银花、土贝母、蒲公英、紫花地丁、白芷、天花粉、漏芦、木芙蓉叶、远志、当归、甘草。气虚者药用黄芪、生晒人参治之。还可以用巴豆六十枚，去壳隔心皮，熬令黄，勿枯焦，另研如脂。生狼毒一两，炙香，另研细面，杏仁六十枚，去皮尖，另研如脂。上三味，合治一千杵，蜜和丸。用时量病情轻重以为大小，孕妇不忌。任老曰：此方为鲁楼医案所载，刘民叔先生用治结核性腹膜炎，今录于此，以供参考。可见有毒之药，能起危证回生之效。今医知之，不敢用可不叹乎？

11. 治疗消渴病常用药

解表药：辛温解表药用桂枝。辛凉解表药用升麻、葛根、柴胡、桑叶、菊花。

泻下药：攻下药用芦荟、大黄、芒硝。润下药用火麻仁、郁李仁。

清热药：清热泻火药用黄芩、黄连、黄柏、知母、芦根、石膏、寒水石、夏枯草、竹叶、山栀子、地骨皮、大黄、芒硝。清热凉血药用生地、丹皮、白薇、紫草、地骨皮、玄参。清热燥湿药用黄柏、黄芩、黄连、苦参、龙胆草、胡黄连。清热解毒药用金银花、连翘、秋石、蒲公英、大青叶、紫花地丁。

利水渗湿药：药用泽泻、茯苓、猪苓、滑石、茵陈、萆薢、赤小豆、赤苓、冬瓜仁、玉米须、木通、车前子、海金沙。

祛风湿药：药用桑枝。

温里祛寒药：药用干姜、肉桂、附子、桂心。

芳香化湿药：药用砂仁、佩兰。

理气药：药用枳壳、陈皮、木香、橘饼、柿霜、薤白、九香虫。

理血药：止血药用莲须、藕节、侧柏叶、白及、三七、槐花、白茅根。活血药用牛膝、瓜络、川芎、桃仁、水蛭、橘络、鸡血藤、䗪虫、蛴螬、干漆。补血药用熟地、枸杞子、白芍、何首乌、阿胶、当归、桂圆。

补气药：药用人参、白术、黄芪、甘草、山药、黄精、党参、枣仁、太子参。

补阳药：药用菟丝子、鹿茸、附子、鹿角胶、益智仁、冬虫夏草、杜仲、续断、沙苑子、鹿角霜、灵脂、补骨脂、肉桂、巴戟、肉苁蓉、覆盆子、金樱子、桑螵蛸。

补阴药：药用女贞子、玉竹、沙参、麦冬、石斛、鳖甲、旱莲草、西洋参、桑寄生、龟板、黑豆。

固涩药：药用五味子、桑螵蛸、乌梅、山萸肉、浮小麦、覆盆子、莲心、莲须。

安神药：重镇安神药用牡蛎、龙骨、朱砂、珍珠母、琥珀、白蒺藜。养心安神药用远志、柏子仁、夜交藤。

芳香开窍药：药用麝香。

化痰止咳药：清化热痰药用川贝、天花粉、蛤壳、瓜蒌皮、竹茹、淡竹沥、海藻。温化寒痰药用半夏、桔梗。

止咳平喘药：药用杏仁、枇杷叶。

消导药：药用鸡内金、神曲。

驱虫药：药用雷丸。

外用药：药用蛇床子。

降低血糖药：药用人参、黄芪、茯苓、白术、苍术、山药、黄精、生地、熟地、玄参、麦冬、知母、天花粉、玉竹、枸杞子、制首乌、五味子、仙灵脾、蜂房、葛根、泽泻、玉米须、地骨皮、虎杖、仙鹤草、南五加皮、苍耳子、桑叶、地枫。

12. 常用水火药举例

"火有余必病阴，水有余必病阳。""人身水火，有虚实两种。实火者，外来之邪火，虚火者，阴气衰少……惟水亦然。"由此可知，水火的偏盛偏衰，即是脏腑、经络阴阳失调，所谓火偏盛，即为壮火。壮火则食气，食气之火，便为邪火。火性炎上，伤于肺经者，则津液被耗、肺体失养，清肃不行，肺气焦满，为咳为喘，烦渴欲饮，咽干，鼻端微红，肌皮作痒，宜用清润之品，药用玉竹、麦冬、天冬、瓜蒌、沙参、杏仁、梨汁、蛤粉、玄参，柿霜之类。火伤于心经者，则心液不足，心血暗耗，火扰于内，则心神不能内守，络脉不宁，症见烦躁，面红目赤，口燥唇裂，心悸不寐，甚至吐衄，舌绛无津，宜滋润泄热之品，药用胡黄连、盐黄连、犀角（水牛角代）、麦冬、天冬、莲子心、淡竹叶、生地、酒知母、酒黄柏、远志、枣仁、连翘、玄参之类。火伤脾经者，则肾阴受损，肾阳有余，阳有余则有升无降，运化不畅，症见口燥唇干，烦渴易饥，四肢发热，肌表热，骨髓中热，宜用清宣之品，药用姜防风、酒柴胡、蜜升麻、焦栀子、葛根、石膏、知母、石斛、玉竹、甘草、炒川芎、荷叶梗之类。火伤于肝胆经者，则肝阴不足，胆汁被熬，流泄不畅，症见胁痛善怒、耳聋、口苦、头晕、头胀、头痛、阴痛、淋浊尿血，宜用清泻潜镇之品，药用龟板、玳瑁、羚羊角、丹皮、龙胆草、夏枯草、当归、生地、柴胡、珍珠母、牡蛎、黄柏、青蒿之类。火发于肾经者，则肾水不足，龙火不解，相火内炽，症见口苦咽干，面红目赤，五心烦热，腰膝酸软，梦遗失精，两目视物不清，耳鸣，尿血，淋闭，小便赤涩，宜用滋润养阴之品，药用：熟地、生地、盐黄柏、盐知母、磁石、秦艽、玄参、龙齿、龟板、鲍鱼、地骨皮、牡蛎之类。火犯于肠胃二经者，则肠胃津液被耗，燥热内炽，症见口渴引饮，消谷善饥，齿肿痛，宜用清热生津之品，药用生石膏、生地、石斛、麦冬、玉竹、木通、甘草梢、苏子、槐米、知母、瓜蒌仁、金橘饼之类。

水为阴，水性本寒，寒则伤阳，阳伤则五脏火气不足，水气有余，则变动不居，外泛内溢上凌。

水犯于肺者，肺火不足，则金寒气冷，津结水凝，为痰为饮。症见喘咳,气短,言语无力,动则汗出、面白、口干、涎沫、胸膈满,面浮如盘,或身肿,小便难,时时便溏,治宜温阳化气之品,药用燕窝、饴糖、甘橘、胡桃肉、红蔻、肉桂、百部、冬花、细辛、附子之类。

水气犯脾者,则脾阳受伤,阳伤则脾失健运之力,升降无能,水津不布,则水湿停于内,湿胜则腹满,腹胀,腹大,四肢苦重,小便难,肢体浮肿。宜用温化健脾之品。药用白术、炙甘草、合欢皮、白蔻、附子、肉桂、干姜、藿香、甘松、茯苓、泽泻、大蒜、红蔻、苍耳子、龙眼肉之类。

水气凌肝者,则肝阳受损,不能斡旋于中,胁下坚胀,四肢欠温,胸中无力,口淡、口苦,精神不振,太息不能出,腹大不能转侧,小便欲通不通,大便欲行不行。宜用暖肝通阳之品。药用杜仲、山萸肉、鸡肉、肉桂心、吴茱萸、艾叶、大茴香、小茴香、韭菜、仙茅、白虫蜡、泽泻、鹿角霜之类。

水气凌心者,则心阳不足,心火受损,心气不用,血行不畅,症见心悸气喘,心中痞塞,身重少气,不得卧,烦而燥,恶水不欲饮,下肢肿甚,或阴肿,宜用温通心阳之品。药用桂心、桂枝尖、附子、肉桂、茯苓、安息香、龙眼肉、骨碎补、远志、紫石英之类。

肾水有余者,则命火受损,火损则阳衰,阳衰则水窦不通,水气泛溢,泛于外者则为肿,泛于内者则为痰为饮。症见腰背畏寒,四肢不温,喘咳身重,饥不欲食,浮肿骨痛,腹大脐肿,足冷,小便清长或少。宜用温肾散寒之品。药用锁阳、巴戟、菟丝子、覆盆子、鹿茸、鹿角胶、海狗肾、山萸肉、紫河车、犬肉、阳起石、附子、仙茅、胡芦巴、补骨脂、硫黄、灵砂、钟乳石、沉香、蛤蚧、雄蚕蛾、母丁香之类。

概而言之,水火是生命之源。"火为水之主,水即火之源,水火原不相离也。""造化之机,宜平不宜偏,宜交不宜分。"是为生理之常。盖水火一也有偏盛偏衰之时,偏则为痰,衰则为病。火盛宜清润,宜养阴、宜泄,水盛宜温宜化,宜壮阳。是为调整水火阴阳平衡之法。

13. 常用相火药举例

(1)伤阴耗精,血损液亏 损于上焦者,心肺为患。肺伤者,则阴液不足,肺体失润,体燥不能肃降,其气上逆为咳为喘,求水自救而见口渴咽干,络脉受伤则咯血,阴虚阳必乘之,以阳侵阴分,卫气不与营气和,阴主静,以静中有动,故寐而汗出。阴亏血少,津伤液损,不能滋养肌肉而见消瘦。阴虚于内，阳亢于外，而生身热，乃至五心烦热，法当补阴抑阳。药用阿胶、龟板胶、天冬、麦冬、生地、百合、贝母、淡菜、老燕条、知母、黄柏之类。损于心者，则心液不足，血虚不能养神，则令心悸怔忡，相火内扰则心烦少寐，健忘，口干津少，头晕耳鸣，五心烦热。法当壮水制火滋阴清热，药用犀角（水牛角代）、黄连、阿胶、麦冬、朱茯神、当归、酸枣仁、生地、玄参、栀子仁、远志之类。损于中焦者，脾胃肝胆为患。损于脾胃者，则表里生病，脾与胃以膜相连，故相火燔灼脾胃者，则脾阴受损，胃液暗耗，阴液不足，则燥从中生，燥热内炽，症见消谷善饥，口渴喜饮，或为便秘，或噎或膈，或日晡而热，或呕吐便血。法当滋阴清热，生津润燥。药用石斛、生地、玉竹、麦冬、天冬、玄参、天花粉、石膏、知母、梨皮、甘蔗皮、鲜翠衣、藕汁、梨汁、橘汁、荸荠、沙参、麻仁、蜂蜜、羊乳之类。损于肝胆者，亦是表里生病，因胆附于肝之短叶。二者皆有相火内寄，得真水以涵养，真气以制伏。其条达畅茂，何病能有。惟因精液有亏，肝阴不足，或血燥生热以及大怒不止，火起于肝。肝火上逆，必引胆火而升，有升无降，窍络被阻而生头不清，眩晕跌仆，冒昧瘈疭，口苦咽干，善怒心悸，少寐多梦，甚则四肢震颤，舌謇语涩，口眼歪斜，半身不遂，但亦有吐衄便血之患，法当育阴潜阳，镇肝熄风，药用生龟板、生牡蛎、生石决明、珍珠母、玳瑁、天麻、生地、玄参、二冬、钩藤、磁石、沉香、黄精、黄柏、知母、海胆、白蒺藜、鲜蚕皮之类。损于下焦者，肾与膀胱为患。损于肾者，则阴液暗耗，水不济火，相火内炽而生腰痠膝软，面红颧赤，咽干口燥，口渴引饮，耳聋耳鸣，男子遗精，强中，女子经闭，甚则咳嗽吐血。法当填精补液，滋肾驱热，药用二地、二冬、知母、黄柏、南北沙参、地骨皮、青蒿、白薇、白芍、炒牛膝、裙带菜、淡菜、鲍鱼、鹿角菜、石花菜、枸杞子、阿胶、龟板胶、霞天胶、焦栀子之类。损于膀胱者，则津液受损，气化不周，而成癃闭，或为淋浊。法当养阴清热，润燥滋液。药用黄柏、知母、生地、玄参、威灵仙、石斛、天冬、龟板、阿胶、地肤子之类。

（2）中气下陷，阴火上冲　火与元气，势不两立，一胜一负，此是东垣从后天而论的，所谓后天者，脾胃是也。相火妄动于中，则元气受损，胃气受伤，脾气随之亦亏，此谓"寒伤形，热伤气，壮火食气"之理。所谓伤气者，是指脾胃功能受损和抗病能力低下，从而引起脾失运化之能，胃失腐化之机，中焦无转化之力，而症见：纳果、腹胀、嗳气、矢气、腹满、便溏、发热畏寒，甚则呕吐、肿胀、自汗。法当升阳散火，调中益气。药用人参、黄芪、白术、苍术、升麻、柴胡、陈皮、香橼、木香、黄连、羌活、独活、甘草、枳壳之类。

总之，大怒火起于肝，房室不节，火起于肾，相火一起，真阴被耗，津血受煎，元气受损，诸病蜂起，百病丛生。故王冰曰："壮水之主，以制阳光，益火之源，以消阴翳。"是为治疗相火为病的大法。医者必须遵而循之，不可违之，违则医之过也。

二、成方心悟

1. 临床常用八法与成方

（1）常用汗法与成方　辛温方：实用麻黄汤，虚用桂枝汤；辛凉方：平剂用银翘散，轻剂用桑菊饮；和中方：葱豉荷米煎；助阳方：参附再造丸；滋阴方：加减葳蕤汤；解肌方：柴葛解肌汤；养血方：七味葱白汤；理气方：香苏葱豉汤；化饮方：小青龙汤；蠲痰方：越婢加半夏汤；宣肺方：新加三拗汤；利水方：麻附五皮饮。

（2）常用吐法与成方　缓而补者：参芦散；猛而峻者：三圣散；垂危急救者：通关散。

（3）常用下法与成方　泻热救阴方：大承气汤；理气泻热方：小承气汤；泻热润燥方：调胃承气汤；泻火解毒方：紫草承气汤；涤痰泻热方：礞石滚痰丸；泻热行血方：桃仁承气汤；滋阴润燥方：脾约丸。

（4）常用和法与成方　益气和解方：小柴胡汤；清里和解方：大柴胡汤；清降和解方：柴胡白虎汤；清热和解方：蒿芩清胆汤；温通和解方：柴胡桂姜汤；清泻和解方：新加木贼煎；养血和解方：柴胡四物汤。

（5）常用温法与成方　温中散寒方：附子理中汤；温经散寒方：麻黄附子细辛汤；温阳救逆方：四逆汤；温健脾阳方：香砂理中汤；温脾养阴方：理阴煎；温中疏滞方：精术汤；温中缓急方：小建中汤；温中化浊方：藿香正气散；温中理气方：厚朴温中汤；温中利湿方：苓术二陈煎。

（6）常用清法与成方　清热解毒方：黄连解毒汤；清瘟解毒方：清瘟败毒饮；清宣痰火方：玳瑁郁金汤；清宣痰热方：犀角清络饮；凉血解毒方：局方至宝丹；泻火散毒方：局方紫雪丹；清热镇静方：安宫牛黄丸；清热凉血方：犀角地黄汤；清肝保肝方：桑丹泻白汤；清热生津方：白虎汤；滋阴清热方：知柏地黄汤。

（7）常用消法与成方　消食导滞方：平胃散、枳实导滞丸；消痰达郁方：透罗丹；消水逐湿方：十枣汤；消积软坚方：莪芪溃坚汤；理气消积方：大七气汤；消积杀虫方：下虫万应丸。

（8）常用补法与成方

清补方：①甘寒清补：叶氏养胃方、竹叶地黄汤、五汁饮。②清养：竹叶石膏汤、参荣麦冬汤。③清润：竹叶地黄汤、养阴清肺汤。④清热养血：清燥养荣汤、加减复脉汤、补阴益气煎。

温补方：①肾阳：六味回阳饮、金匮肾气丸。②胃阳：黄芪建中汤。③肺阳：参芪保元汤。④脾阳：春脾煎。⑤肝阳：暖肝煎。⑥心阳：参附养荣汤。

调补方：①气虚：全真一气汤。②液虚：五汁饮。③疏肝和胃：逍遥散、参荣麦冬汤。

平补方：①补气：四君子汤。②补血：四物汤。③气血双补：八珍汤。④气液双补：参麦汤、参燕异功煎。

补精方：左归丸、聚精丸。

峻补方：①气血双补：八珍汤。②阴阳并补：右归饮。③气血阴阳同补：燮理十全膏。④气血精髓统补：十珍补髓丹。⑤滋养血液：集灵膏。⑥填补精髓：增髓丹。⑦育阴潜阳：三甲复脉汤、大定风珠、龟牡八味丸、加味震灵丹。

食补方：五果（枣、李、栗、杏、桃）；五菜（茶、韭、藿、薤、葱）；五谷（粳米、麻、大豆、麦、黄）；五畜（牛、猪、羊、鸡、马）。

2. 治疗饮病、水病、臌胀常用成方

水证可分为饮病、水病、臌胀病三种，其病为外因（六淫）、内因（七情）所致。水证之病理机制是由于气化失调，肺、脾、肾三经虚衰，因而水道不通，则水聚于内或外溢而成此病。水证的证候分类：饮病分为痰饮、悬饮、溢饮、支饮四种，其水病则分为阴水、阳水、五脏水等。至于臌胀，则分为寒热虚实，水气血谷虫及单腹胀等。因其分类不同，故其症状上亦有不同，都各有其症状特点。水证虽然证候分类不同，但发病机制是一致的，因而其治疗方法有：宣肺发表、渗湿利尿、泻下逐水、理气行滞、补血益气、培土温肾之法。

饮病
- 目眩
  - 胸胁支满者——苓桂术甘汤
  - 呕而心下痞者——小半夏加茯苓汤
  - 脐下悸者——五苓散
- 心下痞满
  - 吞酸呃逆者——茯苓散
  - 口干舌燥者——己椒苈黄汤
  - 中有津液而渴者——己椒苈黄丸加芒硝
  - 自利，利快，心下坚满者——甘遂半夏汤
  - 喘满，心下痞坚者——木防己汤
- 呕吐
  - 呕家本渴，今反不渴者——小半夏汤
  - 干呕发热而咳者——小青龙汤
  - 呕而肠鸣食臭者——生姜泻心汤
- 发热烦躁者——大青龙汤
- 不得息者——葶苈大枣泻肺汤
- 内痛、咳、脉弦者——十枣汤

水病

气分
- 阳水
  - 脉浮
    - 皮水不恶风
      - 四肢肿而鼓动者——防己茯苓汤
      - 厥者——蒲灰散
      - 身重，汗出——防己黄芪汤
    - 风水恶风
      - 不渴，身悉肿，无大热——越婢汤
      - 汗后
        - 脉沉者——麻黄附子汤
        - 脉浮者——杏子汤
  - 脉沉—黄汗（汗黄染衣）
    - 四肢虚浮，心腹坚胀，小便不通，睑肿——复元丸
    - 腰重脚肿，肚腹肿胀，喘息痰多，小便不利——济生肾气丸

水分
- 阴水
  - 四肢虚浮，心腹坚胀，小便不通，睑肿——复元丸
  - 腰重脚肿，肚腹肿胀，喘息痰多，小便不利——济生肾气丸
- 阳水
  - 里水——身面目黄肿，小便不利或自利而渴者——越婢加术汤 / 甘草麻黄汤
  - 身面目不黄
    - 腹满而喘（正水）
      - 轻者：咳喘，面目、四肢浮肿，气促不安，小便不利或咳者，用葶苈丸
      - 重实者：体质壮，大便秘结——济川煎 / 舟车神佐丸
      - 重虚者：日久气短，小便少——茯苓导水汤
    - 腹满不喘
      - 真武汤，麻黄附子汤
      - 消水圣愈汤，实脾饮
- 恢复期附方
  - 理中汤
  - 四君子汤
  - 金匮肾气丸

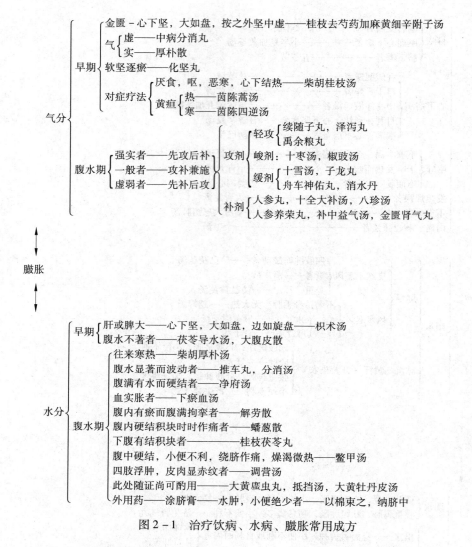

图 2-1 治疗饮病、水病、臌胀常用成方

3. 治痰七法与成方

（1）攻逐成方　神仙坠痰丸（黑牵牛，炙皂角，生白矾）；控涎丹（甘遂，大戟，白芥子）；十枣汤（芫花，甘遂，大戟）；礞石滚痰丸（青礞石，沉香，酒大黄，半夏）；透罗丹（巴豆，杏仁，大黄，牵牛子，皂角，半夏）；降痰奔马汤（雪梨汁，生姜汁，蜂蜜，薄荷面）；雄黄解毒丸（明雄黄，川郁金，巴豆）。

（2）消导成方　和剂二陈汤（姜半夏，橘红，茯苓，炙甘草）；济生导痰汤（半夏，橘红，赤茯苓，炙甘草，枳实，炙南星）；半夏丸（姜半夏，皂角，生姜）；节斋化痰丸（天冬，黄芩，瓜蒌霜，蛤粉，橘红，桔梗，香附，连翘，青黛，风化硝，姜汁）；鹤顶丹（白矾，章丹）；青州白丸子（半夏，南星，白附子，川乌）。

（3）和解成方　橘皮汤（半夏，茯苓，陈皮，细辛，青皮，桔梗，枳壳，炙甘草，人参，旋覆花）；枳壳丸（枳壳，人参，五味子，柴胡，甘草，石斛，诃子）；柴胡瓜蒌汤（柴胡，瓜蒌，芍药，人参，半夏，甘草，生姜，大枣）；指迷茯苓汤（茯苓，麦冬，黄芩，秦艽，柴胡，杏仁）；六君子汤（人参，茯苓，白术，甘草，陈皮，半夏，生姜）。

（4）补益成方　济生肾气丸（熟地，山药，山萸肉，白茯苓，丹皮，泽泻，肉桂，五味子，鹿角，沉香）；苓桂术甘汤（茯苓，桂枝，白术，炙甘草）；参术健脾丸（人参，白术，茯苓，陈皮，炙甘草，白芍，当归）；金匮肾气丸（熟地，山药，山萸肉，茯苓，丹皮，泽泻，肉桂，附子）。

（5）温化成方　二生汤（附子，半夏，生姜，木香）；旋覆花汤（炙乌头，旋覆花，细辛，前胡，炙甘草，茯苓，半夏，生姜，桂心）；胡椒理中丸（胡椒，炙甘草，荜茇，高良姜，细辛，陈皮，干姜，白术，冬花）；千金半夏汤（白术，半夏，生姜，茯苓，人参，桂心，炙甘草，附子）；吴茱萸汤（吴茱萸，人参，姜半夏，桂心，茯苓，炙甘草）；沉香茯苓丸（沉香，白茯苓，半夏，人参，丁香，甘草，橘红，肉蔻，椰片）；本事神术丸（苍术，生芝麻，大枣）。

（6）清热成方　洁古小黄丸（南星，半夏，黄芩）；二陈汤加黄芩，连翘，栀子，桔梗，薄荷方；清心牛黄丸（牛黄，胆星，姜黄连，水飞朱砂，当归，炙甘草）；青蛤丸（水飞青黛，蛤粉）；桑丹泻白汤（霜桑叶，生姜皮，竹茹，炙甘草，醋丹皮，地骨皮，川贝母，粳米）。

（7）清润成方　杏仁煎（杏仁，生姜汁，白蜂蜜，饴糖，桑皮，川贝母，炒木通，紫菀，五味子，生地，知母）；沙参杏仁汤（南沙参，杏仁，川贝母，鲜枇杷叶，梨汁，蔗汁）；霍氏八汁饮（甘蔗汁，藕汁，梨汁，芦根汁，西瓜汁，鲜生地汁，鲜茅根汁，薄荷汁）；滋阴清化丸（二冬，二地，知母，川贝母，茯苓，生山药，天花粉，五味子，甘草）；当归阿胶汤（当归，白芍，熟地，茯苓，阿胶，麦冬，瓜蒌仁，甘草，大枣）。

注：治痰之药，有引经达所者，必用之。痰在胁下：白芥子。痰聚皮

里膜外：生姜汁，竹沥。痰在四肢：片姜黄，竹沥。痰结喉中：瓜蒌仁，杏仁，海浮石，桔梗，青连翘，风化硝。海浮石、蛤粉：热痰能降，湿痰能燥，结痰能软，顽痰能消。枳实：行气又有泻痰之力。天花粉、风化硝：降膈上热痰。薤汁、韭汁：治虚滞不行，中焦有涎停痰积之证。白矾、杏仁：有澄清化痰，引痰下膈之能。益智仁：有摄涎固脱之效。

4. 治疗神昏常用成方

（1）常用成方

安宫牛黄丸(《温病条辨》)，1丸，每日3次，口服。

紫雪丹(《外台秘要》)，3~6g，每日3次，口服。

犀角散(《千金要方》)，1g，每日2~3次，口服。

至宝丹(《太平惠民和剂局方》)，1粒，每2~3次，口服。

牛麝散(中国科学院首都医院中医科)，每次0.8g，每日2次，口服。

红灵丹(《霍乱论》)，0.5~1g，每日2~3次，口服。

通关散(《丹溪心法附余》)少许，搐鼻取嚏。

（2）辨证用方

热陷心包方用清宫汤(《温病条辨》)。药用玄参心、莲子心、竹叶卷心、连翘心、水牛角、连心麦冬。

腑实熏蒸方用大承气汤(《伤寒论》)。药用大黄、芒硝(冲)、枳实、厚朴。

湿浊蒙窍方用菖蒲郁金汤《温病全书》。药用石菖蒲、郁金、栀子、连翘、牛蒡子、鲜竹沥、姜汁(冲)、玉枢丹(研冲)、滑石(包煎)、淡竹叶、丹皮、菊花。

痰热扰心方用黄连温胆汤(《备急千金要方》)送服安宫牛黄丸(《温病条辨》)。药用黄连、半夏、陈皮、茯苓、甘草、枳实、竹茹、大枣、生姜。

瘀血阻窍方用通窍活血汤(《医林改错》)。药用麝香(冲)、赤芍、桃仁、红花、川芎、老葱、生姜、红枣、黄酒。

亡阴证方用冯氏全真一气汤(《冯氏锦囊》)。药用人参、麦冬、五味子、熟地、白术、附子、牛膝。

亡阳证方用陶氏回阳急救汤(《重订广温热论》)。药用附子、肉桂、人参、麦冬、陈皮、干姜、半夏、白术、五味子、麝香、炙甘草。

上述神昏诸证，若不效者，可急投玉枢丹(《是斋百一选方》)开窍醒神；邪陷心包，高热抽搐者，予犀珀至宝丹(《重订广温热论》)或万氏牛黄丸

（《片玉心书》）；痰浊神昏者，急予卧龙丹（《重订广温热论》）；痰热腑实神昏治而不效者，改用犀连承气汤（《重订广温热论》）。除此而外，可根据神昏患者原发病的具体病因予以及时、准确地对病治疗、对症治疗及支持疗法。如对感染性疾病所致神昏，及时给予强有力的清开灵、双黄连注射液治疗；对由化学中毒所致神昏，应采取特殊的解毒措施；对低血糖神昏，应及时补糖治疗；消渴病昏聩者，用辛开苦降药治之，如黄连、干姜、大黄、半夏、石菖蒲、郁金、水牛角、牛黄、麝香、莲子心之类；补液疗法必用之。

5. 治疗真心痛常用成方

本病多以虚中挟实为主，治以急则治其标，缓则治其本为原则，以消除症状，恢复气机，使之阴阳得平，气血充和。所以《内经》曰："疏其血气，令其条达，而致和平，此之谓也。"急则治标，心区剧痛，身热气短，脉数者，方用四妙勇安汤加减。面色苍白，心悸气短，汗出如珠，脉微欲绝者，方用生脉散主之。若汗出肢厥者，方用四逆汤。缓急止痛剂药用苏合香丸、乌头赤石脂丸、心痛丸（檀香、沉香、公丁香、香附、乳香、白胶香、荜茇、麝香、冰片、苏合香油制成蜜丸）、丹参降香注射液，鸡血藤汤（蒲黄、五灵脂、花蕊石、焦楂炭、鸡血藤各15g，当归、元胡各7.5g，木香5g，红花3.5g，水煎服）。缓则治本法适于急发已去者，治以活络化瘀，宣痹通阳，补虚，和其阴阳。痰痹证方用瓜蒌薤白半夏汤。气滞血瘀证方用血府逐瘀汤。阴血虚证方用桃红四物汤送服六味丸。阳气虚证方用十四味建中汤（《局方》）。

6. 治疗传染病常用成方

（1）防治方

小金丹方：辰砂二两，水磨雄黄一两，叶子雌黄一两，紫金半两，同入合中，外固了，地一尺，筑地实，不用炉，不须药制，用火二十斤煅之也，七日终，候冷七日取，次日出合子，理药地中，七日取出，顺日研之三日，炼白沙蜜为丸，如梧桐子大，每日望东吸日华气一口，冰水下一丸，和气咽之，服十粒，无疫干也。

杀鬼丸方：虎头骨（炙）、丹砂、珍珠、雄黄、雌黄、鬼臼、曾青、女青、皂荚去皮子、炙桔梗、芜荑、白芷、川芎、白术、鬼箭羽削取皮羽、鬼督邮、藜芦、菖蒲，以上各二两，上一十八味，捣筛，蜜和如弹丸大，带之，男左女右。

弹鬼丸方：雄黄、丹砂各二两，石膏四两，乌头、鼠妇各一两。上五味，捣为散，白蜡五两，铜器中火上消之，下药搅令凝丸如楝实，以赤縠裹一丸，男左女右，肘后带之。

疫瘴散方：麻黄去节、升麻、附子炮去皮、白术各一两，细辛、干姜、防己、防风、桂心、乌头（炮去皮）、蜀椒、桔梗各二两。上一十二味，捣筛为散，密贮之，山中所在有圭气之处，且空腹饮服一钱匕，覆取汗，病重稍加之。

神明白散方：白术、附子（炮去皮）各二两，桔梗、细辛各一两，乌头炮去皮，四两。上五味，粗捣筛，绛囊盛带之，所居闾里皆无病，若有得疫者，温酒朝一方寸匕，覆取汗得吐即瘥，或经三四日者，以三方雨匕，纳五升水中煮令沸，分温三服。

太一流金散方：雄黄三两，雌黄、羊角各二两，矾石一两，烧令汁尽，鬼箭羽削取皮羽一两半。上五味，捣筛为散，以细密帛裹之，作三角绛囊盛一两带心前，并挂门阁窗牖上，若逢大疫之年，以朔旦平明时以青布裹一刀圭中庭烧之，有病者亦烧熏之，若遭毒蛊者以唾涂之。

以上均出自于《千金方》。

雄黄散：雄黄五两，朱砂一作赤木，菖蒲、鬼臼各二两。上四味捣筛末。以塗五心顺上鼻人中及耳门。又断温疫。

辟温粉：川芎、苍术、白芷、藁本、零陵香各等份，上五味捣筛为散。和米粉粉身。

粉身散方：芎䓖、白芷、藁本等份。揭下筛内米粉中以粉塗身。

朱蜜丸方：白蜜和上等朱砂粉一两。常以太岁日平旦。大小勿食，向东方立。人吞三七丸。如订子大。勿令齿近之。并吞赤小豆七枚。投井泉水中。终身勿忘此法，断瘟疫。

杀鬼丸方：雄黄五两研，朱砂五两研，鬼臼五两，鬼督邮五两，雌黄五两研，马兜铃五两，皂荚五两炙，虎骨五两炙，阿魏五两，甲香一两，羚羊角一枚屑，桃白皮五两，白香一两，菖蒲五两，羊角一枚屑，脂蜜八斤辣，石硫黄五两研。捣筛，腊蜜和之，丸如杏子。将辟温处烧之。杀鬼去恶毒气。若大疫家可烧毁。并带行，去恶毒。

以上均出自于《外台秘要》。

败龟汤方：败龟酥炙半两、栀子仁、大青、羚羊角（镑）、芍药、马牙硝、前胡去苗、紫菀去苗土各一分，上八味。粗捣筛。每服五钱匕。水一盏半。煎至八分。去滓温服食前，治时气温疫。

绝瘴散方：麻黄去节，桂去粗皮，升麻，细辛去苗叶，干姜炮，附子炮裂去皮脐，防己，蜀淑去目并闭口炒出汗，防风去叉，桔梗炒，白术、川芎各半两。上一十二味，捣罗为细散，每服二钱匕。空心温酒调下，治时气疫疠。

赤小豆丸方：赤小豆二两，鬼臼、鬼箭羽、丹砂研、雄黄醋煮研各一两，上五味，捣研为末，再同研匀，炼蜜和丸，如麻子大，每服五丸。米饮下。不计时候，治时行瘟疫瘴疠。

辟温汤方：甘草、大黄各二钱，皂荚一钱生用。上三味，细剉，用水二盏，煎至一盏。去滓空心热服。至晚下恶物为效，治时行疫疠。

雄黄丸方：雄黄醋煮研、鬼臼、鬼箭羽、赤小豆、丹参各一两，上五味，捣研为末，再同研匀，炼蜜和丸，如小豆大，每服五丸。温水下，治温疠病转相传染。

羌活汤方：羌活去芦头、桂去粗皮、川芎、牡丹皮、柴胡去苗、桔梗炒、升麻、荆芥穗、玄参、甘草炙剉、麻黄去根节、木香各一分，吴茱萸汤洗焙干炒一钱，牵牛炒半两。上一十四味，粗捣筛。每服五钱匕。水一盏半。煎至八分。去滓温服。不拘时候。治时疫更相传染。宜预服。

苍耳散方：苍耳重竿日采暴干三两，上一味，捣罗为散，每服二钱匕，空心井华水调下。治辟瘴病疽疫时气。

流金散方：雄黄三两研，雌黄二两研，鬼箭羽半两，白矾半两烧灰尘，羚羊角镑一两，上五味，捣研为散，缝小绢袋盛一两，带于胸前，别以一袋挂于门户上。每月初一，以两许当庭烧毁之。能辟瘟气。

涂敷方：雄黄二两研，丹砂研，菖蒲切，鬼臼各一两，上四味，捣研为末，再同研匀，以水调涂五心及额上鼻中耳门。辟瘟甚验。

癖瘟丸方：玄参炒五两，苍术炒三两，川芎炒、白芷炒、羌活去芦头生用、甘草炙剉、乌头炮裂去皮脐各一两，安息香一分，龙脑、麝香各半钱研。上一十味，除脑麝外，余捣罗为细末，入脑麝拌匀，粟米粥为丸，如弹子大，阴干纱袋盛。每服一丸，时疾生姜、蜜水磨下。阴毒面青，熟水磨下。治伤寒疫病传染，头目昏重，项背拘急，胸膈不通。

以上均出自于《圣济总录》。

麻黄散方：麻黄三分去根节，桔梗三分芦头，川乌头一分炮裂去皮脐，人参三分芦头，细辛三分，桂心三分，干姜三分炮裂剉开，防风三分芦头，吴茱萸一分汤浸七遍焙干微炒，川椒一分去目及闭口者微炒出汗，川大黄三分剉碎微炒。上药捣细罗为散。每服，空心以温酒调下二钱。治时气相染者。

雄黄丸方：雄黄一两细研，赤小豆二两炒熟，丹参二两，鬼箭羽二两，上药捣罗为末，炼蜜和丸。如梧桐子大。空心以温水下五丸。可与患者同床传衣。不相染也。治时气病转相染易。

朱砂丸方：朱砂二两细研水飞过，人参一两，鬼箭羽二两，雄黄二两细研水飞过，赤小豆二两炒熟，捣罗为末，炼蜜和丸，如小豆大。每服，空心以温水下五丸。可与患者同床传衣，不相染也。治时气转相染者。

治时气热毒令不相染易方：豆豉一升，伏龙肝三两细研，童子小便三盅盏，上药相和，煎取一盅半，去滓，分为三服。每平旦一服。令人不著瘴疫。

以上均出自于《世医得效方》。

《伤寒类要》治天行辟温方：松叶，细切，酒服方寸匕，日三，辟五年瘟。

治温病令不相染方：桃树虫屎末，水服方寸匕。

《肘后方》辟温病：赤小豆，新布囊盛之，置井中三日出，举家服，男十枚，女二十枚。

辟温汤：甘草、大黄各二两，皂荚一钱并生用，上细剉用水二盏煎至一盏，云滓空心热服，至晚下恶物为效，辟时病温疫。

以上均出自于《普济方》。

辟瘟疫方：以艾纳香烧之。（《东医宝鉴》）

七物赤散：丹砂（另研）、川乌（炮）各一两，瓜蒌根七钱半，细辛、闹羊花、干姜（炮）、白术（炒）各五钱。上为末，每服半钱，温酒调服。汗出解。若不解，增至一钱服。辟瘟疫毒气。

雄黄丸：雌黄一两，赤小豆炒、丹参、鬼箭羽各二两。上为末，蜜丸梧子大，每日空心，温水吞下五丸。可与患者同衣床，亦不相染。

卫生防疫宝丹：粉甘草十两，细末　细辛两半，细末　香白芷一两，细末　薄荷冰四钱，细末　冰片二钱，细末　朱砂三两，细末　将前五味和匀，用水为丸如桐子大，晾干（不宜日晒）。再用朱砂为衣，勿令余剩。装以布袋，杂以琉珠，来往撞荡，务令光滑坚实。治霍乱吐泻转筋，下痢腹疼，及一切痧症。平素口含化服，能防一切疠疫传染。（《锡纯验方》）

辟秽散：川芎藿香藜芦三，二钱玄胡及牡丹，朱砂飞一雄飞四，白芷皂角各四挼，细末嚼水入两鼻，取嚏为佳莫心担。（《仙方合集》）

时疫不传人：苍术三钱三分三厘（米泔水浸，切片炒），甘草一钱六分六厘，川芎八钱五分，干葛一钱三分六厘，姜三片，连须葱头三个。水二碗，煎八分，空心服。

时疫传染：芥菜子末，用水调填脐，以热物隔衣一层熨之，汗出即愈。此病汗气入鼻至脑，即散布经络，初觉头痛，急用此方。

又方：以松毛切碎为末，酒下二钱，日三服，能辟久瘟。

以上均出自于《求生集》。

雄黄丸：雄黄一两研，赤小豆炒熟，丹参、鬼箭羽各二两，上为细末。炼蜜丸如梧子大。每日空心以温水下五丸。虽同床共屋，亦不相染。

运气五瘟丹：黄芩、黄柏、黄连、山栀子、香附、紫苏、甘草梢、大黄。上七味生用。于冬至日为末，将大黄三倍，煎汤去滓。捣药丸如鸡子大。朱砂、雄黄为衣，再贴金箔一丸，取泉水七碗，浸化可服七人。此药乙庚年黄芩为君，丁壬年山栀子为君，丙辛年黄柏为君，戊癸年黄连为君，甲巳年甘草梢为君。为君者多一倍也。余四味与香附、紫苏为臣者减半。每年热病。改为小丸。救人甚妙。

以上均出自于《温热暑热全书》。

大辟瘟丹：桔梗三两，陈橘皮三两，麻黄去根节四钱五分，藿香去梗三两，升麻三两，生香附二两五钱，半夏姜汁炒一两五钱，川乌煨熟去皮一两五钱，滑石水飞一两二钱，紫苏叶七钱五分，雄黄研细水飞三两，雌黄研细水飞一两二钱，生大黄三两，赤小豆六两，鬼箭羽一两二钱，丹参一两五钱，忍冬藤花三两，山慈菇去毛二两五钱，千金子去油一两五钱，广木香一两五钱，茅苍术（生）一两五钱，山豆根一两五钱，五倍子二两五钱，北细辛去叶一两二钱，麝香当门子三钱，红芽大戟米泔浸去骨一两二钱五分。上为细末。糯米粥和，重一钱一粒。用朱砂一两，研细水飞为衣。忌烘干。凡时行疫证，以绛纱囊装丹。悬于当胸或系左腕。可无传染。（《羊毛温证论》）

（2）急救方　症见心力衰竭者方用回阳救逆汤加减。药用：炮附子10~15g，干姜15g，葱白四支，地龙10g，童便40ml，人工牛黄3~4g，分3次冲服，有肺水者加炒葶苈子15g，大枣2枚。

症见肺衰者方用麻杏石甘汤加减。药用：醋浸麻黄5~10g，杏仁（打）15g，生石膏20~30g，甘草（炙）10g，茶叶（细茶）10g，姜汁拌枇杷叶15g，竹沥汁拌郁金10g，地龙10g，重者用天仙散：天仙子0.03g，甘草2g，茯苓4g，共为细面一次随汤药用。只用二次不可多次，高血压、心脏病、青光眼患者禁用。还可用注射针剂：参附注射液、参麦注射液、清开灵注射液、丹参注射液，随证选用。

三、经方传真

1. 小柴胡汤新用

仲景说："若胸中烦而不呕者，去半夏、人参，加栝楼实一枚。若渴者，去半夏，加人参合前成四两半，栝楼根四两；若腹中痛者，去黄芩，加芍药三两。若胁下痞硬，去大枣，加牡蛎四两。若心下悸，小便不利者，去黄芩，加茯苓四两。若不渴，外有微热者，去人参，加桂枝三两，温覆取微汗愈。若咳者，去人参、大枣、生姜，加五味子半升，生姜二两。"

从仲景药物加减来看，在方剂中有五味药物可以变换，惟柴胡、甘草未移也，而仲景这种扩充法，说明只要柴胡、甘草存在就是小柴胡汤的原义，因此需要明确一个问题，就是在临床上如何运用的问题，怎样运用呢？仲景曰"但见一症便是，不必悉具"的深义，就在于临床加减的变通，如何加减，举隅如下。

（1）痨瘵（肺结核）　潮热盗汗者，去半夏，加青蒿30g，胡黄连18g，牡蛎60g；咳嗽咳血者，去半夏、人参，加藕节30g，白及15g或30g，重者加贝母、三七各6g；胸痛者，加瓜蒌皮30g，乳没各6g；五心烦热，咽干口渴者，去参夏，加二冬、生地、玄参各21g；畏寒肢倦，短气者，加桂枝、沙参、附子各18g。

（2）胃脘痛　虚寒者，去黄芩，加干姜，轻者9g，重者15g；寒积者，去黄芩，加附子、公丁香、川乌各3g，其中附子可多用。气滞者，去参，加沉香、乌药、莱菔子；食滞者，去参，加焦三仙、谷芽、鸡内金、紫蔻；因热而生者，去半夏、人参，加黄连、山栀子；肝气抑脾者，去参加木香、郁金、生芍之属。

（3）呕吐　风寒外束者，去参加藿香、陈皮；食滞者，去参加枳实、焦三仙、鸡内金，甚则加蜜川大黄；痰饮者，去参加白芥子、海浮石；胃热、实热者，去参加黄连、竹茹；虚热者，加石斛、麦冬、生地、竹茹；中气虚者，加黄芪、荷叶之类；虚寒者，去芩加附子、干姜之品。

（4）胁痛　气滞者，去参、夏加枳壳、青皮、郁金、木香；气血虚者，加当归、川芎、白芍；因痰者，加白芥子。

（5）心悸　阳虚者，加桂附、龙齿、茯神；阴虚者，加百合、远志，甚者加琥珀、朱砂。

（6）不寐　阴虚者加首乌、生芍、龙眼肉、茯苓、远志；阳虚者，加桂枝、龙骨、琥珀；胃不和者，去参加陈皮、焦三仙、谷芽；阴亏火旺者，去参加黄连、阿胶、鸡子黄、生地。

（7）咳嗽　虚火者，去参加五味、麦冬、玄参；实火者，加三黄，去参夏；燥咳者，去参夏加二冬、生地、玄参、阿胶；痰多而咳者，去参加白芥子、瓜蒌、贝母之类。

2. 紫金锭临床应用

紫金锭原名"神仙解毒万病丸"，首载于宋代王璆《是斋百一选方》，又名玉枢丹。清代俞根初《通俗伤寒论》中名曰"紫金片"。

此药是临床常用急救良药，今医误认为外用药，不能内服，药厂生产此药，方单上也误写外用剂，这真是"朦种传朦种，越传越不懂"（已故关永麟老中医留言）。今天任老要唤醒中医同道们，此药既可内服，又可外用，大胆用之无妨，是起死回生良剂。

药物组成：文蛤（五倍子）90g，淡红黄者，捶碎，洗净，红芽大戟45g，去骨，洗净，山慈菇60g，洗去毛，续随子30g，去壳，纸裹压去油，再研如白霜，麝香9g，朱砂9g，研细（水飞），明雄黄9g，研细（水飞）。

制作法：上7味研细研匀，放入细石臼内，渐加糯米浓汁，杵千余下，以光润为度，每锭重3g。

服用法：每服1锭，病重者连服2锭，取通利后，以温粥补之。

注：《是斋百一选方》无明雄黄、朱砂，今依《寒温条辨》、《兰台轨范》，以及临床疗效为据加入。

方解：本方以毒透毒，毒去则正气安顺，气血和利，经络通达，阴平阳秘。故取山慈菇，辛寒有毒，功专泻热散结；续随子辛温有毒，功专行水破血，导滞通腑；大戟辛苦而寒，能通能散，逐水饮而行瘀，泄湿热而消肿。三药功效相仿，同用则功效迭增，能除时疫，清内毒，净经络，扫瘀滞，保津益正。然防其药力过猛，取川文蛤酸咸性涩之力，敛而降之，聚邪毒而后解；麝香能开邪闭之路，透上达下，使邪无可容之处，毒无可潜之所；配朱砂、雄黄调神机，和营卫，除恶能尽，不留遗患。

功效：解毒清热，散结开郁，通窍达络，豁痰行水，化瘀逐饮，拨乱反正。

主治：（1）治一切饮食中毒，药物中毒，病死牛、马、羊、猪、狗肉中毒，菌（蘑菇类）中毒，以及山岚瘴气、烟雾恶毒伤人之证。用凉水磨服。

（2）治阴毒、阳毒、瘟疫、痧胀病，症见狂言乱语或胸腹肿痛，以及喉痹咽肿（急性喉炎、咽炎、扁桃体炎）。用薄荷、金莲花煎汤，待冷磨服。

（3）治痈疽发背，对口，天疱疮，无名肿毒，疔毒恶疮，诸风瘾疹，久痔红肿，杨梅结毒。俱用无灰酒磨服，外用凉水磨涂。

（4）治男妇急病，疑邪奔走叫号，失心狂乱，癫痫之证。俱用石菖蒲煎汤磨服。

（5）治心胃痛、气痛、血痛（急性胰腺炎、胆囊炎、十二指肠炎）。用香附、元胡煎汤磨服。

（6）治急性腹泻（对病毒性腹泻疗效可靠），赤白痢疾，霍乱绞肠痧（急性胃肠炎）。俱用姜汤磨服。

（7）治中气、中风、中痰，口舌㖞斜，牙关紧闭，语言謇涩，筋脉挛缩，骨节风肿，遍身疼痛，行步艰难等证。用酒磨服、炖热服均可。

（8）治疯犬咬伤，毒蛇咬伤，诸虫咬伤，毒注血脉，毒邪入里，病现急危者。外以水磨涂伤处，葱白煎汤内服，汗出为效。

（9）治年深日久，头胀头痛，偏正头风，以及温病后毒邪入脑，头额部胀痛。俱用葱煎汤或酒磨服，外以水磨涂太阳穴上。

（10）治小儿急惊风，五疳、五痢、黄疸。用薄荷煎汤磨，加蜜调服。

（12）治小儿遗毒，生后百日内皮塌肉烂，肛门、眼眶受损者。凉水磨之，外涂内服。

附：太乙紫金丹

此方首载于清代王士雄（孟英）《随息居重订霍乱论》一书，是急救之时起死回生之良药。然此方应加藏红花18g，强化药效。此药也是今后值得开发的药物，今医少知，也不知临床如何应用，更不知其药效之宏、治病之广。今录之于此，以待良医发现，济世活人。

太乙紫金丹治霍乱痧胀，岚瘴中恶，水土不服，喉风中毒，蛇犬虫伤，五绝，暴厥，癫狂，痈疽，鬼胎，魔魅，及暑湿温疫之邪弥漫熏蒸，神明昏乱，危急诸证。药用山慈菇、川文蛤（五倍子）各二两，红芽大戟、白檀香、安息香、苏合油各一两五钱，千金霜一两，明雄黄飞净、琥珀各五钱，梅片、当门子（真麝香）各三钱。以上十一味各研极细，再合研匀，浓糯米饮杵丸，绿豆大，外以飞金为衣，每钱许，凉开水下。按：此方比苏合香丸而无热，较至宝丹而不凉，兼玉枢之解毒，备二方之开闭，洵为济生之仙品，立人百功之上药也。又按昔人所云：太乙丹能治多病者，即上二方也。今俗传太乙丹，不知创自何人，药品庞杂，群集燥热，惟风餐露宿藜藿人，寒湿为病者，服之颇宜。若一概施之误人匪浅。

3. 临床常用经方四则

（1）神仙粥

主治：感冒风寒、暑湿之邪，并四时疫气流行，头痛、骨痛、发热恶寒等症。初得一、二、三日服之即解。

治法：用糯米约半合，生姜五大片，河水二碗，于砂锅内煮一二滚，次入带须大葱白五七个，煮至米熟，再加米醋半小盏，入内和匀，取起，乘热喝粥或只喝粥汤亦可，即于无风处睡之，出汗为度。此以糯米补养为君，姜、葱发散为臣，一补一发，而又以酸醋敛之，甚有妙理，盖非寻常发表之剂可比也。屡用屡验，不可以易而忽之。

此方疗效可信，在临床常投此方，治疗普通感冒，常常取效，用法1天3次，饭后用。流行性感冒无效。

此方按原文录之，以保原貌。该粥方记载于明代李诩著《戒庵老人漫笔》一书，清代姚俊辑《经验良方全集》也载有此方。而清代陶承熹《惠直堂经验方》载此方末段说："必问患者，肚内饱胀不思饮食者，即不可用糯米，单以葱、姜煎服亦可也。"

"糯米约半合"，约合今之25g，"河水"，可用日常饮用水，"二碗"约合今之350ml，"米醋半小盏"，约合今之20ml。

药用糯米为君，其性温，能行营卫之气血，内养脾胃，外拒邪毒；臣用葱茎白，其味辛、平、无毒，辛能开发腠理，发汗解表，引邪外出而解；生姜辛温无毒，生用有发散之效，祛风散寒，治头痛、鼻塞、镇咳止呕；米醋酸苦温，散瘀解毒，扶正祛邪，近代人用醋煎熏室内或口服，能预防流行性感冒。总之此粥方之功效：能开能合，能散能敛，既祛邪于外，又扶正于里。科学性较强，疗效可信。

（2）白通加猪胆汁汤　此方原出自张仲景《伤寒论》第315条，为少阴病，"下利……利不止，厥逆无脉，干呕烦者，白通加猪胆汁汤主之。"药用：干姜50g，附子1枚（去皮，生，破8片），人尿500ml，猪胆汁100ml。

此条文历代医家之注释，多从"阴盛格阳"，或曰"寒气太甚，内为格拒，阳气逆乱也"。亦有释之曰："元气虚极，则阴邪更甚也"，"寒邪直中，阳气暴虚，既不能固其内，复不能通于脉"，为病因病机之解。其治则、治法多从"反其佐，以同其气，使不相格，而适相成"，"反佐取之，甚者从之"而解之。任老五十余载临床运用此方治疗急危重患，多得转危为安或顿挫病势。

此条是以"下利不止，厥逆无脉，干呕烦者"为主症。按少阴下利不止一证从临床实践探讨之，病变部位是脾胃先伤，元气受损，毒邪由经络、小肠下侵阑门，则阑门气伤，分利水谷功能出现障碍，则水谷清浊杂注入大肠，则大肠脂膜受害，络脉、孙络发生气滞、瘀阻、毒结，传导功能失司，而致下利不止之危重之疾。然而脾居中央，而主中焦，募原连属，经络通之，卫气营血行之。但因阳衰，气竭，津伤液脱，毒剧邪烈，正不胜邪，营卫失守，致使少阴神机内逆，逆则败乱病及上下二焦。上焦者，心肺主之。但病在少阴，邪毒必犯于心。若心阳受损，则心之气力衰竭；心主血脉，心衰则血脉、毛脉、孙络亦衰。心阳不达，气衰毒结，瘀凝，脾胃之清气不入、浊气不除而心与脾胃俱虚。下焦者，肝肾主之。病在少阴，故邪毒必侵害于肾（水火互济），真元以肾为根，乃性命之宗，所以肾伤则真元外泻，从而造成少阴神机上下循行功能阻滞，水火不交，心肾中之真气不接，气者阳之用，阳是气之基，所以邪毒害肾，先伤气，继损阳，进而伤阴，病理发生发展过程有二：一是肾命元阳亏虚，命火不生而火衰，相火不能续生，造成肾命真阳衰微于下，火无上升之能，中不能交接脾胃之阳，上不能既济于心之阳，更不能透脑接气，以行神机之功，从而发生肾命、脾胃、心脑生命之轴衰而未竭，而生危险证候。其表现是：泄泻不止，心衰肢厥，爪甲青紫，甚则昏聩，口唇绀等。二是肾命真阳之精损，精不化气，卫气生成不足，中不接脾胃之营，营卫失调，中不守，外不固，玄府不密，为外邪再犯之条件。而"血之源头在乎肾"。由于阳损火微，不能蒸精化液生血，血少，不能上济于心，心血不足，则悸而烦，津少液亏，水液涸不能中济于胃，胃燥气逆而生干呕之症。综上所述，此证候是寒热错杂，气液不足，阳衰血瘀之危病。法宜救阳固精，活络化瘀，清内解毒为主。故用白通加猪胆汁汤治之。方中，干姜、味辛、气温，逐寒邪，扶正温经以通脉气，气通则脉通。生附子（今用炮附子）味辛、大热、有毒，以阳毒祛除体内之阴毒，毒祛则阳回，实为仲景之妙用。附子上通心阳而强心，中暖脾胃以生气，下壮肾命以补火，如此元阳得复，上而透脑，则生命有安之望。二药配葱白，味辛气温而升，善通脉而助干姜通气之力，则厥回脉通，寒解邪散。人尿，咸寒，能推陈出新，活血散瘀，通经达络，和畅气血。猪胆汁，味苦性寒，先入于心，能清心烦之热，并能通小便，凉肝脾而止呕，借人尿之咸，而直入肾宫，并引心火下行，肾得心火之助，则生阳之气升，又有附子、干姜从中接之，葱白通彻上下，阳回厥复矣。概括起来，此方用药严谨，有升有降，有开有合。诚为温阳通气，活络复脉，解毒除烦，强心利尿，散寒解瘀，回阳救逆之名方。临床用此方治疗心脏疾患，如心衰、脱证等每每取效，风湿性心脏病之心衰则不在此列。

（3）生血膏

组成：生牛骨髓250g，龙眼肉170g，大枣肉150g，天花粉15g。先将龙眼肉、枣肉放入砂锅内，加水1000ml，先用武火烧开，然后用文火炖30分钟，再放入牛骨髓、红天花粉熬开，收膏。每次1汤匙，1天3次，饭后服之。

方解：方中牛骨髓甘温无毒，补中益气，填精益髓，"髓者精之根，命之元也，精者血之本"（《普济方》），故牛骨髓有生血之功；龙眼肉甘平无毒，开胃健脾，补虚，益血气；大枣甘平无毒，养脾气，平胃气，通九窍，助十二经，补津液，调营卫，和血脉；红花苦辛甘，少用则养血。

功效：填精生血，补虚和中，养血安神。

主治：气虚血少，头晕，乏力，纳呆，或由放疗、化疗引起之白细胞、血小板减少症。

（4）寸金丹（《仙拈集》）　治男妇老幼中风、中暑、中寒、中气，口眼㖞斜，牙关紧闭，不省人事，或内伤生冷，或外感风寒，头痛发热，骨节酸痛，咳嗽痰涎，鼻流清涕，胸膈胀满，不思饮食，或出外水土不服，腹心疼痛，呕吐痰水，或受山风瘴气，并疟疾，泄泻，妇人产后昏迷，恶露不尽，小儿急慢惊风。治以上诸证时俱用淡盐汤送下寸金丹，每服6g，小儿减半。

药物组成：前胡、苏叶、川厚朴、薄荷、苍术、陈皮、赤茯苓、枳壳、清半夏、防风、白芷、藿香、香附、乌药、神曲、川芎、草果仁、砂仁各120g，甘草45g，川羌活90g，白豆蔻60g，白檀香90g，共为细面，姜汁为主，少加白开水（冷）和匀为丸，每丸6g重，朱砂为衣。

附注：方中檀香一味乃任老老师所传。一方有青皮，见《清太医院配方》，河北省中医研究院编校本；一方有山楂、桔梗、干姜、麦芽、荆芥、杏仁，无前胡、川芎、白芷、砂仁，见《清太医院秘录》陶冶、文铸校点本。临床以前方为正方。

本方用前胡、苏叶、防风、羌活、白芷、薄荷等大队辛、宣之药，辛能开发腠理，宣能透玄府，发表祛风散寒，汗出热解，故头痛、身痛可痊；苍术、厚朴、陈皮、甘草为平胃之方，理脾和中，消食除满，安内攘外，配伍藿香、木香、檀香理气宽中，安胃止呕；香附、乌药、川芎，调气顺气，除胸腹逆气，气顺风解寒散，气血和利；枳壳、半夏、神曲、草果仁、砂仁、白豆蔻，芳香化浊，醒脾调胃，消食导滞，除恶秽，通行结滞，行气化痰，通行阴阳，除疫气，避瘴瘟。

功能：辛温解表，理气和中，芳香除秽，开胃止呕，消食止泄。

主治：风寒感冒，急性吐泻，夹食感冒，痰饮宿食，胸腹胀满等症。

4. 常用承气类聚方

承气汤类是为攻下而设，治里证，表证禁用。里证病位在脏腑，知病之所在，方知药之所用。

人身元气顺畅，血液循行，百脉流通，经络不壅，正气固里，营气守中，卫气护外，邪不得入，毒不自生，若如此则何病之有？此所谓"正气存内，邪不可干"也，乃健康之态。病者乃阴阳有偏，正气损于内，卫气虚于肌表，营气亏于脉内，六淫、时疫邪毒得以内侵犯里，邪毒内入，必犯阳明，因阳明之脉是多气多血之经，其性燥，邪与燥相结，则为热为实，此实热与中焦沤积之秽浊物相聚而生毒，浊毒阻滞气机，上下不通，其症必见腹满腹胀，大便不通，喘、热，甚则神昏、谵语，而出现神明失守之脑证。治此法宜泻之。

此乃《内经》所训"中满者，泻之于内"也，故用承气汤类治之。承者，顺也。承气汤类的药理作用，是上宣肺气之降，中行脾胃之输，下达肝气之疏，兼行肾气上升五液之润，如此则大肠传导有力，五液润肠则魄门始能放之，积屎除，便得通，热得解，毒得消，此为"阴平阳秘，精神乃治"。

承气汤类是急诊急救常用之方剂，有起死回生之力，转危为安之功，医者不可忽之。今将方列于此，以备应急之用。

（1）大承气汤(《伤寒论》)

药物组成：酒大黄、芒硝、枳实、厚朴。先以厚朴、枳实水煎，再入大黄、芒硝冲服。

功效：舒展气机，软坚润燥，推陈出新。

主治：伤寒、热病之阳明腑证，胃肠实不大便，发热谵语，自汗出，不恶寒，痞满燥实坚全具，杂病三焦大热，脉沉实有力者，但亦有沉迟有力者。

（2）小承气汤(《伤寒论》)

药物组成：大黄、姜厚朴、枳实。水煎服。

功效：行气导滞，泻热除满。

主治：伤寒、热病之阳明腑证，谵语，便硬，潮热而喘，杂病上焦痞满不通。

（3）调胃承气汤(《伤寒论》)

药物组成：酒大黄、芒硝（冲）、炙甘草。水煎少少温服。

功效：泻热润燥，和中理胃。

主治：伤寒、热病之阳明腑证，谵语潮热而喘，口渴便秘，腹满。

（4）桃核承气汤(《伤寒论》)

药物组成：桃仁、大黄、桂枝、甘草（炙）、芒硝（冲）。水煎温服。

功效：活血止血，下其瘀热。

主治：小腹胀满，少腹急结，大便黑，小便利，燥渴谵语，蓄血发热如狂，血瘀胃痛、腹痛、胁痛或下瘀血块。

任老用此方治疗过敏性紫癜病，症见腹痛、便血、溺血、吐血者，疗效满意。

（5）参归承气汤(《医门八法》)

药物组成：枳实、厚朴、大黄、党参、当归身、神曲、焦山楂。水煎服。

功效：健脾益气，理气调中，消食导滞。

主治：脾虚胃弱，饮食停滞，胸胁胀满，坚硬拒按，大便不通，嗳气矢气不除者。

（6）三一承气汤(《宣明论方》)

药物组成：大黄、芒硝（冲）、厚朴、枳实、甘草、生姜。水煎服。

功效：行气和中，通腑泻热。

主治：伤寒杂病，内外所伤，日数远近，腹满咽干，烦渴谵妄，心下按之硬痛，小便赤涩，大便结滞等。

（7）吴氏桃仁承气汤(《瘟疫论》)

药物组成：大黄、芒硝（冲）、桃仁、当归尾、丹皮、赤芍。水煎服。

功效：活血凉血，泻热通便。

主治：温病蓄血证，白日热减，至夜独热或热时间缩短。

其会桃仁承气汤方见《中医方剂大辞典》第八册。

（8）紫草承气汤（《证治准绳·幼科》）

药物组成：大黄、厚朴、枳实、紫草。水煎温服，得利止服。

功效：泻实开滞，通脉透毒。

主治：身热，脉数，便秘腹胀，或痘疮半出半未出，喘息腹胀，大便不通，烦躁作渴，谵语者。

（9）当归承气汤（《素问病机气宜保命集》）

药物组成：酒大黄、芒硝（冲）、炙甘草、当归、生姜、大枣。水煎服。

功效：润燥调营，通腑泻热。

主治：里热火郁。如阳狂奔走骂詈，不避亲疏，或皮肤枯燥，或咽燥鼻干，或便溺秘结，或瘀血发狂。

（10）养营承气汤（《瘟疫论》）

药物组成：鲜生地、生白芍、小枳实、川厚朴、当归、京知母、生大黄。水煎服。

功效：养阴清营，润燥通结。

主治：疫本热病，里证多下，日久失下，致火燥血虚液亏，热渴未除，无大热，掌心微热，或夜热便秘，腹胀，舌红少津，苔黄干，脉多数而无力。

（11）陷胸承气汤（《通俗伤寒论》）

药物组成：瓜蒌仁、枳实、生大黄、半夏、川黄连、风化硝（冲）。水煎服。

功效：宣肺通闭，辛开苦降。

主治：肺伏痰火，胸膈痞满而痛，甚则神昏谵语，腹满便闭。

（12）犀连承气汤（《通俗伤寒论》）

药物组成：犀角汁（水牛角代）、川黄连、枳实、鲜生地汁、生大黄、金汁（经炮制的粪清）。水煎服。

功效：润肠解毒，清心通肠。

主治：热结在腑，上蒸心包，症见神昏谵语，甚则不语，腹胀便秘不通。

（13）白虎承气汤（《通俗伤寒论》）

药物组成：生石膏、生大黄、生甘草、知母、玄明粉（冲）、陈仓小米（荷叶包），水煎服。

功效：清热生津，润燥通结。

主治：昏不识人，谵语发狂，大热大烦，大渴大汗，大便燥结，小便赤涩。

（14）解毒承气汤（《通俗伤寒论》）

药物组成：金银花、生山栀、川黄连、生黄柏、青连翘、青子芩、枳实、生大黄、西瓜霜、白头蚯蚓、金汁。用雪水煮绿豆取其清汤，代水煎药。

功效：清热解毒，咸苦通闭。

主治：疫必有毒，毒性传染，弥漫三焦。症见：身热烦躁，神昏谵语、循衣摸床，甚则昏而不语，腹满便燥，舌赤苔黄厚，燥烈生芒刺。

（15）护胃承气汤（《温病条辨》）

药物组成：生大黄、玄参、细生地、丹皮、知母、麦冬。水煎服，得利止服。

功效：苦甘清热，生津和胃。

主治：温病下后，残邪留连于胃，余热不清，症见数日热不退，口燥咽干，舌苔干黑，或色黄如金，脉沉有力。

（16）宣白承气汤（《温病条辨》）

药物组成：生石膏、生大黄、杏仁粉、瓜蒌皮。水煎服。

功效：宣肺化痰，通腑泻热。

主治：潮热便秘，喘促不宁，痰涎壅滞，右寸脉实大。

（17）牛黄承气汤（《温病条辨》）

药物组成：安宫牛黄丸、生大黄粉。调和服，先服一半，不应再服。

功效：辛凉开窍，通腑泻热。

主治：身热神昏，舌謇肢厥，便秘，腹部按之硬痛，饮水不解渴。

（18）导赤承气汤（《温病条辨》）

药物组成：赤芍、细生地、生大黄、黄连、黄柏、芒硝（冲）。水煎服，先服一杯。

功效：泻小肠火，滋阴通便。

主治：小便赤痛，时烦渴甚，腹满，便秘，左尺脉牢坚之象。

（19）增液承气汤（《温病条辨》）

药物组成：玄参、麦冬、细生地、生大黄、芒硝（冲）。水煎服。

功效：甘寒养阴，生津增液，通腑清热。

主治：阳明大热，伤津损液，水液枯涸脏燥，结粪不下，或便解复秘不通，脉沉无力。

（20）解毒承气汤（《寒温条辨》）

药物组成：白僵蚕、蝉蜕、黄连、黄芩、黄柏、栀子、枳实、姜厚朴、酒大黄、芒硝（冲），水煎服。

功效：泻实清热，通腑解毒。

主治：温病三焦大热，痞满燥实，谵语狂乱，不识人，热结旁流，循衣摸床，舌卷囊缩，厥逆，脉沉。

此方症见虚极者加人参，或加熟地、当归身、生山药投之。

（21）槟榔承气汤（《大黄药理和临床应用》）

药物组成：大黄、厚朴、枳实、槟榔。

功效：理气通下，杀虫驱虫。

主治：绦虫。

承气汤方药加减变化，非明医理者不知，只有明理知证知候，才能临床通权达变，变由四诊合参而生。医者临证必须详辨虚实之证，详询病程之长短，察其病性，定其病位，辨识脏腑病态、气血盛衰、津液水精盈虚，然后方能立其法，选承气之方，随症化裁，也就是因病因证而施。承气汤类虽为治急治实而出，但也治慢性病中虚证之实者，此方药理之功是"去菀陈莝，开鬼门，洁净府"。"去菀陈莝"，是言肠胃内有积容物，壅塞不通，气血不利，毒必内生，用承气类便是使腑不通者，变为通畅；必须开鬼门（鬼者归也，鬼读魄），通滞除积，润燥泻下，积滞去，毒自解，脏腑安定，疾病去；"洁净府"是言使六腑洁净（亦释开鬼门为汗法，洁净府为泻法者，任老摈弃其义，而作如是解）。

总之，不论是泻实，还是泻虚证之实，其原则是得泻即停，承气之类药不可常服也。

5. 常用复脉与生脉类聚方

复脉汤类方和生脉散（汤）类方是临床常用方，尤其可用于急、危、重、险之患。此类方剂的作用是救逆固脱，开闭醒神，益气养阴，护精保津。可收敛散乱之气，温阳通络，上通脑髓，下达涌泉。对外可除经络、血络、孙络、毛脉之瘀滞痰毒，于内能消脏腑之大经、小络、横络、结络、血道、液道、水道、气道逆变之瘀结，以及因水津流滞而成痰水之毒，从而达到扶正祛邪之效。

复脉汤类

（1）炙甘草汤（《伤寒论》一名复脉汤）

药物组成：炙甘草、生姜、人参、生地黄、桂枝（去皮）、阿胶、麦门冬、麻仁、大枣。以上九味，以清酒七升，水八升，先煮八味，取三升，去滓纳阿胶烊化尽，温服。

功效：滋阴和阳，扶正祛邪。

主治：伤寒（寒者，邪之名）心动悸，脉结、代之象。任老曰：气虚血不足，心神失养，心动悸，脉见叁伍不调之象。

（2）加减复脉汤（《温病条辨》）

药物组成：炙甘草、干地黄、生白芍、麦冬、阿胶、麻仁。水八杯煮取八分三杯，分三次服。剧者加甘草至一两，地黄、白芍八钱，麦冬七钱，日三夜一服。

功效：甘润生津，益肾养肝。

主治：①温病邪久留阳明，移于下焦，肝肾阴液受灼，症见手足心热甚于手足背者，虚热、脉虚大者；②热病因误治或用药欠妥，津液受伤，致使津少液亏，心液不足，肾水暗耗，心肾不交，症见心中震震（心跳急剧增快），舌强，神昏，脉尚躁盛者；③口燥咽干，神倦欲眠，舌赤，苔粗糙干裂、脉结、代者。

内科疾病，因气虚血少，津亏液损，心动悸，脉见数疾、结、代、促、雀啄之象者，皆可用之。

（3）一甲复脉汤（《温病条辨》）

药物组成：炙甘草、干地黄、生白芍、麦冬、阿胶、生牡蛎。用法同前。

功效：救阴固阴，减少药滑润之弊。

主治：一是下焦温病，但大便溏者；二是服加减复脉汤，出现便溏者。

用此汤症必见心动悸，脉见叁伍不调之象。服加减复脉汤而便溏者，用此汤治之。

（4）二甲复脉汤（《温病条辨》）

药物组成：炙甘草、生牡蛎、生鳖甲、干地黄、生白芍、麦冬、阿胶、麻仁，用法同前。

功效：咸寒甘润，潜阳平肝。

主治：热邪深移下焦，舌干齿黑，手指但觉蠕动，脉沉数者。

此汤用于内科疾病，因肝肾阴虚，水不涵木，木乏滋荣，症见头晕、面赤，时有烘热汗出，口干咽燥，手指时有蠕动，心动悸，脉见叁伍不调者。

（5）三甲复脉汤（《温病条辨》）

药物组成：生龟甲、生鳖甲、生牡蛎、炙甘草、干地黄、生白芍、阿胶、麻仁、麦门冬。用法同前。

功效：滋阴潜阳。

主治：下焦温病，热深厥甚，脉细促，心中憺憺大动，甚则心中痛。

内科疾病，由肾水不足，木失水涵，不司疏泄，风阳内逆。上扰心君不安，症见心动悸，甚则心憺憺大动（心跳增快），脉必见叁伍不调。

（6）复脉汤（《通俗伤寒论》）

药物组成：生地、生晒人参、枣仁（炒）、桂枝尖、阿胶、麦冬、炙甘草、陈绍酒、生姜汁、大红枣。

功效：滋阴和阳，益气养血。

主治：因气血不足，营卫失和，心神失养，症见胸中不快，气短，心动悸，脉结、代、细促之象。

（7）龙牡复脉汤（《通俗伤寒论》）

药物组成：生晒人参、阿胶、鸡子黄、生龟板、生牡蛎、龙骨、生鳖甲、玳瑁、生白芍、麦冬、生地、炙甘草、大坎炁一条（酒洗）、淡附子片。用法同前。

功效：益气温阳，育阴固元。

主治：颜面淡白，口唇无华，目合，口开，手不握固，声音嘶，气促，冷汗淋漓，头汗，四肢清冷，两颧独红，二便自遗，舌红短，脉沉伏，或微弱。

临床证见真阴下竭、虚阳上脱之证皆可用之。但此方必加藏红花。为何而加？因毛脉、孙络有瘀毒，故加之。此病瘀毒一解，百脉和畅，气化可行，则阴生阳回，可望康复。

（8）叶氏加减复脉汤（《重订广温热论》）

药物组成：炙甘草、生地、阿胶、麦冬、生晒人参、生薏苡仁、北沙参、燕窝、枇杷叶（去毛蜜炙）、南枣。咳血加白及，夜热加地骨皮，便溏去生地。

功效：益气生津，理肺养心。

主治：肺有虚热，肺燥咳嗽，胸中干涩，气短，心动悸，脉见叁伍不调之象。

（9）增损复脉肠（《湿温时疫治疗法》）

药物组成：人参、麦冬、生地、炙甘草、生白芍、阿胶、山萸肉、北五味子、乌贼骨、净白醋。水煎服。

功效：益气养阴，提补酸收。

主治：湿温化痢，虚坐努责，按腹不痛，一日数十度，小腹腰脊抽掣，手酸软，不耐坐立，寝食俱废者，阴虚欲脱之候。

除湿温化痢之外，凡症见气虚阴亏，真精暗损，体液衰少，阴阳不能互抱，呈现脱证者，皆可选用。

从以上复脉汤类方剂中可以悟出，治疗心动悸（心律失常）不是炙甘草汤一方所能为，必须辨证处方用药才能奏效。

生脉散类

（1）生脉散（汤、饮）（《医学启源》）

药物组成：人参、麦冬、五味子。

功效：益气养阴，敛汗生津。

主治：热伤元气，阴液暗耗，气阴不足，多汗，口渴咽干，喘急欲脱，形体倦息，舌红少津，气短懒言，脉虚或数而无力，或虚芤之象。

共为粗末，水煎服或代茶饮。

（2）滋阴生脉散（《医宗粹言》）

药物组成：麦门冬、生地、当归、生甘草、白芍、五味子。

功效：滋阴养血，清热调中。

主治：元阴衰弱，津液虚少，烦躁口渴。

此方可用于阴液不足、血液虚少引起之心肝脾失调，症见心动悸，烦而多怒，中气受抑身倦乏力，身有时微热感，脉多虚数，或叁伍不调。

（3）生脉附子汤（《医宗粹言》）

药物组成：制黑附子、人参、麦门冬、甘草、五味子。

功效：补气养阴，益火归源。

主治：足冷，身热面赤，烦躁言乱，六脉微弱。

五脏阴虚不能敛阳，引发虚阳外越，触动相火不得下潜，上犯君火不宁，心神不安于血脉（脉舍神），神机曲运，症见心动悸，脉现叁伍不调者，皆可用之。

（4）生脉四君子汤（叶天士《香岩经》）

药物组成：人参、麦冬、五味子、白术、茯苓、甘草。

功效：健脾益气，养阴敛津。

主治：劳伤心神，虚热汗出，神困，身倦乏力，纳食不香，心动悸，脉见叁伍不调。

（5）生脉合白虎汤（《香岩经》）

药物组成：人参、麦冬、五味子、生石膏、知母、生甘草、粳米。

功效：益气补阴，生津和胃。

主治：心气素虚，暑邪乘之，引发身热口渴，心烦溺赤，汗出，心动悸，脉虚数、结、代、促。

总观上述处方间的加减变化，说明临床辨证，必须以望、闻、问、切四诊合参为主体，理、化检查是参数，然后审因、分虚实、定病位、确标本，而行论治，处方用药始可奏效。

进而从病机论之，症状虽以心动悸，或心痛为主，但往往心动悸、心痛不是本而是标，正如《难经集注·六十难》曰："其五脏气相干，名厥心痛"，杨玄操解释说："诸经络皆属于心，若一经有病，其脉逆行，逆则乘心，乘心则心痛，故曰厥心痛，是五脏气冲逆致痛，非心家自痛也。"丁德用亦释之说："真心不痛，外经受五邪相干，名曰厥心痛。"《医学入门》也说："心胆气通，心病怔忡宜温胆为主。"

心脏有病之源有二：一是心脏直受六淫病毒或时疫病毒之侵害，由于失治误治使邪毒不去，留而为患。亦有因情志失调，饮食失节，劳逸失度所致者。二是发源于肝胆、肾与膀胱、脾胃、肺与大肠病变，脏腑有病，必有毒自内生，故脏腑病气邪毒通过经络、气道、血道、液道侵扰于心，故病心痛、心悸、怔忡、心动悸。因此，医者临床诊治心脏之疾，要进行全面诊察，经过由表及里、去伪存真、去粗取精的分析过程，得出正确诊断，定出标本，则施方用药，可望收效。绝不要见心治心而束缚我们整体治疗方法的实施，戒之戒之。

6. 常用鲤鱼治疗水肿类聚方

鲤鱼用于治疗水肿，首载于晋代葛洪《肘后备急方》卷三，共3张处方。嗣后代有递增，至清代《金匮翼》止，据不完全统计约有40余张处方。任老拾其于临证较有价值者，共得22张处方，今抄录如下。

（1）大鲤鱼，以醇苦酒煮之，令苦酒尽讫，乃食鱼，勿用醋及盐豉他物杂也。

（2）鲤鱼长一尺五寸，以尿渍令没一宿，平旦以木从口中灌至尾，微火炙令微熟，去皮，宿勿食盐，顿服之，不能者，再服令尽，神方。

（3）鲤鱼一头，重五斤者，以水二斗，煮取斗半，去鱼，桑根白皮切三升，茯苓三两，泽泻五两，泽漆五两。上五味，取四物纳鱼汁中，煮取四升，去滓，分四服，小便当利渐消也。忌醋物。以上三方治卒肿满身面皆洪大者，方出自于晋代葛洪《肘后备急方》。

（4）鲤鱼汤方　鲤鱼重五斤者，茯苓六两，泽漆五两，人参二两，杏仁一两（去皮尖，二仁，碎），泽泻五两（炙），甘草二两（炙）。上七味切，以水二斗五升，煮鱼取一斗半汁，纳药煮取四升，未食服一升，日三，以小便利为度。年八十病大困，服此瘥。忌海藻、菘菜、醋物。

（5）治妊身体肿方　生鲤鱼一头，长二尺，完，用水二斗，煮取五升，食鱼饮汁。

（6）传效鲤鱼汤　疗水肿腹大，面目身体手足尽肿，喘咳短气，又胁满不得卧方：鲤鱼一枚重三斤，桂心三两，紫菀一两，木防己二两，黄芩一两，硝石二两，干姜二两，人参二两。上八味切，以水一斗五升，煮鱼如食法，取汁一斗二升，出鱼，纳药煮取三升，去滓。先食温服一升，日三，忌生葱。以上（4）（5）方疗通身手足面目肿，饮食减少，此是三焦决渎，精液不通，水令却行者。

以上三方出自于唐代甄立言《古今录验方》。

（7）生鱼汤方　生鲤鱼一头，重二斤，白术五两，生姜五两，芍药、当归各三两，茯苓四两。上六味以水一斗二升先煮鱼熟、澄清取八升，纳药煎取三升，分作三服。

注：妇人良方用白术、生姜三两，分三服改作分五服。治妊娠腹大，胎间有水气。本方出自于唐代孙思邈《备急千金要方》。

（8）泽漆根汤　泽漆根十两，赤小豆二升，茯苓三两，鲤鱼一枚，重五斤者，净去肠胃，生姜八两，人参、麦门冬去心、甘草炙各二两。上八味，以水一斗七升，煮鲤鱼、豆，减七升，去之，纳药，煮取四升五合，去滓，一服三合，日三，弱人二合，日再服。本方出自于唐代孙思邈《千金翼方》。

（9）鲤鱼粥方　鲤鱼一头可重一斤，去肠，洗净，商陆二两（锉），赤小豆三合，紫苏茎叶二两。上于净锅中，着水五大盏，都候鱼烂熟，空腹食之，其汁入葱白、生姜、橘皮及少醋，调和作羹食之，其豆亦宜吃，甚效。治水肿利小便。

（10）治水气，面目及四肢虚肿，大便不通方：鲤鱼一头，可重一斤，去鳞肠净洗，冬麻子半斤，水研滤取汁一升，赤小豆半升，淘令净。

上先以水四盏，煮鱼豆欲熟，入麻子汁，更煮十余沸，出鱼，空腹食之，其豆及汁并宜服之。

（11）治水气，利小便，除浮肿方　鲤鱼一头，重一斤治如食法。上煮令熟，取汁并鱼，入冬瓜、葱白，作羹食之，如未效，再作食之。

（12）鲤鱼汤方　鲤鱼二斤，洗去鳞肠令净，赤茯苓一两，泽漆一两，泽泻一两，杏仁半两，汤浸去皮尖双仁，桑根白皮一两锉，紫苏茎叶一两。上件药，细锉，先以水五升，煮鱼取汁三升，去鱼纳药，煮取二升，去滓，每于食前温服一盏，其鱼亦食之。治卒身面浮肿，小肠涩，大便难，上气喘息者。

以上四方出自于宋代《太平圣惠方》。

（13）鲤鱼汤方　鲤鱼一枚，重三斤，净去鳞肠肚，桂去粗皮，紫菀去苗土各三两，防己、黄芩去黑心、硝石研如粉、人参各二两。上七味，除鱼外，粗捣筛，用水一斗，煮鱼如食，取汁五升，去鱼。每服药末五钱匕，汁一盏半，煎至一盏，去滓温服，一日三次。治水肿腹大喘咳，胸胁满不得卧者。

（14）泽漆根汤方　泽漆根（生）四两，麦门冬去心，焙，甘草（炙）、人参、赤茯苓去黑皮，各一两，鲤鱼一斤者一头。（《圣济总录》）

（15）鲤鱼臛方　鲤鱼肉十两，葱白一握，麻子一升，熬，细研。上以水滤麻子汁，和煮作臛，下五味，椒、姜调和，空心时渐食之，常服尤佳。治老人水气病，身体肿，闷满气急，不能食，皮肤欲裂，四肢常痛，不可屈伸者。

（16）麻子粥方　冬麻子一升，研取汁，鲤鱼肉七两，切。上取麻子汁，下米四合，和鱼煮作粥，以五味葱、椒空心食，日二服。食治老人水气肿满，身体疼痛，不能食者。

（17）白煮鲤鱼方　鲤鱼一头重二斤，煮如常法，橘皮二两。上和煮，令烂熟，空心以二味少著盐食之，常服并饮少许汁，将理为验。食治老人水气疾，心腹胀满，四肢烦疼无力者。

（18）大豆方　大豆二两，白术二两，鲤鱼一斤。上以水和煮，令豆烂熟，空心常食之，鱼豆饮其汁尤佳。食治水气胀满，手足俱肿，心烦闷无力者。

以上四方出自于宋代陈直《寿亲养老新书》。

（19）治胎死腹中，两脚浮肿，亦有胎水遍身肿满，心胸急胀，胸肚不分。当归、白芍去皮各四钱，白术半两。上咬咀，每服四钱，用鲤鱼一尾，不拘大小，破洗去鳞肠，白水煮熟，去鱼，每服鱼汁一盏半，姜五片，橘皮少许，煎一盏，空心服，如胎水去未尽绝，再服。此方出自于宋代齐仲甫《女科百问》。

（20）治消渴、水肿、黄疸脚气。大鲤鱼一头，赤小豆一合，陈皮二钱，去白，小椒二钱，草果二钱。上件，入五味，调和匀，煮熟，空腹食之。此方出自于元代忽思慧《饮膳正要》。

（21）鲤鱼汤，治卒浮肿，上气喘急，小便急涩，大便难。鲤鱼二斤，去肠肚鳞洗净，赤茯苓、桑白皮、猪苓、泽泻、紫苏各一两，杏仁去皮尖双仁者炒上咀，先用水五升煮鱼，取汁三升，去鱼纳药，煮至二升，食前温服一盏，鱼亦食之，妙。此方出自于明代徐春甫《古今医统》。

（22）鲤鱼泽漆汤　鲤鱼重五斤者一头，以水二斗煮汁去鱼，泽漆五两，茯苓三两，桑白皮三升，泽泻五两。将后四味，纳鱼汁中，煮取四升去滓，分四服，小便当利，肿渐消也，忌醋物。治石水，从膀胱不利得之，四肢瘦，腹大肿，是其症也。此方出自于清代尤在泾《金匮翼》。

水肿病是临床常见病、多发病。它多见于慢性肾风（炎）、急慢性肾衰、肾劳（肾病）、水臌（肝硬化腹水、胸水）、悬饮病（胸腔积液、心包积液，肿瘤除外），上述诸疾，用鲤鱼治疗可收到意想不到之效，今略陈其治病获效之因如下：病机核心是为"三焦决渎，精液不通，水令却行者"。精液者，分先天之精、后天之精。先天之精始于父母，为生命之本，基因之源，蛋白质之根，气血生化之泉；后天之精，源于水谷，动植物的五味入胃，经胃内腐熟，脾气消磨分解，注入小肠，而小肠为受盛之官，为火腑，火能化万物，火与胆汁、胰液相结，水火为用，五味化生精微，经小肠受盛之功，又藉脾的转输之力和肝的疏泄之能，注之入血，灌注全身而为内外生理之用。而其中精中之清者，藏之于肾，涵养先天真精，此为后天养先天，先天济后天之理。

水之上源属肺，肺主气行水，而水统于肾，疏泄于肝。何以言之？肝主水渎，水不妄行，其制在脾。上焦之所以不决渎，是因肺主肃降，金气敛之，则上焦如雾，水精之化，生理受用。中焦之所以不决渎，是因脾胃升降，运化统制，主持四脏，以灌四旁，则中焦如沤，清阳能出，水精浊阴有所分，脏腑受用。下焦之所以不决渎，是因肾主封藏，统主五液，则下焦如渎，水之统，精之所归也。三焦之决渎缘何失司？精液缘何不通？水缘何而妄行？乃肝肾为病，心肺罹患，邪胜毒烈，或失治误治，在疾病发展进程中病者久患咽喉红赤，此为毒邪久聚所致，此内生之毒又召引外邪，致成内外合邪。邪毒内潜，损伤气的三维御邪抗毒系统，邪毒得以深入病态之脏。脏伤体必损，脏器受害。在正常生理活动中，脏器具有生克制化，气化之用，今脏器受损使其通路之经络、血脉、血道、气道、水精之道等相继失去连接，因此一脏病变恶化，在病机上必然呈现出生化功能阻滞，使生克制化的五行受抑，气化功能出现障碍，经络、气、血、水精各道壅塞，进而毒害三焦之元气，损伤"上焦三管反射"之功（《备急千金要方》）。再者肺失主气之能，丧失行水布津施精之功，致使收敛之气失司；水泛高原，损伤中焦。脾胃升降不力，从而使游溢精气和散精功能呆滞，而见水溢中州之症；上损必伤及下焦，下焦是肝肾所司，故肝伤则疏泄失主，藏血、调血功能受阻，肾伤则乏封藏之力，五液失统，精气疏漏，水乱内外。在病理上必然使三焦气化、水精循行之道发生决漏状态，精液不流必渗于水液，外透经络、皮肤，内溢脏腑之间，膜原之中形成水肿重病。亦有先损于下，后害于上者，其病机之理一也。

历代医学家认识到此类水肿病，是精液亏乏（与低蛋白血症类似）所致。法宜遵"精不足者，补之以味"，故取鲤鱼汤治之也。鲤鱼味甘、平，无毒，肉内每500g含蛋白质53.6g，用其"味归形、形归气、气归精、精归化"（《素问·阴阳应象大论》）之理，补精利水，以变其质，消除肿胀，故组方二十二张，鲤鱼皆为君药，为治病之主。量病情之轻重，病性之虚实，在组方配伍上取药物性味，寒热温平配而用之，则何患精亏之不能补哉。峻利之品，有商陆、泽漆、消石；渗利之药，有白茯苓、赤茯苓、猪苓、泽泻、赤小豆、防己、冬瓜、大豆；健脾和胃之药，有白术、生姜、橘皮、草果；宣肺利水药，有桑白皮；温阳化气利水药，有桂心、干姜、椒（任老曰：应是椒目）、细辛、葱白；活络化瘀药有人尿、苦酒；理气药用紫苏、茎、叶；宣肺止咳定喘药，有瓜蒌、杏仁、款冬花、紫菀；润燥药有麻子、麦冬、当归；补气和营药用人参；平肝缓急药有白芍、甘草。以上为二十二方，用药之配伍粗略概貌，以示用鲤鱼疗水肿配伍用药之法，以启迪后世医者，学其组方之活套也。

近代医者，治疗肾病、胸水、心包络积液、肝硬化腹水等，舍此良方，弃而不用，殊可惜哉。任老于此疾，临床常用鲤鱼配伍中药，治疗肝源性水肿、心源性水肿、肾源性水肿、胸水，收效较理想。

四、自拟方

1. 内科方

（1）感冒方

柴桂汤

处方：柴胡 15g，黄芩 10g，清半夏 5g，甘草 5g，桂枝 15g，生白芍 10g，大枣 3 枚，生姜 3 片，前胡 10g，水煎服。

主治：四时感冒，日久不解，头晕身困倦，肢酸，汗出，喉痒，鼻塞，语声重浊，舌淡红，苔薄白，脉沉缓。

（2）咳嗽方

①宁肺止嗽汤

处方：前胡 15g，白前 10g，桔梗 5g，荆芥 15g，百部 15g，紫菀 15g，冬花 20g，枳壳 10g，杏仁 10g，马兜铃 15g，防风 15g，炙桑白皮 25g，水煎服。

主治：感冒后邪气留连不净所致喉痒，咳嗽，咳而呕吐，吐白色有泡沫痰涎，痰出嗽缓，片刻复作，饮食乏味，胸闷不饥，动则汗出，舌红苔薄白，脉沉缓。

②蛤蚧治瘵丸

处方：蛤蚧 5 对，百部 60g，守宫 10 支，川贝母 70g，白及 100g，黄芩 50g，葎草 50g，白芍 60g，天冬 50g，山慈菇 50g，砂仁 50g，桔梗 30g，共为细粉，炼蜜为丸重 15g，每服 1 丸，1 天 2~3 次，白开水送下。

主治：肺瘵咳嗽，胸痛潮热，盗汗，重者咳血，或痰中带血。

（3）脑病方

①活络化滞丹

处方：生槐花 25g，黄精 15g，生山楂 25g，枳椇子 15g，赤芍 25g，川芎 15g，徐长卿 15g，丹参 25g，炒牛膝 15g，木贼草 25g，虎杖 15g，首乌 10g，水煎服。

主治：动脉硬化（早期）。

②益脑健心丹

处方：生槐米 25g，茵陈 15g，葛根 25g，蒲黄 15g，茯神 15g，麦冬 15g，天冬 15g，茶树根 25g，丹参 15g，当归 15g，川芎 15g，淡菜 15g，水煎服。

主治：动脉硬化（中期）。

③填精益髓健脑丸

处方：黄精100g，首乌50g，生山楂100g，枸杞子100g，石菖蒲100g，牛黄5g，羚羊角15g，玳瑁100g，麝香2.5g，藏红花100g，人参50g，蒲黄100g，三七50g，安息香25g，共为细面，炼蜜为丸，琥珀、朱砂为衣，每服1丸，1日3次，白开水送下。

主治：动脉硬化（末期）。

（4）中风方

①理气反正汤

处方：珍珠母5g，沉香3g，乌药2g，白蒺藜5g，佛手5g，丹参5g，桑枝10g，青皮3g，胆星1.5g，郁金3g，水煎服。

主治：中风病（理气）。

②醒脑通脉散

处方：血竭15g，藏红花20g，葛根30g，三七25g，麝香1.5g，牛黄2.5g，珍珠5g，白花蛇10g，玳瑁20g，胆星15g，川芎15g，白薇10g，共为细面，每服1.5g，1日3次，生黄芪15g，丹参5g，水煎后，冲散送下。

主治：中风病（化瘀）。

③活络化瘀散

处方：生槐花5g，葛根5g，赤芍5g，地龙3g，川芎3g，藏红花1.5g（另吞），三七粉1.5g（分3次冲服），豨莶草10g，茄根3g，胆南星2g，丹参8g，橘络3g，水煎服。

主治：中风病（化瘀）。

④益脑丸

处方：何首乌30g，黄精40g，藏红花20g，桑枝20g，豨莶草15g，生地30g，天冬15g，龟胶30g，泽泻20g，三七20g，玳瑁30g，砂仁15g，淡菜20g，丹参20g，五味子15g，共为细面，蜜大丸，每服1丸，日服3次，白开水送下。

主治：中风病（填精）。

⑤潜阳熄风煎

处方：羚羊角1g，天竺黄3g，玳瑁3g，珍珠母5g，紫贝齿5g，龟板5g，僵蚕3g，葛根5g，生槐花10g，生地30g，胆南星3g，秦艽3g，水煎服。

主治：中风病（潜阳）。

⑥涤痰散

处方：风化硝 1g，猴枣 0.5g，胆南星 1.5g，石菖蒲 2g，天竺黄 3g，竹沥 1 升，共为细面，每服 1.5g，1 天 2 次，生姜汁下。

主治：中风病（豁痰）。

⑦豁痰丸

处方：玳瑁 3g，羚羊角 3g，皂角炭 10g，胆南星 3g，西瓜硝 30g，蛇胆陈皮末 5 瓶，竹沥 20g，沉香 3g，枯矾 5g，共为细面，炼蜜为丸，重 1.5g，白开水送下。

主治：中风病（豁痰）。

⑧两救固脱饮

处方：赤人参 5g，附子 3g，龟板胶 3g，玳瑁 2g，山萸肉 10g，阿胶 3g，鸡蛋黄 1 个，胆南星 1g，水煎服。

主治：中风病（固脱）。

⑨去痨定痉汤

处方：羚羊角、玳瑁、川芎、山慈菇、守宫、秦艽、桃仁、焦榔片、鳖血拌柴胡、白薇、胡黄连，水煎服。同时送服镇痉散。药用：牛黄、麝香、安息香、冰片、天灵盖（男性者，用檀香煎水浸一宿，用酥炙）、全蝎、蜈蚣、藏红花、胆南星、真猴枣、煨皂角，共为细面。加减：大便秘结、腹胀满者，选加酒大黄、枳实、姜厚朴、芒硝、木香。

主治：脑痨痉病（初期）。

⑩养阴透解汤

处方：青蒿、乌梅、山慈菇、橘络、生鳖甲、功劳叶、猫爪草、贝母、炙南星、赤芍、红花、生地，水煎服。同时送服安脑透解丸。药用：守宫、冰片、雄黄、郁金、川芎、百部、穿山甲珠、炙木鳖子、白胶香、䗪虫，共为细面。

主治：脑痨痉病（中期）。

⑪益气滋阴潜阳汤

处方：冬虫夏草粉（冲服）、沙参、太子参、生地、黄精、白首乌（炙）、龟板胶、砂仁、生牡蛎、莲子心、炙黄芪、丹参、女贞子，水煎服。同时送服平脑丹。药用：乌蛇头、麝香、冰片、守宫、海马、玄参、川芎、麦冬、熟地、冬虫夏草、砂仁、蛤蚧尾、血竭，共为细面，水法小丸。

主治：脑瘿痉病（恢复期）。

⑫透顶止痛散

处方：川芎、辛夷、冰片、白芷、硼砂、麝香，共为细面搐鼻。

主治：中风病症见头痛如破者。

⑬宣窍醒神汤

处方：水牛角、羚羊角、玳瑁、石菖蒲、郁金、细芽茶、白薇、栀子仁、半夏，水煎服。同时送服醒脑散，药用牛黄、麝香、龙涎香、安息香、冰片、藏红花、猴枣、石菖蒲、莲子心、胆南星、煨皂角共为细面，每次 2～3g，6 小时 1 次。再用此散纱布包好放入两耳孔中，12 小时取出。

主治：中风病症见神昏，不省人事者。

⑭利气平逆汤

处方：生晒人参、炒麦冬、炒莱菔子、炒刀豆子、炙枇杷叶、炒枳壳、炒青皮、旋覆花、清半夏，水煎服。便秘者加炒二丑，有瘀血者，加桃仁、红花，口渴者加天花粉，四肢厥冷者加炮姜、炮附子。

主治：急性出血性中风、缺血性中风、急性真心痛（急性心肌梗死）。

⑮豁痰通络汤

处方：蒲黄（生）、䗪虫、川芎、炙南星、白芥子、僵蚕、秦艽、白薇、丹皮、全蝎、鸡血藤，水煎服。

主治：卒口僻（痰瘀热毒证）。

⑯疏风活络汤

处方：白附子（炮）、川芎、防风、白花蛇、川羌活、赤芍、红花、络石藤、全蝎、蜈蚣、白芷，黄酒为引水煎服。

主治：卒口僻（贼风客经络证）。

⑰增损人参丸

处方：生晒人参、炙草乌、淮牛膝、乌蛇肉、当归尾、藏红花、川芎、赤芍、细辛、骨碎补、炙黄芪、全蝎、地龙、冰片。共为细面，炼蜜为丸，10g 重，每次 1 丸。

主治：卒口僻（经虚络滞证）。

⑱四白牵正散

处方：酒川芎、白芷、藏红花、白僵蚕、全蝎、白附子（炮）、白薇、蒲黄、天麻、乌蛇肉、豨莶草（酒浸洗）、守宫，共为细末混匀，每次 6g，黄酒送服。

主治：卒口僻。

（5）眩晕方

①清头治眩汤

处方：泽泻80g，白术30g（湿胜用苍术），茯苓50g，清半夏15g，陈皮10g，枳壳10g，路路通15g，天麻15g，桂枝5g，白蒺藜15g，水煎服。

主治：头晕目眩，恶心呕吐（梅尼埃病眩晕），中医称眩冒病（《金匮要略》）。

②加味泽泻汤。

处方：泽泻、白术、茯苓、路路通、丝瓜络、地肤子、白芥子、枳实、天麻，水煎服。

主治：耳源性眩晕（水饮闭窍）。

③活络豁痰方

处方：苏木、川芎、赤芍、清半夏、红花、白芥子、刺蒺藜、泽泻、茯苓，水煎服。加减：头痛而昏者，加菊花、天麻、土茯苓治之。

主治：耳源性眩晕（痰瘀塞窍）。

④育阴平逆汤

处方：生地、麦冬、黄精、沉香、羚羊角、玳瑁、草决明、莱菔子、车前子、玄参、白芍，水煎服。

主治：风头眩病（阴虚阳亢证）。

⑤熄风敛阳汤

处方：熟地、砂仁、白蒺藜、羚羊角、天麻、钩藤、怀牛膝、龟甲、麦冬、白芍、女贞子，水煎服

主治：风头眩病（风阳上冒证）。

⑥理气通瘀汤

处方：太子参、乌药、香附、片姜黄、红花、桃仁、赤芍、清半夏、川芎、草决明、羚羊角、刺蒺藜，水煎服。

主治：风头眩病（风阳上冒证）。

⑦高血压泡足方

处方：炮附子、吴茱萸、透骨草、怀牛膝、急性子、青葙子、罗布麻，水煎成2500ml，晨泡20分钟，晚30分钟，1剂用3日。阴虚阳亢证，加生地、玄参、生龟板、生石决明、女贞子。风阳上冒证加熟地、钩藤、生牡蛎、刺蒺藜、灵磁石、天麻、赤芍。痰瘀阻络证加地龙、酒大黄、红花、炙南星、丝瓜络、蒲黄（生）、川芎、苏木。命火衰弱证加淫羊藿、

仙茅、清半夏、韭子、荷叶、胡芦巴。

主治：高血压病。

（6）癫痫方

①理气治痫散

处方：牛黄、守宫、蝙蝠（焙）、郁金、麝香、羚羊角、玳瑁、胆南星、沉香、天竺黄、酒黄连、全蝎、冰片、藏红花，共为细面，成人 2～3g，小儿酌减。

主治：癫痫（发作期阳痫证）。

②通阳化痰汤

处方：炙川乌（不得超 3g，先煎 30 分钟，再同其他药同煎）、桂枝、酒白芍、炙甘草、全蝎、清半夏、天竺黄、僵蚕、生晒人参、红花、炮姜、石菖蒲、生姜、大枣，水煎服。

主治：癫痫（发作期阴痫证）。

③益肾敛肝治痫汤

处方：桑椹子、黄精、首乌、女贞子、清半夏、天竺黄、赤芍、郁金、珍珠母、桂枝尖、僵蚕、钩藤，水煎服。

主治：癫痫（肝肾失调证）。

④益智醒神散

处方：鹿脑髓、麻雀脑、益智仁、胡桃肉、安息香、龙涎香、枸杞子、白术（白芥子、皂角煎汤浸泡 3 天炒）、郁金、远志肉、石菖蒲、麝香、胆南星、藏红花、冰片、霜打茄种（焙）。共为细面每次 3g。

主治：癫痫（神伤呆痴证）。

⑤痫宝丹

处方：白花蛇头 3 具，玳瑁 20g，郁金 25g，天麻 15g，天竺黄 30g，沉香 10g，胆南星 15g，白芍 5g，清半夏 10g，全蝎 10g，蜈蚣 5 条，僵蚕 15g，牛黄 1.5g，麝香 0.3g，琥珀 5g，藏红花 5g，动物脑 1 具。

主治：癫痫。

（7）心病方

①养心舒络汤

处方：沙参、丹参、当归、太子参、赤芍、川芎、荷叶梗、女贞子、骨碎补，为丸、为散、为汤皆可用。

主治：久患厥心痛。

②理气化瘀汤

处方：生蒲黄15g，五灵脂15g，三七粉10g（冲服），元胡15g，川楝子15g，川芎15g，青皮15g，生槐花50g，葛根25g，鹿衔草15g，沉香10g，生山楂25g，水煎服。

主治：真心痛（气滞血瘀证）。

③温阳通络饮

处方：鹿角胶15g，淡菜15g，生槐花15g，葛根25g，降香7.5g，川芎15g，枸杞25g，桂枝15g，细辛2.5g，附子15g，白胶香15g，三七粉10g（冲），水煎服。

主治：真心痛（阳气虚证）。

④清宣涤痰方

处方：生槐花50g，葛根25g，瓜蒌皮25g，胆星10g，桂枝10g，旋覆花15g，橘络10g，厚朴花15g，郁金30g，山楂15g，半夏15g，水煎服。

主治：真心痛（痰痹证）。

⑤滋水降火汤

处方：白果仁、百部、胡黄连、山慈菇、乌梅、地骨皮、守宫、酒黄芩、远志、生地，水煎服。症见失眠重，烦躁，口苦，脉弦数者，酌情选加黄连、阿胶、麦冬、肉桂、龟板胶、莲子心。症见但热不寒，心烦胸痛，汗出口干，气短，心悸，舌红，苔黄少津，脉多数而有力之象者，药用黄连、栀子、玄参、虎杖、天花粉、生地、姜黄、酒川大黄、丹皮、七叶一枝花，水煎服，同时送服紫金锭。

主治：心包络病（阴虚火旺证）。

⑥涤饮消瘀汤

药用：葶苈子（纸上炒）、桔梗、大枣、泽泻、茯苓、白芥子、沉香、远志、丹参、赤芍，用丝瓜络100g煎汤1000ml，再用此汤煎上药服之，同时送服西黄丸。症见胸中有积饮者，用甘遂半夏汤（《金匮要略》方）治之，药用甘遂、半夏、芍药、甘草水煎去滓，加入蜂蜜服之。症见发热、汗出、身倦、脉数者，药用白薇、地骨皮、胡黄连、黄芩、牛黄、栀子仁、羚羊角水煎服。症见潮热、盗汗，面部两颧红，心烦，手足心热，形体消瘦，脉虚数者，此为痨瘵之候，药有守宫、功劳叶、山慈菇、猫爪草、百部草、白头翁、黄芩水煎服。

主治：心包络病（心包积饮证）。

⑦鲤鱼透络煎

处方：活鲤鱼1尾，约半斤重，去头、鳞、内脏，与下列药物共用武火烧沸，再用文火炖25分钟。药用大蒜、红茶、白胡椒、葶苈子（君）、泽泻（臣）、商陆（臣）、大枣（使）、砂仁（使）、大腹皮（佐）、地肤子（佐）。炖后扔掉药滓及药汤，单纯吃鱼，饭后吃，1天1条鱼，连用1~2周为1个疗程。症见气虚者加黄芪、生晒人参。瘰疬所致者从百部、守宫、山慈菇、夏枯草、猫爪草、蛤蚧粉（冲）、白头翁中选而加之。

主治：心包络病，病程长，2~4个月，无热无寒，形体瘦或胖，乏力，汗出，胸中不快，心悸怔忡，胸内及心包内积饮不除，血浆蛋白低下，舌淡红，苔白腻，脉多虚数之者。

⑧清心透络汤

处方：青连翘、金银花、栀子仁、七叶一枝花、虎杖、芦根、天葵子、蒲公英、紫花地丁、赤芍、木芙蓉叶，水煎服，同时送服西黄丸1瓶。

主治：心包络病（肺卫瘀热证）。

（8）肾病方

①复肾散

处方：海狗肾、海马、鲍鱼、海米、淡菜、鹿角花盘、蛤蚧、土茯苓、紫河车、竹茹、枸杞子、菟丝子、川续断、熟地黄、砂仁、山萸肉、红花。

主治：水毒证。

②蟾蛋合剂

处方：活（或干）蟾、鲜鸡蛋各1枚，放入冷水中，加热至鸡蛋熟，弃水、蟾，蛋去皮后食之，1日1~2枚。

主治：水毒证。

③补肾壮阳饮

处方：仙茅、韭子、鹿角胶、鹿茸粉、龟胶、白术、土茯苓、爵床、党参、砂仁、枸杞子、茜草。

主治：肾衰。

④补肾养阴汤

处方：淡菜、龟胶、炒熟地、阿胶、黄精、砂仁、爵床、土茯苓、白术、佛手、石斛、女贞子。

主治：肾衰。

⑤益肾填精饮

处方：龟胶、鹿角胶、黄精、淡菜、白术、鲍鱼、山萸肉、爵床、白蔻、土茯苓、羊羔肉、甲鱼。

主治：肾衰。

⑥渗利醒脾饮

处方：沉香、白蔻、爵床、土茯苓、威灵仙、苍术、大毛、地肤子、陈皮、佩兰、猪苓、炒二丑。

主治：肾衰。

⑦滋阴平肝饮

处方：紫河车粉、生白芍、沉香、灵磁石、熟地、龟板、羚羊角、淡菜、黄精、钩藤、天竺黄。

主治：肾衰。

⑧复肾异功散

处方：海狗肾2具，紫河车1具，大海马100g，鲍鱼50g，鹿内肾（洗净去筋膜）2对，藏红花50g，冬虫夏草100g，淡菜100g，广砂仁50g，爵床50g，土茯苓200g，光燕菜50g，头发菜50g，山萸肉100g，海参100g，龟胶50g，鹿角胶50g，白术50g，共为细末，痰轻者，每次送服10g，痰重者，每次进服15g，每天2次或8次。

主治：肾衰。

⑨益肾健中饮

处方：仙茅15g，菟丝子15g，土茯苓200g，爵床50g，白术15g，鹿角胶15g，砂仁15g，蒲草15g，黄芪50g，水煎服。

主治：慢性肾风。

⑩理阴和中汤

处方：淡菜15g，龟胶10g，枸杞子20g，女贞子60g，土茯苓200g，爵床50g，白术15g，石斛25g，白蔻仁10g，熟地15g，茜草15g，黄精15g，水煎服。

主治：慢性肾风。

⑪补肾周精煎

处方：芡实30g，山萸内20g，河车粉（冲）10g，覆盆子20g，土茯苓200g，爵床50g，巴戟肉20g，砂仁16g，茜草15g，鹿内肾粉（冲）15g，水煎服。

主治：慢性肾风。

⑫滋水养肝饮

处方：砂熟地15g，女贞子15g，黄精15g，龟胶15g，淡菜20g，生石决明50g，爵床50g，茜草15g，沉香15g，土茯苓200g，藿香10g，术贼25g，水煎服。

主治：慢性肾风。

⑬益肺助肾汤

处方：炙黄芪25g，炒白术15g，炒防风5g，爵床50g，光燕菜粉（冲）15g，土茯苓20g，砂仁10g，山萸肉25g，鹿角胶10g，龟胶15g，炙甘草15g，水煎服。

主治：慢性肾风。

⑭解肌渗湿汤

处方：麻黄10g，杏仁5g，桂枝5g，土茯苓200g，爵床50g，生茅根150g，藿香叶15g，生姜3片，大枣3枚，水煎服。

主治：急性肾风。

⑮渗湿治肾汤

处方：土茯苓200g，爵床50g，生茅根100g，生槐花50g，白蔻15g，女贞子50g，水煎服。

主治：急性肾风。

⑯疏清渗解汤

处方：前胡15g，羌活15g，牛蒡子15g，蝉蜕15g，大青叶25g，土茯苓200g，爵床50g，茜草15g，生茅根100g，藿香15g，水煎服。

主治：急性肾风。

⑰益肾清浊饮

处方：女贞子50g，覆盆子15g，土茯苓200g，生槐花50g，爵床50g，白蔻15g，茜草15g，水煎服。

主治：急性肾风。

⑱清渗养肾汤

处方：白蔻皮15g，藿香15g，土茯苓200g，佩兰15g，黄芩15g，黄柏15g，苍术15g，爵床50g，生茅根100g，女贞子50g，水煎服。

主治：急性肾风。

⑲健肾化浊汤

处方：白蔻15g，白术15g，女贞子50g，芡实20g，山萸肉15g，土茯苓200g，爵床50g，鸡冠花15g，茜草15g，生茅根100g，水煎服。

主治：急性肾风。

⑳复肾壮阳汤

处方：仙茅 15g，仙灵脾 15g，韭子 15g，白蔻 15g，土茯苓 200g，爵床 50g，白术 20g，生茅根 100g，九香虫 15g，水煎服。

主治：急性肾风。

㉑肾风病有效方

处方：金荞麦（君）、紫荆皮（臣）、马勃（使）、木蝴蝶（佐）、广郁金（佐），水煎服。证见阴虚者，加熟地、砂仁、白首乌、女贞子、黄精之类治之。证见阳虚者，加菟丝子、淫羊藿、仙茅、芦巴子，重者改用炮附子、干姜、肉桂之类治之。证见中州脾胃元气不足者，加荷叶、焦白术、炙黄芪、党参、砂仁之类治之。证见挟瘀者，加生蒲黄、红花、赤芍药之类治之。证见血尿（镜下）为主者，加穿山甲（炮珠）、血竭粉、虫白蜡、小蓟、苎麻根、生白茅根之类治之。证见蛋白尿为主者，加姜汁炒土茯苓、络石藤、白蔻仁、五倍子、覆盆子之类治之。证见脾滞肝郁者，加醋青皮、九香虫、娑罗子、沉香之类治之。证见虚气流滞者，加生晒人参、莱菔子（炒）、佛手、谷芽（炒）之类治之。证见外感风寒者，加苏叶、荆芥、羌活之类治之。证见外感风热者，加生石膏、薄荷、桑叶之类治之。咽喉红赤日久不退者，加穿山甲（炒珠）、肉桂、三棱、莪术、防风、细辛之类治之。

主治：肾风病。

㉒建肾膏

处方：炙川乌 10g，穿山甲 15g（炒珠），炙黄芪 30g，炮附子 15g，骨碎补 20g，怀牛膝 50g，赤首乌 50g，女贞子 40g，土茯苓 150g，络石藤 70g，红花 30g，虫白蜡 20g，香油熬之，黄丹收膏。贴肾俞穴。

主治：急、慢性肾风。

㉓肾损固真散

处方：胎盘 1 具（洗净），海马 60g，淡菜 70g，藏红花 50g，海狗肾 3 具，血竭 40g，土茯苓 100g，砂仁 50g，酒大黄 30g，巴戟肉 50g，鲍鱼 50g，白术 60g，鹿角菜 70g。共为细面，每服 3g，1 天 2～3 次。

主治：急、慢性肾风。

㉔紫癜肾方

处方：何首乌、白鲜皮、五味子、徐长卿、当归头、刺蒺藜、酒白芍、酒生地、炙黄芪、蝉蜕、川芎、老紫草水煎服。可参照前法加减治之，用过激素治疗，此方无效。

主治：紫癜肾。

(9) 消渴方

①温化滋胰汤

处方：缧丝40g，生地50g，知母50g，葛根15g，天冬15g，肉桂3g，红花4g，黄精15g，鸡内金20g，白术15g，黄连2g。肾虚，加覆盆子15g，首乌15g；酮症，加干姜等辛胜酸之类药；血糖不降，生地可用在100g之内；尿糖不下，知母可用在100g之内，苍术、玄参亦可加入，此为施氏经验。

主治：消渴，三多一少，乏力之疾。

②复元散

处方：真海狗肾2具，生地100g，玄参50g，知母120g，海马50g，黄精50g，干姜40g，鸡内金80g，藏红花50g，血竭30g，海参去砂50g，猪、羊胰脏各1具，金石斛50g，洗净胎盘1具，山参40g，天冬50g。尿多加覆盆子50g，菟丝子50g。共为细粉，每次5～10g，冲服。

主治：消渴重症及恢复时用之，配合汤药。但用过胰岛素者无效。

(10) 肝病方

软肝散

处方：纯净男婴胎盘、生晒人参（山参更佳）、姜黄、云南三七、藏红花、䗪虫、冬虫夏草、生麦芽、生鳖甲、乌梅（醋浸一夜）、白何首乌（黑豆蒸一次，童便浸24小时捞出晒干，黄酒蒸1次）、昆布（泡去盐），共为细面。每服3g，1天3次，饭后半小时服，疗程6个月，病较重者疗程需1年左右，危重者禁用。有腹水者，用鲤鱼汤治之。

主治：肝硬化。症见胁下胀满，纳呆腹胀，嗳气，矢气，口苦，咽干，身倦乏力，大便不畅，舌红赤少津，苔薄白或薄黄，脉多沉弦。

(11) 胆胀方

①增损小柴胡汤

处方：软柴胡、枯黄芩、甘草、清半夏、黄连、广姜黄、栀子、茵陈、僵蚕、蝉蜕，水煎服。

主治：胆胀病。

②加味温胆汤

处方：广姜黄、肉桂、姜竹茹、清半夏、枳壳、茯苓、陈皮、炙甘草、茴香。

主治：胆胀（阳虚寒结证）。

③化石散

处方：硼砂 50g，焰硝 30g，鸡内金 100g，海金沙 80g，甲珠 50g，血珀 60g，三棱 70g，急性子 60g，莪术 50g，蒲黄 50g，滑石 30g，马兰子 60g，榆树荚子 80g。共为细粉，每服 8g，大蒜汁、胡桃肉 1 枚，送下。

主治：肝、胆、肾、膀胱、输尿管结石病。

（12）便秘方

①解衣丸

处方：炙紫菀 80g，杏仁 50g，桃仁 50g，黑芝麻 100g，肉苁蓉 50g，酒大黄 30g，煨皂角 20g，当归 60g，厚朴 50g，共为细粉，炼蜜为丸，重 15g，每次 1 丸，1 天 2 次，白开水送下。

主治：男女壮老年习惯性便秘者。

②导滞润通汤

处方：炙黄芪、杏仁、威灵仙、当归、沉香、桃仁泥、生地、黄精、煨皂角、黑芝麻、玄参、肉桂，蜜水煎服。

主治：老人便秘（虚气留滞、津血虚证）。

③益火通幽汤

处方：淫羊霍、硫黄、肉苁蓉、韭菜、黑芝麻、沉香、郁李仁、紫菀、煨皂角、当归、柏子仁，水煎服。纳呆腹胀者，加炒谷芽、炒红曲、砂仁。

主治：老人便秘（命火不足、津凝不润证）。

④柔肝润燥汤

处方：草决明、生鳖甲、桑椹子、桃仁、酒白芍、黑芝麻、醋青皮、川羌活、煨皂角、紫菀、生地、火麻仁，水煎服。

主治：老人便秘（肝气内变、津涸肠燥证）。

（13）过敏性紫癜方

①柴胡桂枝汤加味

处方：柴胡桂枝汤原方，加白蒺藜 20g，蝉蜕 15g。

主治：过敏性紫癜初得时，服 1～3 剂，后续服增损当归饮子。

②增损当归饮子

处方：当归 15g，生地片 20g，白芍 15g，川芎 5g，白蒺藜 25g，防风 10g，首乌 15g，乌蛇 10g，蝉蜕 15g，银柴胡 15g，白鲜皮 15g，白薇 15g，水煎服。

主治：过敏性紫癜初得时。

③桃仁承气汤

处方：大黄 5～10g，桃仁 10g，桂枝 5g，炙甘草 10g，玄明粉 3g。得利止服，改酒大黄 5g，水牛角 10g，丹皮 15g，生芍 15g，黄连 10g，水煎服；血止后改用增损当归饮子。

主治：过敏性紫癜有出血、便血者。

（14）疼痛方

①救肺益胃汤

处方：百合、桔梗、前胡、枇杷叶、白及、象贝母、白术、茯苓、薏苡仁、甘草、刺猬皮、樟木皮，水煎服。

主治：胃脘痛（肝胃失调）。

②化阴定痛汤

处方：生白芍 50～100g，甘草 15g，炒川椒 5～10g，香白芷 10g。寒者加干姜 10g，甚则加附子 10g；颜面痛加粉葛根 15g，全蝎 3g，蜈蚣 1 条；大腿痛加木瓜 15g，全蝎、蜈蚣酌加，没药 10g；胃痛加元胡 15g，川楝子 10g，钩藤 10g，水煎服。

主治：颜面一侧或两侧剧痛（三叉神经痛），大腿后侧如电掣样剧痛，不能转侧（坐骨神经痛），胃脘绌急疼痛（胃痉挛）。

③通经消胀汤

处方：䗪虫 10g，苍术 15g，当归 20g，炒水蛭 5g，木瓜 10g，三棱 15g，蓬莪术 15g，薏苡仁 20g，清半夏 10g，赤芍 15g。有寒者，加附子 10g，干姜 10g，炙川乌 5g。水煎服。

主治：男女老少下肢静脉怒张疼痛肿胀，甚则活动不灵。

④陈茶芽煎

处方：茶芽 25g，黑豆 20g，灯心 5g，金银花 15g，玄参 10g，蔓荆子 10g，防风 10g，天麻 10g，川芎 0.5g，辛夷花 0.5g，土茯苓 120g，煎汤，用此汤再煎药服。

主治：顽固性偏正头痛。

⑤附姜芍甘汤

处方：炙附子 15g，干姜 14g，桑枝 20g，酒芍 50g，甘草 15g，炒川椒 10g，细辛 3g，鸡血藤 15g，水煎服。

主治：腿足疼痛证（寒客筋脉候）。

⑥当归芍甘汤

处方：当归 15g，白芍 50g，甘草 15g，炒川椒 10g，蜂房 15g，豨莶草

25g，木瓜 15g，乌梢蛇 15g，片姜黄 15g，水煎服。

主治：腿足疼痛证（热伤筋脉候）。

（15）腹泻方

①理中消积汤

处方：炮附子、干姜、党参、白术（生）、焦三仙、炒枳实、赤茯苓、肉豆蔻（煨）、炒谷芽、广木香（煨），水煎服，同服苏合香丸或寸金丹。

主治：暴泻。

②参术治中汤

处方：苍术、苦参（酒炒）、车前子、前胡、茵陈、泽泻、马齿苋、莲子肉、黄柏、茯苓、厚朴，水煎，送服紫金锭。恶心呕吐，加竹茹、清半夏、藿香、生姜之类治之。

主治：时疫病毒腹泻（湿热证）。

③清暑解毒汤

处方：滑石、扁豆、甘草、西瓜翠衣、苍术、马齿苋、黄连、肉桂、泽泻、荷梗，水煎，送服紫金锭。

主治：时疫病毒腹泻（暑湿证）。

④温中逐湿汤

处方：白术、藿香、肉桂、白蔻、泽泻、白芷、莲子肉、炮姜、茯苓、羌活，水煎，送服紫金锭。

主治：时疫病毒腹泻（寒湿证）。

⑤导滞承气汤

处方：酒大黄、姜汁厚朴、枳实、炒山楂、红曲、苍术、桃仁，水煎服。得利即止后服。

主治：大瘕泄（湿滞瘀结证）。

⑥理肺和中汤

处方：前胡、川芎、青皮、莲子肉、藿香梗、丹皮、生山楂、茯苓、苍术、生车前子，水煎服。同服紫金锭一片。

主治：大瘕泄（湿滞瘀结证）。

⑦理气活络汤

处方：骨碎补、生车前子、炒车前子、生山楂、炒山楂、丹皮、九香虫，水煎服。

主治：大瘕泄（气滞瘀结证）。

⑧增损补中益气汤

处方：生晒人参、炙黄芪、升麻、柴胡、当归尾、生白术、骨碎补、红花、诃子肉、炙甘草、羌活，水煎服。

主治：大瘕泄（气虚瘀滞证）。

（16）霍乱方

①健中解毒方

处方：西洋参、苍术、藿香、姜黄连、白蔻、天花粉、乌梅（醋浸）、蚕砂、竹茹、泽泻、石斛、诃子肉，水煎服，同时送服紫金锭，也可服用雷击散，4~6小时服1次。

主治：时疫霍乱（湿热毒结证）。

②加减急救回阳汤

处方：赤人参、炮附子、炮干姜、红花、荷叶、石斛、赤芍、桃汁、葡萄汁、橘汁、白术、诃子肉、白蔻仁，水煎服，同时送服紫金锭，4小时服1次。

主治：时疫霍乱（脱液气散证）。

③益气生津饮

处方：生晒人参、沙参、麦冬、生白术、砂仁、玉竹、乌梅（醋浸）、炒谷芽、石斛、陈皮、扁豆，水煎服。

主治：时疫霍乱（气阴虚证）。

（17）汗证方

①温阳固津汤

处方：桂枝、白芍、炙甘草、白术、附子（炮）、黄芪（生）、浮小麦、牡蛎、山萸肉、姜、枣，水煎服。症见左半身汗出，或冷或热，脉见沉虚尺弱者，是阴中阳衰之候，药用熟地、茯苓、山药、枸杞子、菟丝子、黄芪（生）、当归、龟板胶、浮小麦、生牡蛎，水煎服。

主治：自汗病。

②育阴敛汗饮

处方：酒生地、盐知母、黄精、浮小麦、龟板胶、白薇、麦冬、生牡蛎、山萸肉、砂仁、胡黄连，水煎服。症见右半身汗，或热或冷，脉沉虚而缓，此为阳中之阴弱之候，药用炮附子、肉桂、鹿角胶、熟地、当归、桑叶、玉竹、枸杞子、浮小麦、生牡蛎、葱子，水煎服。

主治：自汗病。

（18）失眠方

益脑眠可安

处方：清半夏 30g，秫米 25g（微炒），郁金 40g，酒黄连 35g，肉桂 25g，炒枣仁 60g，小蓟花 80g，黄精 60g，蜜远志肉 20g，共为细面，每次 3g，1 天 2 次口服。

主治：心悸、善怒、纳呆、腹胀、乏力，心烦失眠，甚则彻夜不寐之证。

（19）瘿病方

①驯龙涤痰汤

处方：羚羊角、生地黄、柴胡清热解郁，木贼、蛤粉、清半夏、沉香理气平肝，涤痰散结，茯神、远志、合欢、龙齿镇静安神，除烦定悸。

主治：瘿气病（痰火内结证）。

②气液双补饮

处方：人参、沙参、天冬、黄精、桑椹子益气生津，青蒿、羚羊角清热除烦；生龟板、生海胆潜镇阳气，茯神、柏子仁安神定志；肉桂少许引火归元。

主治：瘿气病（气液两伤证）。

（20）呃逆方

理气止呃汤

处方：青皮 50g，枳壳 50g，莱菔子 15g，紫苏梗 15g，旋覆花 15g，干柿蒂 25g。虚寒，加公丁香 5g，白蔻 10g；实热便秘者，加酒大黄 5～10g，水煎服。

主治：呃逆连声不休者。

（21）呕吐方

止吐膏

处方：吴茱萸、清半夏、炙枇杷叶，共为细面，再加少许冰片，用蜂蜜调和成糊状，摊在纱布上，敷两足涌泉穴处 24 小时，即可止吐。

主治：呕吐不止。

（22）其他杂病方

①宣散活络汤

处方：酒大黄、厚朴、桃仁泥、虎杖、三棱、莪术、七叶一枝花、天葵子、金银花、赤芍、莱菔子，水煎服。腹部外用：血竭、白蔹、木芙蓉叶、大黄、栀子、生地榆、白芷、独活、红花，共为细面，蜂蜜调和，敷腹部，10 小时后停 3～4 小时，再敷上药。同时服用西黄丸 1 瓶，6 小时服 1 次。

主治：腹膜结强病（瘀滞浊毒证）。

②清解复元汤

处方：马齿苋、姜黄、桃仁、栀子、当归尾、紫荆皮、虎杖、黄柏、莱菔子、赤芍、七叶一枝花，水煎服。

主治：腹膜结强病（毒结中焦证之病情、病状缓解）。

③益气滋阴活络饮

处方：生晒人参、炙黄芪、麦冬、玉竹、石斛、当归身、首乌、红花、橘络、谷芽、红曲，水煎服。

主治：腹膜结强病（气阴两虚证）。

④消瘾散结汤

处方：乌梅、守宫、功劳叶、山慈菇、三棱、莪术、䗪虫、大贝母、生鳖甲、水红子、生牡蛎、白头翁，水煎服。症见腹水者，用醋甘遂、醋芫花、白商陆，共为细粉，加入少许麝香，用甘草煎汤，再兑入蜂蜜，调和，敷神阙穴。

主治：腹膜结强病（癥瘕证）。

⑤解毒承气汤

处方：金银花、生山栀、黄连、黄柏、连翘、黄芩、枳实、大黄、西瓜霜、金汁、地龙，加石楠树嫩红叶水煎服。同时送服醒消丸，4~6小时服1次。

主治：腹膜结强病。

⑥解毒白虎汤

处方：鲜芦根、金莲花、大青叶、生石膏、京知母、白重楼、薄荷叶、牛蒡子、防风、栀子皮，水煎服，4~6小时服1次。

主治：疫痉（卫气证）。

⑦增损升降散

处方：酒大黄、姜黄、僵蚕、蝉蜕、生石膏、滑石、路路通、栀子、地肤子、威灵仙、乌药、红芽大戟（醋炙，可用5g），水煎服，同时送服犀珀至宝丹1粒，4~6小时服1次。

主治：疫痉（卫气证）。

⑧加味生脉汤

处方：生晒人参、麦冬、沙参、五味子、生地、龟板胶、玄参、肉桂（少许）、赤芍、玉竹、谷芽、生百合，水煎服，6~8小时服1次。

主治：疫痉（气阴两虚证）。

⑨清透醒神汤

处方：水牛角、羚羊角、虎杖、生石膏、生地、金莲花、僵蚕、栀子仁、炒枳壳、玳瑁粉、蝉蜕、莲子心，水煎服，同时送服牛黄安宫丸1粒或局方牛黄至宝丹1粒，4~6小时服1次。

主治：疫痉（毒结神明证）。

⑩益髓活解汤

处方：酒生地、鹿角霜、七叶一枝花、赤芍、生龟板、金银花、连翘、天葵子、丹参、羚羊角片、马钱子粉（0.2g冲服），用猪脊髓一条熬汤（去浮油），用此汤煎药服之。

主治：摊缓风病（毒伏督髓证）。

⑪养阴益髓饮

处方：熟地、血竭粉（冲）、龟板胶、黄精、豨莶草（酒洗）、山萸肉、何首乌、女贞子、肉桂心（少许）、盐黄柏、秦艽（酒洗）、马钱子粉（炙，0.2g，冲），猪脊髓一条熬汤（去浮油），用此汤煎药，亦可送服健步壮骨丸治之。

主治：摊缓风病（阴虚髓损证）。

⑫补阳生精饮

处方：鹿茸粉（冲）、肉苁蓉、巴戟肉、当归尾、淫羊藿、红花、补骨脂、马钱子粉（0.2g冲）、黄精、伸筋草、熟地、狗脊，猪脊髓一条熬汤（去浮油），用此汤煎药服之。

主治：摊缓风病（阳虚髓亏证）。

⑬清热渗湿汤

处方：茵陈蒿、苍术、黄柏、丝瓜络、鹿角片、白蔻皮、黄豆卷、滑石、茯苓皮、藿香梗、马钱子粉（0.2g冲）、栀子，猪脊髓一条熬汤（去浮油），用此汤煎药服之，壮热汗出者，送服紫雪丹治之。

主治：摊缓风病（湿热证）。

⑭温阳活络饮

处方：鹿茸粉（冲）、移山参、三七粉（冲）、炮附子、炮干姜、生蒲黄、当归、红花、赤芍、净地龙。尿血不止，加牡丹皮炭、乌梅炭、艾炭温经导络止血；吐血、便血不止者，加炒白及、炒海螵蛸、伏龙肝温中通络止血。

主治：血疹（寒凝血络证）。

⑮五味消毒饮加味

处方：金银花、蒲公英、天葵子、野菊花、紫花地丁、烫水蛭、丹皮、生蒲黄、赤芍、酒大黄、老紫草、细生地。

主治：血疢证。

⑯理气宣达汤

处方：党参、三棱、莪术、香附、川芎、苏木、炙南星、当归、乌药、生山楂，水煎服。口苦、脉弦滑者加醋柴胡、海蜇皮、白芍。

主治：维厥病（气滞痰瘀证）。

⑰通心利胆汤

处方：蜜远志、血琥珀、酒炒胆草、骨碎补、姜黄、竹茹、赤芍、石菖蒲、桂枝、柴胡，水煎服。头晕昏重，脉弦紧者，加蒲黄（生）、荷叶、天麻，呕恶加清半夏、生姜，胁胀者加沉香、枳壳。

主治：维厥病（胆心脉滞证）。

⑱解毒益髓汤

处方：返魂草（吉林省长白山特产）、麻黄、生地、杏仁（炒）、鹿角霜、虎杖、七叶一枝花、赤芍、红花、木芙蓉叶，水煎服。

主治：急风病（急性感染性多发性神经根炎）。

2. 妇科方

（1）束血煎

处方：当归头 15g，锦黄芪 25g，炒川芎 5g，炒海螵蛸 15g，炒芝麻 40g，丹皮 10g，生地炭 40g，贯众炭 15g，益母草 15g，马兰根 15g，水煎服。

主治：妇女崩漏，腰酸乏力，头晕，心悸，五心烦热等。

（2）宁宫汤

处方：当归身 15g，生白芍 15g，熟地黄 15g，枯黄芩 15g，炒白术 20g，川续断 20g，广砂仁 10g，炒枳壳 10g，杜仲炭 15g，阿胶 15g，艾叶炭 15g，鹿角胶 15g。若房事过多而引起者，加菟丝子 20g，山萸肉 15g，巴戟天 20g，水煎服。

主治：孕妇子宫流血，胎欲堕，腰酸腹坠，甚者久有滑胎疾病者。

（3）通乳汤

处方：僵蚕 15g，漏芦 15g，白芷 10g，通草 10g，王不留行 20g，天花粉 15g，当归 10g，瞿麦 10g，甲珠 15g，黄芪 10g，猪蹄 1 支，水煮 1 小时后，去猪蹄，用此汤再煎上药后饮之。服药后，再用大葱白 7 支，路路通

15g，水煎洗乳房。

主治：妇人产后十月内乳汁缺少者。

（4）益脾止带汤

处方：苍术 20g，桑叶 15g，土茯苓 50g，黄柏 15g，白蔻 15g，炒薏苡仁 50g，路路通 15g，青皮 18g，马齿苋 25g，藿香 15g，水煎服。

主治：妇女赤白带下，腰酸腹痛，四肢乏力等。

（5）增损生化汤

处方：当归 15g，元胡 10g，川芎 15g，丹参 15g，炮姜 10g，桃仁 10g，红花 10g，益母草 50g，胡萝卜缨 20g，水煎服。

主治：妇人产后恶露少，胎痛，或儿枕作痛。

（6）治痈散结汤

处方：瓜蒌 50g，蒲公英 100g，生鹿角片 30 片，紫花地丁 15g，金银花 50g，白蔹 15g。若初起有表证者，加荆芥 10g，防风 15g，水煎服。

主治：妇人乳房生痈，红肿热痛。

（7）渗湿理淋汤

处方：漏芦 15g，瞿麦 20g，海金沙 15g，橘核 15g，牛膝 20g，蒲公英 50g，威灵仙 15g，薏苡仁 20g，萹蓄 20g。若见发热恶寒者，加柴胡 15g，荆芥 15g，防风 15g；病者无热日久者，加肉桂 15g；小腹冷胀者，加小茴香 15g；便秘者，加酒大黄 5g；腰痛者，加狗脊 15g，川断 20g，水煎服。

主治：妇人尿频，尿急，尿道灼热痛，小腹坠胀，腰酸痛者。

（8）盘肠散

处方：炒二丑各 5g，广木香 20g，肉桂 30g，草蔻 50g，没药 15g，钩藤 15g，上药共为细面，每次 0.3～0.5g，乳汁送下。

主治：婴儿发作时腹中疠痛，挛背曲腰，腿不伸，痛哭无泪，皱双眉，肠鸣便绿，面青白，闹不休。

（9）舒筋汤

处方：海螺壳、清风藤、木瓜、当归、白芍、甘草、伸筋草、生牡蛎，水煎服。

主治：妇女鸡爪风，症见两手或一手指痉挛不能分，形如鸡爪状。

3. 男科方

（1）益肾壮阳丹

处方：海马 25g，广狗肾 2 枚，鹿睾丸 1 对，猪睾丸 14 枚，狗骨头

150g，钟乳石200g，蛤蚧2对，枸杞子200g，大海枣50g，韭子50g，仙灵脾100g，巴戟天200g，共为细面，炼蜜为丸，每丸10g重，淡汤送下。

主治：肾阳不足、命火亏损，腰膝冷，男子阳痿，或精液清冷，久无子嗣，遗精，慢性肾风，肾不纳气而喘者。

（2）延龄长春丹

处方：鹿茸、海马、蛤蚧、黄精、熟地、龟胶、生晒参、山萸肉、钟乳石、大海米、何首乌、羊藿叶、鹿睾丸、蛇床子。

主治：腰膝酸痛，形寒肢冷，体倦乏力，阳痿早泄，精冷无子等阳虚诸证。

（3）温阳益火煎

处方：仙茅15g，仙灵脾10g，韭子15g，熟地10g，阳起石20g，鹿角胶10g（烊化），炒川椒5g，海狗肾粉10g（分3次冲），巴戟天天15g，何首乌15g，鹿茸粉5g（分3次冲）。

主治：男性不育命火衰微证。

（4）滋阴养水丹

处方：熟地15g，黄精10g，紫梢花10g，山萸肉15g，龟板胶15g（烊化），仙茅10g，海马粉10g（分3次冲），狗骨头50g，马兰花10g，酒浸枸果20g。

主治：男性不育肾精亏虚证。

（5）水火交泰饮

处方：肉桂10g，生地15g，龟胶15g（烊化），黄精15g，韭子15g，葱子15g，山萸肉15g，巴戟天15g，淡菜20g，何首乌15g，海马肾10g（分3次冲）。

主治：男性不育心肾不交证。

（6）乙癸互济煎

处方：五味子10g，枸果25g，黄精15g，龟板胶15g（烊化），巴戟天15g，淡菜15g，冬虫夏草10g，熟地15g，鹿角胶5g（烊化），杭白芍20g。

主治：男性不育肝肾失调证。

（7）脾肾双珠饮

处方：白术20g，生山药25g，茯苓20g，莲肉15g，鹿角胶15g，龟胶15g，枸杞子15g，韭子15g，黄精15g，山萸肉15g。

主治：男性不育脾肾双亏证。

（8）返正驱邪煎

处方：炒皂刺10g，蛇床子15g，白薇15g，荔枝核15g，白术15g，漏芦 15g，海金沙 15g，威灵仙 15g，蚕娥 15g，红蜻蜓 15g，紫梢花 10g。

主治：男性不育外邪盘踞下焦证。

4. 儿科方

（1）婴童宝丹

处方：猪脾脏 1 具，洗净去筋膜烤干，玄明粉 5g，炒水红籽 25g，鸡内金 50g，砂仁 15g，炒三棱 10g，炒莪术 10g，党参 15g，焦三仙各 50g，陈皮 20g，雷丸 15g，白术 10g，共为细面，1 岁 1 次 1g，2 岁 1 次 3g，3 岁以上者 1 次 4～5g。

主治：小儿纳呆，面青黄，体瘦，精神不振，重则转成肚大青筋而成疳积。

（2）益脾升降散

处方：苍术 50g，炒泽泻 30g，白蔻 20g，藿香叶 30g，厚朴 15g，滑石 10g，薄荷脑 5g，朱砂 3g，莲肉 25g，诃子肉 15g，广陈皮 15g，前胡 10g，共为细粉，1 岁 1 次 2～3g，2 岁 1 次 3～4g，3 岁以上者 1 次 4～5g。

主治：小儿急性腹泻，腹痛肠鸣，口渴引饮，四肢欠温。

（3）保肠一粒丹

处方：诃子肉 30g，赤石脂 25g，枯白矾 10g，寒水石 10g，共为细粉，米糊为丸，如绿豆大，1 次 1 粒，粳米 3g，煮汤送下。

主治：滑泻，水泻不止。

（4）清表托疹散

处方：葛根 10g，红花 15g，紫草 15g，牛蒡子 15g，甲珠 10g，蝉蜕 10g，荆芥穗 15g，赤芍 10g，薄荷 10g，山楂 15g，羚羊角 10g，防风 10g，共为细粉，1 岁 1 次 3g，2 岁 1 次 4g，3 岁以上者 1 次 5g，黄酒送下。

主治：小儿麻疹，初似感冒状，耳冷尻凉，身未现疹点，表而出之。

（5）清瘟解表散

处方：前胡 25g，羌活 20g，荆芥穗 15g，防风 15g，金银花 50g，连翘 30g，柴胡 20g，牛蒡子 20g，桔梗 15g，石膏 35g，大青叶 20g，黄芩 10g，共为细粉，1 岁 1 次 3g，2 岁 1 次 4g，3 岁 1 次 5g；生姜 3 片，葱白 1 双，水煎送服，3 小时 1 次。

主治：四时感冒发热，身酸肢痛，咳嗽咽痒，鼻塞流涕。

（6）宣肺止嗽散

处方：饭蒸百部 25g，白前 30g，紫菀 30g，鸡内金 20g，炙冬花 20g，马兜铃15g，瓜蒌仁15g，枳壳15g，桔梗15g，焦三仙各10g，白果仁10g，川贝15g，共为细粉，1岁1次3g，2岁1次4g，3岁1次5g，日2次冲服。

主治：无寒无热，咳嗽痰多，纳呆之疾。

（7）神应劫喘金丹

处方：猪蹄甲49支，每支装入生半夏、白矾各半，然后猪蹄甲口向上，放摆瓦罐内，放好后，盖上瓦罐盖，用盐泥封固，将瓦罐置炭火上，见冒青烟，立即将瓦罐离火，放在土地上，候冷。将猪蹄甲取出，再和川椒目15g，青皮10g，无毛胎狗脊粉50g，白果仁20g，共为细粉，将此粉加真麝香0.9g，用乳钵研匀，磁瓶收藏，1岁1次2～3g，2岁1次3～4g，3岁1次5g，冲服。

主治：小儿哮喘，喉间痰鸣，呼吸困难，不能平卧。

（8）育儿一捻金

处方：炒二丑各5g，炒三棱15g，炒莪术10g，焦榔片5g，五谷虫10g，厚朴10g，鸡内金50g，胡黄连15g，栀子仁10g，山楂25g，麝香0.3g，广砂仁15g，共为细粉，1岁1次2g，2岁1次3g。

主治：小儿食积、肉积、水果积，消瘦，面青黄，鼻孔红干，潮热，不食，哭闹有时，喜俯睡，或卧睡露睛，亦治中毒性消化不良。

（9）定痫一粒珠

处方：白花蛇头50g，乌蛇头30g，霜打茄1支，茴香虫15条，阴干郁金40g，胆南星30g，天竺黄50g，柴胡25g，生白芍50g，桂枝35g，钩藤30g，清半夏30g，玳瑁50g，麝香0.5g，共为细粉，1岁1次2g，2岁1次3g，3岁1次5g，成人10g。

主治：小儿五痫病。

（10）红灵丹

处方：金礞石20g，牛黄3g，麝香3g，大赤金13张，朱砂15g，硼砂15g，西瓜霜50g，明雄黄2g，共为细粉，用小药匙上于口咽处，噙化咽之。根据病情用之。

主治：小儿发热，咽喉红赤，痰涎不化。

5. 外科方

（1）分浊澄清饮

处方：牛膝20g，蒲公英50g，炒皂刺5g，威灵仙15g，漏芦15g，海金沙 15g，橘核 15g，肉桂 15g（急性期去之），瞿麦 15g，茜草 15g，通草 10g，水煎服。发热，加金银花 50g，栀子 10g，连翘 25g；便秘，加大黄 5g。

主治：尿频、尿急、尿浊，小腹坠胀，腰酸痛，尿后仍有余沥，多为前列腺病。

（2）结散消核汤

处方：守宫 1 枚，山慈菇 15g，夏枯草 20g，柴胡 15g，生牡蛎 15g，猫爪草 50g，白蔹 15g，炒香附 20g，紫荆皮 10g，大贝母 15g，炙甘草 10g，蒲公英 50g，水煎服。重者加蜈蚣 1 条，全蝎 3g，蜂房 15g。

主治：淋巴腺结核。

（3）黄蜀葵花油

处方：初秋取葵花的花瓣，塞进香油瓶内，以满为止，泡之，用时涂患处。

主治：Ⅰ度、Ⅱ度烧伤、烫伤，止痛，防感染，促进患处吸收。

（4）烧伤膏

处方：川大黄（君药）、黄连、生地榆、刘寄奴、紫草，共为细面，芝麻油调和稀糊状，摊在消毒纱布上，敷患处，1 天换药 1 次。

主治：同黄蜀葵花油。

（5）瓜蒌汤

处方：大瓜蒌（多籽者一个）、生鹿角片、蒲公英、金银花、白蔹、紫荆皮、乳香、没药，水煎服，6 小时服 1 次。外治用药：炒香附、生川大黄、姜黄、木芙蓉叶、生黄柏，共为细面，用蒲公英、赤芍、地丁煎汤；用此汤兑入蜂蜜调和糊状；摊在纱布块上，敷乳房红肿处。

主治：妇女乳痈初期，红肿坚硬疼痛灼热者。

（6）消痈汤

处方：川大黄、生地榆、虎杖、风化硝、赤芍、木芙蓉叶、炒枳实，水煎服，5 小时服 1 次，大便一通，减去风化硝。外治用药：生大黄、姜黄、血竭、白芷、生栀子，共为细面，用鲜仙人掌叶捣和，添加蜂蜜调成糊状，摊在纱布块上，敷阑尾部位处。

主治：急性肠痈（急性阑尾炎）。症见先上腹痛，或恶心呕吐，渐移至右下腹疼痛，拒按，喜蜷卧，舌红，苔薄黄，脉弦数。

（7）脑复汤

处方：羚羊角、玳瑁、藏红花、川芎、柴胡、当归、骨碎补、天麻、蔓荆子、桃仁、白芷、赤芍，水煎服。同时送服局方牛黄至宝丹（散）二粒，6 小时服 1 次，疗程一个半月。气虚者，加入西洋参或生晒人参、炙黄芪；阳虚者加淫羊藿、仙茅；恶心呕吐不止者加炙枇杷叶、芦根、清半夏、竹茹、代赭石，选而用之；头痛不减者，用透顶止痛散鼻嗅之。

主治：急性脑震荡，症见头痛、恶心呕吐。

（8）温经定痛汤

处方：蜂房 5g，土虫 10g，乌蛇 15g，炙川乌 10g，干姜 15g，乳香 5g，没药 5g，川芎 5g，桑枝 50g，水煎服。

主治：肩凝证（寒湿候）。

（9）活络定风汤

处方：川羌活 15g，蜂房 5g，乌蛇 15g，防己 15g，土虫 15g，穿山龙 20g，没药 5g，乳香 5g，甲珠 5g，薏苡仁 20g，水煎服。外治法：蚕砂 500g，黄酒 120g，将蚕砂与黄酒拌匀，分装入两布袋，放入锅内竹廉上蒸约 10 分钟，将布袋取出，趁热敷患处，凉则更换之。

主治：肩凝证（风湿候）。

（10）活络定痛汤

处方：穿山龙 20g，没药 10g，土虫 10g，甲珠 10g，露蜂房 15g，乌蛇 15g，羌活 15g，威灵仙 15g，炒川椒 10g，蜣螂虫 10g。寒盛加附子 10g，炮姜 10g，细辛 5g。水煎服。

主治：肩凝痛，即老年肩、五十肩、上肢肩关节疼痛，不能外展、高抬、后背者。

6. 骨伤科方

（1）缩骨散

处方：刺猬骨 10 架，土虫 50g，方海 50g，申姜 100g，急性子 50g，熟地 100g，砂仁 50g，狗脊 30g，豨莶草 50g，羌活 50g，乌蛇 50g，巴戟天 150g，古月 25g，麝香 3g，没药 50g，共为细粉，每次 5～10g，黄酒或淡醋汤送下。

主治：骨质增生病。

（2）理气住痛汤

处方：广木香 15g，郁金 15g，土虫 10g，申姜 20g，方海 15g，甘草 15g，三七粉 3g（冲），水煎服。

主治：闪腰岔气，不能转侧。

（3）益肾通督饮

处方：鹿角霜、川芎、白芍、骨碎补、蜣螂、甘草、䗪虫、没药、老鹳筋，水煎服。手麻木者加桑枝、片姜黄，头痛加蔓荆子、白芷，身畏寒，肢冷加附子、炮干姜。

主治：颈椎病（督神痹阻）。

（4）骨碎补汤

处方：骨碎补、葛根、川芎、天麻、䗪虫、蒲黄（生）、螃蟹、赤芍、刺蒺藜、清半夏、泽兰，水煎服。肢麻手胀者加络石藤、防己，恶心加竹茹、白蔻，脊背酸痛加狗脊、杜仲炭、穿山龙，头痛胀闷者加石楠藤、穿山甲珠、辛夷、苍耳之类治之。

主治：颈椎病（上虚下瘀）。

7. 眼科方

香枯汤

处方：香附 30g，夏枯草 50g，木贼 15g，生芍 15g，青葙子 40g，草决明 15g，车前子 15g，白蒺藜 25g，生石决明 25g，水煎服。

主治：青光眼病。

8. 皮肤科方

清热消毒饮

处方：紫荆皮、虎杖、牛蒡子、栀子皮、天花粉、紫草、白蔹、桑白皮、红花、柴胡，水煎服。局部外治用马兰叶、生甘草共为细面，麻油调敷患处，亦可以水煎，纱布过滤，再用药液浸纱布，局部敷之。

主治：带状疱疹（病已成红斑）。

9. 口腔科方

（1）牙齿疼痛难忍方

处方：香附米、吴茱萸共为细面，然后将药面放入纸烟卷内，燃而吸之即痛止。

主治：牙痛。

（2）加减泻心汤

处方：酒洗黄连、干姜、生地、酒洗木通、淡竹叶、石斛、木贼、黄芩、莲子心、栀子，水煎服。阳虚者加附子、细辛治之。外治用药：净地龙、吴茱萸，共为细面，用蜂蜜、陈醋（少许）调和成糊状，摊在纱块上，敷两足心。

主治：口腔及舌两侧溃疡反复发作者。

验案撷英

1. 宣肺通腑法治疗感冒误治咳嗽喘满案

张某，男，40岁，长春市南关区人，1982年秋初诊。

该患者由于气候突变，穿衣失宜，感受风寒之邪，当即症见：头痛咽痒，鼻塞流涕，恶寒发热，咳嗽，胸闷，口不渴，舌质淡红，苔薄白，脉浮紧。此当为风寒感冒，但某医生不辨证候，投用银翘解毒丸，结果不但表邪未解，反而邪闭入内。于是症见：喘满，胸高气粗，鼻翼煽动，不恶寒但壮热，并有手足厥冷，口干渴，大便秘结，舌质红赤，舌苔厚腻而干，脉沉数有力。又经某医院用大量青霉素、链霉素、红霉素治疗，病情仍不解，日益加重。经会诊认定：此为风寒之候，误用辛凉之剂，引邪入内，化热灼肺所致。拟用宣肺通腑法，药用：桑白皮15g，桔梗10g，杏仁15g，茯苓10g，枳壳15g，川大黄10g，朴硝5g，水煎服。

二诊：服上药2剂后，咳嗽、喘满明显好转，于是改用清肺泻热法。药用：百部15g，白前15g，生侧柏15g，海蛤粉15g，橘红15g，山栀子15g，苦桔梗15g，连翘10g，甘草5g，水煎服。服4剂痊愈。

按：肺与大肠相表里，病于肺者，肺气逆而不降，津液不布，聚而为痰，痰气壅塞，肺气有余而喘满、咳嗽，今误治，肺气更是郁而满，使病情加重，继而导致大肠传导功能失常，腑气不通，浊气不出，上熏于肺，胸中气塞则喘不能卧，胸高气粗，便秘，烦躁口渴等症必现，法以宣肺通腑为主。宣肺者，肺气肃降而宣发功能恢复；通腑者，腑气得通，胸中壅塞之气得散，进而使上焦得宣，中焦得运，气化复常，咳嗽喘满病自得愈。

2. 温中利气，调和营卫法治疗感冒案

陈某，男，34岁，教师。初诊：1990年9月10日。

病史：年初发热咳嗽，经某医院确诊为"大叶性肺炎"，经"抗感染"

治疗而愈。此后常感体倦乏力，动则汗出。半年来经常感冒，遍服感冒药及多种抗生素，只暂时得愈，但感冒愈频。此次感冒已 10 天，发热汗出，头痛鼻塞，咳嗽，经服"泰必利妥"及静点"青霉素"热退而余症不减，遂求治。苦陈症状：汗出畏风寒，咳嗽，咳白痰，头晕乏力，尿频，呵欠频作。查：形体瘦，颜面黄赤，鼻头淡青，舌质淡，苔薄白，脉浮弦，沉取无力。此属中寒象，先以温中利气，调和营卫。处方：桂枝 15g，厚朴 20g，炒白芍 15g，甘草 10g，干姜 10g，大枣 3 枚，杏仁 10g。水煎服。

二诊（9 月 15 日）：咳止痰减，余症减轻，仍有汗出乏力，舌质淡，脉浮缓，宜补肺气实腠理。予玉屏风散：炙黄芪 20g，白术 15g，防风 5g。水煎服，每日 1 剂，嘱其续服 2 月。

患者按上方坚持服 2 月后来函告，身体康复，病未再发。

按：善治者，治皮毛，发热症所从来者不同，不可见热而一派寒凉清下。"其表未解者，当先解其外"，故苦寒药（如抗生素类）用之不当，恐冰伏其邪。故药贵精当，不在至重。

3. 胆胀病上热下寒从肝治案

郝某，女，43 岁，长春市二道河子区人，患胆胀三年余，1982 年 11 月初就诊。该患者症见：右胁胀痛而闷，甚则痛剧，腹胀，纳呆，口苦，嗳气，矢气，大便时溏时干，午前发热、午后身寒，舌红、苔白而厚，脉弦迟。经多方治疗无效，故来我处会诊。此病先病于胆，而后病于肝，导致肝气不疏，少阳升发之气不宣，引起上热下寒之证。法以和肝利胆，调和阴阳，以乌梅丸加减主之，药用：乌梅 10g，细辛 3g，炒川椒 10g，炮姜 15g，姜黄连 10g，姜黄柏 10g，肉桂 5g，姜黄 20g，酒洗茵陈 25g，水煎服。共服 15 剂，病痊愈。

按：肝胆相表里，互为相关。若是先病于胆者，胆失通降之能，少阳生发之气内郁，肝失疏泄，胆汁排泄受阻，导致肝郁胆胀，故用和肝胆法。方用乌梅丸，正是治疗厥阴肝经寒热错杂之证。厥阴内寄相火，阴中有阳，及其为病，每厥热相兼，寒热错杂，惟宜乌梅丸一方加减，寒热并用，为邪正兼顾之剂。

4. 辛开苦降法治愈痞满案

焦某，男，67 岁，退休工人。1982 年 10 月中旬初诊。该患者 1 年前因怒而两胁胀痛，闷痛，继而腹痛，胃脘部不适，经疏肝理气之品治疗不愈，日益加重，故来我处就诊。症见：胃脘痞满，饭前轻，饭后重，逸则轻，劳则重，嗳气不出，遇寒亦甚，遇热亦甚，二便如常，舌质淡红，苔腻，黄白相兼，脉沉弦而迟。任老认定此为肝郁克脾土，中焦不运所致之痞满证。惟用附子泻心汤辛开苦降，方可除病。药用：附子15g，姜黄连5g，酒黄芩15g，酒大黄3g，加蜜升麻3g，半夏4g，水煎服，共进8剂，其病豁然而愈。

按：肝气郁滞，木克脾土，脾运化无权，脾气不升，胃气不降，中焦不运，而致痞满之证，又加过用理气之品，一伐肝，二伤中土，中焦更是不运，痞塞加重，惟用附子泻心汤，以三黄泻热除痞，附子温经扶阳，诸药合用，各建其功，达辛开苦降，除痞祛满之效。

5. 呕吐案

陈某，女，16岁，学生。1986年12月11日入院。

主诉：呕吐1年半，加重1个月。

病史：1985年清明节晨，路遇丧事受惊吓，久想不忘。2日后恶心不欲食，继日食后即吐。经多家医院治疗，予服中药、针灸、电兴奋等治疗近1年，病无稍减，日益加重，体重逐渐下降，呕吐日频。1个月前再次受惊而加重，食后即吐，不食亦呕吐清水，不能自制，强行控制则吐物从鼻中呛出。入院时症状：食已即吐，不食亦吐，胃脘灼痛，口干喜冷饮，心悸气短，手足欠温，肌肉酸痛。月经已停半年。查体见：消瘦，营养不良，恶病质（体重30kg），肌肉重度萎缩，毛发焦枯而稀、易折，肌肤甲错。肺无阳性体征，心音较弱，舟状腹，左上腹深部压痛，无反跳痛，可触及长约4cm横向索条状肿物，质不硬。颜面晄白，明堂色青，舌质红光，无苔，脉沉极细弱。此因惊则气乱，升降失因，命火不温，胃气将绝之候。治以调整气机，镇静安神。处方：竹茹25g，荷叶15g，2味先煎，取汁2000ml，合煎下药：半夏10g，芦根10g，陈皮20g，枇杷叶15g，茯苓15g，枳壳5g，附子10g，甘草10g，石斛25g，百合25g，生姜15g。水煎服（同时配合补液治疗，下从略）。

二诊（12月18日）：格药吐逆，胃脘灼痛，口干苦，四肢拘紧发凉，腰酸痛，溺少而黄，大便16日未行，舌脉同前。虑精气内夺，津失下导，胃伤火衰，客气动膈。勉以：竹茹300g，黑锅巴15g，荷叶15g，先煎取汁2000ml，煎下药：半夏15g，生姜50g（捣碎），酒大黄10g，甘草10g，韭子15g，红参10g，赭石5g。水煎频呷。

三诊（12月22日）：吐次减少，已不呕吐清水，四肢拘急缓解，大便

5日一行，干结而黑。遂拟养阴和胃，温脾止呕。处方：淡竹茹30g，黑锅巴15g，荷叶15g，先煎取汁2000ml，入下药：沙参15g，石膏20g，炮附子15g，肉桂5g，知母15g，代赭石5g，麦冬15g，甘草5g。水煎服。

四诊（1987年1月4日）：上方迭进8剂，食后或服药后能在腹中停留一段时间，吐势稍缓，呕吐次数减少，舌淡红，脉沉虚而数。治以益胃养阴，降逆通结。药用：竹茹30g，黑锅巴15g，荷叶15g，先煎取汁2000ml，入下药同煎：石膏100g，蜣螂10g，知母15g，附子15g，代赭石10g，沙参15g，皂角1g，郁金15g。水煎频呷。

五诊（1月21日）：呕吐次数减少，食物在腹中停留时间延长，手足转温，胃脘灼痛减，舌根部初长薄白苔，有津，脉沉弱。知胃气渐复，病有回生之机，仍宜益胃养阴：竹茹50g，黑锅巴15g，荷叶50g，先煎取汁2000ml，入下药同煎：沙参20g，玉竹15g，麦冬15g，石膏100g，知母20g，肉桂3g，呷服。生姜15g，捣碎用纱布敷内关穴。

六诊（2月16日）：已不恶心，食后不吐，隔时吐出少许，气力渐增，知思饮食，体重增加至35.5kg，舌脉同前。治以益胃养阴。方用：山药15g，莲肉20g，天花粉15g，当归身15g，石斛50g，麦冬30g，黄精15g，生地10g，白术15g，香附5g，芦根15g，桃仁10g，鸡内金5g，生姜5g。水煎服。

续服1月，呕吐已消失，大便干燥，舌质淡红，有苔，脉沉弱。转门诊治疗，继以上方调理半年。1987年10月见之，颜面红润，体匀步稳，言诸症已平，月信有至。

按：虚盛之治，相背千里，智者所以能愈沉疴而起危候，关键在于审慎处方，补不足，损有余，无犯虚虚实实之戒，是在用心者。本案成功之处在于：①时时顾护胃气：荷叶一物，中央空虚，象仰盂得震卦之体，可升胃气，助三焦；焦锅巴，熟米气温可补胃气，助消化。二药相合（竹茹以止呕）意在不使余药克伐元气。此为元素家法。②寓通于补之中：人受气于谷，谷入于胃，五脏六腑皆禀气于胃，今吐逆绝谷气乱于中，气血交伤，阴阳形气俱不足。补阳而阴竭，泻阴则阳脱，不可饮以至剂，惟可"补中有通，通而达补，方为中正之良法"（任老语）。用夏、姜、赭石通阳止呕镇逆，桂、附、韭子暖脾回阳，红参固气；石膏辛平微寒，"主心下逆气咳喘"，与知母、麦冬、沙参之属合用，既可益胃养阴，又可制热药之烈，则阴阳互济，相得益彰；酒大黄、蜣螂承顺胃气，并有推陈致新之妙。

6. 慢性肾风验案

李某，男，25 岁。

患者自诉：1 年前因患"感冒"曾有颜面浮肿史，当时服中药肿消，于 3 个月前又因劳累而浮肿复发，并伴有头晕，腰痛，形寒肢冷，便溏，尿少。

体格检查：体温 36.5℃，血压 100/80mmHg，全身浮肿，没指凹陷，舌质淡有齿痕，苔薄白，脉沉细无力。尿化验：尿蛋白（＋＋＋），红细胞满视野，白细胞 15～20，颗粒管型 2～4。诊断为慢性肾风（阳虚候），经用黄芪防己汤合萆薢分清饮加减治疗 1 个月，临床症状基本消失。尿检：蛋白（＋），红细胞 10～12，白细胞 2～3，管型消失，显效出院。

按：慢性肾风较为顽固，治疗亦难。本患正虚邪实匹敌，故取攻补兼施之法，以防己黄芪汤健脾行水，以萆薢分清饮驱逐浊湿，缓图其效，进而达到邪去正复之目的。

7. 温阳化气解毒治疗淋证案

常某，女，49 岁。初诊：1990 年 10 月 18 日。

患者 10 年前浴后出现尿频、尿急、尿路灼痛，某医院确诊为"尿路感染"，经用抗生素治疗症状缓解。兹后每遇寒冷或劳累则发作，且伴腰痛，经常服用抗生素，但愈发愈频。10 天前又复发作，服前药不效，遂求治我院一病区，经以清热通淋之法（八正散）治之不效。症见腰痛绵绵，畏寒膝冷，尿频尿急，尿涩痛，小腹坠胀，周身沉重，夜卧多梦。诊见：表情急躁，口唇红干，双眼睑浮肿，舌体胖大，苔薄白，脉弦细。

任老认为：肾气受损，邪气留连，下焦亏损，阳气不化，阴寒凝结，土气壅塞，膀胱气化不利。宜温阳化气，佐以解毒之品。药用：虎杖 15g，怀牛膝 20g，海金沙 15g，淫羊藿 15g，荔枝核 15g，肉桂 10g，盐茴香 15g，土茯苓 200g，砂仁 15g，蒲公英 50g，紫花地丁 15g。水煎服。

二诊（9 月 25 日）：上方服 2 剂，腰痛尿频尿痛大减，小腹坠感如前，仍觉疲乏无力，前方加黄芪（蜜炙）15g，升麻 5g。水煎服。上方伍用补中益气丸治疗 2 周，症状如失，病始告愈。

按：善诊者，察色按脉，先别阴阳，谨候气宜，无失病机。故医者临证，当随其所在而调之，正者正治，反者反治，时医之弊，在乎辨证之不灵活，人皆知"热者寒之"之理，故一见"炎症"便做"热者"来治，杂投"抗生素"，累用寒凉味，不念思求经旨，何怪药不中病？本案久服苦寒，戕伐胃气，中虚不运，清阳不升，邪气盘踞于下。故致力于温化，寓清解于温通疏理之中，补中气以善其后，是谓知常达变。

8. 温肾壮阳法治疗劳淋案

沈某，女，37岁，长春市二道河子人，1982年7月中旬初诊。

该患2年前患有腰痛，小腹坠胀，尿频，尿急，尿道有灼热疼痛感，大便干，经某医院用青霉素、链霉素等治疗数月不愈，后又经多方治疗不愈，时好时犯，劳累加重，故来我处就诊。症见：腰酸膝冷，少腹坠胀冷痛，四肢欠温，尿频，尿急，遇热减轻，遇寒加重，劳累尤甚，舌质淡红，苔白而润，脉沉迟无力。此乃病久肾阳不足，膀胱气化无力所致之劳淋证。法宜温肾壮阳，方以济阳汤加减。药用：通草15g，附子15g，肉桂10g，盐茴香15g，威灵仙10g，姜黄柏15g，盐知母10g，仙茅15g，地肤子50g，水煎服。共服二十余剂，痊愈。

按：肾为水火之脏，元阴元阳之宅。若其肾阳虚则命火不足，不能温煦膀胱，膀胱气化不利，开合失约，日久而成淋。该患病久伤肾阳，命火不足，膀胱失温养，气化不利，法应补肾阳，壮命火，此案所用济阳汤，用附子、肉桂、茴香直入肾经，温肾壮阳补命火；仙茅温肾壮阳，祛寒除湿，地肤子入膀胱通利小便，威灵仙入膀胱祛寒积，专治少腹冷痛，知柏佐附桂奏效恰到好处，此乃寒热并用，增其药效之法也。

9. 中风病案一则

姜某，男，62岁，1990年5月18日来诊。

主诉：左半身不遂，言语謇涩12天。

病史：5月7日洗澡时突感头晕头痛，遂返家中，翌日左半身不遂，口角右偏，求治于吉林市中西医结合医院，经颅脑CT诊断为"腔隙性脑梗死"，住院10天，经用"维脑路通"、"胞二磷胆碱"治疗，患者症状不见好转，且出现左半身痉挛，遂转入中医学院附属医院内一科。入院时查：意识清楚，颜面红赤，左半身不遂，肌张力增高，左半身病理反射阳性。症状：左半身麻木，时有拘急感，言语謇涩，口角右偏，小便黄，大便4日未行，喉中痰鸣。请余会诊，见舌质红，苔黑褐而厚，脉弦滑有力。余会诊后，法以通腑泄热，佐以破瘀。拟三化汤：大黄10g，枳实10g，厚朴20g，羌活5g，炒水蛭5g。水煎服。

二诊（5月19日）：腑气已通，泄下臭秽稀便，喉中痰鸣减，自述口干不欲饮水，舌质红，苔黑而干，脉弦数有力，患者喜笑不休。肝主语，心主言，肝风挟痰，心阳暴亢，神失守位，治以平肝潜阳，化瘀通络。方用羚羊角 3g，玳瑁 15g，玄参 15g，黄连 10g，阿胶 15g（另烊），石菖蒲 15g，郁金 20g，蒲黄 15g，知母 50g，水蛭 5g，水煎服。同时配合静脉点滴清开灵。

三诊（5 月 23 日）：左侧肢体已不拘挛，肌力明显恢复，可下地行走，喜笑稍止，语言欠流利，自述咽喉发紧感，大便 2 日一行，偶有返呛。颜面红赤，舌深红，苔黄厚，脉沉弦而滑，遂拟清热化痰，活络导滞法。处方：胆星 5g，黑芝麻 40g，豨莶草 50g，羚羊角 5g，玳瑁 15g，生地黄 20g，蒲黄 15g，郁金 20g，石菖蒲 15g，黄连 5g，天竺黄 15g。水煎服。

四诊（6 月 21 日）：上方增减治疗 1 月，诸症均减，左侧肢体活动自觉笨拙，余无明显不适。查：舌质红，舌尖部溃疡，苔剥脱，脉弦滑，拟育阴潜阳、养血通络，方用：龟板 40g，生牡蛎 30g，鳖甲 15g，阿胶 15g（另烊），钩藤 15g，豨莶草 50g，赤芍 15g，鸡血藤 20g，藏红花 5g，天竺黄 10g。水煎服。上方调理 2 月，肢体活动自如，语言流利而出院。

按：经言"生命之根于中者，命曰神机，根于外者命曰气立，出入废则神机化灭，升降息则气立孤危，是以升降出入，无器不有"。中风之疾，风火痰瘀虚互结，上冲脑脉，神机欲熄，气立孤危，通腑一般总在首务。三化之用，开达阳关，可直折风火之势，以复气机升降。破瘀之味，可开通闭塞，以利神机出入。再以平肝潜阳、化痰通络、育阴养血等法调理之，则层次分明，师心可见。观本案，当知病有缓急，治分先后。临症如对敌，胸无定见，何以决胜千里。

10. 治疗消渴案一则

陈某，男，52 岁。1989 年 3 月上旬初诊。

言患消渴病已 7 年，每因劳累及情志不遂加重。曾服用过许多降糖药，也曾服用中药，病情时好时坏。此次发病后，服以前诸药皆罔效，经人介绍就诊于任老。询知：口干而黏，周身倦怠，气短乏力，纳少腹胀，视物发花，阴囊湿冷，大便稀溏。查：两颧红赤，舌质暗红，苔白厚，脉沉弱，情志不遂，表情焦虑。任老览前服药方，不外寒凉清滋诸品，本在情理之中，然物化之常，久而增气，长服此类势必腻膈碍脾，湿从中生，所谓上热未除，中寒复起。遂变法而治。投以：生地 50g，知母 25g，天冬 10g，玉竹 15g，三棱 10g，莪术 10g，鸡内金 15g，干姜 10g，黄连 5g，肉桂 3g，水煎服。食疗：净猪肚 1 具，添入下药：炮附子 10g，吴茱萸 10g，沙参 20g，白蒺藜 15g。封口，清水炖熟，为 3 日量。

患者守法治疗 2 周，口黏便溏止，去猪肚不用，前方加天花粉 15g，黄精 20g，嘱其续服 1 月。年终遇之，言已上班，病未再作。

按：脾（胰）为太阴湿土，喜燥恶湿，具坤静之德而有乾健之运。每遇是症，任老常用棱、术、鸡内金、砂仁之属佐入寒凉清滋方中，快膈利气，猪肚暖脾祛湿，则清而不凉，滋而不腻。以静药之体，参于动药之中，动静有常，刚柔有体。医合易道，贵在变通以应无穷，学识未到，断不能悟。

11. 宣化气机法治疗湿温案

于某，男，40 岁。初诊：1990 年 11 月 6 日。

患者于 4 天前感冒，发热恶寒，头晕头痛，周身酸痛，恶心欲吐，曾自服"板蓝根冲剂"、"螺旋霉素"等药，病无稍减，收入院治疗。经查体温 39.2℃，咽无红肿，扁桃体不大，胸片正常，血常规：白细胞 $80 \times 10^9/L$。经给予安宫牛黄丸口服，体温下降，遂请任老会诊。症见：颜面红赤，闭目少言，尿黄，大便干燥。虑太少合病，药用：柴胡 15g，藿香 50g，黄芩 20g，半夏 5g，僵蚕 15g，蝉蜕 15g，金银花 50g，连翘 30g，荆芥 15g，防风 15g，浮萍 15g，牛蒡子 20g。水煎服。每 2 小时服 50ml。

二诊（11 月 7 日）：昨进前方，得小汗，热退不显，病者口干不欲饮水，胃脘稍闷，虑里重于表，遂投加味升降散：生石膏 150g，荆芥 15g，防风 15g，姜黄 10g，僵蚕 15g，蝉蜕 10g，酒大黄 5g。水煎服。

三诊（11 月 8 日）：泻下黏稠样便，体温降至 37.9℃，余病证仍觉无明显改善，遂于前方增入栀子 10g，羚羊角 7.5g，冲服。同时延西医会诊，以其发热而血象不高，相对缓脉，血培养阴性，肥达反应正常，内科体检无异常，考虑为"沙门菌感染"，给予氨苄青霉素静脉滴注，经静脉滴注 5 日，患者自觉症状不减，体温波动在 37.6～38.5℃ 之间，遂停用。

四诊（11 月 12 日）：身热不扬，脘闷纳少，周身酸痛，舌质红，苔白厚，脉沉缓。诊断为湿温，属湿热蕴蒸、阻滞中焦，治宜：黄芩 15g，滑石 20g，薏苡仁 20g，白蔻皮 10g，杏仁 15g，厚朴 15g，竹叶 10g，通草 10g，佩兰 10g。连服 6 剂，热退身凉，继去黄芩、滑石，加白术、焦三仙调治，10 剂，病证如释。

按：湿温病多发生于长夏，但亦有非其时而发者，蒲辅周老先生称之为"变局湿温"，属内有水气，外邪夺截，即章虚谷所谓"中气虚则病在太阴，……始虽外受，终归脾胃"。本例病发于初冬，外有卫分证，且经误治故形似伤寒。治以宣化气机，分清表里。初服小柴胡汤合银翘散不效，盖不受荆、防表散故也，虽有藿香50g，僵蚕15g，芳香祛湿，嫌其宣化不及，继改加味升降散则偏凉降，故只得微利而湿气不去。经过以上周折，遂悟非辛不通、非苦不降、非淡不渗之理，其效立见。善为医者，能从失败和教训中总结经验；病状两端，不为假象所迷，诚非易事。

12. 温经柔筋法治疗筋痹案

张某，女，54岁。初诊：1982年3月12日。

病史：双膝关节疼痛，屈伸不灵活半年，遇寒加重，服用许多中西医抗风湿药，效果不理想。此次因春节期间洗衣着凉而加重。现症：双膝关节酸楚，屈伸不灵活，"筋肉发紧"，形体矮胖，颜面淡青而黄，舌质淡，苔薄白，脉沉缓而滑。《素问·痹论》曰："以春遇此病者为筋痹。"遂治以温经柔筋，缓急止痛。处方：白芍75g，炮附子15g，甘草10g，炮干姜10g，川椒5g，伸筋草15g。水煎服。服药3剂，拘急缓解，膝痛解除。投独活寄生汤4剂养血祛风，以善其后。

按：阳气者，精则养神，柔则养筋。祛风除湿之药，性偏燥烈，有伤津耗血之嫌，不可久服。以芍药甘草汤中增入温经祛寒之附子、干姜、川椒，则祛寒温经而无伤血之弊，且收阴阳互根之妙。

13. 奔豚气案

张某，男，33岁，工人。初诊：1990年12月1日。

病史：患者于3月前房事后登厕受凉，翌日发病，自觉有凉气自足跟上窜，继而腹中雷鸣，呈阵发性发作，伴手足发凉及麻木感。求治于西医，诊为"末梢神经炎"、"自主神经紊乱"，投谷维素、安神补脑液、安定等治疗，病情无缓解，也曾求治中医，诊为"肾虚"，给予"六味地黄丸"及疏肝理气之中药。皆罔效，发作愈频，且症状逐渐加重，气从足跟上冲于腹，乍大乍小，忽左忽右，继而觉凉气自巅顶而出，头上汗出乃止，求余救治。查体见：神情焦虑，坐卧不宁，多言疑病，颜面淡青，两颧微赤，舌质红，苔薄白，脉沉弦，右大于左。诊为奔豚气。投以：桂枝15g，生白芍15g，甘草5g，生姜3片，大枣5枚，肉桂5g。水煎服。3剂病除！

按：张仲景以六经论伤寒，其方立意幽深，加减随化，应对无穷，增舍一味，意境顿殊，故不宜轻易加减。医学与哲学相容而蕴藏着智慧，先哲为此呕心沥血，读书习古，虽不能惟古为尚，总应不失古人之心，所以振兴中医，首在继承。

14. 疏气行血调脾法治肝积案

郭某，男，50岁，长春市人，省厅某干部，患肝硬化症6年，1963年春初诊。

该患者于6年前曾患无黄疸性传染性肝炎，经治疗2个月余，基本治愈，惟腹胀、便秘不除，并有纳呆、消瘦等症，近10天加重，今特来我处就诊。症见：眩晕，身重乏力，腹胀，食则胀甚，纳呆，消瘦，右胁下闷痛，下肢浮肿，口苦，咽干，嗳气，矢气，便秘，尿赤，舌红赤，有齿痕，苔黄厚腻，脉弦而有力，扪之右胁下肝大触边，质硬，有压痛。此为肝积之症，法宜疏气行血调脾。方用肝脾双理汤，药用：三棱25g，莪术25g，生牡蛎30g，生鳖甲50g，柴胡40g，鸡内金40g，蜃虫10g，青蒿25g，申姜15g，马鞭草35g，大腹皮15g，草蔻10g，水煎服。以本方加减，共进四十余剂，症状消失，调理善后而愈，至今未复发。

按：此患肝病多年，病毒久伏于肝，导致少阳之气不生发，正气折伏，邪气渐绌其血，肝血与邪相结不散。经气不行，络血为瘀，肝体失养所致。法宜疏肝活血，调理脾胃。此案所用之肝脾双解汤，既有疏肝理气，活血化瘀之功，又具有调理脾胃之能。方中三棱、莪术入肝入脾，破血行气，消积止痛；柴胡、大腹皮疏肝解郁；鳖甲、青蒿、牡蛎入肝脾，软坚散结，宣利血滞，平肝益阴；鸡内金、草蔻消积健脾；马鞭草、土虫、申姜逐瘀和肝化癥。共成疏气行血调脾，兼软坚消积之功。

15. 九攻一补法消肝积案

李某，男，38岁，教师，黑龙江省兆南安县人，1964年4月15日初诊。

该患3年前患黄疸性传染性肝炎，经服茵陈蒿汤治疗，病情好转。又于2年前旧病复发，曾服多种中西药治疗，病情未见好转。症见：两胁胀痛，少腹下坠，纳呆，消瘦，全身乏力，故入当地医院治疗，仍未见效，同年诊断为早期肝硬化，近日自觉两胁胀痛，腰酸痛，时而面部浮肿，失眠多梦，咽干鼻燥，时有鼻衄，头重脚轻，午后全身翕翕发热，喜冷饮，手足心热，时有嗳气，矢气，大便时干时溏，小便黄赤灼热，故来我处就诊。查：体质消瘦，精神尚好，面色红暗而黄，口唇红干，爪甲青紫，腹部膨隆，有血痣，右胁下肝大三指，左胁下脾大两指，舌赤尖红，无苔，脉沉弦有力。据此认定：此乃病邪久居肝络，肝脉瘀阻所致之肝积。法以行气活血，化瘀消积，佐以温补。药用：党参15g，桑椹子50g，龟胶15g，甲珠15g，鸡内金20g，郁金15g，牡蛎50g，鳖甲15g，三棱15g，莪术15g，水蛭5g，土虫10g，生地40g，水煎服。以此方加减，共服56剂，病情痊愈。

按：本病系病邪久居肝络，导致气结不行，络脉瘀阻，营卫失调，阻遏气化之功，水道欲通不行，肝体受损而成。法取九攻一补法。方中党参补阳益气；桑椹子、龟胶、生地养阴清热；甲珠活血化瘀，推陈致新；郁金破气行瘀；鸡内金运脾消积；三棱、莪术、水蛭行气破血，消积化癥；生牡蛎、生鳖甲软坚化积。诸药合用共成疏肝理气，活血化瘀，软坚消积之功。

16. 小柴胡汤治疗不寐案

李某，女，26岁，扶余县三岔河人。

主诉：因与爱人争吵，久而不解，常生闷气，出现眩晕，不寐。现症见：眩晕，头胀，夜卧多梦，时有整夜不寐，胸腹不畅，多怒心烦，时有口苦，胃呆欲呕，时感欲哭，溺黄便燥，月经失常，色泽紫黑，量中等。

检查：体格与营养一般，精神烦闷状，颜面色泽红壅滞，两目淡青色，有神采，鼻头色泽无异常变化，口唇青白，舌红苔薄白而滑，胸腹与四肢均正常，呼吸平匀，声音正常，脉沉弦有力。诊断为不寐。取疏肝镇降之法，以达枢机之用。方用小柴胡汤加减。药用：醋柴胡10g，黄芩1g，姜半夏2g，生龙骨10g，生地3g，夜交藤3g，陈皮3g，水煎服。以此方加减出入治疗1个月左右而告愈。

按：本病实属郁怒不解而动肝，肝郁气滞而木气不达，少阳枢机不发，肝魂不潜，魂离其宅而成。法取疏肝镇降，以达枢机之用。以柴胡、黄芩、姜半夏、陈皮疏肝解郁，以达其枢机；龙骨镇其冲逆；生地、夜交藤滋其阴体，安其魂宅。诸药合用，共成气机通利，本固魂归之目的。

17. 引火归元法疗真寒假热案

杜某，男，58岁，干部，于1982年6月初诊。因患重症肾盂肾炎合并急性肾功能衰竭，当地医院医治无效而转我院住院治疗。现发热（38.7℃），尿少，浮肿，下肢为重，按之没指，头痛自汗，口渴不欲饮，腰痛膝软，气短心悸，四肢发凉，舌质红，苔黑而滑润，脉洪大无力。尿蛋白（＋＋＋），红细胞3～5，白细胞8～9，尿素氮59mg%，二氧化碳结合力32容积%。证属肾病日久，水毒内陷，肾阳虚衰，寒盛格阳，阳浮于外而发热，其属真寒假热之证，治宜温补肾阳，引火归元，药用金匮肾气丸加减：附子10g，肉桂5g，熟地15g，山萸肉25g，丹皮15g，茯苓15g，泽泻15g，淫羊藿15g，巴戟天15g，益智仁15g，砂仁15g。服药6剂，热退症除，复查尿常规正常，尿素氮19mg%，二氧化碳结合力56容积%，痊愈出院。

按：真寒假热，是一种阴证似阳的证候，治疗时既不可清热，更不能解表，只能引火归元。本案在滋阴之中加用温补肾阳之品，使阴阳平衡，虚火不升，其热自退。

18. 甘温除热法治疗狐惑病案

潘某，女，27岁。因发热于1989年5月15日入院。

病史：该患者平素易感冒，且有口腔溃疡史10余年。1年前感冒后复因过劳而出现发热，呈阵发性，伴乏力、纳呆、便溏，每遇劳累复发。平素经常服用抗生素。此次发病已20余天，持续不退，遂入院治疗。症状：低热，周身乏力，食少懒言，时有腹部隐痛，小便黄，大便不爽，口腔溃疡。查体见：形体较瘦，体温37.5℃，脐左下深部压痛，可触及索条状包块，舌质红，苔薄黄，脉细弱。化验室检查：白细胞总数不高，血沉不快，结核菌素试验阴性。住院医师诊为内伤发热。治以甘温除热，投加味补中益气汤。服药3剂，症状无减而加重，遂改法用清热泻火，予服导赤散，同时请西医会诊，会诊意见为：肠系膜淋巴结核，免疫功能低下。故在服用中药同时加服抗痨药及维生素B_1。以上法治疗1个月，其热不解，症状无改善。6月23日请余会诊。

症见：颜面绯红，表情焦虑，舌质红，苔薄白，脉沉缓而弱。缘木郁生火，烦劳张阳，邪客少阴，相火失制，属狐惑病。治以甘草泻心汤合青蒿鳖甲汤。药用：川黄连7.5g，干姜5g，半夏5g，黄芩15g，甘草15g，栀子15g，青蒿50g，鳖甲10g，生地10g，丹皮15g。水煎服。另：肉桂15g，吴茱萸10g，大黄30g，透骨草30g，水煎浴脚，日1次。

二诊（7月1日）：昨日体温降至正常，口腔溃疡逐渐愈合缩小，二便正常，基本治愈。

按：甘温除热法，东垣本为内伤劳役、阴火上冲而设，热伤气陷者用之合宜。本例用之不效，盖因火郁于内，肝木枯槁，相火乘位，故受不得保元之温升助火，苦寒直折又非所宜。治宜甘草泻心汤合青蒿鳖甲汤。诸药协同，清火舒郁，和营透邪，浴剂之理在于引火归元，火安本位，故热除病愈。

19. 泻心通腑法治疗狐惑病案

李某，男，41岁，长春市人，1982年11月上旬初诊。该患者于2年前开始，口舌生疮，糜烂，两目红赤生疮，肛门部亦有糜烂生疮，时有疼痛，舌质深红，苔黄腻，脉虚数。经某医院住院治疗，用大量激素无效，故来我处就诊。根据以上病状，任老认为此症为小肠有热，热邪伤犯于心之狐惑病。法以泻心通腑，引热下行。方用导赤散加泻心汤。药用：木通5g，黄连10g，生地10g，黄芩15g，酒大黄5g，灯心草3g，竹叶5片，水煎服。共进15剂，病情基本告愈。

按：此狐惑病首先发于小肠，小肠为火之府，病则火扰于内，火性炎上，上犯于心，则口舌生疮，糜烂，甚则火毒下注肛门，可发生肛门生疮，糜烂疼痛。总之，瘟热内蕴，上犯下注所致。泻心之三黄大苦大寒之药，具有泻火解毒，化湿泄热作用，再加导赤之地黄凉血，竹叶清心，木通降心火、利小便，生甘草梢泻火解毒，合用共奏泻火解毒，祛湿泻热之效。

20. 治疗狐惑并发肠痈、疝癖案

姜某，女，35岁，教员。该患口、舌、眼、外阴多处先后发生溃烂，已有3个月，曾诊断为"白塞综合征"，因西药过敏，于1982年7月24日来我院治疗。住院第六天，患者突然发热，体温达38.5℃，右下腹部有局限性疼痛，少腹亦痛。查：白细胞2.44×10^9/L。外科会诊，诊断为白塞综合征合并急性阑尾炎，建议手术治疗，但患者因虑术后刀口不易愈合而拒绝手术。妇科会诊：白塞综合征合并附件炎。因病涉及内、妇、外科，又手术困难，故暂定中医科治疗。症见：面红身热，口眼干涩，心烦口不渴，右下腹部痛而拒按，少腹亦痛，大便秘结，舌质红绛，苔黄腻，脉滑数。此乃狐惑并发肠痈、疝癖也。立清热解毒，行气活血，荡涤肠胃法，方用清肠饮加减：蒲公英、连翘、败酱草各50g，白花蛇草20g，丹皮15g，赤芍20g，大黄10g，地榆20g，麻仁10g，枳壳10g，甘草5g，急煎连服2剂，次日晨排便多次，量多，右下腹、少腹疼痛大减。又投上方4剂，腹痛消除，热退，饮食增进，二便如常，续治十余天，痊愈出院。

按：本证乃因湿热内盛，气血瘀滞所致，湿热之毒，侵袭口、舌、眼、外阴，导致腐蚀溃烂为狐惑；继而湿热之毒流侵于阑门，气血瘀滞，

日久化热，热毒炽盛，血败肉腐，发为肠痈；湿浊热毒，使气血壅积于下焦而成疝癖，三种异病乃同源之证也，宜清热托里。重用蒲公英、连翘、败酱苦寒清热，解毒排脓，止痛散结，佐以枳壳行气，赤芍活血，麻仁润肠，共破气机痞塞，祛除湿热之邪，收到荡涤肠胃瘀浊之效，此为"异病同治"之理也。

21. 男子不育病案一

仇某，男，31岁，工人，1955年6月就诊。该患婚后十余年无子女，经常腰酸，头晕，乏力，失眠多梦，畏寒，小便频数，但尿道不痛。查其面色黄润，颜色苍白，颌部灰黄而暗，精神不振，舌淡苔薄白，脉沉虚无力，两尺尤甚。查精液：精子为0。辨证为男性不育病（命火衰微证）。方用温阳益火煎，药用：仙茅15g，仙灵脾10g，韭子15g，熟地10g，阳起石20g，鹿角胶10g（烊化），炒川椒5g，海狗肾粉10g（分3次冲），巴戟天15g，何首乌15g，鹿茸粉5g（分3次冲）送服延龄长春丹（鹿茸、海马、蛤蚧、黄精、熟地、龟胶、生晒参、山萸肉、钟乳石、大海米、何首乌、羊藿叶、鹿睾丸、蛇床子）。用药月余，再验精子已有，但活动力弱，脉症亦见起色，守方服用一年余，次年其爱人受孕，顺产一女婴。

按：男性不育病是临床常见的男科疾病，发病率较高，多责之于先天和后天之因。根据四诊，该患者明显为肾阳亏虚，命门火衰。肾为水火之脏，内寄命门之火，为元阳根本，肾阳不足，命门火衰，则天癸衰少，精少不育。故治以益火培元。药用仙茅、仙灵脾、巴戟天、韭菜子、阳起石、海狗肾、鹿角胶、鹿茸粉、川椒等一派温补肾阳之药，峻补命门火衰；然善治阳者，必于阴中求阳，故加入何首乌、熟地，使"阳得阴助而生化无穷"。诸药合用，"益火之源，以培右肾之元阳"，守方治疗而愈。

22. 男子不育病案二

刘某，男，29岁，干部，就诊日期1953年11月。该患结婚7年，未生育子女。症见：腰酸重困，小腹坠胀，小便涩滞而痛，小便浑浊。性交时女方阴道有涩滞感。查体：形体肥胖，面色淡红黄，口唇红润，舌体胖大有齿痕，舌质红，苔薄黄，根部黄腻，脉沉濡无力。精液检查：精子占15%，活动力差。辨证为男性不育病（湿邪盘踞下焦证）。治以固本返正，兼祛湿邪。方用返正驱邪煎，药用炒皂角刺10g，蛇床子15g，白蔹15g，荔枝核15g，白术15g，漏芦15g，海金沙15g，威灵仙15g，蚕蛾15g，红蜻蜓15g，紫梢花10g，送服延龄长春丹。延龄长春丹（由鹿茸、海马、蛤蚧、黄精、熟地、龟胶、生晒参、山萸肉、钟乳石、大海米、何首乌、羊藿叶、鹿睾丸、蛇床子等组成,具有补肾壮阳,益火之源和强身健体,延年防老之功效,治疗腰膝酸痛,形寒肢冷,体倦乏力,阳痿早泄,精冷无子等阳虚诸证)。守方一年,其爱人受孕,生一男婴。

按:现在临床上男性不育证除了先天禀赋不足的虚证之外,后天因素对该病的影响愈来愈重要,尤六淫邪毒乘肾气不足或乘男女性交阴器不洁而入,盘踞下焦,使精窍不利或血络为邪所中,毒邪侵蚀,络脉失约,则精血杂下而无子。本例患者即属湿邪盘踞下焦证,用药上强调必须选用清热燥湿,解毒通络的药,如蛇床子、炒皂刺、白蔹、威灵仙、漏芦、海金沙,同时不忘兼顾温补肾阳之药,如蚕蛾、紫梢花等,使毒邪去,精窍通而有子。

23. 浊证、阳痿案

王某,男,37岁。初诊:1987年3月11日。

病史:半年前出差至南京,旬日回家,忘倦入房,翌日晨腰酸膝软,尿频尿浊,溅地如脂,尿有余沥,未经诊治。以后经常尿频,尿有余沥,劳累后则有浊尿,且逐渐出现阳痿,遂求治于某医院,诊断为"慢性前列腺炎",给予"前列康"口服,尿浊减轻,阳痿如故。自服"男宝"、"海马巴戟大补丸"等药近3个月,其势如故,遂于今求治于我。述腰酸膝软,阳事不举,周身沉重,尿频,尿有余沥,时有黄浊,食纳尚可,入睡困难。查其人形体肥健,颜面萎黄而暗,口唇红暗,舌质红暗,苔薄白,脉沉滑而数。诊断为浊证、阳痿。属肾精亏虚,肝失疏泄,下焦气化不周,引起心肾不交,相火妄动,宗筋失养。投以:三棱10g,莪术10g,虎杖20g,海金沙20g,牛膝20g,蒲公英50g,荔枝核15g,小茴香10g,莲子心25g。水煎服。并嘱调情志,远房帏。

二诊(10月6日):尿浊消失,余症减轻。查舌质红,苔薄白,脉弦缓。前方佐入甲珠5g,黄连5g,肉桂2g。同时配合服用延龄长春丹,每次6粒,每日服2次。仍宜保精寡欲。

上法调治月余,诸症消失,阳事复举,力倍神旺,病遂告愈。

按:任老临证喜用棱、术,一调血中之气,一调气中之血,以达调肝气之目的。肝为心母,为肾子,心肾不交而有肝气内郁者,必以调肝为先。肝脉循阴器抵小腹,阳痿之病往往虚郁互结,温肾壮阳之品适于形气虚弱、精气清冷者。形肥之人,脂膏堆积,阳气阻决,若贪服温肾壮阳之品，则恐"助阳过剂反伤阴"。本案用虎杖、蒲公英既可清利下焦而止浊，又可制阳热之性而解火毒，再佐以疏理肝气、清心止浊之药，是其特点之一。经曰：物化之常，久而增气，气增而久，夭之由也。

24. 慢性泄泻从肝肺施治案

李某，男，37 岁，政府职员。该患慢性腹泻已 20 年。症见：胸闷，脘腹不舒，胸胁闷痛而胀，纳呆乏力，每日腹泻四到五次，大便溏薄，小便色白，颜面苍黄，毛发不荣，体瘦，言语前轻后重，舌质淡红体胖，有齿痕，苔白腻而厚，脉沉濡有力。用健胃利湿、和胃止泻不应。任老认为本证由久泻伤脾，脾气呆滞，升降阻滞，使肺失治节宣发之职，肝无疏泄之性，则大肠传导无力而久泻不止。治以宣肺疏肝，理脾和胃之法，方用和安散加莲肉 50g，共进 10 剂而愈。

按：该患病程较长，屡用健胃利湿、和胃止泻不应，故见辨证不准确，失治误治是该病常年不愈的原因。仔细四诊合参，本证由久泻伤脾，脾气呆滞，升降阻滞，使肺失治节宣发之职，肝无疏泄之性，则大肠传导无力而久泻不止。药用危氏和安散，前胡、桔梗宣肺利气，以和表里；川芎、木香、青皮、柴胡疏肝理脾和胃；当归、甘草益气和血；茯苓淡渗利湿而止泻。增莲肉一味，以助茯苓渗湿止泻之功。由此，从肝、肺、脾论治，治之得法，病方痊愈。

25. 治睾丸结核案

患者韩某，男，34 岁，机关管理员。

初诊日期：1961 年 5 月 7 日。

即往病史：由 1958 年右颈项部患淋巴腺结核至现在。

现病史：患者主诉由 1960 年 11 月中旬左右发现右侧睾丸肿大而硬，但不痛，去省医院外科就诊，经西医诊断为睾丸结核，动员住院作睾丸切除疗法，因惧绝育和爱人不同意，所以没有接受这种治疗，邀余诊之。除右侧睾丸肿硬外，尚有头晕目眩，胸胁痞闷，咳嗽气促，手足心热，午后发热，晨起口苦咽干，晚则耳如蝉鸣，夜卧多梦，盗汗，全身倦怠，纳食不甘，小便黄赤，大便时秘，心烦易怒，有时颈痒或眉棱骨酸痛，烦劳则症剧。

检查：体格消瘦，营养不佳，精神不振，毛发少华，颜面两颧发赤，目轮正常，耳轮无变化，口唇色淡，舌红，苔黄而腻，左颈项部核形如梅，坚硬能移，肤色正常，胸腹无异常所见，右侧睾丸肿如鸡卵，坚硬如石，推之能移，皮色不变，四肢正常，脉弦滑而数，沉取无力。

化验检查：精液镜检见精子显著减少，且活跃力弱；结核菌（＋）；血沉 25mm/h。

诊断：肝胆风火夹湿痰证。

治法：平肝清热，化痰软坚。

处方：连翘 40g，山慈菇 10g，夏枯草 40g，蒲公英 25g，紫花地丁 7.5g，生牡蛎 50g，海浮石 30g，苦参 15g，柴胡 15g，水煎服，2 剂。

二诊：5 月 11 日，患者主诉午后发热、盗汗、口苦咽干、耳鸣减轻，余症同前，检查所见，与前皆同。用药在前方基础上投以山慈菇 15g，夏枯草 40g，连翘 50g，生牡蛎 75g，柴胡 15g，蒲公英 40g，苦参 10g，蛇蜕 20g，两头尖 15g，鸡血藤 15g，乳没 15g，水煎服，2 剂。

三诊：5 月 17 日，患者主诉颈部淋巴腺结核与睾丸结核好转，前症大有减轻，舌苔薄黄而腻，脉弦滑无力。血液检查：血沉 16mm/h，精液镜检时，精子有所增加，但活跃力还是不足，结核菌（－）。再投前方，2 剂。

四诊：5 月 21 日，患者主诉右颈项部淋巴腺结核已消失，睾丸结核亦消失一半，硬度稍软，伴有咳嗽气短，盗汗，舌质趋于正常，舌苔微黄，脉虚数。因病情逐渐好转，故从二诊原方加瓜蒌 15g、炙百部 10g，2 剂，再以五倍子研粉 5g，用自己唾液合调涂于脐部以止盗汗。

五诊：5 月 26 日，患者主诉睾丸结核现已消失大半，用手按之硬结已有软化之势，盗汗亦止，饮食增加一倍，仍有咳嗽气短，舌苔薄白微腻，脉象虚数。X 光胸透心肺无异常所见，故继服五诊原方 2 剂。

六诊：6 月 4 日，患者主诉睾丸结核已消失，按之不硬，余症皆无，舌苔正常，脉象趋于和平。血液检查，血沉 8mm/h，精液镜检见精子的数量与活跃力恢复正常。为巩固疗效，续服五诊原方 3 剂。后于 6 月 27 日、9 月 18 日共追踪 2 次，同时检查右侧睾丸，确实恢复正常。

按：本例起病原委，是内因七情，外因风热所致，如汪机说"瘰病者，结核也，必起于少阳，由郁气、风、热、毒"所致。

综观以上的记载来看，不难理解本病的病位是在肝胆二经。因肝脉环绕阴器，而胆之经脉又络于肝，但二经皆属于木，有相火内寄，故主动主升。外感风热，夹痰下注于肝，则肝脉受阻，累及胆经之气不畅。气结血滞，与痰热相搏，凝聚而成。凡七情所伤者，多因忧思郁怒，性情不畅，导致肝胆之气郁滞，木亢风动，内火自生，灼津为痰，凝结成核。或因肾水素亏，水不涵木，亦能发生本病。而本文所治病例，是由七情所致。

睾丸结核病，不外虚实两端。所谓实者，多半症起猝然，寒热交作，口苦咽干，头晕面赤，睾丸肿而不痛或微痛，形如果核，坚硬能移，皮色正常，舌苔薄白而腻，脉弦或浮；其虚者，症起多缓慢，或由实证演变而成，症无寒热交作，伴有咳嗽气促，胸胁闷感，头晕目眩，耳鸣口苦，睾丸肿坚，推之能动，初则不痛，日久或有微痛，行步不便，五心烦热，午后发热，夜寐盗汗，身体羸瘦，其核推之不动，皮肤渐变绀色，为欲溃之兆，溃破则流清稀脓汁，短期内不能收口，面部两颧发赤，舌红，苔黄或白而腻，脉多呈弦滑而数。既然本病原委多发于肝胆二经，故在治疗上则以平肝清热，化痰软坚为主，佐以解毒散结之品。若证属于外感而成者，可选用牛蒡解肌汤同醒消丸早晚服。如七情所致者，可选用逍遥散、柴胡清肝汤、夏枯草膏之类治之。本案所采用的方药，目的在于平肝、清热、解毒、化痰、软坚、散结、疏经通络，故方用生牡蛎潜阳软坚，蒲公英、连翘清热解毒，夏枯草、柴胡平肝舒郁，山慈菇、两头尖、瓜蒌消肿散结化痰，苦参除湿，乳香、没药活血化瘀，鸡血藤通经疏络，百部、蛇蜕有抑制结核菌繁殖作用。

26. 温胆汤加减治疗心动悸案

祝某，男，42岁，干部。初诊：1987年4月20日。

主诉：心悸气短8个月。

病史：患者有饮酒史，8个月前出现心悸气短，乏力，体检时发现血脂偏高，心电图示Ⅱ度房室传导阻滞，偶发房性期前收缩。某医院确诊为"冠心病，心律失常"，经治疗症状改善不明显。曾服用冠心苏合丸、心得安等。就诊时胸闷气短多痰，时有恶心，纳呆食少，脘闷不适，有恐惧感，手足时冷时热，舌质红，苔薄白根部微腻，脉沉滑，或时见代脉。属心悸（胆心失调痰阻），宜宣肺利胆。处方：杏仁15g，枇杷叶15g，竹茹10g，半夏15g，麦冬40g，茯苓50g，枳实10g，橘红15g，神曲10g，黄连5g。水煎服。

二诊：前方进8剂，痰减恶除，脘闷消失，亦无恐惧感，心悸气短减轻。口干微苦，手足时热，舌红少津，苔薄白，脉弦缓。更方如下：百合15g，枇杷叶15g，黄连5g，柴胡15g，羌活5g，麦冬40g，茯苓50g，白术15g，枳实10g，半夏10g，神曲15g。水煎服。

上方增减治疗1个月，病情稳定而出院，追访半年，未再复发。

按：夫天布五行以运万类，人秉五常以有五脏。胆为阳木，象少阳初生之气，温和而舒启，具发陈之能。该患有饮酒史知为痰盛中虚之体，因痰气交阻，胆失升发之能，又"心胆气通"（李梃语），心失胆助则心神不稳而生心悸。温胆汤之本义在利气祛痰，使胆气得以施泄，恢复其少阳温和升发之用，故名"温胆"，非寒者温之之义。

27. 平肝降逆、调理冲任治疗头痛案

张某，女，46 岁。初诊：1989 年 10 月 8 日。

主诉：头痛 6 年，加重 1 年。

现病史：7 年前原因不明出现头痛头胀，经行前加重，每痛时自服索密痛、去痛片稍有缓解，1 年前症状加重，头痛头胀如裂，恶心欲吐，尿频，尿道有热感，服止痛药不效，经当地医院诊为"尿道炎"、"血管神经性头痛"，予"镇脑宁"、"吡哌酸"等治疗，症状无减，求治于余。

自诉：头胀痛如裂，经行前加重，恶心欲吐，尿频，尿道热，胸闷善太息，喜悲伤欲哭，饥而不欲食，恶闻人声，脊背酸痛。诊见：形体壮实，颜面淡青而红，舌质红，苔薄少津，脉沉弦而紧。属经行头痛，虑由肝气内郁，木失常性，土为木克，冲任失调，血海有余。治以调整冲任，平肝降逆。药用：全当归 15g，川芎 15g，香附 20g，白薇 15g，醋青皮 25g，柴胡 15g，泽兰 10g，萹蓄 15g，瞿麦 15g，生牛膝 30g，龟板 30g，白芍 15g。水煎服。

二诊（10 月 17 日）：上方服 6 剂，头胀痛减轻，尿频、尿道热除，去萹蓄、瞿麦，加郁金 20g，续服。

三诊（10 月 22 日）：上方服 2 剂，值月经来潮，头胀痛如失，余症悉平，以形丰脉实，尚未可补，前法既和，勿庸更张，药用：全当归 15g，川芎 15g，香附 20g，青皮 15g，柴胡 10g，牛膝 25g，龟板 15g，白芍 20g，神曲 15g，荆芥穗 10g。水煎服。上方调理 2 个月，其间月经来潮，头痛未作。7 年之疾，而告痊愈。

按：头痛为临床常见病，病因不同，治宜审因，不可以"神经性头痛"概言之，否则茫然不知标本。本案抓住了头痛每遇经前加重的特点，结合脉症，从平肝降逆、调理冲任出发，上病下取，不治头痛而头痛自愈。故知省疾问病，贵在识证。每个医生皆可云辨证施治，而辨证是否正确，绝不是捡方治病，见症加药。任老主张师其法而不拘其方，审势求因，药随病转。可见欲从有方而入无方之境，须妙识脏象与阴阳，善能援

物比类，且熟谙药性，才是有道的心得。

28. 小柴胡汤治疗肝热胃脘痛案

患者单某，男性，38 岁。既往患有肺结核、肝炎、胃溃疡病。主诉：胃痛、胁痛、腹胀已 1 年之久。现有症见咳嗽，胸痛，胃脘痛喜按，喜冷饮，噫气矢气，腹胀满，胁肋胀痛，吞酸吐酸，午后潮热、盗汗、手足心热、纳少、溺黄，伴有心烦易怒，目干咽干。检查：发育营养一般，精神苦闷，颜面两颧赤伴有浮肿，两耳轮无异常所见，两目有神采，鼻头色青黄，口唇红干，舌质绛，苔白厚腻中带微黄，咽部正常，颈项无强直状，胸腹常状，四肢发育良好，惟手掌红如朱，呼吸平稳，语声不壮，口无臭味，脉沉弦无力，但腹部胃中脘穴左右压痛。诊断为胃脘痛肝热证。法以疏肝和胃，清热止痛为法，方用小柴胡汤加减主之。药用人参 2g，柴胡 10g，酒黄芩 1.5g，酒黄连 1.5g，玄参 3g，生牡蛎 30g，天冬 3g，白及 5g，川贝母 2g，水煎服之，服此方 36 剂而愈。

按：其病机为肝受肺制，少阳枢机不利，肝抑脾，运化失常，升降之机弛缓，湿极反兼风火而化，荣津不能畅布，虚热内沸，内蒸外灼，斯疾乃成。法以宣通枢机，以启开阖之用。药用小柴胡汤和解之功效，肝热去胃脘平安，病治愈。

29. 小柴胡汤加减治疗眩晕案

刘某，女性，63 岁。既往病史：眩晕，胁、腰痛。主诉：头晕目眩，不能动。现症见眩晕欲倒地状，不能转侧，走路困难，右半身不灵，胶麻，舌麻，头皮亦然，不欲饮食，食则欲呕，溺赤，便时燥时溏。检查：体格与营养一般，精神苦闷感，头不欲抬，颜面赤黄而晦，而目眴动，不欲睁眼，有神采，两耳有润泽，鼻头偏右侧，口唇微青润动，舌绛无苔，颈无强直现象，胸腹正常，四肢眴动，步履困难，呼吸正常，声音低弱，脉沉弦有力。诊断为眩晕。以育阴潜阳，以解枢机之灵之法，方用小柴胡汤加减主之。药用软柴胡 15g，姜半夏 3g，桑椹子 20g，钩藤 10g，生石决明 30g，蜈蚣（全）1 条。水煎服，共进 19 剂而愈。

按：其病机为肾水亏乏，肝气失养，少阳枢机壅滞，肝阳化风，风阳上扰，脑系旋转，牵引目系与肢体而成。法以和解少阳，育阴潜阳。则少阳枢机得解，眩晕自愈。

30. 小柴胡汤加减治疗少阳证之寒热往来案

王某，男性，29 岁，工人。既往无任何疾病。主诉：午后寒热往来，已持续4个月。2月初旬，因工作出汗，外出当风，次日即患重感冒，经住某医院治疗，已达二月有余，口服土霉素、四环素、金霉素、红霉素等药，始终是寒热症状不解，出院后又去某医院门诊及本厂卫生所治疗两月左右，症状仍然如故，所以求治于中医。自觉症状：每日午后即有寒热往来，肢体酸楚，纳少，胸胁不畅，伴有头晕目眩，倦怠无力，口苦，溺时白时黄，便不燥结，口不渴。检查：体格与营养尚好，精神欠佳，颜面左颊红色，两目青白有神采，两耳轮正常，鼻头无异常现象，口唇红干，舌绛，苔薄白而滑润，颈项无强直，胸腹与四肢正常，呼吸气粗，声音正常，口无臭味，脉沉弦有力。诊断为少阳症。治以和解为主，以疏通少阳之枢而逐邪。方用小柴胡汤加味主之。药用白参1g，柴胡1g，黄芩2g，清半夏1.5g，青蒿10g，生姜3片，大枣3枚，丹皮1g，生地3g。水煎服，共进6剂而愈。

按：其病机为因失于汗，邪气不除，正气受伤，邪客于少阳，枢机不利，阴精不伸，正邪交争而成。法以疏通少阳，逐邪外出。少阳枢机疏通，邪气消除，则寒热往来自止。

31. 达原饮加减治疗艾滋病案

肖某，男，48岁，吉林市人，农民。该患与其妻因卖血于2001年同时查出感染艾滋病。后其妻子因高热在长春市某医院治疗无效于2001年8月去世。肖某2001～2003年一直口服西药治疗，2003年因乏力，口舌溃疡来我院求助中药治疗，当时症见：头晕、胸闷、乏力、耳鸣、手足热、心烦多怒，时有口舌溃疡，疼痛剧烈，全身皮肤较干，皮肤瘙痒，夜间加重，口渴，自汗出，夜尿6～7次，大便正常。舌质红，隐青，苔薄黄干，中间有裂纹。辨证为阴虚燥热兼瘀毒，属温病范畴，邪伏膜原证。治以滋阴清热，化瘀解毒，开达膜原，辟秽化浊为主。药用槟榔20g，厚朴10g，草果10g，知母10g，白芍10g，黄芩10g，黄芪50g，黄精50g，枸杞子30g，丹参10g，白僵蚕10g，蝉蜕10g，土茯苓50g，甘草5g以此方加减，共服用6年。现病情较稳定，情绪平稳，无明显头晕乏力症状，无明显不适症状。

按：艾滋病属于中医学温病范畴，中医治疗以防治其并发症，提高机体免疫力，提高患者的生活质量，延长患者的寿命为治疗目的。毒邪伏于膜原，导致气结不行，络脉受阻，营卫失调。治以疏利膜原，溃散邪气。

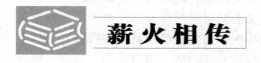

薪火相传

一、论中医内科学的若干问题

1. 内科学的定义

内科学，《内经》称为杂病。杂者，多也。即是说内科疾病又多又繁杂。宋代，命之曰：大方脉科。它是以阴阳五行学说为指导，以脏腑、经络、气血为基础，结合人与自然，研究人体的发病原因、生理病理变化、诊断、辨证论治、疾病转归、调护和预防规律的一门学科。因此，他是临床各学科的基础。

2. 内科学的特点

内科学的特点是以病、证、症、候、理、法、方、药、调、防为核心的独特体系。

（1）何谓病？《医先》中说："病字内丙固火，外二点从水，内火盛，而外水微，且相间隔则病，水火既济则无病。……火降则水升，水火一也。偏之则二，二则争。"相争则经络失和，脏腑功能失调，机体发生违和状态，使人不能独立，必须倚而解困之谓。正如《说文解字》曰："倚也，人有疾痛也，象倚著之行。"危亦林也说："病之名状，其类至多。"如外感之疾，伤寒病、温病、感冒、伤风之类；内伤之患，肺痿、肺痈、肺萎、头风、中风、胆胀、消渴之类。

（2）何谓证？证者，徵也，象也，验也，信也。即是说，证是机体正邪交争发生病理变化输出来的信息群，它的载体是气化，输出道路是经络，而传递物质是五行。何以言之？因为五行分属于五藏，因此五脏六腑发生病变，必然通过血、水、精而反映出声、色、神、脉、态活的信息群——望、闻、问、切四诊合参的可靠诊断依据。

（3）何谓症？症与证有本质的不同，证即四诊病理的信息群；而症既是临床病象，又是问诊的记录，不概括色、神、形、舌、脉之类。它是患者呈现出机体不适状态，如感冒头痛、发热、恶寒、体疼鼻塞流涕、咳嗽咽痒之类。故徐大椿曰："症者，病之发现也。病热则症热，病寒则症寒，此一定之理。"便是此义。

（4）何谓候？侯者，顺、逆、险也。候是人体阴阳发生病变产生的信息群，也即是证的四诊投标，四诊所投出具体内涵，再结合人与自然整体观去伪存真，由表及里，判断疾病的转归和预后。候的作用机制如何？自然界气候变化是五天一小动，这叫候。三候为一小周期，这叫一气。一年共廿四节气，七十二候，因而反映出自然界候有春温、夏热、秋凉、冬寒。而人体阴阳二气消长过程也是五天为一动，一月为一周期，其病理变化或进或退也是如此。这就是证候的由来。正如刘温舒说："五日之为候，三候谓之气，六气之为所。"张仲景亦说："呼吸出入，上下于中，因息游布，津液流通，随时动作，效象形容春弦秋浮冬沉夏洪。"故称为证候为善，而称证型是欠妥的。因型字，《说文解字》解为铸器之法及型模，就是说铸器物之模型，它是静而不变的。因此中医辨证不能用证型代替证候，必须恢复证候的面目。

所以，证是对疾病的诊断和辨识。故林佩琴说："司命之难也，在识证，识证之难也在辨证。"叶桂亦曰："医道在乎识证、立法、用方，此为三大关键，一有草率不堪司命，然三者之中，识证尤为紧要。"

（5）何谓理？理者，道也，疏也，分也。《医学阶梯》曰："凡有病必有证，有证必有论，论清则证明。"因此，理是分析发病的原因，解释发病机制既病理，也就是病机。故《素问·至真要大论》云："谨守病机，各司其属，有者求之，无者求之。"所以，医者治病必须紧紧掌握病机，其要点有二：一是把握人体内而脏腑，外而皮毛、肌肤、筋骨、气血、营卫正常生理之能，这种整体生理功能的实现是以先天肾气为主，后天脾胃精津为根，脑之元神调其平衡，通过经络气化传导反射之力所建立起来的五行相生相克系统来完成的。二是明了机体遭受内外二因的作用，阴阳代谢失常，水火失调，脏腑失和，经络失用，发生病理状态。而病理反应可生于用病即功能性，亦可生于体病即器质性的。如邪犯于表，必然内束于肺。所以然者，是肺主气，外司皮毛，外则皮毛受伤，腠理不固，玄府开阖失常，卫气被郁而引起正邪相争，故有头痛、发热恶寒，关节酸楚。内则肺气被束，肃降无权，治节不利，水津不布，导致肺气逆而不清，故症见咳嗽，喉痒，鼻塞流涕等。因此上工辨证清楚，关键在于明理。故《医学集成》曰："医之为道，非精不能明其理，非博不能返其约。"故医者掌握病因病理要深入、微细、无误，乃是辨证重要环节，也是治疗疾病的法宝。

（6）何谓法？法者，则也，度也，立也，效也，治也，斗量也，尺寸也。所以，法就是法规、法则，效法，也就是必须遵守之意。治疗立法是根据病因病机的变化、证候的虚实、病情的轻重缓急、病程的长短、病位的表里、人体体质的强弱等来确立。故《素问·移精变气论》说："治之要极，无失色脉，用之不惑，治之大则。逆从倒行，标本不得，亡神失国。"所以，治病总则是曰补曰泻，补有温、清、平、调、峻之分；泻有急、峻、缓、润之异，并有寒温之殊。古代医家结合临床实际，病情轻重缓急等，在此基础上创立了八法。故《医学心悟》说："一法之中，八法备焉，八法之中，百法备焉。"可见我们的治疗方法是随证而变的，有其灵活性和先进性，故分内治法、外治法。其治则与治法是有区别的，如寒者热之，热者寒之，虚者补之，实者泻之是治疗疾病的立法总则，曰纲。而汗、吐、下、和、温、清、消、补是总则的具体化。所谓具体化，是指有很强的针对性，如"虚者补之"的运用，又根据虚证中阴虚、血虚、阳虚、气虚深浅的不同程度，在补法中又创立了清补、滋补、温补、调补、峻补、食补治法，故八法曰纪，也是有百法具备之意。现将内外治法简述如下。

①内治法　汗法，立法总则，《素问·阴阳应象大论》说："其有邪者，渍形以为汗，其在皮者，汗而发之。"《素问·生气通天论》说："体若燔炭，汗出而散。"《素问·玉机真藏论》说："今风寒客于人，使人毫毛毕直，皮肤闭而为热，当是之时，可汗而发也。"《素问·热论》又说："三阳经络皆受其病，而未入于藏者，故可发汗而已。"这是《内经》对汗法的运用指出三项原则：第一，外邪侵入人体肌表，如风寒、风热客入皮毛。第二，病位在表而未入里者。第三，一组恶寒发热典型症状，如毫毛毕直，体若燔炭等。吐法：立法总则，《素问·阴阳应象大论》说："其高者，因而越之。"张仲景说：少阴病，饮食入口则吐，心中温温欲吐，复不能吐，始得之，手足寒，脉弦迟，此胸中实，不可下也。当吐之。又说："宿食在上脘，当吐之，宜瓜蒂散"。张子和用郁金散吐而治头痛，眩晕，头风。许叔微以吐风散治口噤不开，不省人事。历代医家对吐法的运用指出三项原则：第一，病位在上焦。第二，误食毒物或服毒入胃未散者。第三，痰滞胸膈，热毒阻喉，宿食内停中焦，胃脘痛脓，瘀结上焦。

下法，立法总则，《素问·阴阳应象大论》说："因其重而减之"。"其下者，引而竭之，中满者，泻之于内"。"其实者，散而泻之。""血实宜决之。"《素问·热论》亦说："其未满三日者，可汗而已，其满三日者，可泻而已。"张仲景对三承气汤及脾约丸、桃核承气汤、抵当汤等皆有明确论述。张子和更发挥之，将下法定证为：病位在脏腑或骨髓内一类疾病；外邪入里化热化燥，热实之结，阻滞阳明，气机不畅而症见潮热，谵语，腹满硬痛，大便秘结，手足汗出，脉实有力；五脏实证，六腑实证，胃燥津亏便秘等；瘀血内结，痰壅等证。和法，立法总则，《素问·生气通天论》说："凡阴阳之要，阳密乃固，两者不和，若春无秋，若冬无夏，因而和之，是为圣度。"张仲景曰："阳明病，胁下硬满，不大便而呕，舌上白苔者，可与小柴胡汤，上焦得通，津液得下，胃气阴和，身濈然汗出而解。"又说："伤寒五六日，中风，往来寒热，胸胁苦满，嘿嘿不欲饮食，心烦喜呕或胸中烦而不呕，或渴，或腹中痛，或胁下痞硬，或心下悸，小便不利，或不渴，身有微热，或咳者，小柴胡汤主之。"周学海说："和解者，合汗、下之法而缓用之者也，伤寒以小柴胡为和解之方必其邪气之极杂者，结瘀一处而不得通，则宜开其结而解之……其气必郁而多逆；故开郁降逆，即是和解。"综观上文可知和法适应证：病位在少阳及胆；寒热往来；口苦咽干目眩；胸胁苦满，心烦喜呕；胆胀、黄疸等。温法，立法总则，《素问·至真要大论》说"治寒以热""劳者温之""寒者热之""清者温之"。张仲景说，"少阴病，脉沉者，急温之，宜四逆汤"，"霍乱，头痛发热，身疼痛……寒多不用水者，理中丸主之。""虚劳里急，悸、衄，腹中痛，梦失精，四肢酸痛，手足烦热，咽干口燥，小建中汤主之。"以上文献指明，病位在表或在里，或在脏腑，或在经络；里寒证；表寒证；寒性疼痛证；寒引血瘀证等皆可用温法。清法，立法总则，《素问·至真要大论》说："热者寒之，温者清之。"张仲景说："伤寒，脉浮滑，此以表有热，里有寒，白虎汤主之。"又说："伤寒脉滑而厥者，里有热，白虎汤主之。""服桂枝汤，大汗出后，大烦渴不解，脉洪大者，白虎加人参汤主之。"金·刘完素发挥《内经》五运六气主病皆化火之论，创建多种泻火清热方药，如凉膈散、双解散、天水散等。上述记载指出：病位外而经络、肌肤、卫气，内而脏腑、气血；实热证候可用清法；虚热证候。消法，立法总则，《素问·至真要大论》说："坚者消之"，"结者散之"，"留者攻之"，"客者除之"。程钟龄曰："消者，去其壅也。脏腑筋络肌肉之间，本无此物，而忽有之，必有消散，乃得其平。"何廉臣说：

"凡人气血所以壅滞者，必为其所因，先其所因而坚者消之，此即消化之法也。"综上所述指出：病位在脏腑；积聚癥瘕；停食积饮；水肿实证；胀病实证等可用消法。补法，立法总则，《素问·五常政大论》说："虚者补之。"《素问·阴阳应象大论》说："形不足者，温之以气，精不足者，补之以味。"《素问·至真要大论》曰："劳者温之，损者益之。"王冰说："壮水之主，以制阳光；益火之源，以消阴翳。"综上文献指出：病位在脏腑，尤以脾胃为要；气虚、血虚、阴虚、阳虚证候可用补法。

②外治法　立法渊源，《灵枢·寿夭刚柔》说："刺寒痹……大人者，以药熨之……用淳酒二十升，蜀椒一升，干姜一片，桂心一斤，凡四种皆㕮咀渍酒中……布绵絮。"吴尚先说："凡病多从外入，故医有外治法，经文内取外取并列……须知外治者，气血流通即是。""因文以立法……先列辨证，次论治，次用药。"综上所述，外治之法的临床运用，必须在辨证论治基础上，明辨虚实、寒热后，方可施治。吴氏外治法在祖国医学中是个伟大贡献，也是中医宝库的重要组成部分。因此本法是内科治疗手段中一种未发掘的优势。其法共分二十五类，法有八十七法，具体如下：贴、涂、敷、覆、推、熨、灸、卧、烧、爆、熏、蒸、煮、糁、掺、扑、抹、捺、拭、揩、拓、搭、摩、擦、搓、揉、按、吹、呹、嗅、嚏、闻、洗、沐、洛、浸、渍、喷、噀、点、濯、漱、纳、填、塞、导、枕、铺、煅、烁、坐、罨、掩、托、握、箍、套、佩、戴、挂、着、缚、裹、包、轧缚、兜肚、针、刺、挑、捐、吊、抽、踏、蹬、刮、拍、割缝、拔罐、咂吸、吹、摄生、导行、精神疗法、吐、粘、膏药、预防。

（7）何谓方？古人有云："可准之谓法，不易之为方。"冯兆张曰："方之为言，倣也，倣病而为方。"倣字效法也，即是说方剂的确立，是奠基于病证，有症、有机、有情、有法，以古方为规矩，合今病而变通。因此它是治疗技术的具体体现。

（8）何谓药？有方必有药，故徐灵胎曰："治病必先有药，而后成方之方也。"①什么是药？其释有二：第一，子华子曰："药也，沦也，沦者，养也。"庄子释之曰：开，涤也。文中子也解释曰："用药物以疏沦也。"即是说药一曰补养，一曰疏通散结也。第二，周礼说："医师掌医之政令，聚毒药以供医事。"张骥补注说，"毒，尔雅，恶也……有毒之药分大毒、常毒、小毒……无毒。"具体说，药本身就是毒。古人所说"药之物恒多毒"便是此义。但毒药分为两类，一曰补养，一曰攻邪，总谓一攻一补。②药验：凡中病之药，服后半日许，可验其当否？大法有三：第一，药到病除。如《灵枢》中提到，病不得卧，用半夏秫米汤，覆杯而卧。鸡矢醴治臌胀，一剂知，二剂已。第二，服药别生他病。如《伤寒论》服桂枝汤反烦。风湿相搏，服术附汤，其人如冒状。第三，服药后所病反剧，非药之误，正是以药攻病，托之使然。如《证类本草》载成讷进豨莶丸，方表云：患中风五年，服二千丸病加重，四千丸必得复，五千丸体健而壮也。

常用脏腑病证药举例如下。

补肝气药：杜仲、山茱萸、鸡肉、续断。

补肝血药：荔枝、阿胶、桑寄生、何首乌、狗脊、鹿茸、獭肝、紫河车、菟丝子、人乳。

疏肝气药：木香、香附、柴胡、川芎。

平肝气药：金银藤、青皮、铁粉、密陀僧、云母石、珍珠、龙骨、龙齿。

破肝气药：三棱、枳实。

敛肝气药：龙骨、酸枣仁、炒白芍、龙齿、乌梅、木瓜。

散肝风药：荆芥、钩藤、蛇蜕、蒺藜、王不留行、蝉蜕、全蝎、桂枝、白花蛇、石南藤、蜈蚣、川乌。

散肝风湿药：桑寄生、羌活、狗脊、松脂、侧柏子、苍耳子、豨莶草、威灵仙、海桐皮、秦艽、五加皮。

散肝风热药：木贼、蕤仁、冰片、决明子、炉甘石、青葙子。

散肝风气药：川芎、麝香、薄荷、苏合香。

散肝风痰药：南星、皂角、马尖附、天麻、白芥子。

散肝风寒痰药：蔓荆子、僵蚕。

散肝血药：谷精草、石灰。

祛肝寒药：肉桂、桂心、吴茱萸、艾叶、大茴香、小茴香。

渗肝湿药：茯苓、土茯苓、天仙藤。

泻肝湿药：龙胆草、连翘、珍珠。

泻肝痰滞药：前胡、鹤虱、磁石。

温肝血药：白虫腊、肉桂、续断、川芎、香附、荆芥、伏龙肝、延胡索、炉甘石、酒、苍耳子、海螵蛸、百草霜、砂糖、兔屎、王不留行、泽兰、韭菜、墨、刘寄奴、大小蓟、天仙藤、海狗肾、蒺藜、鹿茸、鹿角、艾叶。

凉肝血药：生地黄、代赭石、蒲公英、青鱼胆、红花、地榆、白芍、槐角、槐花、卷柏、侧柏叶、无名异、凌霄花、猪尾血、紫草、夜明砂、兔肉、旱莲草、茅根、蜈蚣、琥珀、芙蓉花、赤芍、蜡、熊胆。

破肝血药：莪术、紫贝、五灵脂、紫参、益母草、蒲黄、血竭、莲藕、归尾、鳖甲、贯众、茜草、桃仁。

败肝血：三七、干漆、虻虫、螃蟹、瓦楞子、水蛭、花蕊石。

止肝血药：炙卷柏、伏龙肝、炒艾叶、炒蒲黄、花蕊石、青黛、百草霜、石灰、刘寄奴、王不留行。

散肝热药：决明子、野菊花、夏枯草、木贼。

泻肝热药：代赭石、石楠叶、琥珀、牛黄、车前子、前胡、秦皮、铜青、石决明、珍珠、凌霄花、生枣仁、芦荟。

泻肝热痰药：磁石、前胡、牛黄。

吐肝热痰药：胆矾。

泻胆火药：钩藤、熊胆、女贞子、羚羊角、青黛、熊胆草、人中白、黄芩、大青叶、青蒿草。

散肝毒药：蜈蚣、蛇蜕、野菊花、王不留行。

解肝毒药：土茯苓、蒲公英、芙蓉花、醋、连翘、蓝子、皂矾。

拔肝毒药：青黛，轻粉。

（9）何谓调？调者，和也，护也，养也。即是调养之谓。故《素问·藏气法时论》说："毒药攻邪，五谷为养，五果为助，五畜为益，五菜为充，气味合而服之，以补精益气。"《灵枢·根结》亦说"调阴与阳，精气乃光，合形与气，使神内藏。"《王氏医存》说："古云：三分医治，七分调养，信然，凡病未愈，忽添内外杂证，或旧疾复发，皆不善调养所致。"《一得集》亦说："上古治病之法，病去则调养以谷味。"综观上述之言告诫医者：治病固然药物，针灸是需要的。但不要忘记，调养也是治疗疾病的关键一环，否则不能得到满意的疗效。然调养之法若何？①《医述》曰："医病先医人。"即是说，医生治病的首要任务是关心患者的疾苦，有同情心，应耐心而细致地做患者的思想工作，教导患者对病情勿急、勿虑、勿喜、勿怒，达到内无思想之患，外无他扰之情，即《卫生肤语》所言："保精，裕气，养神"，则疾病可痊。②华陀说："人身常动摇，则谷气消，血脉通，病不生，人犹枢不朽也。"张仲景亦说："四肢才觉重滞，即导引吐纳……勿令九窍闭塞。"颜无提出："一身动则一身强。"由此可知，人的生命全在于运动。这种运动，医学上称之为医学运动，它分为静功与动功。所谓静功即是气功疗法，其运动特点是通过守意和呼吸方式达到外静内动，静中求动，自我调节、自我建设、自我修复而使疾病痊愈。所谓动功，即是体育疗法。如太极拳、五禽戏、易筋经、八段锦、广播体操等。③古人有云："饮食生民之天，活人之本也。"《素问·上古天真论》说："食饮有节。"《素问·生气通天论》说："果肉果菜，食尽养之。"孙思邈说："安生之本，必资于食……不知食宜者，不足以生存也。"张子和教人病去则宜食养之。因而在医疗过程中，饮食疗法乃是重要一环。如温热之疾宜软食，忌硬食，但宜水果、西瓜、橘子之类，以泻热生津，使其早日康复。

（10）何谓防？防者，障也，止也，亦即防止之义，防止在医学上称为预防，也就是治未病。故《素问·四气调神大论》说："圣人不治已病治未病。"《周易》中说："君子思患而预防之。"张仲景也说："上工治未病，不治已病。"综上所述，由古至今，医疗上首先强调的是预防，其次才是药物治疗。而预防有二义，一是人在未病之前，经常要防止疾病的发生，如何预防之？《素问·上古天真论》指出，"食饮有节，起居有常，不妄作劳，故能形与神俱，而尽终其天年，度百岁乃去。"又说："虚邪贼风，避之有时，恬淡虚无，真气从之，精神内守，病安从来？"《医宗释疑》说："勿摇而精，勿劳而神。"二是人已发生疾病，在治疗用药上，要防止病理传变、他脏也发生病理改变，即仲景所说："见肝之病，知肝传脾，当先实脾。"是其义也。

3. 学习内科学的方法

内科学是中医各科的基础。因此，要学好内科学必须坚持走"书山有路勤为径，学海无涯苦作舟"的道路。的确，中医文献浩如烟海，汗牛充栋。所以，没有持之以恒，勤奋读书，刻苦学习的精神，就学不到中医学术的真髓。中医文献，据全国联合书目记载共有医药书籍 7661 种，这样浩翰的医籍，怎样才能学到手呢？其学习方法如下。

（1）循序渐进 循序渐进是一种学习方法，也是一个不能违背的客观规律，否则欲速不达，就走弯路。遵守这一规律，学必有获，遵循这种学习的门径，首先要学好内科基础知识。《内经知要》、《汤头歌诀》、《濒湖脉学》、《四百味》及《药性赋》等，是攀登内科学高峰的必修课，在没有透彻领会和牢固掌握之前，不要急于去学习诸如《内经》、《素问》、《灵枢经》、《难经》、《温病条辨》、《杂病广要》等书籍，以防顾此失彼。正如我国数学家华罗庚所说："自学不怕起点低，就怕不到底。"总的学习规律是：低—中—高—深—精—尖。其目的是取长补短，贵在实用，克服盲目性，增强自觉性，不断调整学习书目内容和速度，求实效，才能达到内科学的光辉顶点。

（2）攻读精学　攻读精学是指学问有了一定根底，就要更上一层搂，向着博学精专迈进，有计划按顺序学习：《内经》—《难经》—《伤寒论》—《金匮要略》—《温病条辨》—内科，先是粗读，再精读，后缩影。

①什么是粗读？粗读是了解《内经》概貌，如阴阳五行学说、脏象学说、病因学说、病机学说、辨证体系、诊法学说、治则学说等粗略内容。

②什么是精读？精读即细读，更精细地通、释、体会，三者互用，达到融会贯通的目的。例如《内经》引用21种古代文献内容，然后再读各家注释，从中择其善者而从之，其不善者而改之。如《素问·上古天真论》提出，"天癸"男女皆有，但男为阳，女为阴，而且许多医家认为，人之始，即胚胎也，是男精女血交合而成。精血皆阴，天癸也是阴，这叫孤阳不生，独阴不长。如何能使胚胎形成？因此根据读《素问臆断》，改为男者曰天壬，女者曰天癸，才能达到阳化气，阴成形，而胚胎作矣。

③什么叫缩影？缩影就是在精究细研经文的基础上，将与内科有关联的经文加以归类注释，然后用于临床验证之。如"诸风掉眩，皆属于肝"便是明证。他如伤寒、金匮条文指导临床比比皆是。总之精读是"去画皮方见肉，去尽肉方见骨，去尽骨方见髓"。

（3）温故知新　孔子曰："温故而知新。"是人成功的秘诀，是学习和记忆之母，也是向新的知识领域进军的一条捷径。如对《内经》、《伤寒论》、《金匮要略》已能熟练成诵和正确解释，这只是登上一个阶梯，虽然旧的知识已掌握，但还必须反复诵读加以强化，知识才能巩固，才能开始学习新的知识。如对内科学讲义，虽已完全掌握和熟读，但它仅是内科的启蒙，指导临床是不够用的，必须再学习《罗氏会约医镜》、《杂病证治准绳》、《杂病源流犀烛》、《杂病广要》，等等，才能达到举一反三、融会贯通的目的。温故就要"逐句玩味"，"反复精详"，才能有所创见，推陈而出新。如刘完素所著《素问玄机原病式》，张景岳所著《求正录》、《传忠录》等都是温故知新的典范。

（4）书内书外　一个人要善于学习，除上述方法外，更重要的是，不但善于学习书内知识，更要善于学习书外知识，往往书内的知识难以解释之处，却被书外知识给予点破；使人豁然开朗，顿开茅塞。所谓书内知识是指中医所有书籍而言，如《素问》、《灵枢》之类是也。所谓书外知识是指中医书籍以外相关的书籍，如《癸巳类稿》、《问思录》、《俟解》、《易经》、《书经》、《左传》、《归田琐记》、《酉阳杂俎》、《诸子百家》、《永乐大典》之类是也。为什么说书外知识能使人对书内知识中不易理解处顿开茅塞？如《素问·宣明五气篇》说："心藏神，肺藏魄，肝藏魂，脾藏意，肾藏志。"王冰释之曰"两精相搏谓之神，并精而出入者谓之魄，随神往来者谓之魂，心有所忆谓之意，意之所存谓之志。"马元台释之曰："神之所藏在心，以心属阳，心为牝藏，故藏之。魄之所藏在肺，以魄属阳，肺为牝藏，故藏之。魂之所藏在肝，以肝属阳，肝为牝藏，故藏之。意之所藏在脾，以脾在志为思，惟意者，心之所主故藏之。志之所藏在肾，以志者，心之所立也，志主于坚，肾主作强，故藏之。"张志聪曰："经曰两精相搏谓之神，是神乃阴精所生而藏于心脏，魄乃阴精所生，肺为阴藏，故主藏魄，肝为阳藏，主藏魂，心主血脉，血生脾，故心之所意而藏于脾也，神生于精，志生于心，亦心肾交济之意。"汪昂释之曰："魄属阴，肺藏魄，人之运动属魄，魂属阳，肝藏魂，人之知觉属魂。"姚止庵释之曰："神者也，主宰一身而司变化者。"何炊释之曰："心为五脏六腑之大主，而总统魂魄兼该志意。"以上是书内诸家解释，而书外《问思录》曰："肝藏血，血舍魂，肝藏荣，荣舍志，心藏脉，脉舍神，肺藏气，气舍魄，肾藏精，精舍志，是则五脏皆为性情之舍，而灵明发焉……魂为神使，意受神发，魄待神功，志受神摄，故神为四者之津会也。"综观上述记载说明书内解释都不够满意，也难理解，但从书外《问思录》中却得到启迪，我们认为，肺藏魄，肝藏魂，心藏神，脾藏意，肾藏志，五藏所藏的写法是倒叙笔，故肺脏的生理之所以正常活动是受魄支配的；肝脏生理之所以正常活动是受魄支配的，脾脏生理之所以正常活动是受意支配的，肾脏生理之所以正常活动是受志支配的。而魂、魄、意、志之所以能支配五脏六腑，经络、皮肉、筋、骨生理活动若一，是因受神总统之。神为什么能主统？因神之原在脑，脑为元神之府，神机之原，而为一身之主宰。因此，神、魂、魄、意、志是人体五神，上使于下，而下返于上，此为生生不息之理。也就是书外知识启发了人们对书内知识的理解，产生了新的认识和理解，并创立新的理论体系。正如陈善所说："读书须知书入法，始当求所以入，终当求所以出……盖不能入得书，则不知古人用心处，不能出得书，则又死在言下，惟知出知入，乃尽读书之法。"即为上述之据也。

　　（5）观察实验　临床病例观察是提高医学理论重要途径之一，尤其是动物实验,古代医家十分重视,而且将实验做了记录。古如唐朝本草学家陈藏器所著《本草拾遗》中记录道:"赤铜屑主折疡,能焊入骨,及六畜有损者,细研酒服,直入骨伤处,六畜死后取骨视之,犹有焊痕,可验。"而宋·寇宗奭在《本草衍义》中也记载说:"有人以自然铜饲折翅胡雁,后遂飞去,令人(以之治)打仆损。"这两段记载说明,用动物做药理实验由唐、宋就开始了,可惜没有延续下来。但时间距今虽隔上千年,然而它是科学,是中医学的骄傲,因为它给现代医学开了先河。而且现代科学实验证明,铜元素是骨骼中制造成骨细胞必不可少的物质。除上述记载之外,明代伟大药学家李时珍曾用自己身体进行实验,服用较大量的洋金花,验证其对人体的麻醉作用,用动物做实验更为常事。以上事实告诉人们,读书必须与观察实验相结合,边读书边实验,才会得到更大的读书效益。

二、人体三维生理系统简述

人体内外、表里、上下皆有三维生理功能参与,而人之生命起源也是如此,胚—胎—形成胎儿至出生,此精是胎儿化生之用,故《灵枢·经脉》说:"人始生,先成精,精成而脑髓生,骨为干,脉为营,筋为刚,肉为墙,皮肤坚而毛发长……脉道以通,血气乃行。"但人初生落地,离开母体独立生存,此精为生命活动之需,该精称之终生生化之精,正如《素问》所说:"夫精者身之本也。"《灵枢·决气》亦说:"常先身生,是谓精。"此精后世医学均称之为"先天之精"。清·吴澄《不居集》曰:"人自离母腹之后,便属后天,后天之本在脾胃。"《景岳全书》强调说:"脾胃为水谷之海……人之既生,由乎水谷之养。"明·周之干《慎斋遗书》明确指出:先天之精形成之胎儿,离母体之后,必须以后天水谷之精不断充养,才能保持旺盛,其精力方能取之不尽,用之不竭,是形体健壮之基,故曰:"凡饮食入胃,全赖脾气运之,其经上行于肺,化为津液,肺复降下,四布入心,入脾,入肝为血,入肾为精。"由此析之,精是人体万物之源,以三维为组,何以知之? 先天之精受自父母,即阴精、阳精二者交融而后化生真精,从而形成阴精、阳精、真精三维之系,故精能化生万物为生命之用,而核糖核酸、蛋白质也是精中之一。

"气"是生命起源化生之本,生长壮劳已之能,故为人主要生理之渊薮。而人身内外。上下之气,皆禀受于父母之精,此精内胎祖气,故清·黄元御《四圣心源》曰:"祖气者,含抱阴阳。"也就是父母赋予阴气、阳气，二者相互渗透，相互为用，转化为真气。真气者，为其之根，近代学者陆锦燧先生在《景景室医搞杂存》中说："其气所化，宗气，营气，卫气，分而为三（即三维系统之气），由是化津，化液，化精，化血，精复化气，以养生身……以尽天年，全恃气化也。"由上述可知先天之精和后天之精之活性，必赖气之催化作用，精方能分解化生万物，以供生命活动之需。

"神"是生命起源之一，又是人身各系统生理活动生生化化之统帅，《灵枢·本神》说："两精相搏谓之神。"两精者，即父母交媾之精。宋·周守中《养生类纂》说："夫神者，生之本也。"又曰："精者连于神。"《灵枢·本神》继而指出："何者为神？岐伯曰：血气已和，营卫已通，五脏已成，神气舍心，魂魄必具乃成为人。"综观上述，此处所讲之心为神明之心，即脑髓，即精成而脑髓生，神也生其内，故曰元神之府。神之知觉来源于魂，何以言之？《左传》曰："魂主觉。"纪晓岚《阅微草堂笔记》曰"魂升"。《阅微草堂笔记》又曰："魄降"。《白虎通》又曰："魄者……以治内。"可知神—魂—魄三者形成神之三维生理系统，上居于脑，下布脏腑四肢百骸。

总之精、气、神三者组成人之生命三维系统，在其作用下，相互转化，进而分解成万千细胞而为人身之用。所以"精者体之神"（宋《博物志》）。"气乃神之祖，精乃气之子，气者精神之根蒂也"（李杲《脾胃论》）。"精者，神之本，气者，神之主"（明·周臣《厚生训纂》）。进而析之，精是生命需要的各类物质生化的基本原料，因其静，活性乏，必籍气之动力始能为生为化，故《素问·天元纪大论》说："故物生谓之化，物极谓之变，阴阳不测谓之神……夫变化之为用也。"也就是说，精在气化作用和神的调节下，完成生命之需的数以万计的多样性的活性物质，而核糖核酸、蛋白质也是精气神化生，即三生万物之理也。

《素问·宝命全形论》说："人生有形，不离阴阳。"阴阳植于人身内既有物，又有质。质言脏腑、经络；物言气血、津液、精、水、火之类。但"阴阳之变，其在人者，亦数之可数"（《素问·阴阳离合论》）。"数之可数"之数是三，即阴为三维系统，阳也是三维系统。三维者，生理之功也。

太阳之功主开，其用为出，必得少阳枢机之力，以布卫气于表，为防御之屏障，饮食能化，水道能通，能化能通为开。阳明之机主合，其用为入，主纳，必藉少阳枢机转运之能，外出营血，内纳水谷，以使中气内固，形成阳之三维功能。

太阴之功亦主开，必藉少阴枢机旋转散精以升于上，施布精气以降于下，能升能降为开。厥阴之能主合，必有少阴枢机旋转之力参之，阴血以生以藏以调之，能藏能调，故为合。是为阴之三维的生理。

《素问》曰："三焦者，决渎之官，水道出焉，属膀胱，是孤之府也。"又曰："上焦出于胃上口，并咽以上，贯膈而布胸中……中焦亦并胃中，出上焦之后。此所受气者，泌糟粕，蒸津液，化其精微，上注于肺脉，乃化而为血，以奉生身……。下焦者，别回肠，注于膀胱而渗入焉，故水谷者，常并居于胃中，成糟粕而俱下于大肠而成下焦，渗而俱下，济泌别汁，循下焦而渗入膀胱焉。"《难经》二十五难、三十八难提出三焦有名无形。任老认为：不然。三焦既有经又有脉，更有表里之合，也有"密理厚皮者三焦膀胱厚，粗理薄皮者三焦膀胱薄"（《灵枢·本藏》）。考之原文，说明三焦既有名又有形。三焦之形是脂膜，内有膜络，位于躯壳半表半里之间，肌腠之中，脏与腑交接之处，腹腔之内。脏腑内外、胸脂膜与腹膜，在生理上形成三维系统。它的功能有：一是气化功能；二是生化功能，即化水谷为精微津为液为血；三是分泌功能，即上焦如雾，中焦如沤，下焦如渎，浊阴之浊能分，清阳之气能升，精液能为生化之用；四是新陈代谢，推陈出新，保持生命旺盛之机。《华氏中藏经》所说"三焦者，人之三元之气也，号曰中清（精）之腑，总领五脏六腑，营卫经络，人之左右上下之气也。三焦通，则内外左右上下皆统也，其于周身，灌体，和调内外，荣左养右，导上宣下之功"，便是上述之义。

《素问·经脉别论》曰："饮入于胃，游溢精气，上输于脾，脾气散精，上归于肺，通调水道，下输膀胱，水精四布，五经并行……揆度以为常也。"此段经文说明人体内水精、津液、"体液"（《溪医论选》陆晋晟撰）的循环过程。此代谢三维系统是以脾胃升降枢纽为核心，因脾升胃降，水谷之精微始能化生为精为液，形成人体内所需之水精、体液。而水精、体液之所以能滋润四肢百骸，主要以脾之转输之力，由液道、水道上行注于肺，肺得其滋润，则行治节之能，肃降浊者注入膀胱而排出体外，以保身体之健。

李时珍说："命门者……其体非脂非肉，白膜裹之，在七节之旁，两肾之间，二系著脊，下通二肾，上通心肺，贯属于脑，为生命之源，相火之主，精气之府。人物皆有之，生人生物皆由此出。"（《本草纲目》）由此文可知肾命—心肺—脑，形成三维系统中的三轴，一是生命之轴；二是相火性腺之轴；三是气归精，精归化，生物生化之轴，故此之轴（维）为生命之主。

人体三维防御系统的基础是真气，《灵枢·刺节真邪》说："真气者，所受于天，与谷气并而充身也。"此所谓的"天"指先天——肾命与后天——脾胃。人所食之水谷，经脾胃升降作用而化生成精微，此精微可充养身体，防御外邪，亦称"正气"。所以《灵枢·小针解》说："神者正气也。"而正气、营气、卫气三者构成人体三维防御之系统，"营出于中焦，卫出于下焦。"中焦者脾胃——"脾者营之本"（《卫生宝鉴》）。可见三维防御之气的生成以真气之神与精为根，如此而生正气、营气、卫气，是为"气之三也"。三气防御之功能是"正气存内，邪不可干"（《素问·刺法论》）。随而言之，因营行脉中，形成血、津、脉三者防御屏障，毒邪不能犯之；卫气行于脉外，布护于肌腠、皮毛，形成体表防御之藩，篱毒邪不得侵。

人体之首是脑，脑生于先天之精，即阴精与阳精交融为一体，未分未化未生是无形状态，名曰"混沌"。但"混沌"之内，胎蕴先天之"真"，此真是指真气、真精。真精在真气催化作用下，形成为脑髓，脑髓由阴精阳气相互转化，一分为二为左右。脑之左者主动、主升、主开，右者主静、主降、主合。故脑是神明之太极，如此形成人体内精、气、神三维之系统。脑之太极又分为大太极即脑之形态；中太极者即脑髓内之多精质体，精质体蕴藏元神，元神之功能名曰神机，神机之动静、升降、输出、收入之脉络名曰"神经"（此三神之名见《本草纲目》、《素问·六微旨大论》、《伤寒论条辨》），此是脑神三维系统；小太极者即脑髓之一百六亿个细胞，因每个细胞内皆具膜、脂、肌核，均具有升降、动静之功能，是生化连接、调控、表达之基，故小太极又构成动静—升降—器之三维系统（大、中、小太极之说见《太平经》）。而脑外募原、气街、血海以及正气、卫气、营气所构成之三维防御功能，限于篇幅，此处暂不论之，待后世医之秀哲，补而充实之。关于人与天地相参，与日月相应之三维天人观，以及百病之起，有生于本者，有生于标者，有生于中气者之病态三维，等等，亦不赘述。

三、心脏生理及病理

中医学认为某一脏器的生理活动不是孤立的，而是和其他脏腑生理活动密切相关，相互促进，相互渗透，互相制约的，故《素问》曰："凡此十二官者不得相失也。"即是此义。

中医学将心分为神明之心和血肉之心。前者是指脑神经而言,后者是指心脏而言。心位于"肺下肝上","形如未开莲花","人心动,则血行于诸经"。所谓的肺下肝上,是指心脏居胸腔,大如拳,左右有肺,"心尖略向左""体外圆滑,内腔如囊中有横直肉相隔如户如房"的解剖部位。主血是言心脏主持血液循环。在心气的鼓动和神明的调节下,使心脏不断地发生节奏性跳动,将血液输进血脉,循环于机体内外,然后由全身各处汇集的"各经之血,无不上会于肺",从而构成机体的大小循环,担负着"食气入胃,浊气(精气)归心,淫经于脉,脉气流经,经气归于肺","肺主呼吸,司清浊之运化"的任务,保证了人体的正常生理活动。

1. 心脏与其他脏腑的生理关系

(1)心与肺 心肺为阳,同居于胸中和膈上。肺主气,心主血,气血相依,相互为用,相互促进,以心经的直行之脉,从心系上肺构成气得以濡之、血得以煦之的生理活动。所谓气得血以濡之,是言气机所动受血液滋养而不亢不燥,推行血津循环行于全身,内濡脏腑,外养四肢百骸;血得气以煦之,是言血赖气的熏蒸而动,循行不息,从而形成肺主气,以呼吸清浊,推行营卫,施布津液,心主血,以运行营养物质,供机体生理之用。此谓:"心者血,肺者气,血为营,气为卫。相随上下,谓之营卫。通行经络,营周于外,故令人心肺在膈上也。"

(2)心与脾 心居胸中处于上焦,脾居于腹处于中焦,以募原和脾支脉构成气化功能之用。所谓气化者,是言心阳和营精下济于脾,使脾气得充,精气得助,阴阳相交转化为元气。元气生,则中轴得定,运化之机得宣,胃气得行,升降功能得以斡旋于上下。水谷得化,津液以布,脾血得以统运,营气以行,上布于心,心营得资,心体得养,则神气安宁,血气乃和,此谓"心之脾胃"之用的机制。

(3)心与肝 心与肝的生理关系是以气血为用的。因肝脉的分支络于肺,吻合于心脉,则成"心肝气通"。所谓血者,是言心主营运的血液藏于肝,肝体阴用阳,其性刚劲,主动,主升,得心输其血精以濡润之,刚劲之质得以柔和之体,以布生发之阳,此谓"阳潜于阴,阴出于阳"之理;所谓气者,是言肝体柔和,生阳畅茂,疏泄之机得通,心受其气,则心气得充,心阳得助,血液得行,营卫得布,津液得散,机体得养,脏腑得滋。

（4）心与肾　肾的支脉，络于心脏，以成心肾相交，升降相因，阴阳相济的关系。心阳转化为心气，一是以肾阴上交于心，则阳得阴而化，心气温润，血液得行。此为心阳动而火不亢。肾阳转化为肾气，是以心阳下济于肾，则肾阴得阳而生，肾之真气，上通脏腑，以为生理之用，此为心肾相交之理。

（5）心与小肠　心是从少阴之脉络于小肠，而小肠经脉也络于心，因而构成心与小肠在生理上互为表里。所谓表里者是言阴阳互用。而阴阳互用即是阴火与阳火的互济。心为阴火为君而主静；小肠为阳火为相主动，动静相合则蒸精化液而生冲和之气。因此，心有此气则心动不疾不徐，以行血液循环之用。其脉乃调，神则内藏，心动有节，营、精、津注入机体内外，脏腑得润，皮、毛、筋、骨得濡而不燥；小肠得此气，则行受盛之用，以济泌别汁，上供心脏之需，内滋心火；下济他脏他腑，以滋其体，则生理活动若一。

（6）心与胆　心与胆相通，是言气血之用。因心为君火，胆为相火，动则为刚，从而在生理上形成刚柔相济，阴阳互化升降相关，升则为阳，降则为阴，清浊已分，清浊之间是为少阳生阳之气。而生阳之气以助中气（木疏于土则运）。中气者，阴阳升降之轴，气血循行之枢，少阳升发之气借此枢轴上升于心，则心阳有助，心气有资，以行于血，血得煦，则营运于精、气、津，以供生理之需，君火之气借此枢轴下降于胆，则胆之少阳升发之气得血以濡之，津以润之。虽为相火之体，而其气不燥而生冲和之气以供之，故《素问·调经论》说："五脏之道，皆出于经隧，以行血气。"黄坤载亦说："阴阳则有清浊，清则浮升，浊则沉降，自然之性……，清浊之间是谓中气者，阴阳升降之枢轴。"此即所谓心病治胆、胆病治心的道理。

综观上述，心与五脏生理功能是相互为用的。故心病则神摇，神动则脏腑不安，心神不宁而疾甚矣。故《推求师意》说："心动则心之所以为病，病则有因，因者，内外之邪所致。"

一为先天所致。先天因胚而生，生则心体内如房如户之体不全而血行不畅，内蓄瘀血于心，瘀血内结，血不舍神则神气外浮而成心悸、怔忡之患。

二为风寒湿邪或风湿热邪乘机体内在正气不足，外在卫气不固，腠理不密而内侵肌腠，流入关节。久而不除，则邪气深犯于脉，发为脉痹。感于邪，内舍于心，导致脉气不通，心体受损，房户伤，而生心痹，"烦则心下鼓，暴上气而喘，咽干善噫，厥气上恐"（《素问·痹论》）。

三由湿热病毒作用于咽，渗入营血，浸淫于心，久则心体受伤，体伤则气耗，耗则不能养神，而生怔忡、短气之疾。

四为素体禀赋不足或病后虚弱所致。伤精不足，津血内虚，心体失养，心神不能内藏，动摇于外而呈心悸之患，亦有损伤于阳，阳伤则虚，阳为气之体，气是阳之用，故阳虚则气虚，虚不能生神，导致神气内动，心无所主，故心悸作矣。

五为情志所伤，情志致病有四，一者喜怒不止，怒为肝志，怒而不止，郁闭肝气，不能疏泄于外，内气化火，气火相结，内扰于魂魄不能内安，反上逆，触犯心神不宁，心悸乃发。二者思虑日久，或饮食劳倦过度，损伤于脾，脾伤不运，斡旋无力，升降阻滞，发生清者难升，浊者难降，引起气血生化无能，气血亏乏不能上奉于心，故使心乏清气资养，精津滋润，神不能内守而生心悸之患。故周慎斋曰："脾既不转输，则心亦无阻奉生而化赤。"又曰："心之脾胃虚则气不到于心，心则无成，亦不奉生。"三者为暴喜伤阳，"喜出于心"，阳伤则心气弱，弱则火衰，或肾素久亏，亦有先天肾水不足，或过恐，房劳伤肾，肾伤则水弱精虚，从而在病理上形成心火弱不能吸收肾水上升于心，肾水不足则不能引心火下降于肾，造成水火不济，心肾不交，相火不能下潜，反而上腾冲击君火不宁，神摇于内而呈心悸、怔忡之病。故周慎斋曰："神者心也，气者肾也。"又曰："欲补心者须实肾，传肾得升，欲补肾者，须宁心，使心得降"，即为上述之义。第四为"惊怕则胆伤。"少阳春生之气乏，心失少阳生发之气资助则心气乏，"内动于心，心动则神摇"；"心无所依"而病心悸、怔忡之患。

六为久患肺胀、喘咳之疾，肺体受损，体胀气逆于内不能宣发于外，肃降于下，残留于肺，引起经气不畅，络血不通，使心气滞，血行不利，滞留于心，久则肺心同病而呈喘、悸不得卧，此为《巢氏病源》"肺气虚极，邪则停心，时动时动"之理也。

七为久食膏粱之味，内变脂液，渗入营血着于血脉，留而不去，久则脉体不柔，心之毛脉行血不利，清气内乏，心体失养，而生心痛或真心痛，亦有心气不足或心阳不振，或心气阻滞，或大寒犯心，引起心与血脉功能失调，形成瘀血阻络，心乏清气之养，津血滋荣而生真心痛。

八为亡血竭气或肾精亏耗不能生髓，髓虚不能生血，血少不能养心，则心动神无所归而病心悸、怔忡。

九为久患心痹，真心痛；肺心同病，心体损极，心阳内乏，心气内脱，血气不能通达四末，大经小络瘀滞，而生心之危候。

他如瘿气、白喉、热毒犯心、药物中毒，等等，也损害心脏而成心疾，兹不赘述。

2. 四诊要略

《难经》曰："望而知之谓之神；闻而知之为之圣；问而知之谓之工；切而知之谓之巧。"由此可见，医生诊治疾病必须熟悉四诊内容，巧用于临床，四诊合参；才能达到知色脉，万举万当地辨识疾病的目的。

（1）问诊要点　问诊对心脏疾病的诊断尤为重要，它有助于了解病性、病情、虚实、寒热、阴阳，等等。如心有疾病，常在夜半出现呼吸困难，卧则剧，坐则减。胸痛常常是心痛彻背，背痛彻心，持续时间少则3～5分钟，多则数小时。但有时亦呈胃脘部疼痛，首先考虑为厥心痛、真心痛或心包络疼痛。胸闷，短气，善太息，动则加剧，静则症缓，多为厥心痛、心痹之疾。

心悸是临床上时悸时止，多与情志变化有关的症状，首先考考是否有百合病、脏躁等神志性疾患。

怔忡是心跳无有休止，喘而不得卧，甚则咳血而症缓，多为心痹之患。亦有咳嗽不得卧，心中动而不宁者，多为肺心同病。

脘腹胀满多为心脏之疾，因心病胸阳不展，上焦不宣，中焦不运所致。

发热绵绵长期不解，汗出热不衰，关节肿痛，下肢有环形红斑者，多为心体病变，而生心热之疾。

头痛而眩晕者，多为心脏之疾。因心痛则血不荣于脑，脑乏清阳之气，则脑逆而致病矣。

口干口渴不欲饮，多为心脏发病，内有瘀血，津亏，经络阻滞，不能载津血上荣而生。

心悸、气短，恐惧不解，吐黄水者多为克山病而致心体损伤。水肿若"从脚肿者，其根在心"，多为心衰之候。

（2）望诊要点　心脏之疾，必先察色，望形，观舌，以测其轻重、虚实。观其二目，以观神用，决生死。其原理是"十二经脉，三百六十五络，其血气皆上于面而走空窍，其精阳上出于目而为睛……形色之理，阴阳之道也"。面色苍苍如死状，多主心痛。心热病者，颜先赤，肩息。颜面色呈青白而暗，多为肺心同病。颜面色红而透黄者，多为气血上冲而为。心悸口舌红而晦暗，面色见青，口唇紫绀，多为心衰之患。颜面色白而透黄，二目暗黑者，多为瘀血心痛。颜面苍白是亡血失精而致。心悸怔忡，下肢浮肿或肿而色赤，其根在心，多是心衰之候。色赤脉络溢者，心热也。面若涂朱者，心火也。色赤脉坚，喘悸名曰心痹。颧赤舌卷短者，心病也。面赤黑者，心绝。面赤如脂者，心绝也。面赤黑，汗出如珠者，心绝也。唇齿赤者，心热也。上唇赤，下唇白，心肾不交也。唇白，目内眦白，面瘦而白，四肢肿或脑痛，脉跳而数者，心虚血下是也。面黑唇青皆死证也。内热口开舌破，咽塞声嘶者，心脏实。患者口张开者，心先病也。目赤，病在心。直视摇头者，心绝也。面赤目黄，心主所生病也。目黄喜笑，心所生病也。目黄青紫，脉涩，瘀血在胸。二目黯黑者，内有干血也。目无光者，命绝之候，舌纵舌短者，病在心。舌卷囊缩者，心肝之证候。舌强舌硬者，心脾之病形。舌淡红为正色；深赤为太过；淡者为不及，深紫，血分热；淡白，气分寒，深青者，瘀血疼痛；舌红多为邪在营，脏腑热，心热；绛舌多为热极，瘀血内积，心经有热而生心衰。蓝舌多为寒，热毒疫入血而肺衰，心衰之候。苔薄白而滑者多为寒湿或饮停少阴之络。白厚腻滑苔多为寒痰内犯；薄黄苔多为上焦湿热或为热邪；薄黑苔多为阴寒。虚里出于左乳下，其动应衣者，多为心痹，肺心同病之疾。爪中青紫多为真心痛或心衰之候。心窝汗出者，心脏亏虚。汗出如油者，命绝之容。咯血色正赤，如朱漆光泽者，属于心。叉手扪心，汗出短气者，多为厥心痛。

（3）闻诊要点　《素问·阴阳应象大论》说："视喘息，听音声而知所苦。"由此可知，闻诊是诊治疾病的主要一环，诊断心脏病更是如此。因为通过医者二耳灵敏的听觉，以分辨患者声音高低，强弱，而察其心之虚实，寒热，辨其盛衰。其理安在？曰"万物有窍则鸣，中虚则鸣"，肺叶中空，形如蜂巢，心肺中虚，并有横直肉相隔，如户如房，故"气藏于心肺，声音能彰"。因此，心衰者，其声短，其音低，并前后继续之语。多语为阳候。息高者，心肺之气有余，呻吟叉手冒心者，多是厥心痛，大哭不止，独言，独语，言谈无序乃为心病。喑喑然不彻者，心隔间病。张景岳曰："怔忡之病，心中筑筑振动。"此段文字既是怔忡概略，又是对心音描述的揭示。何以言之？曰：筑筑是取榔头打墙之音，以形容心音。具体讲，筑筑就是指心脏开合过程中气血相激而产生叭哒、叭咕或通哒之声而言。然"声为单出，音是杂比"。圆心之叭哒之音发生杂比之音者即有心脏之病，因此借用听诊器去听，去分辨，有助于诊断定性，定位，以扩展听诊之域。

（4）切诊要点　切诊是四诊之一，所谓切诊，一是叩诊，二是切脉。"脉为血脉，一身筋骨，皆于是宗，一身疾痛，皆于是征。"由此可知，切脉是测知心脏疾患虚实、寒热、盛衰的重要一环，亦即丹溪所言"脉者，幕也，如幕外之人而欲知幕之内事也"。所以然者，"经络者，脉之道路，动见者，脉之征验。"故脉浮无力者，为血虚不能养心，神失血舍外浮则心悸。脉迟者，多为心阳不足，心失阳气温化，则心悸而缓。脉见疾数之象，多为心痹，肺心同病，心衰之候。脉弦而紧者，多为厥心痛。脉见叁五不调之象，有代、有促、有结之异，多为邪留于心，则心生惊悸，怔仲，但结脉"至有一生而见结脉者，以是平素异常，不可竟作病治耳"（《脉理求真》）。脉见疾数或九至脱脉，釜沸之象，多为心衰。脉见雀啄、虾游，多为心悸而颤掉之患，其病重危。

四、肝之生理补谈

肝的生理功能一般而言，可概括为：肝为风木之脏，性喜条达，而恶抑郁；体阴用阳，内寄相火，易动难静；其功能主疏泄，主筋膜，主藏血，主藏魂，主爪甲；其在志为怒，为罢极之本，在窍为目。此等功能为医者所共识。今就几则继承问题，略陈述之。

（1）"肝为水渎……主疏泄，有水则随之上下"（上海市中医文献馆编《肿胀专辑》）。渎为气之水窦，而气液之源在肾间动气。肾间动气为生命之根，气化之本。气化之所以通达机体上、中、下三焦，而由肾之经络输送于肝，皆缘于乙癸同源之故。肝得此气方有疏泄之功，故肝为气化旋斡之器。器者，乃升降、出入之受体，故肝气畅达，气化方能疏泄于上、中、下三焦。上焦得此气，则肺有肃降之权，通调水道，其状如雾；中焦得此气，则脾胃有升降之力，清阳与浊阴之气能分，其状如沤，其中有精、有气、有渣，是为分清降浊之理；下焦得此气，则真阳之精气，始能从下而达上，成为氤氲气液之源头，如海川潮汐，从而施行"水精四布，五经并行"水道畅通之常理。此为肝主水渎枢机之义。

（2）柯琴曰："调血者，当求之于肝也"（《伤寒论注》），又说："精道由肾，血道由肝。"朱橚说："髓者，精之根……精者，血之本"（《普济方》）。李中梓说："血之源头在乎肾"（《士材三书》）。先贤论肝肾关系如此，然亦有未尽之处。任老认为肝肾同源，经络相连。肾藏精生髓，精髓受命火之温化与相火之激发，经脾的作用而化"赤液"注之于肾脉是为血。再经肾之施泻之力，由血道藏受于肝。肝有血窦，是为血海，乃贮血之器。此器有升降出入之能，并受肝藏魂之支配，故《灵枢》曰"血舍魂"。魂乃肝之神机，主升主发。在肝疏泄功能的统调作用下，血液进注于血道，有节律地将血液分布于经脉之中，内而脏腑，外而四肢百骸。所以《素问》说："肝受血而能视，足受血而能步，掌受血而能握，指受血而能摄。"进而言之，耳受血而能听，脑受血则元神有主、神功能发、神经能统、能传导，而脏腑经络亦是如此。以上概述肝具调节血液流量之理。

（3）章潢说："肝者，凝血之本"（《图书编》）。肝是藏血之海，而具调血之能，何以又为"凝血之本"？此因肝气内变，因变致逆之故。肝气逆则为害，害则败乱，从而导致肝气不顺，疏泄失常，少阳经气不得升发，经脉失煦，血行不畅。血逆为瘀，血滞则凝。故曰："肝者，凝血之本"。

（4）高世栻曰："肝主肌腠"（《医学真传》）。此理世俗不知，误以为肌腠属皮毛，为肺所主，其实不尽然。肝为疏泄之脏，主筋膜。筋有结络，联络肝脾。脾主肌肉，受肝疏泄功能之制约。少阳升发之气能升发，则肌腠始能得以温煦。再由肝调之以血，则肌腠受血的濡养而不燥；筋肉受血而能伸能缩；皮腠玄府受血能开能阖。从而机体之气液代谢如常，肢体强健有力。

（5）周声溢说："肝主睡，主眠"（《靖庵说医》）。肝何以主睡眠？因肝为魂之所居，舍于血，主知觉，主升，能除秽，昼则由脑神统魂，以行知觉之功，夜卧则血归于肝。"人之魂，藏于夜"（《靖庵说医》），知觉功能内收，故肝主睡眠。

以上五者，乃补充申述肝之生理功效。

五、肾的生理病理及诊要

肾为人体重要脏器之义，体具阴阳，系水火之宅。人之五脏六腑和经络的生理活动，皆发源于肾。所以，肾是生命之根，精微之府，气化之基。

1. 肾的生理

（1）解剖与部位　《难经》说："肾有两枚，重一斤一两"。李梴：

"肾连胁下，对脐形如豇豆，相对如环曲贴脊背膜中，里白外紫"（《医学入门》）。孙东宿说："肾与脐对，而曲附脊膂"（《赤水玄珠》）。上述记载说明肾脏解剖部位及外部形态与西医学认识基本一致。但也有不符之处，如对肾体的结构的认识粗而不细，述而不详，只描述肾内有血脉、经络、命门、肾门等。虽没有今天解剖之细，但是今天之解剖也是在此基础上发展起来的。

（2）肾藏精，为发育、生育之源　肾是先天在本，性命之根，关键在于"肾藏精"的作用。《素问·六节藏象论》曰："肾者主蛰，封藏之本，精之处也。"《素问·金贵真言论》说："夫精者，身之本也。"

肾所藏之精有两类：一类是男女媾精之精，它是生育繁殖的根本。《灵枢·经脉》说："人始生，先成精。"即指此精而言，后世医家称之为"先天之精"。但先天之精在生化过程中的强与弱是赖肾气之盛衰而决定的，《素问·上古天真论》说："女子七岁，肾气盛，齿更发长。二八，肾气盛，天癸至，精气溢泻，阴阳和，故能有子。"此谓"女子二七而天癸至"，此"天癸"实指"天壬"而言。壬癸皆属北方水，然而"癸"为阴水，而"壬"阳水。故按天干之阴阳配属，壬干属阳，癸干属阴。虽然男子应为"天壬"至，则精气溢泻，若阴阳和而能有子。《圣济经》说："阳施阴化，胚胎既融，必为有形之始。"《易经·系辞》曰："男女媾精，万物化生是也。"然女子三十五岁，男子四十岁以后，肾气渐衰，生气日减。待女子四十九岁时，天癸枯竭，男子六十四岁时，天壬亦枯，则出现女子经闭、男子精少而不能溢泻的生理变化，故不能再生育子女。同时性情亦变，形体也随之衰老，最后终其天年。一类是"肾受藏五脏六腑之精而藏之"之精。即后天水谷所化之精。后天之精可滋养先天之精，此为后天养先天之理。诚如清·许豫和在《怡堂散记》上所说："肾者，主受五脏六腑之精而藏之，故五脏盛乃能泻，是精藏于肾而非生于肾也。五脏六腑之精，肾实藏而司其输泻，输泻以时，则五脏六腑之精相续不绝。"因此，测知肾精的盛衰，当求之于脾胃及饮食五味之虚实，亦即"精受于先天，养于后天"之理。

（3）肾主司水，统五液之布　肾主水，是天一之源，润化万物之本，为人体内维持水液代谢和生命活动的重要资源。此水来自先天，又需由后天之水谷之精予以补充，以保持生生不绝之源。水液在体内进行代谢、循环是有规律的，它的代谢过程有二：一是靠脾胃水饮入胃，经胃的腐化而为水精，渗输于脾，再经脾气转输之功，由中焦之募原并藉经络传导、反射之能，上逆于肺，又藉肺气宣降之力，通血脉及三焦水道之路，下注于肾，经肾的气化作用，转化出一清一浊。清者为精、为津、为液，浊者是废料。清者由肾再吸收，藉肝之疏泄之机，由液道施泄于脾，脾有上升之力，复输于肺，肺朝百脉，脉气流经，散步到机体内外，内润脏腑，外濡皮毛、筋骨、四肢百骸；浊气达皮毛为汗、为涕、为唾，下入膀胱排出体外而为溺。以此维持水道及体液代谢平衡。二是上注髓脑，肾中水精直接入督脉注入脊髓，上行于脑，泌其津液，以养润脑髓。是为肾者主水、统五液，五液皆归于精，五精皆统于肾，为"养命之原，生人之本"之义也。

（4）肾生髓、主骨、造血、其化在发，其表在齿　肾生髓主骨之功，在《内经》中早有明训。今释之如下。

肾藏精，精得命火温化之力，则生骨髓；髓注于骨腔之内，以养润骨髓。骨得养则骨质不脆，为人体活动之用，《内经》所谓"肾者，作强之官，伎巧出焉"是也。

肾生骨髓，髓得命火之温润则髓动，得相火之温化则血生。血藉肝疏泄之力，调血之能，又藉脾胃升降之机及统血之功，而注入于心；心气统运营血注于脉，又上注于肺，借肺朝百脉之力而布散于全身，故李中梓说："血之源头在乎肾。"而且身之营养也来自于血，故"发为血之余""齿为骨之余"，即《素问·上古天真论》说："肾气盛，齿更发长。"《素问·六节藏象论》亦说："肾者……其华在发，其充在骨。"

（5）肾司耳与二阴　肾是耳之主，耳是肾之窍。按《灵枢·经脉》十二条经脉，只有手太阳和手、足少阳三条经脉"入耳中"，其余九条经脉皆不入耳。何以又称是耳之主？其理主要在于肾为水窍，肾气皆上贯于耳。水气协调则窍珠宣动，传之于脑，故能听声辨五音。所以，《素问·金匮真言论》说："肾开窍于耳。"《灵枢·脉度》亦说："肾气通于耳，肾和则耳能闻五音矣。"肾主五液，开窍于二阴。前阴为小便，以泄膀胱之浊液；后阴为肛门，以泄肠胃之浊物。二者协调则清者能回升，浊者能下泄，肾之司二便，是由肾为气化之源、气机之根，并有开合之功所致。二阴之开阖之力，缘由肾之气化之能，故《素问·金匮真言论》曰："肾开窍于二阴"，又曰："气化则能出矣"。张景岳及赵献可也说："肾主二阴而司开合，主五液，统气化，其责在肾。"

（6）肾为枢机之源　肾为枢机之源。因肾为水火之脏，体具真阴真阳之气，是阴阳互根之地。肾也是精气之本，津血生化之根，十二经脉之基，故为枢机之源。心为枢机之用，因心为一身之主，神明即出，水火既济，所以少阴是转阳至阴之机窍，是阴之枢轴，即由少阴→太阴→厥阴（太阴主开，厥阴主合）。此枢机之用，脾借此枢之动而能运，能化，能升精于上；肺借此枢之转，能行治节，能布精于下；心之络借此枢之运，能布津液内护于心；肝借此枢之斡旋，疏泄畅达，藏血于内，调节于中。它与三阴之开、合、枢、相接，构成人体阴阳。五行气化，水精、津血等出入之通道。

2. 肾与其他脏腑生理活动之联系

人体内的脏腑生理活动不是孤立的，而是由内外经络，募原相互连接而组成的一个完整的有机整体。故《灵枢·海论》说："夫十二经脉者，内属于五脏，外络于肢节。"《素问·灵兰秘典论》亦说："凡此十二官者，不得相失也。"即是证明脏腑生理活动之整体观。因肾为枢机之源，内寄真阴真阳之气，是人体生命之根基所在，一切脏腑之活动皆以肾气的盛衰为依据，所以说肾与其他脏腑的生理活动有广泛的联系。

（1）肾与脑　肾是生髓之官，脑为髓之海，脊是精髓升降之路。髓之生长皆由肾精所化，因此肾气的强健，肾精之充溢，与脑髓发育之健忘有密切的关系。脑为元神之府，神机之源，神经之用，植根于精，所谓"脑神之觉元，精根也"即此意。《太平圣惠方》亦说："神者随之根。"所以脑神健则能统领五脏六腑、经络、肌腠、筋、骨、皮、毛、五官等活动正常，人体若一，精力充沛，意志开发，此亦"肾者，作强之官，伎巧出焉"之理义。

（2）肾与肺　肾与肺为金水相生之脏，亦是人体呼吸之根。二者在生理功能方面主要有两种联系。

一是肺之金气，借助胃气下降之机，入肾为精。然后此精得肾中真阳之力，命火之温，自化为液，如此，则水精四布，五经并行；肾之真阴真阳之气，又借助脾之上升之力，交化于肺，则肺方能行治节之功和肃降之能，从而使人体内之津液敷布，营卫循行，调元赞化。

二是肺肾为呼吸升降之枢，即肺主呼吸，肾主纳气。肺为气之主，肾为气之根。所以然者，肾为潜纳之本，命门为元气之海，造化之机，十二经之主，脏腑气化之基，故气本于此，借中焦升降之机总统于肺，转纳于肾，动气纳之矣。

（3）肾与心　肾为水之主，心为火之官。二者既有水火互济之能又有相克之力。所谓水火互济，即指心肾相交。心火、肾水之所以能相交，是因二者具有升降之功；心气之降。系借肾气之升；而肾气之升，是因心气之降。盖肾为水脏，体含真阳，主升，故水（阴精）借阳升之力，上交于心，则水液养其心涕，使神守其舍，则心动有节制矣。心为火脏，火中含有肾上济之真水，火借水下降之力而下交于肾，温化肾中之水。如此心火下交于肾水，肾水又上济于心火，使其化生成己之气，此便谓之"水火既济"。所谓相克相制之力，是指水克火也。克者制也，制则生化。肾水上交于心，则心火不亢不烈。心火温润于血，则营血温行而不凝，心脉动而不燥，故营血从脉道循环于周身，内濡脏腑，外润经络及四肢百骸。

（4）肾与肝　肝为风木之脏，赖肾水以滋生，又为将军之官，内寄相火，体阴用阳，其性刚，动而难静，喜调达而恶郁滞。此等功能，皆赖肾水以涵之，肺金下降之令以平之，中宫敦阜之土以培之，如是肝体刚劲之质，方能得柔和之用，遂其条达畅茂之性，发挥其疏泄之机。肝脏之藏血、调血之力，主水渎之能，疏水道之功，若无肾之滋养，亦难以实行。总之，肝木得肾水之滋养，方能释放相火，供脏腑经络、四肢百骸生理活动之用。

（5）肾与脾　肾是水脏，脾是土脏。土能制水，制则生化，故水化而生阴精、命火。盖阴精上奉于脾则脾阴得济，脾气不躁而常润。命火动而相火出，以温煦脾阳，脾得阳则运，以助脾胃腐熟之力，如此，吸纳之水谷物方能化生精微及津液以供周身营养之用。体内之精微之气及津液之用可助肾中阴阳（真水真火，即元阴元阳）化生万物。即此脾为万物之母，肾为万物之元，脾肾两经是人之生存根本之义。亦即"肾是胃之关"之理。

（6）肾与命门　肾为阴，主水，统五液，藏精，生髓，化血；命门为阳，主火，统君、相二火，是生理活动之源，故《圣济经》说："阴阳和而生理得"，得则"阳施阴化"。人之水，阳化为气；人之火，阴化为精，精化为血，故"造化之机水火而已"。可见肾与命门共居一体，其用为两系。两系者，真阴真阳造化之功也。正如李时珍说："命门其体非脂非肉，白膜裹之。在七节之旁，两肾中间，二系著脊，下通两肾，上通心肺，贯属于脑，为生命之源，相火之主，精气之府，人物皆有之，生人生物，皆由此出。"即人体五脏之阳非此不能发，五脏之阴非此不能滋。故肾命是人的生命之源，生化之本。

（7）肾与膀胱　肾之经脉与膀胱相连属，在生理上构成一脏一腑，一

表一里之关系。主五液者，肾脏也；主津液者，膀胱也。故人曰："膀胱有下口无上口"，这是一种误解，明朝张三锡在其所著之《医学六要》中已明指出膀胱既有下口又有上口。人体的水液气化过程是：饮入于胃，游溢精气，上输于脾，脾气散精，上归于通调水道，下输膀胱。因此肾上连肺，故水液不能直输膀胱，中转必须入肾。经肾之气化用后，清者经肾回收，浊者由肾下渗于膀胱。再由膀胱气化作用，其浊而清者，即津液藏收于外脬（脬者，膀胱之薄膜，内有经络、孙络、气道、血窦之浊室也，纳以回之），其浊而浊者，渐浸润于脬外，渗入膀胱之中，分化为尿。故《内经》说"膀胱者，州都之官，津液藏焉，气化则能出矣"。

3. 肾的病理

肾为五脏六腑生理之本，气血之源，经络之根，脑髓盛衰之基，生命之关，故肾病则五脏六腑、经络、气血皆摇。肾之所以发病有二：一是先天禀赋不足，其因是父之肾气强，母之肾气弱，或父之精亏，母之气壮，或年老体弱精气减，妊娠失养；二是病生于后天，多由六淫、七情、时行疫疬之气及饮食所伤、劳逸失调所致，或房劳太过，疾病失治误治以及滥用补剂等所致。

肾之病，有先天病于阴而后病于阳，亦有先天病于阳而后病于阴者。无论病阴病阳，皆伤精。精伤则水亏，水亏则命火失制，动而引起君相二火妄行。君火失统，相火失制，致使水精不得复元，造成精损、水虚，引起一系列病变：①精虚不能生髓，髓虚不能养脑，则元神不能内守，神机不流贯，症见眩晕耳鸣，失眠健忘。②水亏不能涵养肝木，木少滋荣，则肝疏泄失常；肝气横犯脾土，脾气受抑，运化不利，症见腹胀，嗳气，矢气，胁肋不舒；肝失调达之性，从中化火，攻冲激烈，升之不熄，化为风阳，症见头晕，头胀，头痛，面红目赤，口苦，善怒，甚则猝厥。③水亏于下，不能上济于心，君火失制，动而不宁，神气外浮，症见心悸而烦不得卧，甚则梦而遗精。④水亏相火内煽，上犯肺金，肺气不清，肃降不利，症见咳嗽少痰，面赤颧红，消瘦，甚则喘息、口渴、五心烦热。⑤肾阴不足，不能上济于脾胃之阴，阴亏于胃、燥火生、中轴升降受阻，症见痞满，胃内涩痛，纳呆，咽干，便不通爽。⑥肾水不足，精气暗耗，不能生髓。"髓虚不能化血"，肾精虚久，则发生血虚之疾，重者为血虚兼热之患，症见午后发热，五心烦热，心悸气短，面唇皮肤苍白无华，甚则吐衄、便血。

阳为火之体，火是阳之用。肾之病发于阳者，阳虚不能生命火。命火不足，不能化生君火、相火，可引起下述脏腑病变：①相火虚不能输布上焦，致上焦阳气亏乏，心阳失助，心气内乏，"气不能生神，神不役气"，症见心悸，怔忡，甚则胸闷，心痛，短气；亦有不病于心而肺失相火温煦引起金寒气沉，治节不行，畏寒肢凉等者。②相火不足，不能输布于中焦，脾胃失煦，脾无运化之力合上升之能，胃无腐熟消化之功，又乏下降之权，气化之机不行，症见纳呆，脘腹胀痛，嗳气吞酸，痞满，便溏，畏寒肢凉。③相火虚不能温养下焦。下焦者，肝肾主之，肝乏少阳相火内寄，"则肝阳虚，不能上升。则胃乏生发之气，脾无健运之力"，即木不疏土则实，症见两胁胀满，脘腹不舒，头晕目眩，善太息。④相火不足，不能温煦膀胱，则膀胱失约，气化不周，症见小便不利，或失禁，或淋涩而痛，或遗尿。⑤肾失命火温和相火之煦，则无藏精之能，封藏失职，肾门多阖少开，症见痰饮内停，水液内泛，外溢而生水肿，或阳痿，遗精，精冷无子，腰膝酸软，下肢不温。甚者命门火衰，肾阳欲竭，水精失约，症见面色苍白，四肢厥冷，恶心呕吐，冷汗如油，脉微欲绝。

4. 肾病之四诊要略

（1）问诊　发热，恶寒，尿频、尿急、灼痛，多为邪气犯肾，波及膀胱为淋。夜热而晨减，腰痛，咽干者，多为肾水不足；腰酸，脊背畏寒，倦怠乏力，多为肾之命火不足；腰酸痛，腰酸，数饮水，足下热，头晕旋转者，多为肾水不足而生身热，面红，临事不衰者，多为水亏相火妄动；口苦舌燥，咽肿干痛，喘咳汗出，小腹胀满，身重骨热，腰背强急，足下热疼，耳聋，多为肾实热；心悬少气，目视昏暗，虚浮暗滞，溺少或多溺，爪甲苍白或黄黑，恶心身痒，为肾衰；不寐健忘，耳鸣，齿松发脱，多因肾不生髓，髓虚不能养脑；晨起腹痛肠鸣而泻，多为肾中命火不足。

（2）望诊

①望形体　形体瘦肥匀称健壮为正常之体，瘦长为阴虚之质，肥胖肌肉不坚者为阳虚之体，肥胖而虚溢为湿痰之形，肥胖而虚浮无特殊所见者为湿热之躯，形瘦皮色暗为瘀血之人。

②望色　颜面浮肿，其色炲者，多为肾风；黑色见额上者为肾病；面色失调，色如土，为肾衰之象；水毒者，面色灰白，虚浮；面黄多为湿，黄明者为肾有湿热；颜面灰白，皮肤亦然，惟口唇及爪甲绀色见于外，为肾衰心亦衰；面色苍白，惟两颧微赤如绯，为肾阴内耗；面色苍白无华兼

透青者，多由肾阳不足；面色微黑为肾病水气内犯外溢；颧与颜黄黑互见为肾病；面色萎黄或苍白，多为肾虚精亏血虚；面色见于肾部，为风伤肾；鼻头青黄，多见于淋；鼻之准头色黄多为小便难；面色灰白，大急，大喘，气脱失声者，为肺肾绝候，面白目黑亦然；色黑齿槁者为肾热；黑而浅淡是肾病水寒；面黑目白或目青者，为肾气伤；环口黧黑或耳轮焦黑者，为肾绝之候。

③望舌　舌有纹者，多为肾水不足；舌淡红为肾有火炎之象，淡白而青者，为肾阳不足；舌体胖大有齿痕，多为脾肾两虚；苔薄白中厚者为肾阳不足；苍白而灰为命火不足，病累于少阴；似苔非苔如镜面为肾精不足，肾液受损之候；苔薄黄中厚为肾中有热，苔黄花剥者，多为肾之阴阳两伤；舌中黑苔者，为肾精受伤；舌尖布黑苔者，多为温疫之邪犯肾；舌苔中淡黑而滑者，为肾精虚寒之候，灰色苔见于舌中部，多为消渴之疾；舌边灰黑中淡紫白者，为少阳肾气上逆之恶候；苔黄黑俱见，为肾之元真受损；裂纹苔多为肾气不足；霉苔多为胃肾阴虚。

（3）闻诊　肾之音为羽，肾之声为呻，声出入肺而根于肾，故声音啾啾然，是为肾邪不出；声低而平者，是肾气不足，水道不通，湿邪内踞；言而微，终日乃复言，此为脾肾气夺；声直而无回音，多为肺肾乃绝之候；呼多吸少，是肾不纳气之喘；呼吸而呻吟摇肩者，为肾气欲绝之象；其吸短促者，为真阴虚候；呼着难出吸着难入者，是真阴元阳受损，为肾虚之甚。

（4）切诊　肾病见浮脉者多以兼脉为准，浮而紧为肺移邪于肾，浮缓互见为湿滞于肾，浮芤互见为肾血不足，浮脉为风热之邪伤肾。脉沉多为水气伏于肾及膀胱沉而细为肾气不足，沉迟互见命火不足，沉寒痼冷，沉数为热邪所伤。数而洪滑互见为热极伤肾。迟脉多为虚寒内伏，阳气不舒，迟而兼小为真阳虚弱。尺脉细小为肾血肾精内衰。芤脉为真阴枯竭，弦而搏指为水亏于下，虚火上炎。

附：切腧穴诊法

肾俞、京门、穴压痛阳性，多见于阳痿、遗尿、遗精、肾水、肾风、尿血（先尿后血）、脱发、癃闭、经闭、子宫脱垂、耳鸣、小儿麻痹等病。膀胱俞、中枢、金门穴压痛阳性，为淋病、白浊、血精、月经不调、尿血（先血后尿）等病。子宫穴压痛阳性，多为石淋之病。

六、略论脏腑表里相关学说

脏腑表里相关学说，又称脏腑相合学说，它是中医脏象理论之重要组成部分。源于《内经》，发挥于后世。《素问·金匮真言论》说："言人身之脏腑中阴阳，则脏者为阴，腑者为阳。肝心脾肺肾五脏皆为阴，胆胃大肠小肠三焦膀胱六腑皆为阳。"《诸病源候论·五脏六腑病诸候》曰："胆象木……肝之府也；……小肠象火，……心之府也；……胃象土，……脾之府也；大肠象金，……肺之腑也；……膀胱象水，……肾之府也"。

综上记载，说明脏腑表里相关学说是有物质基础的。而且经几千年的临床验证，是行之有效的，更具有它的科学价值。为此，仅就其生理功能、病理变化略述如下。

1. 生理功能

脏腑表里在生理上相互作用，是由各脏腑所属的经络相互联接、相互渗透所决定的。《素问·血气形志》云："足太阳与少阴为表里，少阳与厥阴为表里，阳明与太阴为表里，是为足之阴阳也。手太阳与少阴为表里，少阳与心主为表里，阳明与太阴为表里，是为手之阴阳也。"又《素问·阴阳应象大论》也说："论理人形，以别脏腑，端络经脉，会通六合，各从其经，……外内之应，皆有表里。"王冰释之曰："表里者，诸阳经脉皆为表，诸阴经脉皆为里。"《医经精义》："脏腑各有经脉，游行出入，以布其化。"综上所述可知：人体的脏腑表里相关是阴阳、气血、津液、精、神、魂、魄、意、志，上升下降，内外出入循行等生理活动的枢纽。

肺与大肠互为表里。故《灵枢·本输》说："肺合大肠，大肠者，传导之府。"是说肺与大肠表里气化无阻，则肺有治节、肃降、通调水道、呼换清浊、推行营卫之功，施布津液外润皮毛，内而宣发大肠传导之力，以升清降浊，以保肺气清肃，则无喘咳、便秘、水肿、腹泻、胸满之患。

肝与胆互为表里。《灵枢·本输》曰："肝合胆，胆者中精之府。"《灵枢·天年》又云："五十岁，肝气始衰，肝叶始薄，胆汁始无。"（《甲乙经》释"无"字作"减"）。是说肝与胆相合，少阳升发之气内旋，则肝能藏血，疏泄功能畅达，以布胆汁，疏送于胆。胆者，为贮藏胆汁之府，又借肝疏泄之力而排胆汁，施于小肠，以助消化水谷之用。此外，肝胆为相火释放之机，以助全身气化之能。即"凡此十一脏，皆取决于胆"。肝胆相召气化不郁，则无胁痛、腹胀、嗳气、矢气、善怒、口苦咽干、目眩之疾。

脾与胃以膜相连，互为表里。故《灵枢·本输》曰："脾合胃，胃者，五谷之府。"是言，脾与胃，一主升，一主降；一主纳，一主化；一主润，一主燥；为生身之本。位于五脏之中，是为气化上升下降、左旋右转的中轴。中轴不滞，则脾升运不停，胃纳降不止，化生津液。津液充足，以济胃燥，胃燥以济脾湿，脾胃相济，升降相因，清者能升，浊者能降。何腹胀、腹满、纳呆、恶心、呕吐、胃脘胀满、痞满之有？

心与小肠互为表里。《灵枢·本输》曰："心合小肠，小肠者，受盛之府。"是言心为君火之脏，小肠为相火之府。君火阴火也，相火阳火也。君相二火，即阴阳一气相通，通则心与小肠气化相接，接则心气内充，而行血液循环，输送精津以济全身内外生理之用，使小肠泌别其汁，分解水谷之能，清者入血，浊者从谷道而出。则无小便短赤、心烦少寐、口舌生疮、尿血等症。

肾与膀胱互为表里。《灵枢·本输》曰："肾合膀胱，膀胱者，津液之府。"是谈肾为水脏，命门附焉，火寓其中。故景岳说："肾为水火之宅。"而膀胱为水之府，寒水之经，水为万物之元。因此，肾中命火一动，则相火内生，相火一动，则温煦膀胱，津液内存，气化寓其津液之中，而津液在膀胱气化作用下，相火温升推动之力，则津液之清者，由太阳经脉，随气运行周身，润皮肤、泽筋骨、补脑髓。其浊者，内聚膀胱，由溺窍排出体外，何水肿、少尿、多尿、遗精、失禁、腰腹胀痛之有？

总之，脏腑表里相关、升降相因，气化无阻，以上保津、血、精、液循行机体内外，以达"阴平阳秘，精神乃治"生理之常。反此则为病。

2. 病理变化

脏腑表里"内外调和，邪不能害"。与此相反者，则为脏腑表里气化不通，津液循环不畅的病理状态。所以然者，是体内正虚，或气、血、津液循环受阻，造成卫气外而不抗，营气内而不守，中气内而不防的状态。外在六淫之邪、疫病之气得以内乘，或七情之变、饮食劳逸所伤，或误药而致脏腑表里相关功能受到破坏，引起脏腑、经络、气血发生病变。由于发生部位不同，病理反应亦异。

病于肺者，则肺气逆而不降，津液不布，聚而为痰，痰气壅塞，肺气有余，宣发肃降失职，导致大肠传导功能失调，浊气不出，上熏于肺，气塞胸中，则生咳喘，甚而难卧，胸高气促，咳痰便秘，腹胀，烦躁口渴，面赤唇焦等症。法宜宣肺通腑泄热。方可凉膈散治之，往往取效。也有先病于大肠者，则大肠气化不通，传导失司，清浊不分，上焦肺气不宣，中焦不治，出现腹胀、腹泻、纳呆、喘咳日久不愈。治以宣肺通降为法。实则以和安散治之；虚实兼杂者，用参苓白术散往往取效。和安散用前胡宣肺，参苓白术散用桔梗开提肺气，其道理就在于此。

如：张某，男，40岁。素体健康，于1982年秋，因气候突变，身着失宜，感受风寒之邪。症见头痛、喉痹、鼻塞、流涕、发热、恶寒、咳嗽、胸闷、口不渴、舌质淡红、苔薄白、脉象浮紧。此谓感受风寒之疾。某医用银翘解毒丸治之，不但表邪不解、反而邪闭内入。此因风寒之疾，误用辛凉之剂，引邪入内化热灼肺，使其出现喘满，胸高气粗，鼻翼煽动，壮热，手足厥冷，口干口渴，舌质红赤，苔白厚腻而干，诊其脉象沉数有力。经用大量的青霉素、链霉素、红霉素等，病情不解，日益加重。经任老会诊，拟用宣肺通腑之法。药用：桑白皮10g，桔梗10g，杏仁15g，茯苓10g，枳壳15g，大黄10g，朴硝5g。水煎服，2剂而喘逆平。后以清肺泻热法调治而愈。

病于肝者，肝失条达之性，疏泄功能阻滞，肝气内滞，引起胆失通降之能，少阳生发之气内郁，致使肝郁胆胀，呈现两胁胀满、疼痛、纳呆、嗳气、矢气、口苦咽干、头晕目眩，或寒热往来，舌红苔白厚，脉弦之象。法以疏肝理气为主，方用柴胡疏肝汤治之。病生于胆者，胆失通降之能，少阳生发之气内郁，引起肝失疏泄之力，胆汁排泄受阻，则出现胸胁胀满、口苦纳呆、黄疸、舌红苔黄腻、脉沉弦。法以疏肝利胆，方用小柴胡汤去半夏、甘草，加茵陈、姜黄；若黄疸挟砂石者，则加入鸡内金、三棱、莪术、硼砂、马蔺子之类治之，往往收到满意效果。

如：郝某，女，34岁。于1979年8月中旬，患胆囊疾患，久治不愈，于1982年11月上旬来我院门诊。主诉：右胁胀痛而闷，甚则痛剧，腹胀、纳呆、口苦、嗳气、矢气，大便时溏时干，午前发热，午后身寒，舌红苔白而厚，脉弦迟。经多方治疗无效。任老认为：本病先病于胆，而后病于肝，导致肝气不舒，少阳之气不宣，引起上热下寒之证。法宜和肝利胆，调阴和阳。方以乌梅丸加减主之。药用：乌梅10g，细辛3g，炒川椒10g，炮姜15g，姜黄连10g，姜黄柏10g，肉桂5g，姜黄20g，酒洗茵陈25g。水煎服，共服15剂，其病愈。

病于脾者，运化无权，脾气不升，胃气不降，引起中焦痞塞，出现：纳呆，腹胀，胃脘胀满作痛，甚则嗳气吞腐，腹泻或便秘，舌红苔腻白厚，脉象沉滑。法以健脾和胃，方用六君子汤治之。也有病于胃者，引起胃失腐熟水谷之能，消化功能减退，退则胃气不降，致使脾气不升，运化无权，中焦气化阻滞，出现纳呆、暖气胃痛，或胀满，或痞塞，甚则呃逆、呕吐，舌红苔白腻，脉多沉缓或缓滑之象。法宜和胃腱脾，宣达气机。方用平胃散治之。当然，脾胃的病变，也有虚实寒热之分，虚者补之，实者泻之，寒者温之，热者清之。根据具体情况，分而治之。

如：焦某，男，67岁，退休工人。于1981年3月中旬，因生气而致怒气上升，而见胁肋胀痛、腹满等症，经用疏肝之药治之不愈。患者因病情不愈，思虑过甚，日久不除，思则气结，怒则气上，引起脾胃失调，中焦升降功能呆滞，气滞中焦而出现痞满，饭前轻、饭后重，逸则轻、劳则重，暖气不出，遇寒亦甚，遇热亦然，二便如常，舌质淡红，苔腻黄白相兼，脉象沉弦而迟。经某医用疏肝理气药久治不愈。1982年10月中旬，求治于任老。任老认为：此为痞满之证，法以辛开苦降，佐以温化之品。方用附子泻心汤治之。药用附子15g，姜黄连5g，酒黄芩5g，酒大黄3g，加蜜升麻3g，半夏4g。水煎服。共进8剂，其病霍然而愈。

病发于心者，心为火脏，则心气有余，气有余便是火。心火独炽，则移热于小肠，造成火热内炽，灼伤脉络，暗耗津液。故呈现小腹痛，腰脊控睾而痛，小便短赤，尿路灼热疼痛，甚则尿血，舌尖红赤，苔黄，脉多沉数。法以清心泻热为主，方用泻心汤主之。但在病理上，也有心阳不足，不能下济于小肠，而呈现虚寒之证。也有先发于小肠的，小肠为火之腑，病则火扰于内，火性炎上，激惹心神不宁，则出现心烦不寐，口舌生疮糜烂，甚则发生狐惑之疾，舌尖红赤，苔黄而干，脉多沉数之象。法以泻火为主，佐以导热下行之品。方用导赤散或凉膈散治之。但在病理上，也有虚寒之候。

如：李某，男，41岁，干部。于1980年患口舌生疮、糜烂，两目红赤生疮，肛门疮痒糜烂疼痛，舌质深红，苔黄腻，脉象虚数。经某医院住院治疗，服用大量激素，病情不愈，尤其是春冬病情加重。于1982年11月上旬找任老诊治。根据症状、舌苔、脉象，任老认为证属小肠有热，上犯于心而成狐惑之疾。法以泻心通腑、引热下行为主。方以泻心汤和导赤散加减治之。药用：木通5g，黄连10g，生地10g，黄芩15g，酒大黄5g，灯心3g，竹叶5片。水煎服，共进15剂，病情基本告愈。

病于肾者，肾为水火之脏，元阴元阳之处，有先病肾阴不足，阴不足则阳有余，有余者为热，灼伤肾水，暗伤膀胱之液。多出现腰痛、尿少尿赤、尿道热痛，甚则淋漓不畅、尿液不清，或有砂石、脓血之象，舌红，苔黄，脉沉细。法以滋阴清热，通利膀胱为主。方用知柏地黄汤加通草治之。若肾阳虚，则命火不足，不能温煦于膀胱，则膀胱失约，症见小便频数，或淋漓不禁，遗尿，舌淡，苔白而润，脉多沉迟之象。法以温阳益肾，固摄膀胱。方用金匮肾气丸治之，多有疗效。当然也有先病于膀胱而波及肾者，兹不赘述。

如：沈某，女，37岁。于1982年7月中旬，患者因头痛、发热、恶寒无汗，继之腰痛，小腹下坠，尿频，尿急，尿道灼热疼痛，大便干，由某医院用青霉素、链霉素治疗，数月不愈而于本年10月来我院门诊求任老诊治。现症：腰痛酸胀，小腹坠胀冷痛，尿频，尿急，遇热症缓，遇寒加重，舌淡红，苔白而润，脉象沉迟而虚。此为下焦肾阳不足，膀胱气化不畅而生虚淋之候。法宜温肾壮阳，佐以固腈之品。方用济阳汤加减主之。药用：通草3g，附子15g，肉桂10g，盐茴香15g，威灵仙10g，姜黄柏3g，盐知母10g，仙茅15g，地肤子10g。水煎服。共服20余剂，其病告愈。

概括起来说，脏腑表里相关学说，是以脏腑所属经络相互联接而决定的。在生理功能上相互合作，相互制约，相互为用，使其脏腑功能活动若一；在病理上相互影响，相互传递，相互变化，呈链锁状病理反应。因此，脏腑表里相关学说，在临床治疗上，有很大的指导意义。

七、略谈命门学说

命门学说是中医基础理论的重要组成部分，导源于《内经》，纷争于《难经》，发挥于后世许多医家。命门对人体生理活动起着一定的作用，所以后世医家称命门为性命之本，人身的至宝。从中西医结合研究的成果来看，它有一定的物质基础，实非虚夸之谈，而且在指导医疗实践中起着主导作用。故东汉张机根据命门之理创制的"肾气丸"，为治命门火衰之祖剂。而唐·王冰在治疗上又提出了"益火之源，以消阴翳"的法规。而后世医家皆以此方此法为治命门火衰的准绳。现就命门在部位上的争鸣、生理功能、病理变化和治疗几个方面略谈一下自己的体会。

1. 命门的形态与部位上的争鸣

一者认为两目是其位。如《灵枢·根结》说："太阳根于至阴，结于命门。命门者，目也。"《素问·阴阳离合论》亦说："太阳根于至阴，结于命门。名曰阴中之阳。"

二者认为右肾是其位。《难经·三十六难》说："肾两者，非皆肾也，其左者为肾，右者为命门。"

三者认为两肾之间是命门之所在。李时珍说："命门者，元气之本原。……命门指所居之府，而名为藏精系胞之物，……其体非脂，其肉白膜裹之。在七节之旁，两肾之间，二系著脊，下通二肾，上通心肺，贯属于脑，为生命之原，相火之主，精气之府，人物皆有之，生人生物皆由此出。"《医贯》说："左边一肾属阴水，右边一肾属阳水，各开一寸五分，中间是命门所居之宫，即太极图中之白圈也。"

四者是以经脉定其位。《体仁汇编》说："命门乃手厥阴之经。"

五者认为阴道是命门。《医学大意》说："命门者即子宫之门也，人生由此出故曰命门。"

六者以为命门在两肾之上。《图书集成》说："命门非正脏，屈曲下接两肾。"

七者持否定态度。朱颜氏说："命门，有的说右肾是命门，有的说两肾之间是命门，这种臆说毫无意义。"

综观上述诸说，任老以为：《内经》所谓"命门者目也"，是指命门元阳之用。而命门元阳之所以上注于目入脑，是靠膀胱的经脉以输之，督脉以统之的。因此，目得元阳鼓动之力，两目能开能阖而视诸物，辨色泽，定体位，故曰命门。即王冰所说，"命门者，藏精光照之所，则两目也。"而《难经》所言右肾为命门非指脏的实质而言，乃指功用和阴阳相配而论。即所谓阴阳燮理，阴中含阳，以生生化化是为性命之机，水谷相济之所，故孙一奎说："命门内含一点真气，为生命之根源，造化之枢纽。"《难经》亦载："命门者，诸神精之所含，原气之所系也。"《医贯》说命门在两肾之间，脊柱之上，以太极立论，似本于道学，故不能从此说。但古代医学常引"太极"以"☰☰"象释之，又如何解释？古人引用非为《医贯》用意，而是解释两肾皆具水火，阴阳互根之意。亦即慎斋所说"肾属水，水中有真阳，阴阳水火之生化也"。《体仁汇编》所说的手厥阴经，是谓命门者，非指本经是命门，而是指其经脉下，至少阴之间，因其经少气多血，其于少阴之间是借命门之火相助，而起护卫之用，故亦称之曰命门。所以后世温病学派认为温邪不能直犯于心，而是侵犯心包，就是此意。李时珍所说的命门外裹白膜，体象脂肉，著于脊，下通二肾，上通心肺，贯脑生命之源来看，是对命门的具体描述。而这种具体的描述，是符合上海第一医学院所研究的命门系指下丘脑—垂体—肾上腺轴的。《医学大意》所谓命门是子宫之门，是错误的。景冬阳所论命门与《蒿崖尊生》李时珍所论基本一致。朱颜氏所持否定命门的态度，是对中医基础理论的歪曲。他的说法已被中西医结合研究之成果证实是不能成立的。

2. 命门的生理功能

命门是人体内外生理活动重要功能之一，它起生化、分泌、代谢、调节、信息传递、抑制等作用。因此中医学认为它在人体内下通两肾，上通心肺，中通肝脾，上贯于脑，外而经络，为人的性命之根，"主五行正气"，"生生不息之机"，"精神之舍"，"原气之所系"，"造化之枢纽"，"阴阳的根蒂"。故张景岳说："五脏之阴气，非此不能滋，五脏之阳气，非此不能发。"今就其生理、病理的具体表现分述如下。

（1）命门是生命之根 古人认为命门是生命之根的含义有二：一为胚胎生长的原始，何以知之？宋昊褆说："阳施阴化，胚胎即融，必有为形之始者焉，命门是也……然后生心。"二为五脏六腑、十二经脉、三焦气化生理动力发源之洪基。《难经·八难》说："生气之原者，谓十二经之根本也，谓肾间动气也。此五脏六腑之本，十二经之根，呼吸之门，三焦之源，一名守邪之神。故气者，人之根本也。"丁注曰："肾间动气者……命门……元气之所系也。"

（2）命门是生育之本 命门之所以有生育之功，在于内蓄元阳（真火）与元阴（真水）相互转化而成。所以张志聪说："《难经》谓右肾主男子藏精，女子系胞……，非此之谓也，夫天地阴阳之道，在无形之气，曰阴、曰阳，有形之质，曰水、曰火，在人之元神，曰气、曰精，天一生水，地二生火，阴中有阳，阳中有阴，两肾之气交相贯通，左右皆有精有气，水即是精，火即是气，阴阳水火，互相资生……藏精，系胞之说，亦不过分别男女而言。然，在女子未必不藏精，在男子可以结胎者也。"这种转化成熟于何时而成？即《内经》所谓的男子二八，女子二七为期也。《医林纂要》说："命火一动，则男子交泄，所以成胚胎也。"

（3）命门为生成抗邪动力之源泉 《难经》说："肾间动气者，一名守邪之神。"丁注曰："守邪之神者，以命门之神固守，邪气不得妄入。"李梴说："外御六淫，内当万虑。"命门之所以有御邪的作用，是因命门有生成卫气、元气、津血，外护皮毛，充填腠理，内濡脏腑，使机体阴阳平衡，刚柔相济之功。

（4）命门是五脏六腑生理活动之源 张景岳说："命门为元气之根，为水火之宅，五脏之阴气，非此不能滋，五脏之阳气，非此不能发……而为生化之源，……为一身巩固之关也。"

①命门与脑　脑为髓之海，元神之府，神明之心，神机之源。所以万神皆听命于脑。所谓万神，是指魂、魄、意、智、志而言，何以言之？魄主运动，魂主知觉，意、智、志三者，为高级神机活动。上述活动必须得命火温煦，则脑之神机才能正常活动，主宰人体阴阳协调相对平衡，营气内守，卫气外御，主语言、运动、思维、视、听、嗅等。

②命门与心　命门和心是同气相根，而肾的经脉又络于心，于是形成了"君火以明，相火以位"的机制。盖君火者，为心所主，其性阴而主静；相火者，为命门之火，其性阳，而主动。阴火和阳火是互相依存，互相为用的。所以周伯贞说："命门为相火之根，神即心火，二者相使，精汁淫溢，化血散于脉中，故为心肾相交之一用也。"陈士铎亦说："心得命门而神明有主，始可以应物。"便是此例。

③命门与肝　命门为相火之体，肝亦司相火，但是二者确有不同，而命门相火是言其根，肝司相火是言其用，所以古人说："肝寄相火。"然亦有相生的二面，何以言之？古人说："命门又为阳水，肝为阴木。阴木得阳水则滋，阳水得阴木则化。"由此可知，肝得命门相火之充，如生发之气外达，旋动升降之机，津血藏而不能布，精神（魂）内守，卫外之能强，所以陈士铎说："肝得命门而谋虑。"便是这个道理。

④命门与胆　胆为中清之府，是接受肝所分泌的胆汁进入胆府，贮留于中以备消化之用。而胆汁之所以进入十二指肠，以起消化之力，是命门之火，上输于胆，少阳生发之气始能荫动，动则化生相火，相火激发于胆，则胆府能缩能舒，一舒一缩则胆行通降之功，胆汁流入十二指肠内，化饮食为精汁，以为机体之用。同时亦将少阳升发之气释放于身休内外，以保五脏六腑之正常生理活动，此谓"凡十一脏，皆取决于胆"之义。

⑤命门与肾　肾和命门是气化相通，上下相召，亦即阴水与阳水互相借助，互相转化，即阴水得阳水之暖，则生精（水谷之精与真精），精生而化髓，髓生上荣于脑，下滋于骨，而阳水得阴水的滋化，则生动气，气动则生相火，相火蒸动骨髓而生营，营生然后化生血液，以养周身。相火蒸动肾精（真精），在男子化生为天壬，在女子则化生天癸，以待延续种族之用。相火蒸动肾水则化为气（水是精之用），气成则上以贯肺而行呼吸焉。因此，古人说："命门男子以藏精，女子以系胞。"陈氏亦言："肾得命门而作强。"是其义也。

⑥命门与脾　脾为土脏，命门为火之基，火与土为子母关系。由此可

知，脾得命门相火温煦，则旋动健运之机得利，以磨化水谷而化精微，取汁上奉于心以化血，为胃行津液，上输于肺，施泄全身，为机体濡养之用。所以陈氏说"脾得命门而能运输"是也。

⑦命门与胃　胃为后天水谷之海，主纳，变化饮食，分流水谷，化为津液，以供全身之用。但这种功能必藉命门之火上热，胃才能旋动腐化之机。所以许氏言"上蒸脾胃，分流水谷"，陈氏亦说："胃得命门而能受纳。"

⑧命门与肺　肺为五脏六腑之华盖，职司呼吸、施布津液、推行营卫、呼换清浊、治节五脏、通调水道之功，而这种功能，是以命火上煦于肺化气而成。故陈氏说："肺得命门而治节。"

⑨命门与大肠　命火上薰于大肠，则大肠庚金得化，传送糟粕，回收精华（变化出焉），以待机体之用。正如陈氏所说："大肠得命火而传导。"

⑩命门与小肠　小肠是承受由胃腐化之水谷的，但此水谷之精微，被小肠吸收而化为水精，游溢全身，以奉生长之用。其糟粕经阑门传送至大肠排出体外。盖小肠之所以有此功能，是以命火上蒸为火，火秘于内，内发气化，以分清者上升，浊者下降而出魄门，故陈氏言："小肠得命门而布化。"

⑪命门与膀胱　陈士铎说："膀胱得命门而收藏。"意思是说命门与膀胱互为表里，相互为用，何以言之？命火主温，膀胱主寒，水主润下而降于命火化气，使清者上升复归于肺，浊者下降，从膀胱排出于体外，是为生理之常也。

⑫命门与三焦　三焦与命门互为表里，相互借助。何以言之？李时珍说："三焦为命门之用。"又说："三焦为相火之府，分布命门元气，主升降出入游行天地之间（按天地二字应作机体内外、表里、上下解），总领五脏六腑、营卫、经络、内外、上下、左右之气。号曰中清之府，上主纳，中主化，下主出。"可以概见。

⑬命门与督任二脉　《素问·骨空论》指出："督脉属肾循膂贯脊上脑。"秦伯未说："督脉主一身之阳，它的循行路线始于肺，终于肝，接任脉，再接督脉，又接任脉而再始肺。"由此可见，督脉之所以有调整和振奋全身阳气的作用，而任脉之所以有总调全身阴精的作用，是借助命火之温煦，达到阴阳二气上升下降，以灌三阴三阳、十二经脉之用，以维持机体阴阳平衡，营卫和谐，脑髓充，元神用，便是这个道理。不过秦氏偏于脑与督脉的关系，忽略了任脉一方面，是值得注意的。

总的来看，命门功能是基于真阳化气，气动产生相火，火蒸动肾水，产生热能，推动五脏六腑，十二经络，气、血、津、液、精，生理活动的基本动力，故古人说："命门是性命之根。"便是此义。

3. 命门的病变与治疗

命门即为机体生理动力之源泉，而这种动力的形成，是火之用也。由此可见，命门之火的亢进与减退，是与水火的偏亢偏衰有着密切联系的，所以潜溪说："命门受病，当辨水火之异"。张景岳说："命门有阴虚，以邪火之偏胜也。邪火之偏胜，缘真水之不足也。"命门的病变既有它有余的一面，亦有它不足的一面。但前者较为少见，后者临床较多，今将其病变分述如下：

（1）肾乏命门之火，可引起以下几种顽固性疾病：①肾为水脏，得命火之温，则蒸水化气，气归精，精归气而生髓，髓生则血充。若命火不足，肾水不温，肾气不生，精髓不化，血液不充，而导致一种血虚之疾。因此，临床上常常用"补命火，生少火，以肾气化精，精生髓化，血液得充"之法，方用右归丸治之，往往取得较好的疗效。②由于命门火虚，肾水失约，肾门常阖，水气内聚不得外出，横流直冲而妄行的一种慢性肾风之疾。因此治疗此疾，多从"温补命火，以助气化，鼓舞三焦，通达膀胱"的法则，常用金匮肾气丸与五苓散合剂，收到了满意的疗效。③因命火不足，导致丹田不暖，尾闾不固，阴霾内布，故五更时分阳气不得复，发生肠鸣、洞泻，而成肾泻之患。故用四神丸以补命火，使少火生气以培土，分利清浊而愈。④命火不足，往往导致肾失作强之能，发生阳痿，故采用补骨脂、仙茅、菟丝子、仙灵脾、鹿茸等药以复命火之功，而济作强之能。⑤关于早泄、遗精二症，多由命火虚衰，精关不固而发。其治疗方药，兹不枚举。与此相反者，则为肾家自焚之疾，如张仲景说："男子消渴，小便反多，以饮一斗，小便亦一斗，肾气丸主之。"这种下消病变，指肾水不足，命火失约，龙火不安于下，肾阳亢逆，肾门常开所致。而用肾气丸妙在引火归元，辛开腠理，使后天施化四布之精得以归肾以润燥。而六味之药，使龙火下潜，以安其宅，此外，又防其强中病症。故用知柏，以泻命门之相火。

（2）命火衰于心　心为君火，其性为阴。然阴根于阳，可知心火是根系于命门之火。故经云"君火以明，相火以位"，此之谓也。命火不足，必导致君火失助，神气不生，不生则神怯，故症见心悸怔忡，头目不清，善忘，多梦。因而在治疗上多以古庵心肾丸、交泰丸治之，可收到较好的疗效。

（3）脾乏命火　命火衰减则不能上暖脾土，脾土失主，导致运化无权，阳用不布，故症见虚冷、泄泻、纳呆、神疲。因此，治疗上常用补火生土之四神丸、附子理中丸、桂附八味丸之剂。

（4）命火不及于胃　张景岳说："反胃系真火衰微，不能消谷。"而引起暮食朝吐，朝食暮吐之疾。故临床上常用附子理中丸、来复丹、右归丸以启命火，关启自透而效。

（5）命火衰于肺　古人说："肺为气之主，肾为气之根。"肾之所以为气之根，乃命火潜纳也。命火衰则气失潜纳，上下不交，呼吸错乱，而引起动则喘甚、浮肿、畏寒、肢冷阳虚之患。治用黑锡丹、参蛤散、人参胡桃汤之类。

（6）龙雷亢进　命火之用为龙火，肝火之用为雷火。所谓龙雷者，乃相火之别称，而形容此火动也，又言龙雷之火安居于水中、故水亏则龙头出于海，雷头出于泽中，亦即阴不潜阳也。因此说，命火亢，则肝火必衰，此谓同气相召也。从而引起龙雷亢进，肝阳上冒，症见眩晕、耳鸣、胁胀、易怒、少寐、多梦、口苦等症。治宜驯龙汤、知柏地黄丸之类，以育阴潜阳，使龙雷不起。

（7）命火不及于膀胱　经云"膀胱者，州都之官，津液藏焉，气化则能出矣"。膀胱之所以能化气，命火之温也。命火衰则膀胱失温，气化呆滞，故症见遗尿、癃闭，常用固淫丸、滋肾丸之类。

（8）命火衰于三焦　李时珍说："三焦为命门之用。"命火衰减，则三焦气化停滞，升降之枢机废，清浊相混，隧道不通，症见腹胀气满，小腹坚，不得小便，溢而为水，留而为胀等。因此治疗多用人参、天雄、附子、肉桂、硫黄、补骨脂之类，以启命火，助三焦之气化，相火能布，升者能升，降者能降而告愈。

（9）小肠乏命火　小肠借助命火之温能分泌别汁。今命火不足，既不能温化于小肠，亦不能分糟粕，因而出现小腹痛，腰脊控睾而痛，小水不利，肠鸣，面白苦冷之疾。治疗常用胡芦巴散、橘核丸之剂。

（10）大肠失命火之温　经云："大肠者，传导之官，变化出焉。"盖大肠之所以能传导，必借命火之温，肺气之助而司其职。命火一衰，则大肠失温，传导之机不发，而引起便秘、腹痛、肠鸣泄利、脱肛之疾。治疗常用右归丸加肉苁蓉、补骨脂、吴茱萸、赤石脂、肉桂之类。

（11）命火衰于督脉　督脉"为阳脉之都纲"，为行阳气之总领，然之所以行附，一是以命火之助也。命火衰则阳气不发，神化无基，而督脉虚，虚则头重，脊强而厥，二便不得，癃闭，遗溺之疾，而女子不孕，所以治疗上常用还少丹、十补丸之类，以温先天之阳，助督脉之用。

概而言之，命门火衰，可促使机体脏腑生理功能发生异常改变，导致阳虚火衰的病理变化。但亦有火亢者，所以临床上常用"益火之源，以消阴翳"、"壮水之主，以制阳光"两种法则为指导，投以六味地黄丸、左归丸、八味地黄丸、右归丸之类，收到了较为满意的疗效。

八、略论水火学说

水火学说，始于《内经》。如《素问·阴阳应象大论》曰："水火者，阴阳之征兆也。"即是说，谈水火者，必须谈阴阳，阳是火之体，火是阳之用，阴为水之体，水是阴之用。《圣济经》说："水火既济，气血变革，然后刚柔有体点质形立焉。"《冯氏锦囊秘录》又说："水火者，生身之本；神明之用也。"由此可知，水火既是人的生命起源，又是生命赖以生存的根基。而人体水火的生成，源于先天，用于后天。正如《医疏》所说："男女媾精以成胎，精即水也，精中之气即火也，水火精气妙合而凝是为胎元，精以成形，气以成种，以其源于父母，故曰先天，然五官百骸，皆本此精以为质，而无非此精所灌充也，呼吸运动，皆本此气以为机，而无非此火所流行也。"

下面就其生理与病理两个问题，略而述之，以供参考。

1. 生理功能

水火来源于先天。先天者，真阴为水，真阳为火。水得火而温，火得水而润，故张景岳说："火为水之主，水即火之源，水火原不相离也。"而人体一切生理活动，皆是水火之功。故何伯斋说："造化之机，水火而已。"而水火之所以为人体生机活动之能，是水火相互转化为气。所以《素问·阴阳应象大论》说"少火生气"，张景岳也说："气有余，便是火。……水中藏气，水即气也，气中藏水，气即水也。……，水气一体，于斯见矣。"何梦瑶亦说："人中润泽之气，即水也，温暖之气，即火也。"可知水火，是气化之根，气化是水火之用。"五脏六腑皆有此温和之气，各归其部则各有其位，各效其能。"即肝得此水火，则体润而不燥，相火内寄，动中有静，疏泄有节，魂藏于中，血归于脏，分泌胆汁，释放少阳升发之气于上，则筋健有力，并施津血于全身，肺得此水火，则金气不寒，其体润，主呼吸，呼换清浊，主肃降，布津液，行治节，司皮毛，和营卫，内通水道，脾得此水火，则脾健而不湿，湿中有燥，即水中有火，燥湿相济，而化冲和之气，气行而主运，运中有化，化饮食之汁，转为精华，并为胃行津液，主润肌肉，升中有降，化生营，取其汗，以供造血之用，心得此水火，则心气得充，气为血之帅，气行则血行，血行则灌注机体内外，以供荣养之物，精津布于内外，脏腑得养，皮肤肌肉得润，清气能入，浊气能出，脑髓得养，神明有主，肾为水火之根，命门为水火之出。所谓出者，有二：一是真精上奉，濡养脏腑、经络、肌肉、筋骨、皮毛。二是真阳动，少火生，命火已成，相火得行，由肝释放于全身，转化成一切生理功能的阳和之力，即"相火静而藏则属肾，动而发则属肝胆"。和"人生以水，为命之门，……人生于水，肾为元。……盖火也，肾水寄之矣"。便是此义。三焦得此水火，则转化为三焦之能，上焦如雾，中焦如沤，下焦如渎。"总领五脏六腑，营卫经络，内外左右上下之气也"，津液、精微得以布敷于全身，和内调外，导上宣下。胃得此水火，则燥中有湿，燥湿相济，转化中气而有腐熟水谷之能，使水谷转为精微、津液、营气，与脾相合，则成升降之中轴，转输水谷、气血、津液上升下降，以供全身之用。胆得此水火，则胆府温润，少阳升发之气得疏，胆汁能泌，注入小肠，分解水谷，消化膏脂，转化为精微，吸收入血，以供全身之用。小肠得此水火，则体润而不燥，化生温化之气，启运化谷之机，分清降浊，清者入血，注入全身，浊者抵入大肠，待排出体外。大肠得此水火，则大肠气化斡旋于中，津液滋内，传导能用，转输能行，清者重吸入血，以供机体之用，浊者排出于体外。膀胱得此水火，则气化能运，津液能藏，清者以供机体之用，浊者排出体外。脑髓得此水火，则脑髓得滋，神机得温，元神有主，神明有节，言语能出，目能视，鼻能嗅，耳能听，手能握，足能行，脏腑活动若一。代谢得此水火，则脾胃能升能降，能输能运，能消能化，方能使其"饮入于胃，游溢精气，上输于脾，脾气散精，上归于肺，通调水道，下输膀胱，水精四布，五经并行，……五脏阴阳揆度以为常"。内分泌得此水火，肾的开合，肝的疏泄，肠胃、散膏（胰）的升降的生理活动若一，方能完成"食气入胃，散气于肝，淫气于筋，食气入胃，浊气归心，淫精于脉，脉气流经，经气归于肺，肺朝百脉，输精于皮毛，毛脉合精，行气于府，府精神明，留于四脏，气归于权衡"的全过程。免疫得此水火，则气用而不燥，正气存内，卫气布散于表，营气守于中，为人一身之藩篱，邪不可干。

总而言之，水火是人体生命之源，宜和宜平，不宜偏。所谓和与平，便是水火既济之义。

2. 病理演变

冯兆张曰："水火宜平，不宜偏，宜交不宜分。"水火的偏盛，必然影响阴阳的失调。所以然者，水为阴，火为阳。阴阳的失调，必然引起脏腑、气血、津液发生阻滞，或是虚衰之变。而水火之所以产生偏盛偏衰，多因正气不能内守，外在邪气得以内乘，或者内在情志、饮食、房劳所伤。故张仲景曰："一者，经络受邪，入脏腑，为内所因也，二者，四肢九窍，血脉相传，壅塞不通，为外皮肤所中也，三者，房室、金刃、虫兽所伤。"就其外因所言，暑统风火，属阳邪。阳邪者，火邪也。寒统燥湿，属阴邪。阴邪者，水邪也。故王孟英说："寒者水之气也；热者火之气也。"便是此义。就七情而言，多阳者多喜，喜、悲、惊为阳邪，阳邪者，火邪也。多阴者多怒，怒、恐、忧为阴邪，阴邪者，水邪也。《内经》曰："恐胜喜"，"忧愁者气闭塞而不行"，"阴主闭"。由于上述之因，不断作用于人体引起水火失调，由于水火失调，影响机体阴阳平衡而发生病变。火性炎上，伤于肺经者，药用玉竹、麦冬、天冬、瓜蒌、沙参、杏仁、梨汁、蛤粉、玄参，柿霜之类。火伤于心经者，药用胡黄连、盐黄连、水牛角、麦冬、天冬、莲子心、淡竹叶、生地、酒知母、酒黄柏、远志、枣仁、青连翘、玄参之类。火伤脾经者，药用姜防风、酒柴胡、蜜升麻、焦栀子、葛根、石膏、知母、石斛、玉竹、甘草、炒川芎、荷叶梗之类。火伤于肝胆经者，药用龟板、玳瑁、羚羊角、丹皮、龙胆草、夏枯草、当归、生地、柴胡、珍珠母、牡蛎、黄柏、青蒿之类。火发于肾经者，药用熟地、生地、盐黄柏、盐知母、磁石、秦艽、玄参、龙齿、龟板、鲍鱼、地骨皮、牡蛎之类。火犯于肠胃二经者，药用生石膏、生地、石斛、麦冬、玉竹、木通、甘草梢、苏子、槐米、知母、瓜蒌仁、金橘饼之类。

水犯于肺者，药用燕窝、饴糖、甘橘、胡桃肉、红蔻、肉桂、百部、冬花、细辛、附子之类。水气犯脾者，药用白术、炙甘草、甘合欢皮、白蔻、附子、肉桂、干姜、霍香、甘松、茯苓、泽泻、大蒜、苍耳子、龙眼肉之类。水气凌肝者，药用杜仲、山萸肉、鸡肉、肉桂心、吴茱萸、艾叶、大茴香、小茴香、韭菜、仙茅、白虫蜡、泽泻、鹿角霜之类。水气凌心者，药用桂心、桂枝尖、附子、肉桂、茯苓、安息香、龙眼肉、骨碎补、远志、紫石英之类。肾水有余者，药用锁阳、巴戟天、覆盆子、鹿茸、鹿角胶、海狗肾、山萸肉、紫河车、犬肉、阳起石、附子、仙茅、胡芦巴、补骨脂、硫黄、灵砂、钟乳石、沉香、蛤蚧、雄蚕蛾、母丁香之类。

概而言之，水火是生命之源。故张景岳说："火为水之主，水即火之源，水火原不相离也。"何伯斋说："造化之机，宜平不宜偏，宜交不宜分。"是为生理之常。

盖水火一也有偏盛偏衰之时，偏则为痰，衰则为病。火盛宜清润，宜养阴、宜泄；水盛宜温宜化，宜壮阳。是为调整水火阴阳平衡之法。

九、相火内涵

相火学说，是中医学基础理论的组成部分，导源于《内经》，如《素问》指出："君火以明，相火以位。"又曰："少阳之上，相火主之。"又说："相火之下，水气承之。"由此可见君火与相火是五运六气的演变方位和运行的顺序。即暑往寒来，春夏秋冬更替之意。换而言之，由于一年四季之变而产生出风寒暑湿燥火六气的不同，而六气又分布于四季，便有春温之季、夏热之时、秋凉之节、冬寒之令。而君火与相火亦不离其中，后世医家又根据天人相应学说和阴阳应象大论"壮火之气衰，少火之气壮，壮火食气，气食少火，壮火散气，少火生气"以及《素问·逆调论》的"一水不能胜二火"之理，在漫长的医疗实践中，进一步证实了相火学说对人体的正常生理活动和异常病理改变的作用是存在的。相继不少医家对相火学说又作了进一步的阐述，如管象黄指出："相火一人身之太极也，太极不能无动，然动而有节，即是少火以生气，动而无制，则为壮火以害气，实一相火之所为。"陆九芝亦曰："经云一水不能胜二火，二火者，君相之火也。"蒋星墀释丹溪与景岳二家所论相火的宗旨是以"壮火之气衰，少火之气壮"，壮与少便是二家的根据。今对相火之渊源和在人体的生理功能与病理变化，以及治疗、用药，略而述之。

1. 相火是人体生理功能的动力

古人曰："通常达变"。也就是说，欲知相火生理之常，必知相火病理之变，欲知变，必知源，知其源，朔其性，知性方能知用。

相火始于先天，源于命门，故张志聪指出："少阳三焦之气，生于命门，游行于外内，合于包络而为相火。"又说："相火者，先天所生之元阳也。"阳、气、火三者之关系如何释之?

阳为气之根,气为阳之用。阳气动而为热,热行而为火。进而言之,相火之成,是由命火蒸动肾水,水沸精转而为真气,即是元阳,亦是命火之用,故张行成曰:"水气生阳则为火。"是其义也。其元阳动而上升,通达机体内外,必沿三焦之路循行不息,名为相火。亦曰龙雷之火。

2. 龙雷之火何以释之

张行成曰:"龙能变化,……变化者变其形,变变者变其气也。"也就是说,龙言其变,是指相火变化成生理活动之能。张行成又曰"有雷则有电……雷生于石,电生于火"。"雷者展之气也。"也就是说,雷言相火循行如电之势,其势鼓动不息。就其脏器所言,龙为肾火,肾言其根,雷为肝火,肝言其用,进而释之,相火生于命门和肾,沿其三焦而循行,亦必借肝之疏泄之能,释放于三焦,循行于内外,故肝肾皆有相火之称。换而言之,相火之力,犹如龙雷之势,有推动机体内外,脏腑生理活动之能,亦谓人体生理活动之动力。

李濂曰:"相火之用……总领五脏六腑、营卫、经络,上主纳,中主化,下主出。"

朱丹溪亦说:"人非此火不能有生。"所谓生,是言人体生理之用。因此,相火行于上焦者则上焦开发,主纳,而行宣降。髓海得此火,则神明有主,能视能听,能言能动,心得此火,则循行血液,注入全身。脏腑得养,经络得充。包络得此火,以护心之用,防邪内向。肺得此火,则能行呼吸,主治节,行津液,布荣卫,滋润皮毛,肥腠理,玄府能开能合。膈膜得此火,能升能降,以助呼吸,相火行于中焦,主化而启升降之机。脾得此火,运化能行,转输有力,生化有节,为胃行津有制。胃得此火,则能纳水谷,以行腐熟之力,生精化液,精生液成则中气有主。小肠得此火,则能济泌别汁,为人体之用。大肠得此火,则能行传导之力,吸水精,推糟粕,排出体外。肝得此火,则疏泄能行,津血得藏,筋强有力,并行解毒之功。胆得此火,则少阳之气升,胆汁能行,通降无碍。肾得此火,而主封藏,精气内贮,精足而生髓。髓得此火,而化血,开合能行,水窍能通,以分清浊。命门有此火,则元气能生,元气动而生真精,精能化气,气动而为火,火为少阳初生之气,即为相火。故《内经》曰:"少火生气是也。"膀胱得此火,则气化能行,津液能藏,水浊能除。三焦得此火,则水道能通,升降功能斡旋于中。经络得此火,则经能主气,络能主血，沟通机体内外生理之用。故章虚谷曰："人之心火之名为君火，而其运用施为化生气血者，相火之功也。"

3. 相火妄动是为病理之变

相火在机体的循行，有龙雷闪电之势，急不可挡，但势急而缓，缓中有温，温中有化，化中有变，变中有制，制中有和。故张景岳称相火："名为阳和之火，则生物"。张志聪称相火为："少阳初生之气……此气以养此形"，是其义也。综上所言，相火者宜动中有静，是为平。动而无制者，是为妄动，相火之所以妄动，必有因素所使。其诱相火妄动之因者，一为先天禀赋不足，水精亏损，不能涵养相火，妄动于上而为邪火，邪火者，虚火也。二为"节欲者少，过欲者多，精血既亏，相火必旺，火旺则阴愈消"，是为病态。三为心有所思，为物所感，不能不动，动则相火易起，煎熬真阴，阴虚则病，阴绝则死。四为恚怒不止，则肝气内变。所谓变者，是"怒气发而为雷"，"怒而极激而为电，阴已不能制"，相火不能守于内，而动于外，伤阴耗精而为病矣。

损于上焦者，心肺为患。肺伤者，药用阿胶、龟板胶、天冬、麦冬、生地、百合、贝母、淡菜、老燕条、知母、黄柏之类。损于心者，药用水牛角、黄连、阿胶、麦冬、朱茯神、当归、酸枣仁、生地、玄参、栀子仁、远志之类。损于中焦者，脾胃肝胆为患。损于脾胃者，药用石斛、生地、玉竹、麦冬、天冬、玄参、天花粉、石膏、知母、梨皮、甘蔗皮、鲜翠衣、藕汁、梨汁、橘汁、荸荠、沙参、麻仁、蜂蜜、羊乳之类。损于肝胆者，药用生龟板、生牡蛎、生石决明、珍珠母、玳瑁、天麻、生地、玄参、钩藤、磁石、沉香、黄精、黄柏、知母、海胆、白蒺藜、鲜蚝皮之类。损于下焦者，肾与膀胱为患。损于肾者，药用生地、熟地、麦冬、天冬、知母、黄柏、南北沙参、地骨皮、青蒿、白薇、白芍、炒牛膝、裙带菜、淡菜、鲍鱼、鹿角菜、石花菜、枸杞子、阿胶、龟板胶、焦栀子之类。损于膀胱者，药用黄柏、知母、生地、玄参、威灵仙、石斛、天冬、龟板、阿胶、地肤子之类。火与元气，势不两立，一胜一负，此是东垣从后天而论的，所谓后天者，脾胃是也。药用人参、黄芪、白术、苍术、升麻、柴胡、陈皮、香橼、木香、黄连、羌活、独活、甘草、枳壳之类。

十、论气化学说

气化学说始于《内经》。《素问·气交变大论》说："各从其气化也。"

"用之升降，不能相无也。"又《素问·五常政大论》亦说："阳和布化，阴气乃随。""阴气内化，阳气外荣。"《素问·阴阳应象大论》还说："阳化气，阴成形。"由此可见，谈气化必谈阴阳，也就是说，谈阴阳也离不开气化。进而言之，也就是阴阳气化在人体的升降运动，体现在脏腑经络生理活动全过程中。因此气化活动停止了，人之生命也就随之停止了。故《庄子》说："人之生也，气之聚也。气聚则生，气散则死。"即是此义。

何谓气化？《素问·六微旨大论》说："气之升降，天地更用也……升已而降……降已而升，……是以升降出入，无器不有。故器者生化之宇。"又曰："物之生从于化，物之极由乎变。"由此可知，气是人体生命活动的源泉，也是功能的具体体现，又是机体能量代谢之本。化是在气的推动下，由一种物质转化为另一种或多种物质。如水谷转化为精微，精微又化生为津、液、气、血、营、卫、神等。因此说化是人体的生化、代谢的功能，概而言之，化就是人体的同化与异化功能。即古人所说："二气交感，化物化主，万物生生，而变化无穷焉，惟人也得其秀而最灵。"现就气化生理、病理试述如下，以供参考。

1. 气化是生理活动之源

《素问·六微旨大论》说："升降出入，无器不有。"《素问·五常政大论》言"阳舒阴布，五化宣平"。所谓器，系指脏器和脏象而言。所谓五化，系指五脏、六腑气化功能而论。所谓升降，阳舒阴布，系指气化功能在人体内外不断运动，其运动形式为左升右降，循环不已，但是气化的生成有本。所谓本，是言气化生于先天，用于后天。先天者，肾与命门也。肾为水火之脏，体具阴阳，为生化之源，是五脏六腑之本，十二经脉之根。肾间动气，是命门之用。命火者，由命门而生。命门外裹白膜，体象脂肉，却非在两肾之中间，有二系著于脊，下则通于二肾，上则通于心肺，贯脑。精府相火之主，人物皆是一样，生化皆由此出。故肾和命门是气化生成之本，而脾胃者，是谓后天之本。脾主运化，宜升则健，胃主腐熟水谷，宜降则和，故脾胃是气化升降之源。肝为刚脏，内寄相火，体阴用阳，主动主升，内寓气化之机，胆附肝短叶之中，为中清之府，少阳升发之处，也有气化之功。因此，气化功能通过肝胆疏泄之力，释放于全身，故肝胆为气化宣泄之枢。肺居膈上，主肃降，行治节，以行诸脏之气化，故肺为气化之主。心居膈上，主管血脉，导引气化，故心为气化循行之纽。三焦者，水谷之道路，主持诸气，以行诸阳，泌津液，温肌肉，主水渎，与命门一气相连，总领脏腑经络，故三焦为气化之上下左右内外循行之路。经络者，太阴、太阳为开，主释放，厥阴、阳明为阖，主受纳，少阴、少阳为枢，主传递，故经络为气化衔接、循行之枢机。脑为髓之海，又为诸神之会，是为元神之府，精灵之处，命曰神机，神机为脑之功能，主宰一身之气化，因而脑有调整与控制气化正常之能。

总而言之，气化生于肾，升降于脾，升降于肝，统布于肺，循环于心，宣泄于三焦，衔接于经络，主宰于脑。故气化为五脏六腑经络之功能和精清转化之洪基。所以，王子接曰："调四脏之神……而为气化流行之根木。"即为此义。进而言之，若肝气畅茂，则相火内寄，气能疏泄而藏魂，主知觉，藏血，储精元，化精微，以供机体之用，泌胆汁，助化物，解其毒，防外邪，主筋主爪。胆与肝为表里，胆主阴未尽而阳初生，气化与相火，其气温和，中精之府，主通降，泌其汁，输泄于胃肠，助消化、分解与吸收。又胆有少阳升发之气，供给其他脏腑气化之用，故有"十一脏皆取决于胆"之理。心气内充，能运行血液，带入清气，排除浊气，营运精微，滋养机体。小肠与其互为表里，小肠者，为受盛之官，可济泌别汁，起吸收、消化、分解作用，故有"化物出焉"之称。脾与胃以膜相连，互为表里，脾喜燥而主升，胃喜润而主降，燥湿相济，阴阳相和，气化斡旋于内，转生中气，以行升降，又胃有腐熟水谷之能，生津化液之力，脾能运化水谷精微，行津液，滋生营卫，主统血，裹血，并有制水之能，生津化液，下济先天之肾，外养肌肉，上润口唇，营养四肢，滋填腠理，故为后天之本。肺气能宣，内藏其魄，主运动，行肃降，主治节，布津液，通水道，行营卫，主皮毛，司腠理，呼换清浊，故有"肺朝百脉之称。大肠与其为表里，大肠者，吸水精，排废物，"变化出焉"，其传导功能，又必须赖肺气下降之助而完成。肾居下焦，体具真阴真阳，与命门互根。命门有真气，即气化不息之机，故五脏之阴，非此不能滋，五脏之阳，非此不能发，五脏六腑功能，非此不能动。故肾为先天之本，纳气之根，主藏精、生髓、养骨、造血，并有封藏制水之力，又有伎巧、作强之能。膀胱与其为表里，膀胱者，人储存精液，得命火温化而分清浊，清者机体之用，浊者由尿道而出，故《内经》有"膀胱者，州都之官，津液藏焉，气化则能出矣"之说。"三焦者，决渎之官，水道出焉。"三焦为真阳循行之腑，相火游行之处，元真通畅之所，有通行营卫，通调水道，分泌精液之功，乃气化游行内外之路。

综上所述，气化的确是脏腑、经络生理功能之源，同时对机体之新陈代谢、水与电解质之平衡，以及内分泌均起主导作用。因此，气化释放于体液中，"则阳施阴化"。中医学认为体液运行与平衡，与胃的腐熟、脾的运输、肺的施布、肾的开合、膀胱的排泄等有关，但又与神明的主宰和命门的作用是分不开的，这和西医学所说的人体水与电解质是在中枢神经系统和内分泌系统的作用下，通过胃肠道、肾脏、皮肤和肺脏等器官加以控制与调节的过程基本是一致的。

2. 气化异常是病理反应

气化异常，是指气化功能之亢盛与减退而言。亢盛者，就是"气有余便是火"，减退者，即"气不足便是寒"，而气化为病，必有所因，阴阳乖违，必有所原。其致病之因不外内外两端。所谓外者，是以风、寒、暑、湿、燥、火六淫之邪或疫病之气侵入人体，伤于气化。即《内经》曰："得之风雨寒暑"。所谓内者，是谓七情之变，即"怒则气上，喜则气缓，悲则气消，恐则气下，寒则气收，炅则气泄，惊则气乱，劳则气耗，思则气结"，或饮食、居处所伤等。故《内经》曰："其生于阴者，得之饮食居处，阴阳喜怒。"

概而言之，内外二因，皆为邪气，邪犯人体，必以虚处为主。而人体之虚，有虚在上，虚在中，虚在下，虚在内，虚在外。所谓虚，是指内在脏腑气化不周，正气不足，外在经络气化不畅，营卫防御功能失调，或体内精血之不足。邪气侵犯机体，必以正虚为先决条件，故《内经》曰："两虚相得，乃客其形。"若外在风寒之邪，或疫疠之气，侵犯太阳之开，阳明之阖，少阳之枢者，必然引起太阳寒水之气，阳明谷气和少阳之气出入往来之路发生障碍，而疾作矣。如仲景所说："太阳之为病，脉浮，头项强痛而恶寒。""阳明之为病，胃家实是也。""少阳之为病，口苦，咽干，目眩也。"即指三阳经的气化病变。

寒邪或温热之邪，直中太阳之开，厥阴之阖，少阴之枢者，必然引起太阴气化之升降、厥阴气化之疏泄、少阴气化之转枢发生障碍，而病成矣。如仲景指出的："太阴之为病，腹满而吐，食不下，自利益甚，时腹自痛。""厥阴之为病，消渴，气上撞心，心中痛热，饥而不欲食，食则吐蛔，下利不止。""少阴之为病，脉微细，但欲寐也。"便是三阴经气化所发生的病变。

邪犯于上焦者，则上焦不宣，气化不畅，必然引起肺失肃降之功、治节之力、通调水道之机、外司皮毛之能、推行营卫之职。故症见喘咳、胸满、气短、汗出、恶风，或身热无汗，或为痰为饮。更由于上焦气化不治，心气不能宣化，心阳不振，或阳虚不能化精生血，失养，则症见心悸、怔忡、自汗、盗汗、心烦、少寐、少气、短气，甚则发生心火之疾。

邪犯中焦者，则中焦气化升降失职，必然引起脾失运化之机，胃失腐熟水谷之能，导致清者不升，浊者不降，故症见腹胀腹满，嗳气、吞酸、或泻或利，或噎或隔，或为肿满，为臌为胀，诸病蜂起。

邪犯下焦者，则下焦命火不发，肝胆少阳生发之气不足，必然引起气化不充，流行不畅，膀胱失约，则症见：口苦、咽干、善太息，为胀为满，腰膝酸软，多尿少尿，梦遗失精，或为浊淋，或为癃闭，或为水肿。

十一、论募原

"募原"这个名词，源于《内经》。如《素问·举痛论》记载："寒气客于小肠募原之间。"关于募原二字，全元起以"募作膜"，巢元方亦然之。故后人多从全元起等的意见而写作"膜原"。因而募原与膜原通用。明代吴又可对温病的病理学说以及治疗法则，无不本诸膜原。但古人对募原在机体内布局、生理功能、病理反应均未加归纳，皆散见于各个文献中。今就以上问题加以分析归纳，尤其是对生理功能与形质的问题，作初步的探讨。

1. 募原的部位

募原在机体上，并不是局限于半表半里的部位，更不是肠胃之间有此组织，而是分布于机体内外的一种组织。何以知之？杨上善说："五脏皆有募原。"李中梓说："募原者，皮里膜外也。"刘熙说："膜原者，募络一体也。"这些记载，说明募原在机体内是一种刚柔相济的组织，这种组织在体内深处是分布在脏与腑互相连接的空隙之间，在体内浅处是分布在肌肉与皮肤相接的间原之地。由此看来，募原在机体内深层与表层各个组织间是起着桥梁与纽带作用的。

2. 募原的形与质

募原这种分布于机体各部的组织，不是古代医家凭空设想的，而是经过一定临床实践验证出来的一种组织系统，所以说募原在机体各部是有形可验，有质可查的。张志聪说："募原者，连于肠胃之脂膜，亦气分之腠理。"又说：在外则为皮肤肌肉之腠理，在内则为横连脏腑之膜原。石荠南说："膜原，前近胸腹，后近腰脊，即上中下三焦之冲卫，人身半表半里之中道也。"薛生白说:"膜原者,外通肌肉,内连胃腑,即三焦之门户。"考张氏曰"脂膜",曰"腠理",曰"膜原",蔡陆仙释之曰:"腠理者,肌肉之纹理……理中之白膜曰脂。"又说:"募原者,肠胃外之膏膜……孙脉,络脉者,募原中之小络,"全元起释之曰:"膜者,人皮下肉上筋膜也。"

综观上述,不难理解,中医学所谓募原,相当于肌肉组织中的筋膜与腱膜,消化系统中的肠系膜、腹膜,呼吸系统中的胸膜,以及网状内皮系统等组织。因为这些膜样组织皆分布于脏腑之外,机体之内,很符合"半表半里,"横连五脏之募原"的论述,但进一步细究蔡氏所言"孙络、络脉者,募原中之小络",募原亦包括了淋巴系统组织。

3. 募原的生理功能

从上述形质来看,募原的生理功能有二:一为机体内气化与体液循环之重要辅助器官,何以知之?《素问》说:"脾与胃以膜相连。"《体仁汇编》亦说:"募原之间,皆有络脉,以其升降津液也。"这说明人体内的气化功能与体液循环,除三焦主宰施化以外,募原也确系一条主要的渠干,并可视为三焦系统的辅助系统。因此,从这一点上看,募原就似乎具有淋巴系统输送淋巴液的作用。二是募原对机体还起着保卫作用。张志聪说:"膜原者,皆三焦通会元真处……乃卫气游行之膜理也。"这就指出募原在机体内不但有气化与体液循环的功能,更主要的是还具备了防御病邪之功能,这种防御功能,近似"淋巴结"、"网状内皮系统"等组织的功能。

4. 募原的病理变化

募原的御邪功能,是在人体阴阳平衡,营卫和谐的基础上构成的。如果受到某些条件的影响或不良因素刺激,导致人体阴阳失平,营卫不和,则正气紊乱,腠理不密,而募原御邪之机亦随之失灵。因此,六淫或天行时疫之邪侵入人体时,往往内潜于募原,久伏不出,则募原便发生病理变化。就其病变来说,是随着病因的风、寒、暑、湿、燥、火及疫厉之邪的性质不同,而在机体上表现出不同的症状,其具体的病理变化表现在以下几个方面。

(1)疟邪侵入机体后,表卫空疏,不能御邪外出,使邪气内陷,伏于五脏或半表半里之募原,导致募原之转输不畅,迫使卫气循行失其常度,其行迟,是以间日再会,而遇邪气内争,发为间日疟。吴又可说:"疟邪舍于伏膂之内,附近于胃,乃表里分界,是为半表半里,即《素问·疟论》所谓"横连募原"者也。故症见寒热之时长、势甚等。

（2）因寒邪伏于募原之中，孙络受阻，津血不能流注于大经，汁沫外溢，遇寒相结，久留则成积病。《内经》说："寒气客于小肠募原之间，络血之中，血涩不得注入大经，血气稽留不得行，故宿昔而成积矣。"所以，在症状上呈现腹内有结块，痛或不痛之症也。

（3）因寒邪侵及肠胃之内，潜于募原之下，阻绝孙络不通，津血不行，卫气不达。寒邪内扰孙络，导致络脉产生细急，故症见腹痛或胃脘痛等。所以《内经》说："寒邪客于肠胃之间，募原之下，血不得散，小络急引故痛。"是其据也。

（4）疫疠之邪，污染了饮食和空气而侵入机体，乘机体御邪之能失灵，造成疫病下趋募原，募原为邪所扰，则生理功能紊乱，而发生温热病的病理反应。所以吴又可说："病疫之由……邪自口鼻入，舍于伏脊之内，即针经所谓横连募原是也。"又说："温疫之邪，伏于募原，如鸟栖巢，如兽藏穴，营卫所不灵，药石所不及至，其发也，邪毒渐张，内侵于腑，外淫于经，营卫受伤，诸症渐显，然后可得而治之。"

综观以上论述，温疫之邪潜于募原之中。随其气迁，既能转变为经病，又能按卫、气、营、血的层次传变为热性疾患。所谓经病者，即太阳经，头项痛，腰痛如折；阳明经，目痛鼻干，眉棱骨痛；少阳经，胁痛，耳聋，寒热更作，呕而口苦也。所谓卫气营血为病者，即卫分所呈现的恶寒发热、头痛、咳嗽，无汗或有汗，口渴；而营分呈现出的症状是舌绛，心烦不寐，或斑疹隐隐，内陷心包，则有神昏谵语、肢厥出现；而侵入血分者，则舌质深绛或紫绛，吐血、鼻衄、发斑。

（5）因温邪侵袭机体，直中肠胃，内伏募原，致使募原气结不宣，中阳不布，湿郁化热，外渍肌肉，内痹中州，则升降之机失司，导致清阳不升，浊阴不降，湿蒙清阳，热灼津液，湿热相搏，则卫气不达，故症见始则恶寒，后但热不寒，胸闷，舌白，口渴不欲饮，或有便溏，小便短赤。故薛生白说："湿热病……，邪由上，直趋中道，故病多归募原。"

（6）因外邪与内邪互为相引，直损募原气化之机，因而体液循环功能也随之失常，致使体液内缩，外溢肌表，内渍脏腑，引出三焦之水而为水肿之疾。王晋三说："水流貌，引三焦之水……流出水道……走皮里膜外之水饮。"马元台说："膜原者，皮里膜外也。"即为本病生成之理。

十二、论脑髓

脑为脏腑中奇恒之府，奇恒者是言脑与五脏六腑、十二经络、皮肌筋骨、五官概迎互根，亢承之变也（取《物理小识》之义）。盖人脑的形成是胚胎前先而生之也。故《灵枢·经脉》说："人始生，先成精，精成而脑髓生。"脑髓居于头颅之内，"头者，诸阳之会，上丹产于泥丸内，则百神之所辑，为一身之元首也。"（《易简方》），由上述所载可见：脑为精灵之官，它与人体各部都是上下相召，一气相感，为人体生命活动的重要组成部分之一。今就脑髓的生成、形态结构、生理功能等内容简述如下。

1. 脑髓形态结构

脑髓的生成是随着男女交合，二五之精，妙合而凝，形成胚胎，胚是精始，胎由精聚成形。故《内经》云："精成而脑髓生。"《圣济经》亦说："阳施阴化，胚胎既融，必有为形之始者焉，命门是也。"李时珍也说："命门……上贯脑。"《圣济经》补充之为："命门既肇，然后生心，生肺，生肝，生脾，生肾，肾生骨髓。"孙东宿则云："脑者，髓之海，肾窍贯通脑。"综上可知，胚胎一成，便生脑髓，相继而生脏腑，外而肢体百骸。但脑髓成而未判之时，则脑髓左右不分，形质不辨，便是无极。故《性理精义》说："无极之真，二五之精，妙合而凝，……二气交感，化生万物。"所以能化生万物，内含精灵之气，是为无极真机。真机者，负阴而抱阳，阳变阴合，则精变为气，气聚成形，形气交感，则形化而脑髓分为左右。左右者，阴阳之道路也；上下者，阴阳之升降也；阴阳者，太极也。故《性理精义》说："太极本无极也。"张景岳说："神之与机互相倚伏，故神有所主，机有所从；神有所决，机有所断；神为机之主，机为神之使。"所以《内经》称之为"脑神"，《酉阳杂俎》释为"脑神曰觉元"。可见，脑神是神机之源，觉元是神机之用，觉元升降出入的路径曰神经。何以言之？经者，径也，通也。而脑神之机与机体内外、上下信息之所以川流不息地传递，是因"肾窍贯脊通脑"使然。但由于脑神功用不同，《内镜》将头与脑髓分为"头有九宫，泥丸乃一身之祖窍，万神汇集之都也"。可见，九宫中的泥丸宫是人体生命之枢。总之，脑髓形态结构是由男女交合二五之精气，化生胚胎。胚胎者，太极也。口由于太极动静，刚柔相济，则阴阳一变一合，而脑髓生矣。脑髓一生，内涵"多精质之体"（《性原广嗣》）。并在太极作用下，化生出一百六十亿个脑神经细胞。从而形成了人体的中枢器官——脑髓。

2. 脑的生理功能

脑为人体之首，寄居于头，颅骨腔内为真宅，脑髓外层有募原护之。故经云："头者，精明之府也。"可见，头内为脑髓之海。故李梴说："脑者，髓之海，诸髓皆属于脑，故上至脑，下至骨骶，皆精髓升降之道也。"《华洋藏象约编》亦说："夫居元首之内，贯腰脊之中，统领官骸，联络关节，为魂魄之穴宅，性命之枢机，脑髓是也。"由此可知，脑为髓海，是"元首之府"，"诸神之所象，"为神机之原，统摄五神，故有神明之心的称呼。脑之所以使脏腑经络，肢体百骸的生理活动若一，除了五神生理活动互相协调，相互合作，脑神统御之外，必须由脑髓的髓阳相互磨砺，"脑生细微动觉之气，"又同脑的元神之机作用，并能使"脑散细微动觉之气"。此气能使人体内外各种生理活动统一。这种生理活动联络渠道除经络之路而外，脊髓、任督二脉起传导之功，上下互接，内外相感，形神相应，以协调阴阳平衡、营卫和谐，以达安内攘外的作用。

脑分九宫，九宫皆有神。泥丸宫之神是高级中枢之神，即脑之元神，是统御五神之主。五神者，神、魂、魄、意、志是也。脑之元神与五神交会之物质是散动觉之气，精、津是载体，脊髓、任督二脉是信息传导之路。因此，神受此气，则百脉有主，动而有序，此为"脉舍神"也；魂受此气，而发知觉，能升，能受，能除秽也；魄受此气，而生运动，能降，治内也。故《丹铅续录》说："魂能知来，魄能藏往。"便是上述之义。志受此气，则机体内外气化功能有统，生理活动功能有常，智慧乃成。故程子说："夫志，气之帅也，"意受此气，则神发为之，主构思、意向、专一，意动而阴阳通，则人生矣。《思问录》说"由神动意，意动而阴阳之感通，则人物以生"，即为此义。

概而言之，"夫脑者，一身之宗，百神之会，道合太玄，故曰泥丸"（《修真十书》）。泥丸者，百节皆有神。故陈绍勋说"头脑为神、魂、魄、意志会聚之所"。因此，神统五脏精华之血，六腑清阳之气，皆上奉于脑，温养诸窍，而生精神、感觉、意识、思维、记忆、运动以及喜、怒、忧、思、悲、恐、惊、哀、乐、爱、憎、视、听、嗅、味、语言等。

3. 脑与脏腑的生理互为一体

五脏六腑生理功能以及脏腑表里生理活动是以脑之元神统发五脏之神使然。即魂受元神之气，则魂动于肝，而肝之疏泄、藏血、调血功能得以舒达，其少阳升发之气，释放于胆，泌泄胆汁，以行通降。而肝之解毒、防御之能得以内通外达，此为"肝藏魂"，肝胆互为表里的内涵。

魂受脑神之气，则魄行于肺，而肺主诸气之能得以宣发，而行肃降、开达治理调节之功，通调水道，布水津，推行营卫，外润肌肉，主司皮毛，内以主旋大肠传导之力，升清除秽也。进而维持神清体健之态矣。此为"肺藏魄"，肺与大肠相表里的原委也。

神受元神之气，则神荡于心，内旋心阳，阳动则心气内鼓，其开合得以张缩。心动有节，心跳有律，使周身血液循环有序，以送清气，换浊气，布水津，营运精微，进濡机体内外，则小肠气化能济泌别汁，以供生命活动之需，此乃"心藏神，"心与小肠相表里之理也。

意受元神之气，则意发于脾，中气乃能斡旋中焦。土为中焦之主，脾胃所属，元气乃宗，意动神行，则元气激冲于脾胃，脾胃必然得升，运化必转；胃得脾升之力，必降于下，以行腐熟化生水谷之能，游溢精液，灌四脏五腑外润肌腠、筋骨、四肢百骸。盖脾之湿，胃之燥得以相济，万物能化，进奉生命之所需。此为"脾藏意"，脾胃相为表里、互生互化之机也。

志受元神之气，则志统真元，气化释放有序，肾能封藏，精气内隐，动而出伎巧，有作强之力，男子天壬、女子天癸得助，始有生育之功，肾气受志之统，气化之气必旋发于膀胱，使津液之清者内藏；浊者化为尿液排除体外，以维持人体生理之洁也。

脑与命门是人体生化，生命之轴。故李时珍说："命门之体，非脂非肉，白膜裹之，在七节之旁，两肾之间，二丝著脊，下通两肾，上通心肺，贯属于脑，为生命之原，相火之主，精气之府，人物皆有之，生人生物皆由此出。"可见脑气乃元神之气，皆由肾、命门所供。此为"肾藏志"，"志，气之帅也"，肾与膀胱相表里的机制是也。

4. 脑统七窍五官为之使

脑髓元神之机为七窍之司，五官是灵机之窗，故脑又称为"清窍""清空""窍络"等。窍者，为神气出入之所；络是传导、反射之路，脑髓是接收之器，更是传出指挥之官。正如赵台鼎所说："脑为上田元神所居之宫，人能握元神栖于本宫，真气自升，真息自定，所谓一窍开则百窍开，大关通而百关尽通也。"七窍生理作用是展示脑神生理功能向外之能。故《灵枢·大惑论》说："五脏六腑之精气，皆上注于目而为之精，精之窍为眼，骨之精为瞳子，筋之精为黑眼，血之精为络，其窠气之精为白眼，肌肉之精为约束，裹撷筋骨血气之精而与脉并为系，上属于脑，后出于项中。"可见，目与脑连，是脑向外反应的视物之器，接纳分辨色泽、大小、厚薄之官。目之能视物，审黑白，别长短，乃视神之功也。目之动，上视下视，左视右视，是为脑元神之使也。盖耳之听声聆音；鼻之嗅香闻臭、辨别异味；舌知酸、苦、甘、辛、咸、淡之味，皆为脑之元神之能也。故王惠源说："耳目口鼻之所导入，最近于脑，必以脑先受其象而觉之，而寄之，而存之。"王清任亦云："两耳通脑，所听之声归于脑……两目即脑汁所生，两目系如线，长于脑，所见之物归于脑，……鼻通于脑，所闻香臭归于脑"，此处肯定了七窍、五官为脑所主宰，神使之然也。人之前后二阴为泄浊之窍，廉泉如津窍以敷津施液；鬼门为汗窍，排泄汗液，茎为精窍，乃男女交接布精施液之处道也。此皆归属脑之元神所司。古人有云："天有七星地有七宝，人有七窍权归脑"。即为上述之义。

5. 脑之形神生理活动统一

头为精明之府，脑是元神之府。"神依形则生"。人之外形即由经络、皮、肌、肉、筋、骨、腠理、募原、毛、发、肢、手、足相互联接而成。邵子曰："形统于首。"《黄庭经》云："百节皆有神，神名最多，莫能枚举。"《东医宝鉴》说："神为一身之主"，"神者，一身之元神"。《内镜》说："脑散动觉之气，厥用在筋，第脑距身远，不及引筋以达百肢，复得颈节脊髓，连脑为一，因遍及焉。脑之皮分内外层，内柔外坚，既以保身气，又以肇始诸筋，筋自脑出者六偶，独一偶逾颈至胸……又从脊髓出筋十二偶，各有细络旁分，无肤不及。其肚皮肤接处，稍变似肤，始缘导气入肤，充满周身，无弗达矣。筋之体，瓤其里，皮其表，类于脑，以脑与周身联系之要约。"综观上述所载，人之经脉十二，络脉十五，经别十二，经筋十二，奇经八脉，孙络各具阴阳，以配表里。因此，阳经络脑，阴经亦在其中。故经络一气贯通，运行血脉，以相出入，通利水道，持阴阳之衡，皆脑神维之。

而"筋骨、脂膜、肌肉、皮毛、毫毛十者，人之所藉以为形者也"，"骨为本，筋束骨，膜裹筋，骨也者，以为樑栓也。"其动作是脑神所为。"脂固膜，肉卫脂，肌泽肉，肤统肌，皮荣肤，毛护皮，毫辅毛"以成形体，即为"墙垣也"。皮毛之呼吸，腠理开张则汗泄，肌肉之松弛、收缩，皆为脑神使然。正如孙思邈所说："头者，身之元首，人神之所法，气口精明，三百六十五络，皆上归于头。"

6. 结语

脑髓为藏象组成部分之一，为奇恒、元神之府，神机之源，在生理上以督脉、经络、脊髓为传导、反射之路。脑神之气与五脏之神气，六腑、皮、肌、筋、脉、五官之神气相互对接，进而产生了各种生理活动，使之若一，以协调阴阳气血。阴阳平衡，气得血以濡之，血得气以煦之，方能完成生生化化之功，适应自然对人体的影响，进达内外坏境的统一，充分发挥人类的智慧、潜能。

十三、对"七损八益"的探讨

"七损八益"首载于《素问·阴阳应象大论篇》，历代对此条经文的注释有很大的争论，从古至今尚未有统一的注释。因此本文遵照"古为今用"的方针，试对"七损八益"作一解释。

1. 历代医家的注释

隋·杨上善释之曰："损者损于身，益者益于病，若人能修道，察问去损益之病，则阴阳气和，无诸衰老，寿命无穷与天地同极也。"

唐·王冰释之曰："女子以七七为天癸之终，丈夫以八八为天癸之极，然知八可益，知七可损，则各随气修养天真，终其天年，以度百岁。"

明·张景岳释之曰："七为少阳之数，八为少阴之数，七损者言阳消之渐，八益者言阴长之由也。夫阴阳者，生杀之本始也，生从乎阳，阳不宜消也；死从乎阴，阴不宜长也，使能知七损八益之道，而得其消长之机，则阴阳之柄把握在我。"

明·吴崐释之曰："七损者，女子天癸以七为纪，二七而天癸至，月事以时下，阴血常亏，故曰七损，八益者，男子天癸以八为纪，二八而天癸至，精气溢泻，阳常有余，无月事之损，故曰八益。言知七损八益盛衰之期，而行持满之道，则阴寒阳热，二者可调。"

明·李念莪释之曰："七为少阳之数，八为少阴之数，七损者，阳消也。八益者，阴长也。阴阳者，生杀之本始。生从乎阳，阳惧其消也，杀从乎阴，阴惧其长也。能知七损八益，察其消长之机，用其扶抑之术，则阳常盛而阴不乘，二者可以调和。常体春夏之令，永获少壮康强，是真把握阴阳者矣。不知用此，则未丧而衰。……老子言治人事天莫若啬，夫惟啬，是谓早服。早服是谓重积德，早服者，言能啬则不远，而复便在此也。重积德，言先有所积，而复养以啬，是又加积之也。此身未有所损，而又加以啬养，是谓早服而重积。若损而后养，仅足以补其所损，不得谓之重积矣。知此七阳将损，八阴将益，便早为之所。阳气不伤，阴用不张，庶调燮阴阳，造化在乎之种用也。华元化曰：'阳者生之本，阴者死之基。阴宜常损，阳宜常益，顺阳者生，顺阴者灭。'数语可作七损八益注疏。"

明·汪机释之曰："七八谓女子二七天癸至，七七而天癸绝。男子二八而天癸至，八八而天癸终，损益阴阳，海满去血，女子之常也。满而不去则有壅遏之虞，月事以时下则不失其常也。故七欲其损阳应合而泻精，男子之常也。佚而无节，则有耗惫之患，持盈守成不妄作劳，所以益之之道也。故八欲其益，是故知七损八益，则二者可调。不知用此，则早衰其节也，此所谓法阴阳也。"

明·马元台释之曰："女子以二七而天癸之始，男子以二八为天癸之始。惟于七者损之，八者益之，即生气通天论所谓'凡阴阳之要者，阳密乃固'是也，则吾之卫气不至于衰，而彼之阴气有以助吾之营气二者调矣，苟不知用此，则是早衰之节耳。"

清·张志聪释之曰："女子以七为纪，男子以八为纪。七损八益者，言阳常有余，而阴常不足也，然阳气生于阴精，知阴之不足也，乃无使其亏损，则二者可调，不知阴阳相生之道，而用此调养之法，则年未半百而早衰矣。"

清·高世栻释之曰："阴阳二气本于天真，能知天真之七损八益，则阴阳二者可调。七损者，女子以七为纪，月事贵乎时下故曰损，八益者，男子以八为纪，精气贵乎充满故曰益。知七损八益则阴平阳秘，故二者可调。"

清·陈修园释曰："女子以七为纪，男子以八为纪，七损八益者，言阳常有余，而阴常不足是也。然阳气生于阴精，知阴精之不足而无使其亏损，则二者可调。"

清·戈颂平释曰："由子至午谓之七，由亥至午谓之八，子水之阳得阴则解实于七，亥水之阴得阳则解于八，益饶也，能知子水之阳得阴气生之助之不损于午，亥水之阴得阳气生之蒸之而正于午，则阴阳二气富饶，可谓更胜之变，不知行此法，则早衰之候也。"

清·姚止庵释曰："男女交媾，必行于天癸既至之后。然女子天癸始于二七，若即纵情恣欲，终将耗竭真精，是为七损。男子天癸始于二八，若能保守真元，自然精气强固，是谓八益。苟能去损就益，则阴阳可调，必无偏胜之患矣。

清·《内经翼注》释曰："七损者，如七情所损之类；八益者，如调四时八风，节饮食，慎起居，戒酗酒，不妄劳，少嗜欲等之类。"

近代江朝宗释曰："益同溢，七八以日言，七日来复之义也，女子七日阴足始可损，男子八日阳足始可溢（指一度而言），人知此理而实行之，则持满御神之道得，而阴阳调矣。再七损八益之理，精言之，实本于易，本易一为生数之太极，二至五，偶数为阴、奇数为阳，六为成数之太极，七至十，奇数为阳，偶数为阴，成数方面，老阴始于八，今损其一为七，老阳始于七，今益其一为八，故七损八益，即女七男八，已隐舍七日来复之义。"

钱荣光释曰："七，数之奇也，阳也，八，数之偶也，阴也。又七为少阳，八为少阴也，损，减消之谓，益，增长之义。七损八益，则阳消阴长之谓也。"

秦伯未释曰："七是指女子，八是指男子，意思是女子的月经为生理正常现象，应当按月来潮，不来潮便是病（妊娠例外），故曰损。损字含有不使积聚的意义，男子的精气的溢洩是一种生殖能力，应该充实，不充实便是病，故称益。益字含有不使亏乏的意义。"

蔡陆仙释曰："用，谓房色也，女子以七七为天癸之终，丈夫以八八为天癸之极，然知八可益，知七可损，则各随气分修养天真，终其天年，以终百岁。"

王一仁释曰："数不外于奇偶，奇为单数，为阳，偶为双数，为阴。七为阳数，八为阴数，阳欲其运，阴欲其增益，阳为气为光，阴为液为油，油足则光明，油尽则灯灭。"

日本·丹波元坚释曰："汪注欠详，诸家亦无确说，本邦前辈所解，殆似得经旨，固备录于左，天真论曰：女子五七，阳明脉衰，六七三阳脉衰于上，七七任脉衰，此女子有三损也。丈夫五八肾气衰，六八阴气衰于上，七八肝气衰，八八肾气衰齿落，此丈夫有四损也。三四合为七损矣。女子七岁肾气盛，二七天癸至，三七肾气平均，四七筋骨坚，此女子有四益也，丈夫八岁肾气实，二八肾气盛，三八肾气平均，四八筋青隆盛，此丈夫有四益也，四四合为八益矣。"

日本·丹波康赖，引玉房秘诀释曰："一益曰固精，二益曰安气，三益自利脏，四益曰强骨，五益曰调脉，六益曰蓄血，七益曰益液，八益曰道体（具体内容皆男女如何交媾之术）。一损谓绝气，二损谓溢精，三损曰夺脉，四损谓气泄，……淫佚于女自用不节，数交失度，竭其精气，七损谓血竭（内容皆男女交媾之术用之不当）。"

上述二十家的论点，大体上可分为九种：

（1）主张损是损于身，益是益于病。主张摄生而调和机体的阴阳。

（2）主张以《素问·上古天真论》"女子二七、男子二八天癸至"解释人体生理发育是：弱→壮→衰，是人的一生整个发育过程，以此为论总共九家。虽说法不同，则是大同小异。

（3）认为七是少阳之数，八为少阴之数，而释之为阴阳消长。

（4）主张女子以七为纪，男子以八为纪，七损八益，就是阳常有余，阴常不足也。

（5）主张子→午是七，亥→午是八，而释之为子水之阳得阴实于七，亥水之阴得阳正于八。

（6）主张老阴始于八，今损其一为七，老阳始于七，今益其故七损八益，即女七男八，实本于易。

（7）主张七损八益，就是房中术，这种解释是不对的，不从此说。

（8）主张七为阳为气，八为阴为液。

（9）主张戒七情，避邪风，调饮食，远酒色，慎起居，此谓上述之概略。

2. 对七损八益之管见

（1）从生理功能上的浅释　人体的脏腑、经络与外在的皮肤、肌腠等生理活动，都以阴阳相互转化为水为火，水火相蒸而产生的动力为生长之源。人体的生长发育过程则为脆弱→茁壮→成熟→减弱→衰老。这种促使人体发育的动力则是肾中之真阴真阳，前者为少阴之癸水，即月经，后者为少阴之壬水，即精液。由此可见，七与八在这里有两种含义，一指男八岁女七岁则肾间水火产生真精，所谓的"气归精，精归化，精食气，精化为气"的损减增益，相互为用，相互转化，渐使机体先天动力→天癸→壮→气血荣卫充→转化为弱→衰老→气血荣卫不足→命终，二指女以阴为体，以阳为用，故以七为天癸之度。男以阳为体，以阴为用，故以八为天壬之度。可见女子少阳生发之真气，是由七岁渐生→壮，促使少阴真水化为动力→天癸。男子少阴之真水，是由八岁渐长→壮，促使少阳真气化生为动力→天壬。《读素问臆断》注云：男子十六天壬至，始有生育之理，汉书云：则男子之精壬水也。所以《素问·上古天真论》明确地指出男女生育与衰老发育过程是"女子七岁肾气盛，齿更发长；二七而天癸至，任脉通，太冲脉盛，月事以时下，故有子；三七肾气平均，故真牙生而长极；四七筋骨坚，发长极，身体盛壮；五七阴阳脉衰，面始焦，发始坠；六七三阳脉衰于上，面皆焦，发始白；七七任脉虚，太冲脉衰少，天癸竭，地道不通，故形环而无子也。丈夫八岁肾气实，发长齿；二八肾气盛，天癸至，精气溢泻，阴阳和，故能有子；三八肾气平均，筋骨劲强，故真牙生而长极；四八筋骨隆盛，肌肉满壮；五八肾气衰，发坠齿槁；六八阳气衰竭于上，面焦，发鬓颁白；七八肝气衰，筋不能动，天癸竭，精少，肾脏衰，形体皆极；八八则齿发去。"由此可知，"损"字在这里可作"减"字解。所谓减，是阳减于阴，则生于根——真阴，"益"字在这里应作"滋"字解，所谓溢，是指阴溢于阳，则化生于本——真阳，此为阳根于阴，阴阳的互为消长，相互渗透，相互转化。所以保养真阳之用，调和阴阳之持平，是确保身体健康之关键。然而，这只是七损八益在生理上的一个方面。所谓七损——喜、怒、忧、思、悲、恐、惊。正如《医宗释疑》说："知七损八益，戒七情五志，可使形与神俱尽而终其天年也。"《素问·阴阳应象大论》说："人有五脏化五气，以生喜怒悲忧恐……暴怒伤阴，暴喜伤阳。"又说："悲胜怒，恐胜喜，喜胜思，喜胜忧，思胜怒。这就不难理解，人之情志是易动的，动而太过对人体就有所伤。正因为人的情志易动，所以欲确保健康无恙，就要尽量减少它的异常活动。如何做到这一点呢？《素问·上古天真论》言"志闲而少欲"，"外不劳形于事，内无思想之患。"因而能保其"形体不敝，精神不散，亦可以百数"，"而动作不衰"。可见在这里的"损"字，又应作"抑制"解。因此，要想减少情志波动，就要抑制它，才能"精神不散"，这是不难理解的。所谓八益——气、血、津、液、精、神、营、卫。何以言之？《灵枢·决气》说："上焦升发，宣五谷味，熏肤充身泽毛，若雾露之溉，是谓气。……中焦受气取汁，变化而赤是谓血。"《素问·五脏生成》云"肝受血而能视，足受血而能步，掌受血而能握，指受血而能摄。"《灵枢·五癃津液别》又说："水谷皆入于口，……津液各走其道。故三焦出气，以温肌肉，充皮肤，为其津。"《灵枢·决气》亦说："谷入气满，淖泽注于骨，骨属曲伸，泄泽，补益脑髓，皮肤润泽，是谓液。"《灵枢·本神》曰："两精相搏谓之神。"《素问·八正神明论》又曰："血气者，人之神，不可不谨养。"《灵枢·决气》曰："两神相搏，合而成形，常先身生是谓精。"《灵枢·

营气》曰："营气之道，水谷为宝，谷入于胃，乃传之于肺，流溢于中，布散于外，精专者行于经隧，常营无已，终而复始。"《灵枢·本脏》曰："卫气者，所以温分肉，充皮肤，肥腠理，司开合者也。"由此可见，这八种物质，是人体生命活动关键之所在，必须保持它，以养天年。正如《素问·五常政大论》所说："阴精所奉其人寿，阳精所降其人夭。"以及《素问·阴阳应象大论》的"智者察同，愚者察异，愚者不足，智者有余，有余则耳目聪明，身体轻强，老者复壮，壮者益治"。因此，七损八益是互相制约的。必须全面理解它，研究它，切忌片面性。只有这样，才能对人有益，同时，还要从全部《内经》的内容去理解它的精神实质，这样也可少走弯路。

（2）从病理变化上的析义　人体的真阴真阳、气、血、津、液、精、神、营、卫发生病变，是在"以酒为浆，以妄为常，醉以入房，以欲竭其精，以耗散其真，不知持满，不时御神，务快其心，逆于生乐，起居无节"，不知调和阴阳之术的基础上引起七情反常而发生的病变。所以仲师曰："病有发热恶寒者，发于阳也，无热恶寒者，发于阴也，……以阳数七，阴数八故也。"可见淫欲不节，房劳过度，耗伤真阴真阳，可致消渴、痿、水肿、喘、尿血、淋浊、癃闭、失禁、遗精、腰痛之疾。盖七情反常，致使五志化火，则耗散气、血、津、液、精、神、营、卫，所以气伤则痛，血伤则毛发不泽，津伤则腠理开，汗大泻，液伤则骨属屈伸不利，色夭，脑髓消，胫酸，精伤则耳聋，骨酸痿厥，精时自下，神伤则心中澹澹大动，或狂越，神昏谵语，哭笑不休，营伤则失于内守，机关不利，脉道不充，温邪易入营而现舌质红绛，烦扰不寐，身热夜甚，口不甚渴，斑疹隐隐等；卫伤则失于卫外之功，温邪入卫而见发热微恶风寒，口微渴，咳嗽，风寒伤及太阳则见脉浮，头项强痛，恶寒，有汗或无汗等。此为杨上善所言的"损者损于身，益者益于病"之理。

总之，七损八益各有二义，所谓损之义者，一为损减则抑，抑则为常，常化于阴，一为损减则伤，伤则为耗散阴阳。所谓益之义者，一为益养其阴，阴能生阳，一为益者溢泻阴阳，耗散阴阳不为机体之用而为病变。这就是知七损八益，法于阴阳，和于术数，摄生的精神所在。

十四、略谈扶正培本治则

扶正培本，又称扶正固本。它是补法的总则。《内经》曰："治病之道，气内为宝，循求其理，求之不得，过在表里。"又曰："守数据治，无失俞理，能行此术，终身不殆。"张景岳说："多虚者，急在正气，培之不早，临期无济也，……甚实甚虚者，所畏在虚，但同守根本，则邪无不退也。"并以上所述，是指运用扶正培本总则必须辨明正气虚，是虚在表，还是虚在里，欲知其虚处，应以望、闻、问、切四诊合参，再参合理化检查为准绳。则定其位，以明其病；审其证，病名以确。其证可立，其法生焉。用之宜早不宜晚，晚则作用不显。故《医学心悟》说："不能治其虚，安问其余""有当补不补误人者，有不当补而补误人者，亦有当补而不分气血，不辨寒热，不识开合，不知缓急，不分五脏，不明根本，不深求调摄之方，以误人者，是不可不讲也。"即是说在应用本法则时，要针对病情、病名、病位，加以具体化，分而用之，才能达到治疗之目的。否则，用之则起反作用。因此，扶正培本为补法的总则。

本法的确立，是从病因病机、审证、论病中总结出来的。故《汤液本草》云："疗病先察病机"。《医学阶梯》亦云："凡有病必有证，有证必有论，论清则证明，证明则易疗。"即为此义。李士材云："病不辨则无以治，治不辨则无以痊"，病有浅深，有久有暂，正有盛衰，邪有强弱，虚分寒热、阴阳、脏腑、气血精津液之异。故本法分清、温、调、平、峻、食补诸法。今就此法的有关问题，试述之。

1. 正与本的生理功能

正是正气，又曰元气、元阳，亦名中气。生于先天，养于后天。先天者，肾与命门也；后天者，脾胃也，资助于自然界的清阳之气。故《灵枢》说："真气者，所受于天，与谷气并而充身者也。"《难经》亦说："肾间动气……此五脏之本，十二经脉之根，呼吸之门，三焦之原，一名守邪之神。"又曰："命门者，诸神精之所舍，原气之所系也。"张景岳也说："真气即元气，气在天者，受之于鼻，而喉主之；气在水者，入于口而咽主之，……未生之初者，曰先天之气，成于已生之后者，曰后天之气。"《医存》说："中气又曰元气"。

上述记载即是说人在胚胎之始，是由父精母血交结而生胞胎，故经云："人始生，先成精""精者，身之本也"。精藏于肾，而肾左右各一，形如豌豆，体具阴阳，一茎透起是为小心，命门寓焉。命火动，则元阳起。动则蒸精转化为气，是为先天的肾间动气。此气得后天水谷精微的充养和大自然清气的激发而动，是为元气，即正气。它的功能有三：一为脏腑、经络生理活动功能。如注入胃者，名曰胃气，有消化之力是也。其他类推；二为机体内外气化功能。如生精化液，生血温养肌肉之类是也；三为机体内外防御功能和免疫功能。而防御功能是指卫气能卫护于外，营气能守之于内而言。

本，在人体内有狭义和广义之分。所谓狭义之本者，有先、后天之别。人之先天之本在肾，肾有"一茎透起"曰"小心"，"外裹白膜，体象脂肉，却非在两肾之中间，有二丝著于脊，下则通于二肾，上则通乎心肺，贯脑，生命之源，精府相火之主，……生化皆由此出"，是为命门。因此，肾是人体的元阳、元阴，又曰真阴、真阳。人之后天之本在脾胃。故《内经》云："脾胃者，仓廪之官，五谷出焉""脾与胃以膜相连耳"，饮食入胃，胃为水谷之海，主消化、腐熟水谷，化生精微、谷气，脾主运化，为胃行其津液，内而施布于五脏六腑，外而肌肉、四肢百骸，是为生理活动之源，生命之本。故《内经》云："五脏者，皆禀气于胃"，"六腑之大源""以养五脏气""脉道以通，血气乃行""营卫大通"，故脾胃为后天之本。广义之本者，是指五脏、六腑、经络的实质性器官，气、血、精、津、液、营、卫、神、"八益"有形之质，"如是则内外调和，邪不能害"，"积精全神，此能益其寿命而强者也。"是为扶正培本的意义所在。

2. 病因病机

扶正培本是导源于久病多虚和虚损之疾的基础上的。故《内经》云"虚者补之，审察病机，无失气宜"是也。虚证的发生发展既有由外感所致，也有因内伤而起。病由外感而发者，多因六淫之邪或时行疫疠之气，侵犯人体为病。一为失治；二为治疗不善，妄用汗、吐、下之法，误补、误和，造成病邪内恋，久而不解，轻则元气暗耗，重则阴精暗亏，脏腑受损而成。故有"伤风不醒变成劳"之说。病因内伤而起者，多因先天禀赋不足，或后天酒色劳倦，七情内变，饮食，久患慢性之病所使。病有先伤于气、血、精、津、液，后蚀于脏腑者；也有先损于脏腑，后伤及气、血、精、津、液者。但病理发展过程是相互转化的，此为"阴损及阳""阳损及阴""气伤必及于精，精伤必及于气""由上损下，由下损上"是也。病生于气者，则卫气不足，气虚阳亦虚。阳虚于外者，则正气失护，腠理不密，玄府开合失常，不能御风御寒，故症见身寒肢冷；阳虚于内者，则五脏之气受损。损于肺者，则肺气虚；损于心者，则心气不足，而心阳不振；损于脾者，则脾虚，中气不足，引起脾失运化之力；损于肝者，则肝气不足，引起肝之升阳不发，疏泄无力；损于肾者，则肾气乏，元阳不足，命火衰微。病生于精、津、血者，多为阴虚。精、津、血者，阴也。阴虚则生热。虚在肺者，则热耗血，热蒸于外，则午后身热；热扰于内，则魄汗不藏，盗汗；虚在心者，则虚热内扰于心，热伤心液，暗耗营血，血少液亏，心神失养；虚在脾者，则热伤脾阴，消耗胃液，致使中轴升降失常；虚在肝者，热必伤阴，耗津损液，液少血亏，肝体失养，疏泄障碍，则肝气不能宣达，气郁化火，火动而阳亢；虚在肾者，则热耗肾阴，阴亏则精虚，精虚不能生髓，髓虚不能生血，血少则津伤，耗散真阴，虚火上炎。虚久入络，经云："络主血"。络病则脉气不行，血行弛缓，滞而为瘀。亦有因经络营卫气伤，浊气不降，清阳不升而为瘀血。瘀血不去，新血不生，机体失养，则症见肌肤甲错，发热，两目灰暗，舌紫或绛。

上言五脏之虚，应以先后天脾肾为主。脾为生化之源，百骸之母，肾为真阴真阳发源之处，为性命之根。故有补肾不若补脾，补脾不如补肾二说。保养真元，固守根本，正复则邪去，养心扶正则病自除矣。

3. 临床选用

《内经》说："邪气盛则实，精气夺则虚"。《难经》则云："损其肺者，益其气；损其心者，调其营卫；损其脾者，调其饮食，适其寒温；损其肝者，缓其中，损其肾者，益其精。"《内经》又云："形不足者，温之以气，精不足者，补之以味。"但由于机体有血虚、气虚、阴虚、阳虚、肺虚、肝虚、心虚、脾虚、肾虚、精虚、津亏、液乏等不同的病态反应，故应在扶正培本的原则下，针对病性不同，病位差异，而分别采取补气、补血、补阴、壮阳、补肺、益肾、补脾、填精、强心等法。这样，才能达到治疗的目的。故《内经》云："因其衰而彰之"。

（1）清补法　清补法，也叫滋阴清热法。张景岳说："阴虚者，宜补而兼清"，"若滋其阴，惟宜甘凉醇静之物"。陆九芝亦说："甘寒为滋。"何秀山提醒众医云："防清滋诸药碍胃滞也"。由此可知，用清补法必须清而不凉，滋而不腻，时时兼顾脾胃，是为清补善法。其适应证：身体消瘦，眩晕耳聋，五心烦热，腰膝酸软，骨节酸痛，梦遗精泄，盗汗，足跟痛，咳喘，面红颧赤，烦躁失眠等。方剂选要如下。

①阿胶黄连汤

主治：心烦不寐，肌肤枯燥，神经衰弱，咽干溺赤。

药物：陈阿胶 7.5g，生白芍 10g，小川连 0.6g，鲜生地 30g，青子芩

5g, 鸡子黄 1 枚（冲），水煎服。

②四精膏

主治：虚损羸瘦不足之证。

药物：童便、白蜜、人乳、酒酿，上四味熬膏，不拘时服。

③河车大造丸

主治：虚损劳伤，咳嗽、潮热之证。

药物：紫河车 1 具，龟板 100g，黄狗肉 50g，杜仲炭 75g，牛膝、天冬、麦芽、白人参各 50g，地黄 100g，五味子 50g，共为细面，酒糊为丸。

④蛤蚧散

主治：虚劳咳嗽，咯血，潮热盗汗，不思饮食。

药物：蛤蚧 1 对，人参 25g，百部 25g，紫草 25g，杏仁 15g，炙黄芪 25g，川贝母 25g，款冬花 15g，阿胶 25g，炙鳖甲 25g，柴胡 25g，炙甘草 5g，为粗末，每次 25g 水煎服。

⑤参燕麦冬汤

主治：肺胃阴液不足，咳嗽，心悸心烦，五心烦热，口渴或口干咽燥，口苦便秘，面赤盗汗。

药物：西洋参 75g，光燕条 10g，麦冬 15g，冰糖 20g，陈海蜇 200g，大荸荠 100g，阿胶 10g，山楂炭 15g，陈细茶 15g，水煎服。

⑥八仙玉液

主治：肺胃阴液大伤。

药物：藕汁 2 杯；梨汁、芦根汁、蔗汁、人乳、童便各 1 杯，先将鸡子白 3 枚，白茅根 40 支煎取浓汁 2 杯，和入前六汁，重汤温墩服之。

⑦养阴清热润燥

主治：精血枯涸燥热。

药物：二地、二冬、山药、黑芝麻、肉苁蓉、牛乳，水煎服。

⑧生地黄煎

主治：阴火盗汗。

药物：生地、当归、炙黄芪、麻黄根、浮小麦、炙甘草、黄连、黄芩、黄柏各 5g，水煎服。

⑨清滋脊髓汤

主治：阴虚火炎，骨蒸劳热。

药物：熟地炭 20g，炙龟板 20g，块黄柏 5g，知母 7.5g，猪脊髓 1 条，鳖头 1 具，甜酱油 1 汤匙，水煎服。

（2）温补法　温补之法是补而柔和，其性温煦鼓荡而暖，故阳得温则壮，气得温而强，通上彻下，开辟群阴，迎阳归舍，则中焦阳固而行升降，下焦阳复则上承心肺，上焦阳旺而下交于肾。故《内经》云："大气一转，其邪乃散。"王冰也说："益火之源，以消阴翳"。是也。

脾胃之阳气虚者，则温而补之，脾得补而健，得温而运；胃得补而宣，得温而行降。脾健能升，胃宣能降，枢功能转。孙兆主张"补肾不如补脾"，道理是"脾胃既旺，滋养骨骸，保益精血"。严用和则曰："余谓补脾不若补肾，肾气若壮，丹田火上蒸，脾土温和，中焦自治，膈开能食矣。"肾中真阳不足者，则补而温之，肾得补而盛，行伎巧而封藏，司开合。得温则其阳复，命火动，开气化之源，卫气生，精藏，生髓生血，以济五脏、六腑生理活动之热能。由上述可知，脾肾两脏是人体之根本。故《内经》云："有胃气则生，无胃气则死。""安谷则昌，绝谷则亡。"张景岳云"肾为五脏六腑之海，而关则在肾"是也。温补法适应证：多冷汗，汗出身冷，食少，四肢无力，少气，动则气高而喘，小便清而多，下利清谷，痞满。方剂选要如下。

①理中汤

主治：脾胃阳气虚，四肢清冷，腹胀，便溏，腹中冷痛，身倦无力。

药物：人参15g，焦白术15g，炒干姜10g，炙甘草5g，水煎服。

②黄芪建中汤

主治：脾胃阳虚，腹中时痛，里急，喜热畏寒，按之痛减，发热，心中悸动，面色无华。

药物：酒炒白芍50g，桂枝25g，炙甘草20g，生姜15g，大枣14枚，黄芪30g，水煎服。

③四逆汤

主治：少阴病，四肢厥逆，恶寒蜷卧，下利清谷，口不渴，脉沉。

药物：附子1枚，干姜10g，炙甘草7.5g，水煎服。

④八味肾气丸

主治：命门火衰，不能温煦于脾，脾胃虚寒，食少，便溏，下元衰惫，脐腹疼痛，夜尿多。

药物：熟地400g，干山药200g，山萸肉200g，丹皮150g，茯苓150g，泽泻150g，肉桂50g，附子50g，共为细面，炼蜜为丸如梧桐子大，每服15粒，酒送下。

⑤斑龙丸

主治：肾脏诸虚冷败之症。

药物：鹿茸 50g，鹿角胶 50g，鹿角霜 50g，煅阳起石 50g，酒制肉苁蓉 50g，酸枣仁 50g，柏子仁 50g，黄芪 50g，当归 50g，附子 40g，地黄 40g，辰砂 7.5g，共为细面，酒糊为丸，如梧桐子大，空心酒送下 50 丸。

⑥益肾壮阳丹（自拟）

主治：肾阳不足、命火亏损，腰膝冷，男子阳痿，或精液清冷，久无子嗣，遗精，慢性肾风，肾不纳气而喘者。

药物：海马 25g，广狗肾 2 枚，鹿睾丸 1 对，猪睾丸 14 枚，狗骨头 150g，钟乳石 200g，蛤蚧 2 对，枸杞子 200g，大海枣 50g，韭子 50g，仙灵脾 100g，巴戟天 200g，共为细面，炼蜜为丸，每丸 10g 重，淡汤送下。

⑦混元丹

主治：劳损，用此补真气。

药物：紫河车 1 具，沉香 50g，辰砂 50g，人参 100g，肉苁蓉 100g，乳香 100g，白茯苓 100g，共为细面，炼蜜为丸如梧桐子大，空心酒下 70 丸。

⑧益气补肺汤

主治：肺气大虚，身热气短，口燥咽干，咳嗽。

药物：阿胶 10g，五味子 25g，炒骨皮 10g，炒二冬 10g，人参 10g，百合 15g，贝母 10g，茯苓 10g，薏苡仁 10g，糯米 10g，水煎服。

⑨参芪保元汤

主治：脾气不足，阳用不布，气短，咳喘，吐痰清稀，畏寒。

药物：人参 7.5g，灸黄芪 10g，肉桂 4g，炙甘草 6g，水煎服。

⑩参附养营汤

主治：心阳亏虚，心悸怔忡，汗出，气短，胸闷。

药物：人参 5g，淡干姜 5g，淡附子 0.4g，当归身 10g，熟地炭 10g，酒白芍 7.5g，水煎服。

⑪补中益气汤

主治：脾阳不振，气虚发热，身热有汗，渴喜热饮，头痛恶寒，少气懒言。

药物：黄芪 5g，炙甘草 2.5g，人参 0.3g，当归 0.2g，陈皮 0.2g，柴胡 0.3g，白术 0.3g，水煎服。

⑫暖肝煎

主治：肝阳不足，两胁冷痛，喜暖畏寒，腹胀嗳气，善太息。

药物：当归 10g，枸杞子 10g，茯苓 10g，小茴香 0.5g，肉桂 0.5g，沉香 0.5g，水煎服。

⑬参茸聚精丸

主治：肾阳不足，命火虚衰，脊背畏寒，少气，四肢欠温，腰膝酸冷，阳痿。

药物：鱼鳔胶 500g，沙苑子 250g，党参 500g，鹿茸 25g，共为细面，水泛为丸，每服 80 粒，1 日 2 次，淡盐水送下。

（3）调补法　调补之法，是为虚证不受补者而立。所谓虚不受补，是因虚久造成人体内外阴阳失调，营卫失常，导致气得血而不濡，血得气而不煦，虚中挟邪的病理状态。故李中梓说："至虚有盛候，反泻含冤"，即所谓三虚一实也。因而在治疗上，必以开合药物相兼为要务。所谓开是言调达脏腑、经络，使邪有出路；所谓合是谈助气补血，正气得以内伸，邪去而不留，正复病消。正如程钟龄所言，"有开有合，用药之机"，"补正必兼泻邪，邪去则得力。"吴瑭亦云："以补药之体，作泻药之用。"既能祛邪，又能治虚，故曰调补。其适应证：虚证中夹有气郁、痰涎、瘀血、食滞、湿浊、败精，等等。方剂选要如下。

①黑地黄丸

主治：脾湿，肾燥，血虚。

药物：酒浸苍术 250g，熟地黄 500g，五味子 280g，干姜（春、冬 50g，秋 35g，夏 25g）共为细面，枣肉为丸。

②张氏济川煎

主治：虚损液少兼气滞，大便不通。

药物：淡苁蓉 20g，淮牛膝 10g，升麻 2.5g，当归 15g，泽泻 7.5g，蜜枳壳 3.5g，水煎服。

③四物降覆汤

主治：血虚脉络郁涩，化火，郁结伤中，脘胁窜痛，甚则络血溢。

药物：酒生地 20g，生白芍 7.5g，新绛 7.5g，橘络 5g，酒当归 10g，川芎 2.5g，旋覆花 15g，青葱管 3 寸，水煎服。

④四七绛覆汤

主治：肝气犯脾，腹胀满，大便溏稀或不爽。

药物：半夏 7.5g，川朴花 4g，紫苏 5g，赤苓 15g，白前 15g，旋覆花 15g，新绛 5g，青葱管 5 寸，水煎服。

⑤化滞调中汤

主治：气虚兼食滞腹满。

药物：白术7.5g，人参5g，白茯苓5g，陈皮5g，姜厚朴5g，山楂5g，半夏5g，神曲4g，麦芽4g，砂仁3.5g，水煎服。

⑥外台茯苓饮

主治：胸有停痰，宿水，自吐出水后，心胸间虚，气满不食，消痰气，令能食。

药物：茯苓15g，人参15g，白术15g，枳实10g，陈皮12.5g，生姜20g，水煎服。

⑦百劳丸

主治：一切劳瘵积滞。

药物：当归5g，炒乳香5g，炒没药5g，虻虫14个，人参10g，大黄20g，水蛭10g，桃仁5g，水煎服。

（4）平补法　人体内经常保持着阴阳、气血、精津的相互渗透，相互为用，相互转化，"阳生阴长，阳杀阴藏"，"阳化气，阴成形"，"阳为气，阴为味，味归形，形归气，气归精，精归化，精食气，形食味，化生精，气生形"，以维持人体的正常活动功能。由此可知，人体阴阳、气血、精津必须保持相对的平衡。反之，这种平衡遭到某些致病因素的破坏，而出现"味伤形，气伤精，精化气，气伤于味"的病理状态。因此，应用补法惟适可而止，不可太过，过则反为有余，余则为害。所谓平补者，是言用药不寒不热，不猛不峻，刚柔相济，功效不速之品，最普通补益之剂。故黄官绣云："欲补气而于血有损，补血而于气有滞，补上于下有碍，补下而于上有亏，其症似虚非虚，似实非实，则不得不择甘润和平之剂"，是其义也。其适应证：气虚，血虚，气血双虚，阴液不足，气液双虚，精亏，神虚之证。方剂选要如下。

①四君子汤

主治：阳虚气弱。

药物：人参15g，白术15g，茯苓10g，甘草5g，水煎服。

②四物汤

主治：一切血虚。

药物：酒当归15g，生地15g，芍药10g，川芎7.25g，水煎服。

③八珍汤

主治：气血双虚。

药物：即四君、四物的合方。

④参燕异功煎

主治：气液不足。

药物：人参 5g，光燕条 5g，白术 4g，茯苓 7.25g，新会白 4g，炙甘草 2.5g，水煎。

⑤参乳丸

主治：气血双亏。

药物：人参、人乳粉各等份蜜丸。

⑥天王补心丹

主治：阴亏血少，虚烦心悸，睡眠不安，精神衰疲，梦遗健忘，不耐思虑，大便干燥，口舌生疮，舌红少苔。

药物：去芦人参、炒玄参、微炒丹参、去皮白茯苓各 25g，炒五味子 50g，炒柏子仁 50g，去心远志、炒桔梗各 25g，酒洗当归身 200g，共为细末，炼蜜为丸，如梧桐子大，辰砂 0.9～1.5g 为衣，空心白滚汤下 15g。忌胡椒、大蒜、萝卜、鱼腥、烧酒。

（5）峻补法　补之峻者，求其速，同其本，防其脱，收其散，填其精，挽其生命之危，用于仓促。故《医宗己任编》云："内伤之久，补之当竣当速。"《中藏经》亦云："若虚而不补，则气血消散，肌肉耗亡，精神脱矣。"由此可知，本法适于虚极之候，垂危之证，非大剂汤剂不能挽回，非无情草木所能补，必用血肉有情之品，以救元阳欲绝，收摄虚耗之阴，为拯危之法。其适应证是：阳气暴衰，真气暴脱，真阴大泻，精血欲绝之患。方剂选要如下。

①参归鹿茸汤

主治：气血双补。

药物：人参 15g，当归身 5g，炙黄芪 10g，炙甘草 2.5g，鹿茸 1.5g，龙眼肉 10g，生姜 1 片，水煎服，冲陈酒 1 杯。

②软煎汤

主治：气血双补。

药物：制净软煎 1 支，人参 5g，枸杞子 15g，熟人乳 1 盅冲，水煎服。

③鹿茸汤

主治：补阳补阴。

药物：人参 7.5g，鹿茸 1.5g，附子 5g，当归 15g，菟丝子 15g，杜仲 15g，小茴香 2.5g，水煎服。

④燮理十全膏

主治：气血阴阳统补。

药物：党参150g，黄芪150g，白术300g，熟地400g，当归100g，白芍100g，川芎100g，炙甘草50g，上药熬膏，兑鹿角胶200g，龟胶150g，皮膏每服25g，白开水送下。

⑤增髓膏

主治：精极，血极。

药物：牛髓粉400g，山药粉400g，白蜂蜜200g，冰糖500g，煎后，用山药粉收膏，每服50g，白开水送下。

⑥填精两代膏

主治：精极，血极。

药物：牛髓粉、猪脊髓粉、羊脊髓粉、鹿角胶、山萸肉、胡莲肉、山药、茯神各200g，五味子、金樱子各150g，党参、熟地各400g，芡实200g，冰糖500g，收膏，每服30g，白开水送下。

⑦阴阳两救汤

主治：虚证，阴阳两脱。

药物：熟地40g，附子15g，人参10g，菟丝子40g，枸杞子20g，茯苓10g，远志5g，干河车15g，炮姜5g，水煎服。

⑧大定风珠

主治：阴虚阳亢，虚风内动，筋惕肉瞤。

药物：生白芍30g，阿胶15g，生龟板20g，干地黄30g，麻仁10g，五味子10g，生牡蛎20g，麦冬30g，炙甘草20g，鸡子黄2枚，生鳖甲20g，喘加人参10g，水煎服。

（6）食补法 《内经》云："大毒治病，十去其六；常毒治病，十去其七；小毒治病，十去其八；无毒治病，十去其九，谷肉果菜，食养尽之，无使过之，伤其正也。"程钟龄亦说："药补不如食补。"因此，虚久正未复，精、津、血未壮，脾胃功能未强，肾气未充，往往不任重补，须从容和缓而补之，相其机宜，循序渐进，脉证相安。谷肉果菜，五味相调，性味相胜，以类补类，所宜所忌，法无定法，因人而施，因地制宜，食养尽之，以达康平。其适应证是：经过一段药物疗法，取得了一定疗效，不可再继续服药，服之有伤正、伤精、伤血之虞。如阴虚、阳虚、气虚、血虚、精亏，皆可用之。方剂选要如下。

①赤小豆粥方

主治：心脏病。

药物：赤小豆 1 合，红糖 5g，熬成粥糜，随意服之。

②干蒸狗肉方

主治：心脏病。

药物：狗腿肉 1000g，胡椒 20 粒，陈皮 5g，川椒 30 粒，枸杞子 20g，山萸肉 50g，大枣内 20 枚，炒柏仁 25g，炒枣仁 25g，山奈 5g，大料 5g，麦芽糖 100g，先武火蒸 1 小时，后文火蒸 3 小时，取出去渣留汁，随意服之。

③鱼参粳粥方

主治：肝脏疾患。

药物：乌鱼肉 50g，海参 100g，粳米 1 合，食盐少许，胡椒少许，酱油少许，生姜 1 片，葱白少许，熬成粥糜，随意食之。

④粳米苡仁粥方

主治：脾脏病患。

药物：粳米半合，薏苡仁 1 合，水 3 倍，煮粥，随意食之。

⑤八仙长寿膏

主治：脾脏疾患。

药物：茯苓 200g，芡实粉 100g，条参 100g，玉竹 100g，山药 300g，莲米 100g，白扁豆 100g，糯米 1 升，黑芝麻 1 台，黑圆豆 1 合，胡桃肉 150g，花椒少许，酥油 200g，猪油 200g，麻油 200g，红糖 500g，白糖 500g，上药为粉，炒成油茶状，随意服之。

⑥小米粥方

主治：肺脏疾病。

药物：小米 1 合，水 3 碗，白糖适量熬成粥，随意服之。

⑦淡菜月母鸡汤方

主治：肺脏疾病。

药物：淡菜 200g，乌骨雌鸡 1 支（去毛与内脏），鸡油少许，猪油少许，食块 2 汤匙，胡椒 20 粒，生姜 1 小块，葱白 5 支，黄酒 250g，用沙锅煮汤，随意服之。

⑧鹿衔草酒

主治：肺脏疾病。

药物：鹿衔草 200g，黄酒 1000ml，将鹿衔草泡入黄酒内 24 小时后，随意服之。

十五、老年生理特征

人的一生，一般都经历着由少到壮，由壮到老，由老到衰的过程。这种少壮老衰生理过程，就是阴阳消长过程。伴随着阴阳消长，脏腑、气血盛衰变化。此类变化是人们整个生命活动不可抗拒的生、长、壮、老、已的演变规律。然而，古往今来，人们一旦认识了它，掌握了它，能动地改造它，便可达到延年益寿的目的。下面就老年生理特征以及预防早衰等问题探讨如下。

《素问·阴阳应象大论》说："年四十而阴气自半也，起居衰矣；年五十体重，耳目聪明矣；年六十阴萎，气大衰，九窍不利，下虚上实，涕泪俱出矣。"由此可知，人体的脏腑、气血、阴阳、水火、经络、肌肉、皮毛、筋骨等各个组织的生理退化，始于四十岁。《灵枢·天年》又说："人生十岁，五脏始定，血气已通，其气在下，故好走；二十岁，血气始盛，肌肉方长，故好趋；三十岁，五脏大定，肌肉坚固，血脉盛满，故好步；四十岁，五脏六腑十二经脉，皆大盛以平定，腠理始疏，荣华颓落，发鬓斑白，平盛不摇，故好坐；五十岁，肝气始衰，肝叶始薄，胆汁始灭，目始不明；六十岁，心气始衰，苦忧悲，血气懈惰，故好卧；七十岁，脾气虚，皮肤枯；八十岁，肺气衰，魄离，故言善误；九十岁，肾气焦，四脏经脉空虚；百岁，五脏皆虚，神气皆去，形骸独活而终矣。"即是说，人始生，从稚阴稚阳，发展到老阴老阳，五脏六腑，由柔弱发展至平盛，又由平盛渐至虚衰。所谓虚衰，就是老化。而老化则是由四十乃至百岁而终，五脏六腑等在生理功能上，也必然随之发生相应的退化。如：心和血脉主要表现在，血脉不畅，心气不足，动则气哕等；肺及膈膜则呈现肃降无力，治节低下，呼换清浊之力弱，推行营卫功能迟缓，故动则气喘汗出，发咳喘之病，又易感外邪；脾胃的运化、腐熟之机亦减退，少阳之气升发无力，胆汁始减，藏血功能减弱，故见腹胁不适，头晕目眩等；其肾之退化，因男女之异，而有不同的表现。如《素问·上古天真论》所载："女子七岁，肾气盛，齿更发长；二七而天癸至，任脉通，太冲脉盛，月事以时下，故有子；三七，肾气平均，故真牙生而长极；四七，筋骨坚，发长极，身体盛壮；五七，阳明脉衰，面始焦，发始堕；六七，三阳脉衰于上，面皆焦，发始白；七七，任脉虚，太冲脉衰少，天癸竭，地道不通，故形坏而无子也。丈夫八岁，肾气实，发长齿更；二八，肾气盛，天癸至，精气溢泻，阴阳和，故能有子；三八，肾气平均，筋骨劲强，故真牙生而长极；四八，筋骨隆盛，肌肉满壮；五八，肾气衰，发坠齿槁；六八，阳气衰于上，面焦，发鬓颁白；七八，肝气衰，筋不能动，天癸竭，精少，肾脏衰，形体皆极；八八，则齿发去。"经之所以言者，乃肾为先天，五脏之主，气血化生之源，真阴真阳，真水真火之根，经络之体。因此，肾是人体生理退化始终之渊薮。从近代对肾之研究来看，既有生物钟样的作用，又有内分泌的功能，免疫系统也在其中。所以，保护肾脏，对控制人体的衰老是有一定意义的。故《素问·阴阳应象大论》说："能知七损八益，则二者可调，不知用此，则早衰之节也。……知之则强，不知则老。"便是此意。

人体之老化，始于内，而形于外。也就是说，脏腑衰于内，而表现于外。

肺脏功能减退，必然影响于皮肤。乃因肺主皮毛，职司玄府。若肺气不足，不能布津于外，皮肤失养，玄府开合失司，卫气布散减弱，则恶寒怕冷，水津代谢受阻，易受暑邪，皮肤皱缩等。

心脏功能减退，必然影响于血脉。心主血脉，心气不足，则血脉运行不畅，脂膏代谢不良，环流受阻，附着于内，则血脉刚而不柔，不柔则血滞。故有心悸、头晕，轻则真心痛，重则脑髓脉络损伤，不能约血于内，泛溢于外，而成中风之危候。

脾胃功能减退，必然影响于筋和爪。肝主筋，爪为筋之余，肝开窍于目。由于肝脏疏泄功能减退，致使津血、少阳之气不能布散于机体内外，故必见体倦无力，困乏，两目视物不清，爪甲凹陷（或变形）。

肾脏功能减退，必然影响于骨和脑。肾主骨生髓，脑为髓之海，脊为髓之路，为督脉所过，又司二便。由于肾脏功能减退，封藏失职，开合功能迟缓。又因真阴真阳不足，水火失调，潜纳无力，髓少精虚，故见腰痠、多尿、多涕、多泪、短气、畏寒、健忘、头晕、耳鸣等。

由于先后天功能减退，致使先天不能济后天，后天不能养先天。以致气血、津液、精神等，也必然发生退化。故《灵枢·营卫生会》指出："壮者之气血盛，其肌肉滑，气道通，营卫之行，不失其常，故昼精而夜瞑；老者之气血衰，其肌肉枯，气道涩，五脏之气相搏，其营气衰少，而卫气内伐，故昼不精，夜不瞑。"《寿世传真》："吾人一身，所持精气神俱足，足则形生，生则形死"，皆是此义。

1. 气

《医方考》指出："气者，万物之所资始也，非此气不足以长养万物，人非此气，不足以有生。"即是说，气是人体生命活动之源，有温养全身各个组织、器官的功能。脏腑、经络等生理活动亦必赖此气，以及津液之流动、血液之循环，也靠此气之作用。而津、液、精、血、水谷之精的转化，等等，也无不由此气而生，依此气而存。上述种种，统称为气化。而气之生成源于肾，补充于脾，行之于全身。故《难经·六十七难》有："肾间动气，人之生命也，十二经脉之根本也，故名曰原。三焦者，原气之别使也，主通行三气，经历于五脏六腑。"《灵枢·刺节真邪》之"真气者，所受于天，与谷气并而充身者也"和《弄丸心法》"气之源头在乎脾"即为此义。

气生于先天者，曰真气，又叫原气。原气是人体生命之根。若布于周身者，则有功用之异名也。即：行于肝者为肝气；行于心者为心气；行于脾者为脾气，又曰中气；行于肺者为肺气；行于肾者为肾气；行于胃者曰胃气；行于胸中与自然界清气相结合则转为宗气；行于脉外，布敷于表者曰卫气；行于脉中者曰营气。故古人曰：气者，生之本也。

人之气衰，始于五十岁。若预防其衰，必须注意养气。养气之法，便是：起居有常，饮食有节，不妄作劳，戒七情，避外邪，适寒温，常运动，使机体内外之气畅通无阻，不致怫郁，方可延年。故《寿世传真》说："延年之法，惟自护其身而已，冬温夏凉，不失时序。"违则为病，病则气更衰，气衰则五脏六腑、十二经络也随之发生退化，百病丛生。正如俗话所说："人老气血衰，屙尿打湿鞋，冷热我先觉，不慎则衰哉。"

2. 血

血也是维持人体生命活动的重要物质之一。正如张景岳所说："血即精之属也。但精藏于肾，所蕴不多，而血富于冲，所以皆是。盖其源源而来，生化于脾，总统于心，藏受于肝，宣布于肺，施泄于肾，灌溉一身，无所不及。故凡为七窍之灵，为四肢之用，为筋骨之和柔，为肌肉之丰盛，以至滋脏腑，安神魂，润颜色，充营卫，津液得以通行，二阴得以调畅，凡形质所在，无非血之用也。是以人有此形，惟赖此血；故血衰则形萎，血败则形坏。"

人之血液，衰退于四十。如《素问·阴阳应象大论》曰："年四十，而阴气自半也，起居衰矣。"阴气者，血气也。若预防其衰，应注意养阴。养阴之法，即曰：调阴阳，避寒暑，戒七情，慎饮食，动静结合，使血行而不滞，营运于全身，荣养于脏腑、四肢百骸。违则必伤，伤则为病。故

《寿世传真》说："多泪伤血，多交伤髓。"髓伤则血亏，血亏则百病丛生。

3. 精

精是构成人体和维持生命活动的物质基础。故《灵枢·经脉》云："人始生，先成精。"《素问·金匮真言论》曰："夫精者，身之本也。"它来源于先天，又赖于后天水谷之精的滋养和补充。

所谓先天之精，来源于父母，贮于肾中，故曰"肾藏精"（《灵枢·本神》），"肾者主蛰，封藏之本，精之处也。"（《素问·六节脏象论》），又靠后天水谷之精的不断补充与滋养。这样，方能维持人之生命活动和生理功能。即内则滋养五脏六腑，外则润泽四肢百骸、肌肉、皮毛。即《素问·经脉别论》所说"食气入胃，散精于肝，淫气于筋，……浊气归心，淫精于脉……肺朝百脉，输精于皮毛，毛脉合精，行气于府，府精神明，留于四脏，气归于权衡……以决死生"之义。

另外，精对脑髓也起着重要作用。故《灵枢·经脉》说："精成而脑髓生。"《医学入门》又说："脑者髓之海，诸髓皆属于脑，故上至脑，下至尾骶，皆精髓升降之道路也。"因此，保养精髓，是预防衰老之先决条件，也是治衰之根本大法。故《丹经》说："欲得不老，还精补脑。"由此可见，精不可伤，伤则脏腑、气血皆衰。所以《寿世传真》曰："无摇而精，乃可长生。"而精衰男女有别；男子精衰，始于四十，女子精衰，起于四十九岁。精衰则体力不佳，精神恍惚，口咽干燥，睡则鼾声即作，等等，故保精方能延年益寿。古人所谓戒七情，避寒暑，少思寡欲，节制房事，是有一定科学道理的。

4. 神

神是主宰机体内外一切生命活动协调一致的总督，即《东医宝鉴》所谓"神为一身之主"。神源于先天，始于"父母之媾精"，化生于祖气，祖气者，肾之真阴真阳也。《灵枢·小针解》曰："神者，正气也。"亦即《脾胃论·省言箴》谓："气乃神之祖，……气者精神之根蒂也。"张景岳又谓："神由精气而生，……居于肾精之中，以为肾精之主宰。"然而，神虽源于先天，也必赖后天水谷之精气的滋补，即《东医宝鉴》"五味之神"是也。

盖神居于脑，"脑为元神之府"，其功曰神机。神机者，魂、魄、意、志之源也。随神往来谓之魂，"魂主知觉，魄主运动"，"魂主升，魄主降"（《阅微草堂笔记》），升降者，神之功也。志主统一，意主思维。所谓统一者，即指五脏六腑、奇经八脉、十二经脉、十五络脉、荣卫、气血，精、津、液等生理活动，以及内外、上下协调一致也。即：在目能视，在耳能闻，在鼻能嗅，在口能言，在手能握，在足能行，在血则血能运，环流周身，滋养脏腑、四肢百骸，在气则气布流行，五脏元真通畅，人即安和。总之，气充周身，帅精、血、津液正常运行，以维持生命活动和生理功能，是谓神。

可见，养神对于防止人体衰老，是有其重要意义的。古人所谓"闭目养神"，就是养气、养精、养血。即所谓"神静则神和"。神之生理退化，是随着精、气退化开始的。养神之法，必以内无思想之患，外无邪气之忧，方能防止神之早衰。神衰则病，病则忘其前言，心悸、神疲等。

综上所述，精为生命之根，气为生命之本，神为生灵之主，皮毛、肌肉、脏腑为之形。故古人称"精"、"气"、"神"为人体"三宝"是有科学道理的。

十六、谈谈健身延年法

中医学中关于延年益寿、健身防病内容十分丰富，主要是谈了人与自然的关系，精、气，神三者在人的生命活动中的重要作用。而且，在生理方面，注意到生、长、壮、老、已相互关系。所以高子曰："我命在我，不在于天，昧用者夭，善用者延。故人之所生，神依于形，形依于气，气存则荣，气败则灭，形气相依，全在摄养……人能养气以保神，气清则神爽，运体以却病，体活则病离。"《黄帝内经》也谈到"上工治未病不治已病"。可见，养生、养性在人的生命活动中的重要意义。下面就此问题，谈谈几点意见。

1. 精、气、神是人生命活动的三大要素

在没谈精、气、神之前，就人之寿命的长短，如何保持略述一二。

中国人将人体的寿命的长短分为三种。即《左传》曰："上寿百二十年，中寿百岁，下寿八十。"《素问·上古天真论》："上古之人，春秋皆度百岁，而动作不衰矣。今时之人，年半百而动作皆衰者，时世异耶，人将失之耶？歧伯对曰：上古之人，其知道者，法于阴阳，和于术数。故能形与神俱，而尽终其天年，度百岁乃去。今时之人不然也，以酒为浆，以妄为常，醉以入房，以欲竭其精，以耗散其真，不知持满，不时御神，务快其心，逆于生乐，起居无节，故半百而衰也。"以上的记载和近代的研究

是一致的。

古人之所以能达到上述要求，在于掌握了以肾气为本的衰老过程。这个过程便是《素问·上古天真论》所说"女子七岁，肾气盛，齿更发长；……四七，筋骨坚，发长极身体盛壮，……五七，发始堕；……六七……三阳脉衰于上，面皆焦，发始白，七七任脉虚，太冲脉衰少，发堕齿槁，天癸竭；……丈夫八岁，肾气实，发长齿更，……五八肾气衰，发堕齿槁，……八八，则齿发去"。《灵枢·天年》："人生十岁，五脏始定，……二十岁，血气始盛，三十岁五脏大定，……四十岁，五脏六腑、十二经脉皆盛，以平定，腠理始疏，荣华颓落，发颇斑白，平盛不摇……五十岁，肝气始衰，……六十岁，心气始衰……七十岁脾气虚，……八十岁肺气衰……九十岁，肾气焦……百岁，五脏皆虚，神气皆去，形骸独居而终矣。"对这些生长发育、衰老过程的描述，也和近代的观察结果比较一致。而这些过程也就是精气神在人体的转化过程。所以《内经》说："精者生之本也。"吴师朗也说："精气者万物之本，养其精气则全神，神全则无病。"

2. 延年以保精、养神、益气为要

精、气、神为人体之"三宝"，因此，精、气、神的盛衰，对人体的衰老是有直接影响的。所以《养生肤语》说："保精，裕气，养神。"便是此义。中医学认为，人体进入衰老时期是从四十岁开始的，这是在生理上发展的规律。进入衰老期，能否延迟衰老过程，关键在于养生和调摄。而影响精、气、神的盛衰的因素，有以下几种：第一是情志上的变化。对伤精、损神、耗气是有一定关系的。所以《素问·疏五过论》说："凡未诊病者必问尝贵后贱，虽不中邪，病从内生，名曰脱营，尝富后贫，名曰失精，五气留连，病有所并，医工诊之，不在脏腑，不变躯形，诊之而疑，不知病名，身体日减，气虚无精，病深无气，洒洒然时惊。病深者，以其外耗于卫，内夺于营。"此段经文说明，随着人之年龄的增长，工作条件的变化，上与下、下与上的变化，都能使人之思想随着现实问题而呈现改变。如领导同志们，不在其位，不谋其政，您的思想会有一定变化的。而这种变化无人所知，无人所晓，是暗中消耗。心火一动，阳火困乏必亢，耗气伤津，损神燥血。第二是"年高之时，阳气既弱，觉阳事辄盛，必慎而抑之，不可纵心竭意"(《参赞书》)。此段文字说明：人年老之时，远房帏禁房事，是保精的关键一环。否则伤精损气、耗阳损神，可早衰，也可使你早亡，所以《阴符经》说："淫声美色破骨之斧头锯也"。第三，暴怒则伤肝，暴喜则伤心，久思则伤脾。肝伤则肝气内变，心伤则心气不足，血行不畅，小络不通，而生厥心之疾。脾伤则不运，影响胃气不能腐熟水谷，精微难成。因此，精、气、神不得补充而发生病变。第四，过思过虑，久则伤脾、损胃，伤则精微难成，中气必然内耗，再加老年气血衰弱，导致精亏、神耗、气衰，百病丛生。第五，饮食自倍，肠胃乃伤，因大热久食伤胃阴，大冷大寒之品久食伤胃阳，常饮酒者，酒性热有毒，先伤胃后伤脾。由于上述之因不断作用于胃，胃伤必损脾。脾胃一伤则气血精津不生，久则诸病生焉。此为"百病起于胃"者是也。第六，久食肥甘之品可使人发病。所谓肥，是指猪、鹅、鸡、牛肉之类。何以生病？肥能充填腠理，造成腠理致密，使阳气不能及时地宣散于外、堆积于内而生热，热能伤精耗津，损气消神，还可以转化内风而成病。所谓甘，是指甜味而言，甘能缓慢脾气，涣散胃气，使中焦升降功能呆滞，湿气内停而生中满。满则阳气内结而生热、消耗精气而生病。

3. 养生当顺四时、调情志

延年益寿、防衰防病的内容十分丰富。延年必须防损、防衰，必须保养精、气、神。故彭祖说："……是以养生之法，不速睡；不骤行，耳不极听，目不久视，坐不至疲，卧不及极。"具体法则如下。

（1）四时养生要语　"人以天地之气生、四时之法成。"此段是说人之一生时时刻刻离不开自然界，因为自然气候变化昼夜更替、寒暖相移，以及地理环境、日月轮转都对人体有影响，因而顺应四时气候是养生重要一环。

①春季养生要语　中医学认为春季乃发陈之际，天地俱生，万物以荣。因此在起居方面应夜卧早起，广步于庭，披发缓形以使志生。同时由于春时阳气初升，应使老年人"时寻花木游赏，以快其意"（《养老奉亲书》）。在饮食方面，不给老年人吃"水团兼粽，冷黏肥僻之物"（《养老奉亲书》）。在衣着方面棉衣宜一重渐减一重，不可顿减，以免暴伤。在医疗方面有痰咳宿疾，当予服凉膈化痰之药，令其消解。

②夏季养生要语　中医学认为，夏三月，此渭番秀，乃天地气交、万物华实之际。因此在起居作息方面，应该是无厌于日，使志无怒，使华英成秀。在纳凉与饮食调理方面，《养老奉亲书》指出："夏月天暑地热，若檐下过道，穿隙破窗，皆不可纳凉，以防贼风中人。饮食宜温软，不令太饱，畏日长永，但时复进之。渴宜饮粟米，温饮豆蔻熟水。生冷粘腻，尤

宜减之。"

③秋季养生要语　《素问·四气调神大论》曰"秋三月，此谓容平。天气以急，地气以明"。在起居方面，应"早卧早起与鸡俱兴，使意安宁，以缓秋刑；收敛神气，使秋气平；无外其志，使肺气清"。在精神调摄方面，宋代养生家陈直指出："秋时凄风惨雨，老人动多伤感。若颜色不乐，便须多方诱说，使役其心神，则忘其秋思。"在疾病防治方面，《调生消息论》指出："但春秋之际，故疾发动之时，切须安养，量其自性将养，秋间不宜吐并发汗，令人消烁，以致脏腑不安；惟宜针灸，下痢进汤散以助阳气。"在秋季饮食调理方面，《饮膳正要》说："秋气燥，宜食麻以润其燥。"《腥仙神隐书》主张入秋宜食生地粥，以滋阴润燥。

④冬季养生要语　冬季气候寒凉，宇宙万物都处于收藏状态，冬季养生应注意防寒保暖，适宜调整作息时间，使阴精潜藏于内，阳气不致妄泄，而与冬季的自然气候相适应。这样才能"阴平阳秘"，却病延年。《素问·四气调神大论》曰："冬三月，此谓闭藏，水冰地坼，无扰乎阳，早卧晚起，必待日光；使志若伏若匿，若有私意，若已有得；去寒就温，无泄皮肤，使气亟夺，此冬气之应，养藏之道也。"

（2）调节情志　人不能离开自然，但亦脱离不了七情之变，因此养生调节情志尤为重要，下面谈一谈调节情志。情志的发生总统于脑，发源于神，动于五脏以应外界客观事物，因而情志稳定与否对健康有重大影响。

①常乐观　乐观情绪，能安定神气，促进健康。《管子·内业》云："凡人之生，必以其欢。忧则失纪，怒则失端。忧悲喜怒，道乃无处。"《内经》亦提出"以恬愉为务。"《淮南子》主张"和愉"，认为人"性有以乐也"。《遵生八笺》引《孙真人铭》："安神宣悦乐。"上述认识是符合人体生理实际的，因为乐观有助排除思想上的杂念，能促进神气的安定。古人云"乐而忘忧"，就是这个意思。乐观不仅能够忘忧，还能流通气血，加强对神的滋养，从而增进健康。《素问·举痛论》曰："喜则气和志达，营卫通利。"说明喜能流通营卫，使神气和调，意志畅达，保持清静不乱的状态。所以《类修要诀》说："笑一笑，少一少；恼一恼，老一老。"

②和喜怒　喜怒人皆有之，惟过则有害。《灵枢·本神》云："喜乐者，神惮散而不藏。……盛怒者，迷惑而不治。"因此，静神学派多主张调和喜怒、安定神气。《内经》将"和喜怒"列为养生大法之一。《彭祖摄生养性论》指出："喜怒过多，神不归室。"说明喜怒太过能扰动神气，致使神气浮散而不藏，躁动而不静。故《强养性延命录》主张"少喜、少

怒"，而《养生论》把"喜怒不除"，作为养生五难之一。老年肝血虚衰，神气虚怠，性急易怒，对于调和喜怒尤应加倍注意。

③节思虑 思虑是神的功能之一，少思则神和，多思则神败。《灵枢·本神》曰："怵惕思虑则伤神。"《彭祖摄生养性论》说："切切所思，神则败。"所以《类修要诀》主张"少思虑以养其神"。这里的少思，主要应该理解为避免过分的思虑。老年血气衰弱，心力不济者，应当量力而行，切实减少思虑，以免心神耗竭难收。《养生肤语》："人之致思发虑，致一思，出一神；注一念，出一神，如分火焉。火愈分油愈干火愈小，神愈分精愈竭神愈少。"是以思虑不可不节。

④去忧悲 《灵枢·天年》云："六十岁，心气始衰，苦忧悲。"指出老年精气衰退，心神不足，易生忧悲之苦。忧悲不已，则易躁伤神气，损伤健康。如《彭祖摄生养性论》说："神不足，易生忧悲之苦。忧悲不已，则易躁伤神气，损伤健康。"如《彭祖摄生养性论》说："积忧不已，则魂神伤矣。"因此，老年人应当注意怡情悦志，灭忧愁，去忧悲。

十七、伏邪探微

《素问·宝命全形论》曰："人以天地之气生，四时之法成。"《灵枢·通天》："天地之间，六合之内，不离于五，人亦应之，非徒一阴一阳而已也。"《灵枢·岁露》又说："人与天地相参也，与日月相应也。"说明天地之内有五行化五气，天有日月星，地有水火风，人有精气神，所以天有五气化五行，人有五行化五脏，从而形成了三而成天，三而成地，三而成人。天有阴阳水火，人有阴阳表里，水是生命之源，火是生命之本，所以人生长在自然环境中，机体内环境的平衡必须在外与环境之平衡相协调。所谓协调，人体必和自然界之生长化收藏相应。如何"相应"呢？恬淡虚无，真气从之，精神内守，病安从来？也即人体与自然界的阴阳、生长化收藏相一致，才能保证人体的正气、营气、卫气三维防御系统的抗病能力，才能保持人体正常的生理活动，是为无病之人。与此相反，如人不知养生，不能保持正气存内，营气存于脉，卫气存于外，则邪能为害。人体养生失常，五藏失调，经络气血阻滞，阴阳表里失调，造成春伤于风，邪气留连，乃为洞泻；夏伤于暑，秋为痎疟；秋伤于湿，上逆为咳，发为痿厥；冬伤于寒，春必病温。此又言感之不即病者，乃藏于经脉脏腑之间，而为伏气之病也。春伤于风者，阳邪也，留连日久，乃下为洞泻之阴病；秋伤于湿之阴邪，乃为上逆而咳之阳病，甚则必成痿厥；夏伤于暑热之阳邪，至秋发为痎疟之阴病；冬天伤于寒之阴邪，至春必为温热之阳病，是阴阳上下相乘。然伏气之因，不仅乎此，经文简奥，特示人以四时之机，互根之理。

伏邪不仅有外感所致伏邪，如清·刘吉人的《伏邪新书》所云："感六淫而即发病者，轻者谓之伤，重者谓之中。感六淫而不即病，过后方发者，总谓之曰伏邪。已发者而治不得法，病情隐伏，亦谓之曰伏邪。有初感治不得法，正气内伤，邪气内陷，暂时假愈，后仍作者，亦谓之曰伏邪。有已治愈，而未能除尽病根，遗邪内伏，后又复发，亦谓之曰伏邪。"而且还包括内伤杂病所致伏邪：如经过治疗的内伤疾病，病情得到控制，但邪气未除，病邪潜伏，可引发他病。或者某些内伤疾病经治疗，达到了临床治愈，但未能彻底祛除发病原因，致使残余邪气潜伏下来，遇诱因则反复发作。或者某些患者因遗有父母先天之邪毒，伏藏体内，逾时而诱发。再者由于先天禀赋各异，后天五脏功能失调，自气生毒，渐而伏聚，遇因而发，等等。

伏邪发病在临床上屡见不鲜，许多疾病的发生、发展、转归都与伏邪有密切关系。"夫天地之气，万物之源也，伏邪之气，疾病之源也。"现例举下列疾病加以阐明。

1. 外感伏邪

（1）时疫肺热病　相当于西医学的"非典型肺炎"。2002 年底到 2003 年初，广东出现较多持续高热，全身酸痛，呼吸困难，肺部 X 线检查显示炎症表现进展性较快的患者，因暂时查不出明确的致病源，称之为非典型肺炎。本病的形成，既有内因又有外因，内因主要有：一、在冬季有烈风，风动有寒，风能疏泄，寒能伤阳。微者不即病，邪气伏藏于肌肤膜原，或伏藏于少阴。二、"冬不藏精，春必病温"，"冬不藏精"则导致人体正气不足。所谓"不藏精"者，不全指肾精受伤，也指过度劳作，汗出过多，阳气外泄，导致精伤血耗。或指由于饮食失节，损伤于脾胃，精血生化乏源。三、情志失调，喜怒不节，忧思悲恐，皆可引发气机阻滞，五脏之道不畅，气卫受阻，以致五脏失和，气化功能不全，气血循环不利，即毒自内生，促使机体中气血不足，卫气不固，营气不守，抗病能力低下。即所谓"邪虽自外来，其毒者不入"。以上三者是为疫毒侵入条件，故内经说"邪之所凑，其气必虚"。

（2）急性肾风　相当于西医学的"急性肾小球肾炎"。本病多以感受外邪1~2周后发病，因正虚邪犯而发病。正虚是指肾中卫气不生，元气不发，肾中膜原卫气不得循行，为邪气潜伏之地、发病之源。外邪是以风寒、风热、时疫病毒为主，其犯人体的途径有二：一是邪毒从皮毛玄府而入，因肺与皮毛相合，又因少阴肾脉注入肺中，循咽喉，由气血之道侵犯于肾，潜伏膜原，久蕴邪毒而发病。二是邪毒从呼吸道而入，结于咽喉，因咽喉卫气不足，无力束邪，邪结喉核，营气不从，陷于肉里，"营气者，血之用"，故邪结咽喉之血络或毛脉，血液循环受阻而生红肿，毒随血脉下犯肾之膜原而为病。亦有药源所致者，多因患感冒、咳嗽、乳蛾之疾，医者、患者依赖抗生素，应用不当，致寒遏太过，邪气内伏而不得透发之故也。蕴毒聚邪，由气街之道下犯于肾，邪结肾之膜原、毛脉、缠络、结络、斜络、孙络，造成"络脉缠绊之地"（《医门法律》）气街不通，"气化代谢失常"（《脉理会参》），血脉壅阻，造成"血液稽留，为积为聚，为肿为毒"（《医林绳墨》）。由于血脉肿胀，脉络变薄，或毒伤脉络，有破裂之状，故血液外渗，而生尿血。气化代谢失常，肾间动气受伤，封藏失职，肾关不固，精微外泄，出现蛋白尿。肾脏体用俱伤，肾命失用，三焦水道开合功能障碍，决渎无权，水液泛滥，外溢肌肤，而生水肿。

（3）瘫缓风　相当于西医学的"急性感染性神经根神经炎"，起病急，轻者四肢似瘫非瘫，重者四肢全瘫，皮肌麻木无感觉，甚者二便失禁，病发前数周有上呼吸道或消化道感染病史。其发病既有内因又有外因，内因主要有：一是先天肾气有亏，督脉、脊髓内外气血不足，营气、卫气不充，三维防御系统缺陷；二是情志失调，气机阻滞，气化功能不全，气血循行不利，毒自内发，营卫失和，为邪气潜藏之因；三是饮食失节，或劳逸失度，久则脾胃受害，元气受损，中轴升降无力，营气不得出中焦，抗邪除毒功能减弱，是邪气内侵之源。外因多由六淫邪毒内犯，或时疫邪毒内侵，由于失治、误治，邪毒未解，伏于机体内外膜原之中，待督脉及脊髓内外之正气、营卫之气失调，邪毒乘虚侵入而发病。督脉统阳，脊髓属水，内行阴液。水火互用，阴阳相配，皆属"定体"。脑髓与肾通过督脉相连，"髓者以脑为主……，脑髓即由肾气从督上滋"（清·叶子雨《伏气解》），脑髓－脊髓－骨髓皆由肾生，是一源三枝，为生理之用。邪毒侵犯督脉、脊髓，可出现经络阻滞，脏腑生理失调，气化功能障碍，督脉阳郁气结，气不顺为风，风性升，其用温，其化热，热伤经络，津血循环障碍，血液凝滞为瘀为痰为肿为毒，而督脉与脊髓必然体用俱伤，膜原受损，引发"觉元"（觉元者，脑神也，感觉之元神也。《酉阳杂俎·广知篇》）失用，神机上行下达痹塞，经络内外连属受阻，阴维阳维、阴跷阳跷脉"行走之机要"（《太平圣惠方》）出现四肢瘫缓顽麻，而发瘫缓风。

（4）哮喘　相当于西医学的"支气管哮喘"。该病是一种发作性的痰鸣喘咳疾患。其发生是因体内留有伏邪，由气候、饮食、情志、劳累等因素引发，亦有"先天禀赋内胎哮喘之因遗传为病"（《史载之方》）。正如张景岳《景岳全书》曰："喘有夙根，遇寒即发，或遇劳即发者，亦名哮喘。"伏邪的产生可有多种原因，如幼时曾患麻疹而后出现哮喘，是临床比较多见的一种情况。其病因病机在于：小儿内胎麻毒，感受时疫病毒而发疹。在发病过程中，因失治、误治，虽热退疹消，但疹毒未清，邪独留于肺之膜原。一伤肺气，二伤肺体，三伤气管，而成哮喘。哮喘未能根治，日久形成夙根（即伏痰），如《症因脉治·哮病》说："哮病之因，痰饮留伏，结成窠臼，潜伏于内。"伏痰的产生主要由于病邪留于体内，影响脏腑气化功能，使肺不能布津，脾不能输化水精，肾不能蒸腾水液，以致津液凝聚成痰。每遇诱因，引动伏痰而病发。肺主气，司呼吸，痰浊壅阻于肺，气道发生狭窄，肺失宣降之职，故痰气上逆而肺气胀满，则觉胸膈满闷，发为哮喘。"肺为气之主，肾为气之根"（《景岳全书》），肾虚不纳气，则见气短。日久营气失守，肺之络脉、毛脉发生气滞、瘀阻、毒结，甚者脏真受伤，出现喘脱。

（5）心痹　相当于西医学的"风湿性心脏病"。《素问·痹论篇》曰："心痹者，脉不通，烦则心下鼓，暴上气而喘，咽干善噫，厥气上则恐。"该病是临床常见病、多发病，患者常有风湿性关节炎病史。其发病原因主要由于正气不足，营卫失调，或先天有亏，外无御邪之能，内无抗病之力，风湿热邪乘虚而入，由于误治或失治，以致病邪留伏体内，营卫失调，不能束邪，邪由血道上犯于心，如《素问·痹论篇》云："脉痹不已，复感于邪，内舍于心。"邪气不解，损伤心之血络、毛脉、缠络，循环受阻，血瘀毒结，血少不能营养心肌，气少不能温煦心的功能，心肌受损，"一舒一缩以行经络之血"之功能不畅（《医学三三丛书·医易一理》），心神失藏，则出现心动悸。日久不复，心脉血液循环受阻。肺朝百脉，血行不畅，可导致肺气不能宣降，清气不得入，浊气不得出，气暴上逆，心体鼓满，引起心悸、怔忡加重，短气喘息，口唇青紫，肺之缠络、毛脉受损，则见咯血。心肺气血不畅，上焦不宣，引起中焦不治，"清气之气欲升不达，浊气之气欲分不解"（《医略十三篇》）。运化无力，水谷不化，致使升降功能呆滞，肝脏疏泄功能受阻，水渎功能不畅，引起三焦水道不通，水气内泛外溢。内泛则上凌于心，水为阴邪，阴邪伤阳，心阳受伤，则心气受损，出现心脏的"气力衰竭"（《医略》）。

2. 杂病伏邪

（1）痴呆　相当于西医学的"血管性痴呆"。本病是中风后常见、多发病之一，主要表现为慢性进行性的智能缺陷。中风发生系气血逆乱所致的危急重证，若及时采取急救措施，病情多能由重转轻，由危转安。但在治疗过程中用药不当损伤脑气，或素有肾气不足，肾精亏虚，精不生髓，髓不能生脑，脑髓元神受抑，不能驱邪外出，残余之邪未净，部分患者脑气欲复未复，脏气欲平未平，经络欲和未和，气血虽顺而未畅，上下气化、神机流贯尚不完全，逆气浊血致使脑之血脉循环不畅，津液循行受阻，为瘀为痰，痰瘀互结，毒自内生，伏留脑髓，久蓄不除，残余之邪毒损害元神，神机受损，神经失御，（"脑气血虽然逆乱于上，下则为元神之府，觉元之根，精神智府"，"神机者，为元神之枢；神经者，为用经之权，元神之用"），机窍不展，脑髓经络，横络、孙络、毛脉功能减退，精血不达，脑髓失荣，神经肌核发生病变，而生血管性痴呆。所以然者，脉舍神也。

（2）厥心痛、真心痛　相当于西医学的"冠心病"，多见于中年以上患者。轻者反复出现心绞痛，休息后症缓，劳累或情绪波动则加重或病发，严重者可导致心肌梗死。因邪毒伏于心脉，复受外邪、烦劳等因素诱发。伏邪产生主要有以下几种：一、饮食、劳逸失度，脾胃有伤，中轴升降功能失常，尤其是久食膏脂肥腻之品，腐化为脂液，久则蓄毒自生。"浊气归心，淫精于脉"（《素问·经脉别论》）。浊为病气之毒，淫精指脂液，淫精于脉指脂液浸入脉络。毒邪内伏，脉道瘀窄，血气通畅不利而成。二、情志失调，喜怒不节，引发气机阻滞，五脏之道不畅，以致五脏失和，气化功能不全，气血循环不利，津液循行受阻，生瘀生痰，痰瘀互阻，毒自内生，邪伏心脉。三、先天禀赋不足，遗有父母先天之病毒，此病毒将植于脏腑经络，邪伏经脉。复因风寒外犯、暑湿入侵、情志过激、劳作太甚、饮酒过度，造成心内外之经络、孙络、缠络、横络、血脉、毛脉发生阻滞，津血、清气循行出现障碍，或呈现拘急状态，造成心缺精血之滋润，乏清气之温养，神气郁滞不展，清气不得入，浊气不得出，即发生心绞痛（即中医学所谓厥心痛）。重则在上述病理作用下，迫使营气不能顺行脉中，反而逆行于脉外，陷于心肌之腠理，故血滞痰结，阳郁毒生，而使心肌受害，即出现心肌梗死，即中医的真心痛。

（3）肝叶硬　相当于西医学的"肝硬化"（见清·高鼓峰《医宗己任编》）。引发肝硬化原因很多，部分由于肝炎发展而来。当正气虚弱，病毒乘虚而入，正不胜邪，或误治、失治，以致邪毒内潜，损伤气的三维御邪抗毒系统，邪毒得以深伏，肝体受损。肝是人体诸脏器气化之枢纽，升降功能之轴心。肝主疏泄，其疏泄之道便是肝的气化之道，主要是通过气街——经络，将肝之气血输注于各脏，以保证各脏的功能正常。肝受毒害，肝气必变，内变则生逆，逆则肝体受伤，造成疏泄之机受阻，藏血、调血功能和水津代谢失常，引发肝之缠络、孙络、毛络内外血行不畅，造成水津内结，久而不除，为瘀为毒，肝络被害，肝体失养，肝血耗伤，先肿胀而后萎缩，则发生肝硬化，即中医学所云肝叶硬，如《医宗己任编》所曰："肝藏血，血少则肝叶硬。"

（4）虚损性肾衰　相当于西医学"慢性肾功能衰竭"。该病可由许多原因引发，其发病是一个由伤至虚，由虚至损，由损至衰的发展过程。临床上常见有泌尿系感染所致者。由于患者素有正气不足，感受湿热或寒湿之邪，邪蕴下焦，下焦气化受阻，无力束邪，邪扰膀胱，邪气弥漫于膀胱，膀胱气化不利，出现尿频、尿急、尿赤等症状，经中药或西药治疗，临床症状消失，实验室尿常规检查正常。但因正气虚弱，未能彻底祛邪外出，邪气潜伏，遇劳即发，时止时作，病情进一步发展，病邪损害肾水、精、气，发生水精代谢失常，水精是万物之源，从而造成肾脏毛脉、孙络、缠络瘀滞，使肾之肌核受伤，肾体受损。体乃用之基础（体者肾之实质，用者肾之生理功能也），肾之体伤，则肾之用亦必损。肾命水火不化不分不解，则肾间动气不足，引发三焦水道开合功能障碍，当开不开，则体内之湿浊邪不得下泄，蕴积于体内，郁而成毒，病久则易成尿毒症；肾气不能束水，水湿外溢于肌肤则为肿为胀。肾的封藏功能失职，当合不合，无力固精、摄血，可出现蛋白尿、血尿；肾之精气不足，真阴真阳亏虚，水亏不能涵木，木失滋荣，则肝气内变，阳气上亢，郁而生风，或因命火虚衰，无力鼓动清阳上升，则浊毒不降而上逆，二者均可导致头晕；肾精不足，命火虚衰，精气不化，则不能生髓，又因浊毒伤髓，髓虚血少，则出现贫血；盖"胃为肾关门，肾衰胃不能司开阖，胃无约束，任其越出"（《内伤集要》），即是说脾胃与肾命在生理上是一升一降枢纽，互相为用，因肾衰命火也衰，相火不足，不能温发脾升胃降枢机之轴，导致清气在下，浊气在上而生腹满腹胀、腹泻或便秘，水毒扰胃，胃气上逆，故见恶心呕吐、纳呆；命火式微，则君火不振，水毒之邪由三焦水道上逆，凌心射肺，则为喘促、心悸；"肾生髓，髓以脑为主"（《叶选医衡》），经络、气血、水精之道为肾脑气化升降之用，因肾衰病理产生瘀秽、水毒、湿浊，其邪毒由经络气血之道，上犯于脑，神明受阻而生昏聩、谵妄等症。

（5）小中风　相当于西医学的"短暂性脑缺血发作（TIA）"。临床表现多为短暂手足不遂，或语言謇涩，短为几小时后复为常人，长则1～3天可愈。小中风病名始于宋·《泊宅编》："风淫末疾谓四肢，凡人中风，悉归手足也。而疾势有轻重，故病轻者俗名小中。"中风发病是由于气血逆乱所致，小中风气血虽然逆乱于上，下则脏腑气化不平，但真气未动，营经之血未凝，守脏之血上能畅达，营气亦能内守，卫气仍能卫外，气能生精，精化气，气化神，形与神具，故脑髓病微，血脉损而小，经络伤而轻，则气血逆乱，脑髓络脉能通。然风病虽愈，而病发脑髓，伤而未真愈，脏腑气化功能虽通，但有微阻之气，气血逆乱虽平，仍有复起之势。因"根株未能悉拔"（《杂病源流犀烛》）故也。

（6）中风与复中　中风可分为缺血性中风和出血性中风，患者发病后数月或数年，再次发生中风的称为"复中"。复中在临床屡见不鲜。此为第一次发病后余邪未净，"根株未能悉拔"（《杂病源流犀烛》），留伏脑髓，遇诱因诱发复中所致。中风发生是由于脑与脏腑气血逆乱所致。在治疗过程中因药误、医误，或虽经治疗但残瘀、痰浊、毒邪未净，邪毒伏留于脑髓。脑气欲复未复，脏气欲平未平，气血虽顺而未畅，上下气化及水津代谢障碍、神机流贯不全，影响经络气血受阻，脑之血液循环不畅，随时有复起之势，如遇情志过激、劳倦过甚、饮食不节、努力跌仆、酗酒、病后滥用耗气动血药物，外在风寒刺激、暑湿困扰等，皆可引发复中。综上所述，从临床发病来讲，不管是短暂性脑缺血发作，还是中风后复中，均因有伏邪，未能彻底根除，待时而发，待机而作。正如沈金鳌《杂病源流犀烛》所云："风病既愈，而根株未能悉拔，隔一二年或数年，必再发。发则必加重，或致丧命，故平时宜预防之。第一防房劳、暴怒、郁结，调气血，养精神，又常服药以维持之。"

（7）痫证　相当于西医学的"原发性癫痫"。痫证的原因颇多，其起病原委主要有二，一为先天所生；二为后天所发。所谓先天者，是因父母受惊恐之扰或因癫痫之疾，将其内在的邪毒遗于胞胎，传至婴儿，潜而未发，待机而作，如《素问·奇病论》所云："……此得之在母腹中时，其母有所大惊，气上而不下，精气居，故令子发为癫疾也。"所谓后天所成者，或因于郁怒忧思，怒伤肝，思伤脾，恚怒不止，忧思不除，必然肝气郁滞，疏泄不达，脾土壅塞，运化失调，聚湿生痰，痰浊内伏。复因情志诱发，痰气交争，引邪内动，上犯于脑。脑为邪气所扰，则神明无权，进而造成脏气不平，阴维阳维失衡，阴跷阳跷失衡而发。或因突受惊恐，惊则气乱，必然引起肝失疏泄，胆失通降，脾胃升降阻滞，肺乏宣发，肾乏统气之功，心气动摇，气机逆变，经络障碍，导致五脏精华之血，六腑之气，不能上注于脑，引发脑髓失平而发。出现不省人事，口吐痰涎，两目上视，肢体抽搐，并见有精神不振，倦怠乏力，神智迟钝之象。

十八、中风古代文献概览

1. 病名回顾

中风之偏枯，《说文解字》作"半枯"。段玉裁引《尚书·大传》："禹其跳，汤扁"，是言"汤"（商朝的始祖）患有"扁"病。并引郑玄注："扁者，枯也"，"言汤体半小扁枯"。扁即"偏"字之假借字，"之言偏也"。据此，中风偏枯的病史相当久远，这段文字是中国医学史上最早的关于中风偏枯病的个案记述。至秦汉时期对本病产生的病因、病理及症状等，已经有了较为详细论述，《素问》："真气去，邪气独留，发为偏枯。"巢氏《诸病源候论》称之为："风偏枯"，"风半身不遂"。孙氏《千金要方》也称之为"偏枯"。"偏"，指半身不遂而言。"枯"，指失去生机，也就是失去生理功能。中风病名始于《金匮要略·中风历节病脉证并治》，其曰："夫风之为病，当半身不遂。"宋代严用和《济生方·中风论治篇》谓："经云：'风者百病之长也'，由是观之，中风在伤寒之上，为病急猝。"金代刘河间所著《素问玄机原病式·火类》中谓："所以中风瘫痪者，非谓肝木之风实甚而卒中之也。"关于中风的病名，由仲景以降，延续至今，而且此病名已被医学界普遍接受。晋代葛洪《肘后备急方》云：因其"发病势急不缓"，又命名为"卒中风"。刘河间补充说"卒中暴死"。可见中风之病，是急、危、重、险之疾。

2. 病因病机概述

《素问·风论》："风之伤人也，或为寒热，或为热中，或为寒中，或为疬风，或为偏枯。……入房汗出中风则为内风。"

《素问·五脏生成》："多食咸，则血脉凝泣面色变。"

《素问·通评虚实论》："仆击偏枯，肥贵人，则膏粱之疾也。"

《灵枢·刺节真邪论》："虚邪偏客于身半，其入深，内居营卫，营卫稍衰，则真气去，邪气独留，发为偏枯。"

《素问·调经论》："血之与气并行于上，则为大厥，厥则暴死。"

《金匮要略·中风历节病脉证并治》："寸口脉浮而紧。紧则为寒，浮则为虚。寒虚相搏，邪在皮肤，浮者血虚，络脉空虚。贼邪不泻，或左或右。邪气反缓，正气即急。正气引邪，喎僻不遂。"

《诸病源候论·风偏枯候》："风偏枯者，由血气偏虚，则腠理开，受于风湿，风湿客于半身，在分腠之间，使血气凝涩，不能润养。久不瘥，真气去，邪气独留，则成偏枯。其状半身不遂，肌肉偏枯，小而痛，言不变，智不乱是也。"

《济生方》："大抵人之有生，以元气为根，荣卫为本。根本强壮，荣卫和平，腠理致密，外邪客气焉能为害？或因喜怒忧思惊恐，或饮食不节，或劳役过伤，遂致真气先虚，荣卫失度，腠理空疏，邪气乘虚而入。及其感也，为半身不遂，肌肉疼痛；为痰涎壅塞，口眼喎斜，偏废不仁，神智昏乱；为舌强不语，顽痹不知，精神恍惚，惊惕恐怖。"

《简易方·中风论》："大抵肥人多喜中风，以其肌肤软脆，风邪易中，入之则深。"

金元四子之说概不赘言，因内科教材皆有之。

《秘传证治要诀及类方》："三消久之，精血既亏，或目无见，或手足偏废。"

《赤水玄珠》："人身之血，内行于脉络，而外充于皮毛，深透肌肉，滋养筋骨，故百体平和，运动无碍；若气滞则血滞，气逆则血逆，得热则瘀浊，得寒则凝涩，衰耗则顺行不周，渗透不偏，而外邪易侵矣。津液者，血之余，行于脉外，流通一身，如天之清露。若血浊气滞，则凝聚而为痰。痰乃津液之变，遍身上下，无处不到。津液生于脾胃，水谷所成，浊则为痰，故痰生于脾土也。是以古人论中风、偏枯、麻木等症，以血虚、瘀血、痰饮为言，是论其致病之源。"

《中风斠诠》："中风之病，猝然倾仆，痰壅涎流，瘫痪不仁……其脑中必有死血及积水，是血冲入脑，信而有征。……凡猝倒昏瞀，痰气上壅之中风，皆由肝火自旺，化风煽动，激其气血，并走于上，直冲犯脑，震扰神经，而为昏不识人，喎斜倾跌，肢体不遂，言语不清诸证，皆脑神经失其功用之病。"

《中风论》："风中于左侧病在左，中于右侧病在右。独口角之喝斜则不然，中左者口必喝右，中右者口必喝左，所以然者，中左则左边卫气不用，而经脉弛缓不收，右边卫气独用，而经脉牵引拘急，故必喝右。其中右者仿此。"

总之，病因从风邪分为内风、外风，另有饮食失节，膏粱厚味，情志失调，久病消渴，风头旋。

3. 病位

从《内经》始，至清代历代医家，皆以六经为病位。民国初期张伯龙著《类中秘旨》、张山雷著《中风斠诠》、熊叔陵著《中风论》，订正了"六经为病位"之误，指明六经是标不是本，而中风真正的病位是在脑。

4. 病性

《东垣十书·中风》："中血脉则口眼歪斜，中腑则肢节废，中脏则性命危急。"

《证治要诀·中风》："中风人发直，吐清沫，摇头上撺，面赤如妆，汗坠如珠，或头面赤黑，眼闭口开，手撒遗尿，声如鼾睡，皆不可治。初病，久病，忽吐出紫红色者死。"

5. 先兆症

《乾坤生意载》："凡人手足渐觉不随，或臂膊及髀股指节麻痹不仁，或口眼歪斜，语言謇涩，或胸膈迷闷，吐痰相续，或六脉弦滑，而虚软无力；虽未致于倒仆，其为中风运阙之候，可指日而决矣。"

《医林改错》记未病以前之形状："或曰：元气之后，未得半身不遂以前，有虚症可查乎？余生平治之最多，知之最悉。每治此症，愈后问及未病以前之形状。有云：偶尔一阵头晕者，有头无故一阵发沉者，有耳内无故一阵风响者，有耳内无故一阵蝉鸣者，有下眼皮常跳动者，有一只眼渐渐小者，有无故一阵眼睛发直者，有眼常见旋风者，有常向鼻中攒冷气者，有上嘴唇一阵跳动者，有上下嘴唇相凑发紧者，有睡卧口流涎沫者，有平素聪明忽然无记性者，有忽然说话少头无尾、语无伦次者，有无故一阵气喘者，有一手常战者，有两手常战者，有手无名指每日有一时屈而不伸者，有手大指无故自动者，有胳膊无故发麻者，有腿无故发麻者，有肌肉无故跳动者，有手指甲缝一阵阵出冷气者，有脚趾甲缝一阵阵出冷气者，有两腿膝出冷气者，有脚孤拐骨一阵发软、向外棱倒者，有腿无故抽筋者，有脚指无故抽筋者，有行走两腿如拌蒜者，有心口一阵气堵者，有心口一阵发空、气不接者，有心口一阵发慌者，有头项无故一阵发直者，有睡卧自觉身子发沉者，皆是元气渐亏之症，因不痛不痒，恶寒无热，无碍饮食起居，人最易于疏忽。"

6. 临床证候

兹将《黄帝内经素问》等古代医籍中论述中风病的部分词语及后世诸医之主要观点，摘录如下。

《生气通天论》："汗出偏沮，使人偏枯"。《阴阳别论》云："三阳三阴，发病为偏枯痿易，四肢不举。"

《灵枢·刺节真邪》："虚邪偏客于身半。其入深，内居荣卫，荣卫稍衰则真气去，邪气独留，发为偏枯。其邪气浅者，脉偏痛。"

《灵枢·热病》："偏枯，身偏不用而痛，言不变，志不乱，病在分腠之间。……痱之为病也，身无痛，四肢不收，志乱不甚，其言微知，可治，甚则不能言，不可治。"

《金匮要略·中风病脉证治》："夫风之为病，当半身不遂。但臂不遂者，此为痹。脉微而数，中风使然。"

《中藏经·论治中风偏枯之法》："人并中风偏枯。其脉数而面干黑黧，手足不遂，言语謇涩。"

《诸病源候论·风偏枯候》："风偏枯者……其状半身不遂，肌肉偏枯，小而痛，言不变，智不乱是也。"

《三因极一病证方论》："如其经络虚而中伤者，为半身不遂，手脚瘫痪，涎潮昏塞，口眼歪斜。肌肤不仁，痹痵禁僻，随其脏气，所为不同。"

《济生方》："真气先虚，邪气乘虚而入，其感也，为半身不遂，肌肉疼痛，为痰涎壅塞。口眼歪斜，偏废不仁，神智昏乱。为舌强不语，顽痹不知。"

《素问病机气宜保命集·中风论》："其中腑者，面如五色，有表证脉浮而恶风恶寒，拘急不仁。或中身之后，或中身之前，或中身之侧。皆曰中腑也，其治多易。中脏者，唇吻不收，舌不转而失音，鼻不闻香臭，耳聋而眼瞀，大小便秘结，皆曰中藏也，其治多难。"

《丹溪心法·论中风》："半身不遂，大率多痰。痰壅盛者，口眼歪斜者，不能言者，皆当用吐法。"

《医经溯洄集·中风辨》："人有卒暴僵仆，或偏枯，或四肢不举，或不知人，或死或不死者，世以中风呼之。"

《医学正传》："若夫初中暴仆，昏闷不省人事，或痰涎壅盛，舌强不语，两寸脉浮大而实者……或人迎脉紧盛，或六脉俱浮弦者。"

《证治要诀·中风》："中风之证，卒然晕倒，昏不知人。或痰涎壅盛，咽喉作声，或口眼歪斜，手足瘫痪，或半身不遂，或舌强不语。""所谓风中脉，则口眼歪斜；中腑，则肢体废；中脏，则性命危"。

总之，中风临床表现为起病急暴，突然仆倒，口眼歪斜，半身不遂，舌謇语涩，重则神志昏迷。

7. 辨证体系

《金匮要略》："邪在于络，肌肤不仁。邪在于经，即重不胜。邪入于腑，即不识人。邪入于脏，舌即难言，口吐涎沫。""寸口脉迟而缓，迟则为寒，缓则为虚。荣缓则为亡血，卫缓则为中风。"

（1）中经

中经现证：口眼㖞斜，手足不遂，外无六经形证，内无便溺阻隔，语言如故，饮食如常，神情不倦，色不变，志不乱，病在分腠之间，为轻。

中经之脉：六脉平等，知脏腑之不病也。或内热者则数；血虚者则弱，气虚者则微；暴怒者则弦；风盛者则浮；有痰者则滑；气滞者则沉。

中经治法：调气、和血、省风、清热。如有痰，临卧前服滚痰丸一钱五分；如大小便不利，空心权服搜风顺气丸三钱；如无表里形症，只以平剂和之。

中经平剂之方：秦艽、当归、荆芥、防风、钩藤、黄芩、牛膝、车前。

（2）中腑

①中腑实证

中腑实证：气壅痰结，口眼㖞斜，语言虽清而謇涩，心境虽明而恍惚，左瘫右痪。亦有四肢无恙，惟麻木，举动艰难，大便燥结，胸中痞满，口角流涎，面红或青或白，或有汗，或无汗。

中腑实脉：浮弦无力为风，浮滑不清为痰，浮数有力为火，沉弦有力为气，沉实有力为便结，沉涩而数为血凝。

中腑实证治法：初起一二日间，如胸中痰壅，先宜吐痰。吐后不宜再吐，即以顺气、消痰、清热之剂疏理表邪。如大便三五日或久秘者利之；如标病渐缓，七日之后，以平剂和之；如三七日后，全体相合，补剂安之。

吐剂：如痰涎潮涌，闭塞不清者吐之，吐中自有发散之义。

稀涎散：明矾一钱，枯矾一钱，牙皂炙黄后去皮二钱。

中腑实证治标之方：顺气、消痰、祛风、清热，不拘气虚、血虚，先服八剂，急治其标，即为泻耳。

天麻、半夏、橘红、防风、枳实、胆星、黄芩、甘草、竹沥、姜。

下剂：如大便实结，肠胃不和，面红烦渴，重则润下丸三钱，轻则用滚痰丸下二钱。

润下丸：治大肠结热，燥粪艰行者。

大黄、朴硝、厚朴、枳实、黄芩。

滚痰丸：治痰壅痞满，热结便闭，上下不通者。

中腑实证平剂之方：天麻、茯苓、半夏、橘红、枳壳、黄芩、甘草、菊花、牛膝、姜。

②中腑虚证

中腑虚脉：脉沉无力为虚；沉滑而濡缓为湿痰不利，气滞血少；虚微无力为血气两虚；浮数微滑为内热有痰；易治。若沉涩不应，为气滞血凝；虚弦虚数为血虚内热；浮滑不涩为风痰内鼓；浮涩无力为营卫不行；两尺绝无，为下元已绝；寸关虚豁而空大，真气已衰，或举之搏大，孤阳无依，按之绝无者死。

中腑虚证：神情困倦，左瘫右痪，面赤气喘，自汗烦躁，不思饮食，肠鸣泄泻，寝睡不安，痰声如锯，口角流涎，颜色不定。

中腑虚证治疗：初则以清剂，先理心肺胸间浮痰、逆气、壮火；次则和血清热，凝神调气，兼以理痰；久则调补气血；远则大补精神。

中腑虚证治标之方：天麻、茯苓、橘红、甘草、防风、白术、半夏、川芎、秦艽、荆芥、姜汁、竹沥。

吐剂：如胸间有痰结痞满，三日前不妨微吐。参芦4.5g，桔梗6g，牙皂1.5g。

中腑虚证平剂标本兼治之方：人参、白术、当归、牛膝、天麻、橘红、车前、菊花。

（3）中脏

①中脏临险之证　唇吻不收，舌强失音，直视摇头，口开手撒，鼻鼾遗尿，痰声如锯，此为中五脏，九窍不通，绝闭而死。

②中脏临危治法　外现有余之证，搏急之脉，正属暴脱，暴绝。予消痰、降气、清火、疏风之药及苏合香、牛黄、滚痰诸丸，搐鼻探吐之法，

一概禁忌，只有下方，十可救一。

③中脏缓证 舌不转而失音，鼻不闻香臭，口角流涎，耳聋眼瞀，大小便闭，饮食不思，肢体缓弛，痰壅气逆，神情昏聩，但不现前绝证耳。

④中脏缓脉 六脉虚大而缓，气欲脱而不敛也。或浮弦而滑数者，虽气虚而内有痰涎，外有虚风也。或涩弱、或微弱，气弱血亏也。若两肾不绝，真气未脱也。

⑤中脏缓脉治法 起初之时，先搐鼻以嚏，有嚏易治。继用探吐膈上浮痰，一日后此法禁用（探吐方见中腑治虚门）。先用苏神割痰剂，继用清补之药，后服培补之方。

搐鼻醒神散：牙皂、细辛。

润肠丸：大黄、归尾、羌活、桃仁、火麻仁。

搜风顺气丸：大黄、火麻仁、郁李仁、防风、山药、独活、槟榔、枳壳、牛膝、山萸、菟丝、车前。

中脏初服治标之方：人参、天麻、茯神、远志、枣仁、半夏、菖蒲、胆南星、橘红、甘草、当归、姜汁、竹沥。

中脏继服调补之方：人参、白术、茯神、远志、枣仁、当归、橘红、半夏、天麻、川芎、生姜（空腹或临卧服）。

中脏后服培补之方：人参、附子、熟地、黄芪、白术、茯苓、橘红、甘草、川芎、生姜。

张仲景对中风的辨证纲领，经历代医家不断补充完善，适用于临床至今，在此基础上，应将临床总结与实验研究结合，动态地充实和规范中风辨证体系。

8. 论治

《妇人大全良方》："医风先医血，血行风自灭是也。治之先宜养血，然后驱风，无不愈者。"

《世医通变要法》："治风先顺气，气顺则风消。"

尤怡《金匮翼·卒中八法》：

一曰开关

卒然口噤目张，两手握固，痰壅气塞，无门下药，此为闭证。闭则宜开，不开则死。抽搐、揩齿、探吐，皆开法也。

白矾散(《圣济》) 治急中风，口闭涎止，欲垂死者。

白矾（二两） 生姜一两连皮捣水二升，蒸取一升二合

又方

白矾如拇指大一块为末，巴豆一粒去皮膜

急救稀涎散（《本事》） 治中风涎潮，口噤气闭不通。

猪牙皂角四梗，肥实不蛀者，去黑皮 晋矾光明者，一两

胜金丸（《本事》）治同前。

生薄荷半两 猪牙皂角二两，槌碎，水一升，二味同浸杵汁，慢火熬成膏，瓜蒂末、藜芦末各一两，朱砂半两，研。

二曰固脱

猝然之候，但见目合、口开、遗尿、自汗者，无论有邪无邪，总属脱证。脱则宜固，急在元气也。元气固，然后可以图邪气。

参附汤

人参、制附子。

三曰泄大邪

昔人谓南方无真中风病，多食痰火气虚所致，是以近罕有议解散者，然其间贼风邪气，亦间有之。设遇此等，岂清热、益气、理痰所能愈哉。续命诸方，所以不可竟废也。大邪既泻，然后从而调之。

小续命汤（《千金》）河间云：中风面加五色，有表症，脉浮而恶寒，拘急不仁，此中风也。宜以加减续命，随症治之。

《古今录验》

麻黄 桂枝 杏仁 芍药 甘草 人参 川芎 防己 黄芩各一两
附子半两，制 防风一两半

三化汤（洁古）河间云：中风外有六经之形证，先以加减续命汤，随症许之。内有便溺之阻隔，复以三化汤下之。

厚朴 枳实 大黄 羌活各等份。

按：续命、三化，并攻泻大邪之剂，人壮气实者宜之。若气弱无力者，不可用也。余故录《肘后》等方于后，以备参用。盖医者法必求备而用必极慎也。

《肘后》紫方疗中风脊强，身痉如弓。

鸡屎二升 大豆一升 防风三两。

豆淋酒法

黑豆二升，熬令声绝。酒二升，纳当中急搅，以绢滤取清，顿服取汗。

续命煮散　复营卫，却风邪。

桂枝七分　白芍　甘草　防风　羌活　独活　人参　熟地黄　当归
川芎　荆芥穗　细辛　干葛　远志去心　半夏各五分

四曰转大气

大气不息之真气也。不转则息矣。故不特气厥类中，即真中风邪，亦
以转气先。经云：大气一转，邪气乃散。此之谓也。

八味顺气散（严氏）　凡患中风者，先服此顺养真气，次进治风药。

人参　白术　茯苓　陈皮　青皮　天台乌药　香白芷各一两　甘草
半两

匀气散（《良方》）即顺风匀气散

白术　乌药　人参　天麻各一钱　沉香　青皮　白芷　木瓜　紫苏
甘草各五分

五曰逐痰涎

或因风而动痰，或因痰而致风，或邪风多附顽痰，或痰病有如风病，
是以掉摇眩晕、倒仆昏迷等症。风固有之，痰亦能然。要是在有表无表、
脉浮脉滑为辨耳。风病兼治痰则可，痰病兼治风则不可。

涤痰汤　治中风痰迷心窍，舌强不能言。

南星制　半夏泡七次　枳实炒　茯苓各二钱　橘红一钱半　石菖蒲
人参各一钱　竹茹七分

水一盏半，生姜五片，煎八分，食后服。

清心散，治风痰不开。

薄荷　青黛　硼砂各二钱　牛黄　冰片各三分

上为细末，先以蜜水洗舌，后以姜汁擦舌，将药末蜜水调稀，搽
舌上。

六曰除热风

内风之气，多从热化，昔人所谓风从火出者是也。是证不可治风，惟
宜治热。《内经》云：风淫于内，治以甘凉。《外台》云：中风多从热起。
宜先服竹茹汤。河间云：热盛而生风，或热微风甚，即兼治风也。或风微
热甚，但治其热，即风亦自消也。

竹沥汤　治热风，心中烦闷，言语謇涩。

竹沥　荆沥各五合　生姜汁三合

生地汁　枸杞根汁各二升　生姜汁一升　醋三升　荆沥　竹沥各五升

栀子仁　大黄各四两　茯苓六两　天冬　人参各八两

七曰通窍隧

风邪中人，与痰气相搏，闭其经隧，神暴昏、脉暴绝者，急与苏合、至宝之属以通之。盖惟香药，为能达经隧、通神明也。

苏合香丸

白术　朱砂研　乌犀角骨　青木香　香附　诃子煨取肉　白檀香各二两　龙脑研，五钱　薰陆香　安息香另末，无灰酒一升，熬膏　苏合香油入安息香膏内各一两　麝香研，七钱半　沉香　丁香　荜茇各二两

至宝丹方详（《准绳》），兹不赘。

八曰灸腧穴

中风卒倒者，邪气暴加，真气反陷，表里气不相通故也。灸之不特散邪，抑以通表里之气。又真气暴虚，阳绝于里，阴阳二气，不相维系，药石卒不能救者，亦惟灸法，为能通引绝阳之气也。

灸风中腑，手足不遂等症。

百会一穴　发际是两耳前两穴　肩髃二穴　曲池二穴　风市二穴　足三里二穴　绝骨二穴。

灸风中脏，气塞涎潮，不语错危者，下火立效。

百会一穴　大椎一穴　风池二穴　肩井二穴　曲池二穴　间使二穴　足三里二穴。

灸风中脉，口眼歪斜。

听会二穴　颊车二穴　地仓二穴。

凡㖞向右者，为左边脉中风而缓也，宜灸左㖞陷中二七壮。㖞向左者，为右边脉中风而缓也，宜灸右㖞陷中二七壮。艾炷大如麦粒，频频灸之，以取尽风气，口眼正为度。

灸中风卒厥、危急等症。

神阙　用净盐炒干，纳脐中令满，上加厚姜一片盖之，灸百壮至五百壮，愈多愈妙。姜焦则易之。

丹田（脐下三寸）　气海（脐下一寸五分）　二穴俱连命门，为生气之海，经脉之本，灸之皆有大效。

凡灸法炷如苍耳大，必须结实。其艾又须搓熟。初得风之时，当依此次第灸之，火下即定。《千金翼》云：愈风之法，火艾特有奇能，针石汤药，皆所不及也。

灸法：头面上炷艾，宜小不宜大，手足上乃可粗也。又须自上而下，不可先灸下，后灸上。

《中风斠诠·内风脑神经病之脉因证治》（节选）：

治法总论

且闭者是气火窒塞，皆属肝阳肆虐，无不以清泄为先。而脱者是元气式微苟其已见亡阳，尤必以回阳为急。此又一阴一阳，各据一偏者，少有迟疑，亦同鸩毒。即日降气化痰，潜镇摄纳诸法，凡治闭证、脱证，皆不可少。然而细微曲折。分寸之间，各有缓急，各有主宾，必也炉火纯青，而五雀六燕，铢两悉称，诚非易易。正不仅疏表辛散，走窜温燥，补养滋腻，许多古法，未可轻试。

论闭证宜开

但见其脉劲唇红，必非脱象。治此证者，自必以开闭为急务，而潜阳降气，镇逆化痰，犹在其次。如气窒声不能出者，必先通其气，则通关散之搐鼻以喷嚏（方即细辛、牙皂，炒炭为末）。水沟、合谷等穴之针刺，以回知觉。……然欲开泄痰浊，亦非参用芳香正气，恐不能振动清阳，荡涤浊垢，则惟石菖蒲根之清芬，可以化痰，而不致窜散丈甚，用以引作向导，庶几恰合分寸……。寿颐窃谓金元以降，类中之说，久已发明，其非外因寒风，固已彰明昭著。今更有西医血冲脑经之说，剖验得脑中实有死血积水，则病属内因，更与外感风邪，有何关系？续命汤散、麻、桂、防风等药，复何能治此脑中死血积水之病？

论脱证宜固

此皆元阴告匮，真气不续，已几于一厥不回，大命立倾之险，与闭证之夹痰上壅，火升气壅者，有所不同。其治法尤必以摄纳真阴，固护元气为当务之急。而恋阴益液之剂当与潜镇虚阳之法双方并进，急起直追，方可希冀有一二分之挽救，少缓须臾，即已无及。则如人参、阿胶、山萸肉、鸡子黄等恋阴滋养，必与龙、蛎、玳瑁、龟板、鳖甲等大队潜镇之品，浓煎频灌，庶有效力。而开泄痰涎诸药，亦且不可羼杂其间，以减其滋填之力。若肢冷脉伏，或自汗头汗如油如珠者，则阴亡而阳亦随亡，非参、附不可。……苟能痰壅一开，神苏气续，则滋液育阴，潜镇摄纳之药，亦必急急续进，不可间断，必能元气渐回，形神暂振。

论肝阳宜于潜镇

而闭与脱之合辙，则无论为肝为肾，皆浮火之不安于窟宅，斯潜藏为急要之良图。潜阳之法，莫如介类为第一良药。此珍珠母、石决明、玳瑁、牡蛎、贝齿、龟板、鳖甲数者，所以为潜阳之无上妙剂……若其肝火之炽盛者，则气火嚣张，声色俱厉，脉必弦劲实大，证必气促息高，或则扬手踯足，或则暴怒躁烦，头胀耳鸣，顶巅俱痛，则非羚羊角之柔肝抑木，神化通灵者，不能驾驭其方张之势焰，抑遏其奋迅之波澜。而古方如龙胆泻肝汤、当归龙荟丸、抑青丸等，皆是伐肝之利器，亦可因时制宜，随证择用。

卒中之证，肝阳上扰，气升火升，无不夹其胸中痰浊，徒然泛溢，壅塞气道，以致性灵蒙蔽，昏瞀无知。盖气火之上乘，尚属无形，而痰浊之盘踞，是其实证焉。故窒塞喉关，声如曳锯者有之：盘旋满口，两吻流连者有之。不清其痰，则无形之气，亦且未由息降。治痰之法，首在量其虚实，而为攻克消导之等级。其形壮气实者，荡之涤之，虽猛烈之剂，亦无所畏，如稀涎散、滚痰丸、控涎丹、青州白丸子之类，皆可扫穴犁庭，以为权宜之计。气形馁气衰者，泄之化之，惟和平之药，乃可无虞，如二陈、杏、贝、枳实、竹茹之属，亦能开泄降逆，以助廓清之功。惟胆南星、天竺黄、竹沥数者，则性最和平，而力量尤堪重任。无论为虚为实，皆宜用为正将，……则石菖蒲根，气本芳烈，味亦浓厚，力能涤降垢腻，而不致窜散太过，无耗伤正气之虞，必也任为向导，直抵巢穴，恰如地位，……又有远志一物，俗书每以为能开心窍，不敢多用，实则味微苦，气微温，最是化痰良药，寿颐每喜用之，甚有捷验。

论气逆宜于顺降

卒中之病，火升痰升，喘促不止，皆气逆之为患也。西医但谓之血冲脑，而不及于气之一字者，以血为有形，剖验可见，气乃无质，剖验不可见。其亦知解剖家所得脑中之积水，何自而来，则其生之时，气血并交，上冲入脑，迨生气既绝，而血为死血，气化为水，尤其确据。……可知《调经论》之所谓气血并走于上，则为大厥一条，尤为至理名言，初非如西学家之仅就耳目所能及者以立论也。所以治此者，不顺其气，则血亦无下降之理，而痰即无平定之时，肝阳无潜藏之法。且也其气能降，即《调经论》之所谓气反则生；气不能降，即《调经论》之所谓不反则死。然而定其横逆，调其升降，不可以顺气为当务之急乎？惟是顺气之药，亦正无多，而顺气之理，亦非一法。如上条所述潜阳镇逆，摄纳肝肾，以及化痰开泄数者，固无一非顺气之要诀。至如二陈、温胆之属，亦可为消痰降逆辅佐之品。又有所谓匀气散及乌药顺气散等方，选药虽未尽纯粹，而能知气逆之宜顺，是亦此病当务之急。

论心液肝阴宜于培养

卒中之患，其标皆肝阳之暴动，其本即血液之不充。盖肝之秉性，刚而易动，必赖阴血以涵濡之，则柔肝驯而无暴戾之变。凡肝阳之恣肆者，无非血耗液虚，不能涵养，而后踊跃奋迅，一发难收。所以治肝之法，急则定其标，固以镇摄潜阳为先务；而缓则培其本，必以育阴养血为良图。惟真阴之盛衰系于肾，而血液之枯菀系于心。试观肝阳易动之人，多有惊悸怔忡、健忘恍惚诸证，谓非血少心虚之明验。则为肝病培本之计，自宜兼滋肝肾之阴，乙癸同源，诚非虚语。然亦必生心之血，助阴以涵其阳。此养心一层，又治肝阳者所必不可忽也。虽养心正药，亦是无多，不过枣仁、淮麦、柏子仁、茯神之类而已。

论肾阴渐宜滋填

肝阳之病，肝为标而肾为本。苟非肾水不充，则肝气亦必不横逆。河间所谓肾水虚衰，不能制火者，本是确论。此养水滋肾一法，原是治肝阳者所必不可少。惟肾阴之虚，积之有素，驯至木失水养，而为暴动。然后推本穷源，以归罪于肾虚，是为研究病本之远因，必非治疗见证之急务。何况痰塞咽喉，气填中州之时，而谓滋肾粘腻之药，可以透此几重关隘，直达下焦，以补肾为治肝之本，宁是有理？……近贤如魏玉璜之一贯煎、薛一瓢之滋养液膏、心脾双补丸，选药灵动，不嫌呆滞，最堪则效。

论通经宣络

卒暴昏仆，多兼手足不仁，半身不遂，或刺痛瘫痪诸证。其平居无病而忽然不用者，皆是气血上菀，脑神经被其扰乱而失功用。……不知病形虽在肢节，病源实在神经，不潜其阳，不降其气，则上冲之势验不息，即神经扰攘，必无已时。……然使尚在旬月之间，则隧道窒塞，犹未太甚，或尚有疏通之望。譬如机括欲停，关节不利，而为日无多，犹未锈蚀，急为擦磨，尚堪适用。此则通经宣络之法，亦不可少缓须臾。而古人治痹成方，始可采用。……究竟活血通络以疗瘫痪，亦仅可施于旬月之间，或有效力。若其不遂已久，则机械固已锈蚀，虽有神丹，亦难强起矣！

此证之曲折细微，约略已尽。若夫肝阳浮越，气焰横肆之时，禁风药升散，以助其气火之猖狂；禁表药疏泄，以速其亡阳之汗脱；禁芳香走窜，以耗散正气；禁温补刚燥，以消铄真阴；禁滋腻养阴，以窒塞痰浊；禁呆笨补中，以壅遏气化，则上文皆已详言之。世有好学深思之士，神而明之，此症虽危，或可十全六七也乎。

9. 预防法

《医林正印·中风》："凡人有形盛气衰，常时或指节麻木，或手足酸疼，或眼吊头眩，或虚跳，或半身、周身如虫行者，此中风之渐也。法当养气血，节饮食，戒七情，远帏幙可也。切勿服风药以预防，适所以招风取中也。卫生者可不谨哉！

大抵肥人多中。盖肥人腠理致密而多郁滞，气血难以通利，一遇内火，或外邪所触，则中也。瘦人腠理疏通而汗易泄，则患中风少，而劳嗽者多。盖瘦人津液少而燥热多故也。或有之者，皆由内热太甚而郁结不通，感之而然也。"

《医学准绳六要·中风》："病之生也，其机甚微，其变甚速，达士知机，思患而预防之，庶不至于膏肓。即中风证，必有先兆，中年人但觉大拇指时作麻木，或不仁；或手足少力，或肌肉微掣，三年内必有暴病。急摒除一切膏粱厚味，鹅、肉、面、酒、肥甘生痰动火之物，即以搜风顺气丸，或滚痰丸、防风通圣散时服之，乃审气血孰虚，因时培养。更远色戒性，清虚静摄，乃得有备无患之妙。肥人更宜加意慎口绝欲，人参汤加竹沥煎膏，日不辍口方是。"

十九、试论小中风与复中

中风病分类有三，一为瘀血病于脑髓，血脉痹塞，经络空虚，或某些细络阻厥，发为缺血性中风；二为脑髓失养，血脉受损，病变多刚少柔，脉膜脆而不坚，经气内敛，气血邪气暴张，络伤脉裂，血渗溢脑髓为出血性中风；三为气血虽然逆乱于上，下则脏腑气化不平，但真气未动，营经之血未凝，守脏之血尚能畅达，营气亦能内守，卫气仍能卫外，气能生精，精化气，气化神，形与神具，故脑髓病微，血脉损而小，经络伤而轻，则气血逆乱，脑髓络脉能通，为小中风。小中风病名始于宋·《泊宅编》："风淫末疾谓四肢，凡人中风，悉归手足故也。而疾势有轻重，故病轻者俗名小中，一老医常论小中不须深治。"可见小中风临床表现多为暂短手足不遂，或言语謇涩，短为几小时复如常人，长则 1~3 天可痊，治以理气活络为主。

患中风病急性病程为 28 天，当以破血化瘀、泄热醒神、豁痰开窍治疗，然后进入恢复期治疗。恢复期病程为 90 天，此期关键治法以补肾生脑、益气化瘀为主。恢复期后即进入康复阶段，多以调养为主。

然风病虽痊，而病发脑髓，伤而未真痊；脏腑气化功能虽通，但有微阻之气；气血逆乱虽平，仍有复起之势。正如沈金鳌《杂病源流犀烛》所说："风病既愈，而根株未能悉拔，隔一二年或数年，必再发。发则必加重，或至丧命，故平时宜预防之。第一防房劳、暴怒、郁结，调气血，养精神，又常服药以维持之。"可知中风一病为大证，不易根治，应告诫患者，病虽愈，但隐患未除，须预防之。如何预防？一、戒烟忌酒；二、勿暴怒暴喜；三、勿房劳太过；四、常服小中风片、益脑复健胶丸，禁用大活络丹、人参再造丸、醒脑再造丸之类。因后 3 种药，易起气血逆乱，化火为瘀、为痰而复中。

二十、中风病辨证论治

中风是中医内科临床上常见的四大证之一，亦称"卒中"。其临床特点是：发病有急者也有缓者，急者多为突然跌仆，昏不知人，口眼㖞斜，半身瘫痪，鼾睡，二便失禁之危证；其发病缓者多为睡中发病，或行走坐卧时发生，故见口眼㖞斜，半身不遂，舌謇语涩，唇缓流涎之轻证。前者是中脏中腑之证，后者为中经中络之证。从西医学观点看，中脏中腑相当于脑溢血、蛛网膜下腔出血，中经中络相当于脑血栓、高血压脑病之类。

上述辨证方法始于张仲景，嗣后历代医家本而行之，至今临床也有指导价值。但因近代医学对本病的研究，越来越深，因此在辨证分类上有重新研究的必要。任老认为中脏中腑证应改为络破血溢证，即西医学所谓出血性中风——脑出血、蛛网膜下腔出血，中络中经证应改为络塞血瘀证，即西医学所谓缺血性中风——脑血栓、高血压脑病。这种分类在病位上较为明确，在临床上切合实际。

1. 病因病机

中风疾病是指脑部血脉为患。欲知脑的病变，必知脑的生理，此为通常达变。人始生，先成精，精成而脑髓生，故脑为髓之海，元神之府，神明之心，神机之源，诸神之会，一身之主也。颅骨以护之，膜以隔之，大经小络，贯布于脑，纵横交错谓之脉，脉是血之隧道，灌注五脏精华之血，六腑清阳之气，以滋脑养髓，脑髓下行贯注腰脊之中，是魂魄传出、注入之枢，统脏腑经络、四肢百骸、气血、肌肉、皮肤，使荣卫相互渗透，相互制约，互相促进，互相合作，因而机体才能保持阴平阳秘，精神乃治的生理状态。

本病的发生，是因内在寒（邪）、虚（正）相搏，邪气反缓，正气即急，久而不除，脑之血脉受邪，造成血脉脆而不坚，刚而不韧，从而引起脏腑、经络生理功能失调，机体的内外阴阳失去相对平衡，营卫二气失守，腠理空虚，是为发病之本。而病之成者，多由患者平时不慎，七情内伤，饮食失节，肥甘太过，劳逸失度，促使人体过肥，肥则腠理致密，促成肥甘之品、脂膏堆积于内，为郁为滞，久积转化为脂液，渗透于营血，附着于脉络，气血难以通利，积损为病，或酒色过度，年老气衰，心体受损，经络失常，因而不灵；或久患肾阴不足，不能滋养肝体，阳气失敛，肝阳上亢；或素体痰盛于内，热结于中，复因外有所触，饮酒、多怒多喜、用力太过，激起虚风内动，肝阳上亢，痰气引邪，邪正相争，逼迫气逆血升，热动痰浮，在体内则形成风、痰、血、气相互借助，沿其经络传导之力，反射之能，上犯于脑，引起窍络失利，犯于经络者，导致脉络绌急，血脉不畅，气血循行受阻，血液壅滞，转化为瘀，瘀塞经脉，营津不行，外渗于经络，为痰为饮，使其脑髓血液亏少，或无血，清气不入，神机失用，故症见头痛、眩晕、口眼㖞斜，半身不遂，重则邪盛正衰，脏气不平，腑气不通，经络不用，邪气上犯于脑，由于邪气外鼓，正气内收，络脉受伤，可造成络破血溢，转化为痰为饮，脑髓受压，清气不能上奉，致使神明不用，症见剧烈头痛，呕吐，项强；若阻断脏腑之气，不能与脑气相接，则闭塞清窍，神机失用，窍络窒塞，阴维、阳维失职，阴络、阳络失灵，患者卒然昏倒，为闭为脱。

2. **类证**

风之中人，有深浅之殊，经络脏腑之异，经络病者，轻者可延，脏腑病者，深重可畏。经络者，病连皮肤、肌肉、肢体；脏腑者，病败于神气，虽有经络脏腑之别，但各有所辨。而辨其：曰阴曰阳，曰气曰血，曰虚曰实，测知其缓急，此为类证之辨。

病作之先兆，病者久患眩晕，头胀面赤，手足渐觉不遂，上下肢足趾、手指麻痹不仁，言语謇涩，胸膈痞闷，性情暴躁，吐痰相续，六脉弦滑或虚软无力。

（1）瘀塞经络证　主症：病之成渐缓而作，多有头痛眩晕，皮肤肢体麻木，舌强，语言不利，常有步履缓行，渐而或静卧，夜睡，呈现口眼㖞斜，肢体偏瘫，轻则意识尚清，重则神志不清，舌红尖赤，苔多黄腻，脉多弦大而滑。

（2）风痰热盛证　主症：气粗息高，或扬手踯足，或躁扰不宁，头胀耳鸣，巅顶作痛，脉弦劲实大。或大便秘结，矢气频转，舌苔黄燥，脉沉滑有力。

（3）络损血溢证　主症：突然剧烈头痛，轻者呕吐、项强、意识尚清；重者神昏、偏瘫、失语，或项强，痉挛，烦躁不安。但有阴阳之分。

阳闭证　昏不知人，两手握固，牙关紧闭，面赤气粗，舌红苔黄腻，脉多弦滑而数。

阴闭证　静而不烦，面白唇紫，痰涎壅盛，四肢不温，苔白滑腻，脉多沉滑。

昏脱证　突然昏倒，不省人事，鼾声痰鸣，目合口开，手撒，尿失禁，呼吸深大，脉多沉数或浮大无根。

（4）后遗症　中风之病，病有深浅，轻重不同，病深则脑失神明之用，经络闭滞，久失通利，药难拽涤者，多有邪气残留，正气未复，则留有后遗之疾。

①手足偏枯：经络瘀闭，不畅，营血不达，肌肉失养而成。

②唇缓流涎：机体内在正气未复。

③半身不遂：气血亏虚，瘀阻脉络。

④口舌㖞斜：痰瘀内阻络脉，神机失用所致。

⑤舌謇语涩，神志模糊：痰阻窍络，神机不能宣发于下，会厌失灵。

3. 论治

"疗病先查病机"，而病机之原委是来源于论病，有病则有证，有证必有论，论清则明。医者要明病，明证，察其病机，必从望、闻、问、切四诊之中，由表及里，由经及络，由腑及脏，去伪存真，分析归纳，"搜求病机……胸中了了，用药方灵"。由此可知，本病在立法处方之先，应明中络、中经、中腑、中脏之证。证清则察其虚实，测其深浅，及轻重缓急，定其病机，然后分辨出虚实。虚者多脱，实者多闭。脱者欲其收，不收则死；闭者欲其通，不通则亡。因此，治疗原则是急则治其标，缓则治其本。

（1）开闭　病者卒然昏倒，口噤目张，两手握固，面赤气粗，痰壅气塞，或二便不通，脉多洪数弦大，此为闭证，闭则宜开，不开则危。搐鼻、揩齿、探吐，芳香开窍，辛凉、辛温透络，兴奋神机，皆为开法。可投用下方：①白矾散，白矾20g，生姜10g，合研过滤，分3次服，旋旋灌之，吐出痰毒，眼开风退，方可服其他方剂治之。②三化汤。大黄2g，枳实3g，厚朴2g，川羌活3g，水煎服，二便闭者用之。③开关散。④至宝丹。⑤安宫牛黄丸。⑥新加牛黄清心丸。⑦牛黄膏。⑧紫雪丹。⑨苏合香丸。

（2）固脱　猝倒之候，痰涎壅塞，喉间痰如拽锯，汗出如雨，鼾睡不语，口开目合，遗尿，手足懈弛不收，此为阴阳两脱证。脱则宜固，急以摄纳真阴，固护元气，元气以固，真阴不泻，然后可以去邪气。下方均可选用：①独参汤：移山参5～10g，水煎服。②参附汤：赤人参10g，附子3g，水煎服。③救急丹：人参10g，白术20g，茯苓5g，当归10g，熟地10g，山萸肉5g，麦冬10g，半夏3g，水煎服。④阴阳两救汤：熟地8g，附子3g，人参5g，菟丝子8g，茯苓2g，远志1g，紫河车3g，枸杞子4g，炮姜1g，水煎服。⑤两救固脱饮（任老方）：赤人参5g，附子3g，龟板胶3g，玳瑁2g，山萸肉10g，阿胶3g，鸡蛋黄1个，胆南星1g，水煎服。

（3）豁痰　中风发病后，痰涎上升往往为主要矛盾，症见唇缓流涎，喉中痰鸣，神志不清，口不能言者，是由风引痰升，气引痰动所致，急宜开泻豁痰之法，以防痰塞气道窒息，亦防肺内感染，并能畅通气道，使清气能入，浊气能出，保持脑髓有充足的清气滋养，神机得以复活，其选方如下：①竹沥汤：竹沥2升，生葛根2升，生姜汁2合，上三汁和匀，分3次服。②涤痰散（任老方）：风化硝1g，猴枣0.5g，胆南星1.5g，石菖蒲2g，天竺黄3g，竹沥1升，共为细面，每服1.5g，1天2次，生姜汁下。③导痰汤：清半夏3g，陈皮3g，茯苓4g，甘草1g，胆南星3g，枳实2g，水煎服。④导痰开关散：杜牛膝根汁10g，僵蚕5g，皂角10g，枯矾5g，共为细面，每服0.5g，白开水送下。⑤豁痰丸（任老方）：玳瑁3g，羚羊角3g，皂角炭10g，胆南星3g，西瓜硝30g，蛇胆陈皮末5瓶，竹沥20g，沉香3g，枯矾5g，共为细面，炼蜜为丸，重1.5g，白开水送下。

（4）潜阳　古人认为中风多由外风所致，其实临床所见的成因，多为虚风内起，鼓舞营气上逆。虚风者，肝肾之阳不能潜纳于下，则症见声色俱厉，气粗息高，扬手踯足，烦躁，目胀头痛等，若治以发散之品，燥热之剂，则外在真气耗散，内在阴亏津竭，肝阳失敛，邪气横逆，病转多危。因而肝阳一动，浮火四起，不能安于下，当用介类以使阳气潜藏于下，则阳定风熄热消，痰散还为津液，闭证已开，脱证已固，惟风阳上冒证为主，必以此法主治，其选方如下：①柳宝诒医案方：生地3g，全当归2g，秦艽3g，桂枝0.5g，白蒺藜5g，生石决明10g，橘络3g，丹皮3g，木瓜2g，白芍2g，赤芍2g，夜交藤3g，桑枝5g，竹二青3g，水煎服。②王旭高医案方：何首乌3g，当归5g，白芍3g，旋覆花5g，陈皮3g，秦艽3g，菊花3g，天麻3g，石决明10g，钩藤3g，刺蒺藜5g，桑枝5g，水煎服。③风引汤：大黄2g，干姜1g，生龙骨5g，桂枝2g，甘草1g，生石膏5g，寒水石3g，赤石脂1g，白石脂2g，生牡蛎3g，滑石2g，紫石英5g，水煎服。④五石汤：紫石英3g，钟乳石2g，赤石脂2g，生石膏3g，白石英2g，生牡蛎2g，人参2g，黄芩2g，白术2g，甘草20g，天花粉2g，川芎2g，桂心2g，防已2g，当归20g，干姜2g，独活3g，葛根4g，水煎服。⑤潜阳熄风煎（任老方）：羚羊角1g，天竺黄3g，玳瑁3g，珍珠母5g，紫贝齿5g，龟板5g，僵蚕3g，葛根5g，生槐花10g，生地30g，胆南星3g，秦艽3g，水煎服。⑥张聿青医案方：羚羊角2g，黄芩3g，黑豆衣3g，瓜蒌皮3g，石决明5g，池菊花2g，鲜生地5g，竹茹1.5g，淡海蜇10g，大荸荠3枚，水煎服。⑦吴塘医案方：生地8g，生白芍1g，生牡蛎5g，麦芽2g，生鳖甲5g，煨甘草3g，二诊又加生阿胶3g，丹皮4g，水煎服。⑧丁甘仁医案方：西洋参1.5g，麦冬3g，生地3g，石斛3g，生牡蛎4g，炙天麻0.8g，竹沥半夏2g，川贝母3g，炙远志3g，瓜蒌4g，钩藤3g，黑芝麻3g，水煎服。

（5）化瘀　病中风者，主要是脑髓的经络、血脉，已为痰涎死血壅塞，气机已滞，血脉不通，形成气滞血凝而为瘀证，或因络损不能约束血液，血液离经外溢而为瘀证，故以通经活络化瘀为要法，其选方如下：①天麻酒：天麻15g，龙骨15g，虎骨15g，骨碎补15g，乌蛇15g，白花蛇15g，川羌活15g，独活15g，牛蒡根15g，牛膝10g，松节10g，当归10g，川芎10g，炙龟板10g，火麻仁10g，熟地10g，茄根10g，蚕砂10g，炮附子10g，白酒2500g，红糖500g，浸7日，每服1杯，不拘时温服。②补阳还五汤：赤芍5g，当归尾3g，地龙3g，桃仁3g，川芎3g，生黄芪40g，红花3g，水煎服。③铁弹丸：乳香10g，没药10g，炙川乌10g，五灵脂40g，麝香1g，共为细面，炼蜜为丸，重0.5g，每服1g，1日3次，薄酒送下。④桃红四物汤：四物汤加桃仁3g，红花3g，生姜汁1杯，竹沥1杯，水煎服。⑤活络化瘀散（任老方）：生槐花5g，葛根5g，赤芍5g，地龙3g，川芎3g，藏红花1.5g（另吞），三七粉1.5g（分3次冲服），豨莶草10g，茄根3g，胆南星2g，丹参8g，橘络3g，水煎服。⑥醒脑通脉散（任老方）：血竭15g，藏红花20g，葛根30g，三七25g，麝香1.5g，牛黄2.5g，珍珠5g，白花蛇10g，玳瑁20g，胆南星15g，川芎15g，白薇10g，共为细面，每服1.5g，1日3次，生黄芪15g，丹参5g，水煎后，冲散送下。

（6）理气 经云："血之与气，并走于上，则为大厥，气复返则生，不返则死。"卒中是虚风内动，正气引邪，邪正相争，产生冲气，鼓动气逆而升所致。故本病治疗过程中，理气降逆也是主要一环，即所谓"大气一转，邪气可散"之意，其方剂如下：①匀气散：白术2g，乌药3g，人参1g，天麻1g，沉香1g，青皮1.5g，白芷0.5g，木瓜0.5g，紫苏0.5g，甘草0.5g，生姜3片，水煎服。②八味顺气散：人参1g，白术1g，茯苓2g，陈皮2g，青皮3g，乌药3g，白芷1g，甘草1.5g，水煎服。③理气反正汤（任老方）：珍珠母5g，沉香3g，乌药2g，白蒺藜5g，佛手5g，丹参5g，桑枝10g，青皮3g，胆南星1.5g，郁金3g，水煎服。

（7）填精 病起于肝阳上亢者，则肝为标，肾为本，其所以言者，由肾阴亏损，不能滋养肝体，肝体失养，导致肝阳失敛，阳动生风，此为虚火上燃，虚者宜补，而不用苦寒直折，折则虚火四起，有燎原之势，故用滋降厚味之品，透达下焦，以补其不足，精足则阴液敛阳，填补摄纳之后，则阳、气、火自平。痰浊不壅，脑髓得养，神机得复，所谓填精益肾之理。其方剂如下：①集灵膏：枸杞子20g，西洋参20g，酒蒸怀牛膝20g，天冬20g，麦冬20g，生地30g，熟地20g，仙灵脾2g，用火熬成膏，每服6g，白开水送下。②滋营养液膏：女贞子40g，霜桑叶40g，黑芝麻40g，黄甘菊40g，枸杞子40g，当归身40g，白芍40g，熟地黄40g，黑大豆40g，葳蕤40g，南烛叶40g，白茯苓40g，橘红40g，沙苑蒺藜20g，炙甘草20g，用天泉水熬浓汁，入阿胶20g，白蜂蜜40g，炼膏，每服3g，白开水送下。③还少丹：生山药、酒牛膝各1.5g，白茯苓10g，山萸肉10g，楮实子10g，杜仲炭10g，五味子10g，巴戟10g，肉苁蓉10g，远志10g，茴香10g，石菖蒲5g，熟地5g，枸杞子5g，共为细面，炼蜜为丸，重3g，每服1丸，1日2次，白开水送下。④地黄饮子：熟地3g，天冬3g，五味子2g，山萸肉5g，肉桂2g，附子2g，巴戟天3g，肉苁蓉3g，菖蒲3g，远志3g，茯苓5g，石斛5g，水煎服。⑤益脑丸（任老方）：何首乌30g，黄精40g，藏红花20g，桑枝20g，豨莶草15g，生地30g，天冬15g，龟胶30g，泽泻20g，三七20g，玳瑁30g，砂仁15g，淡菜20g，燕菜20g，丹参20g，五味子 15g，共为细面，蜜大丸，每服 1 丸，日服 3 次，白开水送下。⑥李冠仙常用调理方：生地 8g，北沙参 3g，生白芍 3g，法半夏 1.5g，麦冬 3g，陈皮 0.8g，茯苓 3g，生甘草 0.8g，贝壳 1g，鲜竹茹 3g，水煎服。随证可加女贞子、羚羊角、豨莶草、橘络、丝瓜络、当归、人参尾等。

（8）药禁　中风病是本虚而标实，所谓本虚者，是指肝肾阴液不足，肝阳失敛，阳动生热，热盛化风，导致虚风内起，虚火上炎，引动内在之痰，迫使气血沿经络血脉上冲于脑。所谓标实者，是指脑的血脉由上述之邪所阻，或形成破裂，血液外溢于脑髓，致神机失用。因此本病虽有风邪参与，但非外感六淫之风可比，而是虚风为主，故用药应禁发散解表之品，如麻黄、川羌活、独活、防风、荆芥、苏叶、细辛、白芷、桂枝、葱白等。因其辛燥助阳，再耗阴液，有使病情恶化之弊。他如干姜、肉桂、鹿茸、人参再造丸、大活络丹等，都在慎用之例。方药甚多，不能尽述，大致如此。今治此病，医者应从"治风先治血，血行风自灭"的大法，深而究之，是为捷径之一法也。

（9）预防　病之始生，其机甚微，其病甚速，达士知机，思患而预防，庶不至于膏肓。预防之方，急摒除一切膏粱厚味，鹅、肉、面、酒、蛋、肥甘，生痰、化脂、动火之物。更远色戒性，肥人更宜加意填口欲绝，以淡蔬类为法，用药宜次之，乃得有备无患之妙。

二十一、再谈中风病的病因病机与救治

1. 中风病的病因病机

任老在《悬壶漫录》一书中曾写过"中风病"一文。初步探讨中风病的发病机制，是为"一谈"，在《中国名老中医经验集萃》一书中又写了一篇"对中风病因病机的再认识"，是为"二谈"。在国家"八五"中医药治疗急性出血性中风临床与实验研究攻关课题的总结中，直接临床观察的病例为 1700 余例，其中急性出血性中风 300 余例。后又看到北京中医药大学黄启福教授实验室出血性中风动物模型试验 5 年的小结，颇受启发，也颇多感受。故又一次觉得，有必要"三谈"中风病的病因病机，进一步阐明中医学在中风病诊疗中的科学性、真实性和应用价值。

中风病的病因有三。一是情志失调，性情改变，多以怒、喜为主。怒则气激，激则气逆，气逆则血亦逆，由逆气上冲于脑所致。二是饮食不节，多以食膏粱美味为主。膏者肥脂，肥能充填腠理，促使腠理致密，阳

气不得宣泄于外而为郁热，血得郁热则沸于上；或食咸多，血得咸则凝，饮多以酒为主。酒是五谷之精英，有大毒，质寒性热。酒入口之后，先渗于胃，然后入胆，浸入于肝。肝为血道，为凝血之本，为调血藏血之所，故酒入肝胆，毒聚伤血。血伤则逆乱，血乱气亦必随之逆乱而上犯于脑。三是久患消渴、风头旋等疾，病久则气血受伤而生逆变。亦有因药之误用而使然者。在上述病因作用下，引起机体气血变乱于内，逆乱于上，上者为脑也，脑为神脏，一身神志之总司，气血失和而生逆变，上冲于脑，脑为之受扰。总之，此病之因，或因情志失调，或因饮食不节，或因久病失治、误治，引起体内之气血逆乱，因逆致变，因变受损，因损致病，所以脑生病。

中风病的病机有二。一是脑之气街为患。气街为机体内气血上下沟通运行之路，今气街因气血逆乱而受阻，气机亦不通，气化欲行不达，引起气不顺为风，风动生热，久而不解，风热伤及脑髓大经、小络、孙络；二是脑中血海因体内气血逆乱而失去正常的气血上输之供养，其血脉、络脉、毛脉受损，造成血络、血道循环障碍，轻则血失气煦，血因而凝，凝则为瘀，血瘀则痰生、热结、毒生，瘀塞脑之络脉，损伤脑之神机，神机失治而致缺血性中风，重则脑气不能束邪，邪火毒窜扰脑络及膜原，而脉络受风热外鼓之力，膜破，络裂，血脉不能束血，其脑气不能固血，其血必溢于外则为脑溢血。若血液稽留而成积，聚而为瘀肿。血瘀水肿，津必外渗，化水，生痰。毒自内生，毒害脑髓，元神受伤，神机受损，神经肌核发生病变，堵塞神明。轻则机窍失灵，神机不流贯，神经不能传导；重则血溢"琼室"之内，脑髓精质体受损，元神、神机、神经三者脑神之轴受损，清窍阻塞不通，在病机上形成上下失应，阴阳不能互用而欲离，精、气、神不能互生互化而欲脱，进而发生昏聩、昏迷、不省人事，出现内闭外脱之险候、危证。

2. 中风病的救治

本病多为急症。初则症见口舌喎斜，渐见半身不遂，言语涩滞，偏身肢体麻木，唇缓流涎，或见呵欠不止，多喜睡。

但此病由发病始，9 天之内，不论病之深浅，症之轻重，其病情呈加重过程，此为正不束邪，邪气渐进所使。若邪胜毒烈，脑气大损，营卫失守，伤及元神，神机欲息未绝，症必见头痛，神志昏聩，险则昏迷，危则内闭、外脱。概而言之，此时病情轻、重、险、危之象及预后善恶未定，必须药力救治之。待到病发两候之时（10 天），正气来复，药效已达，一助正，二除邪，正胜邪衰，病情轻者，渐趋康复，而险、危之候，用药得当，亦有康复之望。

病在急性期，治则以通为主。缘此病为标急本缓、邪实于上的新暴之病，必宜"猛峻之药急去之"，邪去则通，阴阳气血得平。故治法必以破血化瘀、泻热醒神、豁痰开窍为指导临床用药急救之准绳。

盖此病不论轻重，3~7 天之内，瘀血、痰毒、风热在脑，神气郁而不伸，阳气宣而不发，二者郁积于内，而生瘀血热，瘀得热则散，瘀散痰消，内毒自解，不药热自除。但也有部分患者，因正气不支，邪气失约，复感外邪，内外合邪而发热，法宜清热解毒，活络化瘀，药而治之。

病发 72 小时以内者，必先投三化汤加生蒲黄、桃仁、煨皂角水煎服之，得利停服。

同时用清开灵注射液，或选用醒脑静注射液、或血塞通注射液等，静脉滴注，1 天 2 次，疗程 28 天。同时口服抵当汤 6 小时 1 次，神昏患者予以鼻饲或肛门高位灌肠。除汤剂而外，亦可用醒脑健神胶丸，每次 4~6 粒，6 小时 1 次，疗程为 14 天。

病至第 15 天，汤剂改用补阳还五汤减黄芪加生蒲黄、苏木、䗪虫、豨莶草水煎服，8 小时 1 次，亦可选用中风脑得平每次 7~8 粒，8 小时 1 次，疗程 14 天。

本病在急救过程中，症见神志不清，重则昏迷者，加服牛黄安宫丸，每次 1 丸，8 小时 1 次。

症见烦躁不安者加服黄连解毒汤送服局方牛黄至宝丹，6 小时 1 次。

症见风头旋者（血压高）于汤剂加羚羊角、玳瑁、莱菔子，曲池穴刺血，再用吴茱萸、附子、淮牛膝、茺蔚子共为面，以蜂蜜调和，敷足心涌泉穴 24 小时。

症见头痛如破者，药用透顶止痛散搐鼻即止，药用川芎、辛夷、冰片、白芷、硼砂、麝香，共为细面即是。

症见呕血便血者，加服大黄黄连泻心汤加白及、马灯草，水煎服，6 小时 1 次。

症见真心痛即急性心肌梗死者。加用参麦注射液，静脉滴注，1 天 2 次，汤剂加服四妙勇安汤治之。药用金银花，当归、玄参、生甘草，水煎服，6 小时 1 次。

症见喉间痰鸣，如拽锯者，药用鲜竹沥水 1 汤匙，兑入猴枣散一并灌之。

症见呃逆者，以防合并心衰、真心痛之患，此为"心主噫"，噫者心气伤之象。加服平逆止呃汤，药用炒刀豆、青皮、枳壳、旋覆花、清半夏、鲜姜、枇杷叶、莱菔子，水煎服，8小时1次，气虚者加生晒人参。

症见肺热病即肺部感染，发热者加服清肺汤，药用羚羊角、玳瑁、金荞麦、虎杖、黄芩、杏仁、生石膏、金莲花、七叶一枝花，水煎服，6小时1次，同时兑服瓜霜退热灵7粒服之。

症见心衰者，加服白通加猪胆汁汤治之，6小时1次。

症见神昏，不省人事者，加用醒脑静注射液，静脉滴注，1天2次，汤剂用宣窍醒神汤（任老方），药用水牛角、羚羊角、玳瑁、石菖蒲、郁金、细芽茶、白薇、栀子仁、清半夏，水煎服。同时送服醒脑散，药用牛黄、麝香、龙涎香、安息香、冰片、红花、猴枣、石菖蒲、莲子心、胆南星、煨皂角。共为细面，每次2~3g，6小时1次。再用此散纱布包好放入两耳孔中，12小时取出。

症见吞咽困难，饮水即呛者，药用会厌逐瘀汤，方见《医林改错》一书，再配合针刺疗法，取天突穴、金津（双）、玉液（双）、翳风穴治之。

症见患肢肿胀者，药用透骨草、三棱、莪术、片姜黄、豨莶草、桑枝、海桐皮、附子，水煎洗之。

以上各种疗法是中风急性期救治的常规法，用之得当确有疗效。

二十二、中风康复病机的探讨及对策

中风是威胁人类健康的三大疾病之一。其最大的临床特点是致残率极高，严重影响病后患者的工作能力和生活自理。中风康复是与中风预防、临床治疗并驾齐驱的三大研究领域之一。为此，下面仅就中风康复病机制论及临床对策问题，探讨如下。

1. 中风康复病机制论

中风，病之本在脑，病之标在脏腑经络。系气血逆乱为患所致的危急重症。若初期治疗及时，经短暂的急救措施，病情多能由重转轻，由危转生。但残余之邪未净，脑气未复，脏气未平，经络未和，气血虽顺而未畅，神经肌核伤而未愈，痰瘀毒邪未净。这些损伤脑髓之余毒，通过经络、气血津液的流通必下注于肾，余毒入肾，则肾伤，肾伤则肝损，肝损则脾胃受抑。如此则脑伤、肾伤、肝损、脾胃受损而致全身疾患，这是造成本病的基本原理。

兹将上述病理循环损害脏器的生理基础，简述如下：人体之脑髓分左右，职司动静、开合，有升有降；而肾位居下焦，左右各一，与脑髓左右相应。即张景岳所说："万物之神，随象而应"，在生理上是上下相召。相召的渠道是经络连属，故周慎斋说："凡人一身，自首至足，皆有经络联之，无断而不接之处。"其相召之能视水火之力，元阴元阳相互制约，以蒸腾气化之功，促使气血津液之上下循环，故气血津液水精方能上循滋养脑髓。其上下循环的通道，便是脑之气街，气街为循行、气化、气机的枢纽。而其循环之根，乃是命门，故《本草纲目·胡桃》说："命门者，……其体非脂非肉，白膜裹之，在七节之旁，两肾之间。二系著脊，下通二肾，上通心肺，贯属于脑，为生命之源，相火之主，精气之府。人物皆有之，生人生物，皆由此出。"这种关于肾与脑的关系认识，早在战国时期的管子便已明确论述过，他说："肾生脑。"近代医学家吴瑞甫（字锡璜）在其所著《脑髓病论》中说："内肾为脑之原，脊髓为脑之本"，"脑为元神之府，以统全体"。故肾为生命之根，"脑髓神机，性命系之"（徐灵胎《杂病源》）。由此可见，大脑左右之阴阳、水火、精血、水气均来源于肾命。正如张景岳所说："五脏之阳，非此不能发；五脏之阴，非此不能滋。"

中风之病理机制：中风经过急性期之后，由于脑髓神机、元神为邪毒所伤，残瘀未除，痰浊未清，邪毒未净，神机肌核未复，从而形成神机失主，元神失用，神机失统（"脑为元神之府，觉元之根，精神智府"。神机者，为元神之枢；神经者，为用经之权，元神之用）脑髓受伤，精质体受害，造成脑髓内外大、中、小太极（脑，也是人体之一太极，亦为脏腑之一）发生动静、升降、开合、出入等枢机功能障碍，不能输布动觉之气，病在左，"邪气反缓"于右；病在右，"邪气反缓"于左。其筋肉失养而生半身不遂、麻木等。脑髓受害，其中的大经、小络、缠络、孙络的功能出现障碍，致使脑气与脏腑经络之气不相流贯。其表现顺序便是脑气与肝络不相沟通，元神不能统肝之魂（肝之神曰"魂"。魂主知觉，主升），必然影响肝气肝血向筋脉、肌膜之输布，致使肌群失养而拘挛、僵硬。究其原因，肝主筋，"肝主肌膜"（虞抟《医学正传》）。魂失统神，则相火不藏，君火受扰，则哭笑无常；"肝为语"，肝气内闭，与脑之元神不接，则言语謇涩，甚则失语；若脾经受阻，元神不能统于脾（脾之神曰"意"），意失则窍络失用，舌下廉泉开，脾意失约，其症必见唇缓流涎，吞咽困难；脾与胃一表一里，一升一降，脾不升则胃不降，胃不降则胃气逆，故症见嗳气纳呆，并引起大肠传导失职，津血内亏而生便秘。元神不能控制肾（肾之神曰"志"），则真气失统，真精失化，阴欲静而阳系之，则生呵欠；肾司二便，肾气伤则二便失司而生便尿失禁；"心气通于脑"（吴锡璜《中风论》），心络不通，与脑之元神上下失调，血脉、神气不宁，神不能守舍，则出现心悸或心动悸、或痛，或卧而不寐，甚则胡言乱语。也有脑髓伤甚，神机欲息而未停，元神伤极，窍络不通，神明闭阻，而生神志不清。十二经脉和十五经脉失养，筋脉拘急而生手足强直。

总的来说，中风病康复阶段的病机有瘀血痰毒未除而为患，但也不能否认临床上有药误医误之害，遗留给脑髓病变的。气不顺则逆为风、为热；血不顺则为瘀。瘀不散则生痰，痰瘀与热结、风毒互相为患，则脑髓病变日深不除，故其后遗留病象呈现多端而不愈。从病性而言，是至虚有盛候。

2. 中风康复的对策

中风康复阶段的对策，必须根据上述病机制论而采取针对性的康复手段，才能有的放矢，达到事半功倍之效。必须采取调气血之逆，"引经透络"为要。必宜补肾培元，填精益髓，还精补脑；益肝养血，舒筋解急。虚气留滞者，补气活血；气实而滞者理气活血，以缓肌腠之刚柔。养血滋润，安神定志。《此事难知》曰："夫治病之道有三法焉，初、中、末也。"而中风急性期，即是初治之道，法当猛峻，所用药势当急峻也。如近代治疗急性出血性中风多用丹参、川芎、水蛭、土鳖虫、蒲黄、大黄是也，以缓病之新暴，拯性命之危。28 天之后，即是中治之道，法当宽猛相济。此因病得之非新非久。若见邪盛正衰者，当先以祛邪为主，药用补阳还五汤加苏木、土鳖虫、豨莶草以除邪；邪去则当扶正，方用河间的地黄饮子随证化裁而用之；病至 6 个月以后，余邪未除，脑髓未复，脏气未平、经络欲通而未达，气血虽顺而有小逆。小逆不除，经络不畅，缠络、孙络、毛脉仍有闭塞，故末治之道，法当宽缓，"宽者谓药性平善，广服无毒，惟能养血气，安中"。古人多用八珍汤、十味温胆汤加减，也可用龚赵氏常服调理方（生地、北沙参、白芍、麦冬、法半夏、陈皮、茯苓、生甘草、枳壳、鲜竹沥）。女贞子、羚羊角、豨莶草、人参须、当归须、橘络、丝瓜络皆可酌情加用之。筋拘者，可用滋生青阳汤（《医醇賸义》）加活络之品，如蒲黄、刘寄奴、五灵脂；解痉者，加全蝎、络石藤、海风藤亦可用；亏损者可用滋营养液膏（女贞子、墨旱莲、桑叶、黑芝麻、甘菊花、枸杞子、当归、白芍、熟地、黑豆、茯神、玉竹、橘红、沙苑子、炙甘草），心脾双虚者，可用心脾双补丸（西洋参、白术、茯神、甘草、生地、丹参、酸枣仁、桂圆肉、五味子、麦冬、玄参、柏子仁、黄连、香附、川贝母、桔梗、远志）。临床上慎用大活络丹、人参再造丸、醒脑再造丸之类，以免耗气动血复中之患。

除药物治疗外，针灸疗法也是重要的一环。其治则是病在左取之于右，病在右取之于左，病在上取之于下，是谓取穴之总则。取选穴位依经取之，穴位之名，兹不赘述。补泻迎随等手法，随证用之。

外治法也是中风康复的重要手段。如蒸偏枯法，用檀香50g煎水熏患处，再用当归300g，丹参、橘枝、牛膝各100g，红花25g，葱白300g，均炒，预备纱布制袋数个，装药，蒸于檀香水上，取揉。日3次。风瘫贴法，蓖麻仁、桂枝、柳枝、槐枝、椿枝加茄根。夜合醒酒方：夜合枝、桑枝、槐枝、柏枝、石榴枝各250g，羌活100g，防风250g，糯米5000ml，细麦面3750g，黑豆2500g，共加5000ml水浸五枝同煎，取2500ml，去滓，浸米豆两昼夜，蒸熟，与麦面、羌活、防风拌和，造酒外擦。

此外，中风康复的方法尚有肢体功能锻炼、手疗、足疗、节情志、慎饮食、远房帷、导引按摩、八段锦、音乐、电疗、泥疗等多种治疗康复方法。

二十三、风头眩病论治

风头眩是临床常见病、高发病之一，也是医学界当前重点研究课题。病名始载于巢氏《诸病源候论》："风头眩者，由血气虚，风邪入脑，而引目系故也……入脑则脑转而目系急，目系急，故成眩也。"《圣济总录》说："风头眩之状，头与目俱运是也……风邪鼓于上，脑转则目系急，使真气不能上达，故虚则眩而心闷，甚则眩而倒仆也。"又云："仆倒屋转，呕吐痰涎。"又曰："眼旋脑痛"、"心胸烦闷"、"轻则心闷"。综观上述记载，其临床表现是：多数患者为隐约缓慢发病，虽也有急性发病者，但为数较少，本篇只描述缓者之表现。病发之始则见后头部头痛，活动后可消失。久则头痛、头晕、头胀，项部轻强，继而呈现耳鸣、目眩、心烦少寐、胸闷、心悸、口苦、肢麻、尿赤、颜面红赤，舌红多有瘀斑，脉多沉弦有力之象。病程长，甚者终生为患，不易治愈。病位以肾、肝、心、脑为发病之本。气血逆乱，水精代谢失常为成病之源。

1. 病性

先实而后虚，亦有先虚而后实者，终则以虚中夹实为主。病情病势多为恶候。目前治疗多难，因此病情发展趋势是死于脑者多，亦有死于心者，更有死于肾者。

2. 病因病机

风头眩病的形成，多由先天与后天生理功能失调所致。先天之因始于父母，后天之因来自外邪、内伤而发。

（1）原于先天禀赋所致　其原委是：一者男之天壬内胎此病之根，二者女之天癸内孕此病之基，两者居一即为先天成病之源。所以然者？男女之合，二情交畅，天壬天癸交融，为育形成体之本，内蕴生化之机，若此时生成之形体，遗有父母先天之病毒，则此病毒将植于肾、肝、心、脑之内，而肾、肝、心、脑为性命生化之枢轴，故此病之病源即由先天之胎气而生。

（2）肝气亢逆所致　其发生之由有二：一是先天肾水有亏，水精少不能生髓养肝，木少滋营，导致肝气逆变，阳郁为风，风动血涌，上冲而犯心浸脑则病成，或因情志失调而发，但以喜怒为多。喜是心志，喜则气缓，血脉软缓则引发君火不宁于心，相火不安于肝，相火之毒为火毒，火毒入血，由于上炎之力，其血必上冲脑为病。亦有暴怒不平，或盛怒不息，致使肝气内逆，逆则气不顺为郁、为热、为风。风有上升之性，热具蒸腾之能，血因风升热腾而上冲于脑髓。

（3）久食肥甘之味，或久饮酒类浆液之品　此等食物，入胃则易燥，入脾则助湿，胃燥不降，脾湿不升，中轴升降之枢机呆滞，致使肥甘之物化脂液而成瘀浊之毒，经由脾胃之络，内淫脏腑，外浸经络，其脂液瘀浊之毒沉积于脉络内，造成气血隧道瘀窄，气不宣通，血逆于上，不得下行，滞瘀脑髓，清气受阻，脑乏清阳而病生。

（4）先天命火不足，或后天受内外二因伤损命火　命火有亏，脾胃乏此火之温煦，升降有碍致使清气不升，浊气不降；肝乏此火之温煦，肝阳不足，疏泄无力，调血功能阻滞；心乏此火之温煦，心火不足，心阳不振，血行阻滞；脑乏此火温化之能，脑之血脉血络循行受阻，清气必亏，浊气蓄而不降，脑髓不安，动而少静为病。另外颈椎病引起此病者，亦不少见。总之肾命之真阴真阳有亏，水火有偏，生化功能不全，是生病的根本。肝、脾、心三维功能失调，气血循行不畅，是生病之源。脑髓元神、神机、神经，三维失统，气滞血瘀逆冲于脑，痰饮蓄积于髓海是病成之基础。

3. 诊断

诊治此病，须先察其因，问其病源，握其病机，定其病位。明其证候，观其色脉，知其虚实，是治此病之要。

（1）问诊　首先了解有无家族病史，如慢性肾脏疾患及其他疾病。并应详问有无突然头晕目眩、头胀头痛、心烦善怒、口苦、口干、汗出乏力、颈项不舒的强硬感、目视不清、失眠多梦、梦中多怒或不悦之事，甚则肢麻、心悸、尿赤便秘等症。

（2）望诊　颜面多外红内黄，额部赤，两目肉轮色青黯，耳轮色红，两目气轮脉络色红，口唇黯红而干，舌红多有齿痕或瘀斑，苔多白黄相兼。测定血压数值，血、尿常规检查，胸部 X 线检查，及心电图、超声心动图、眼底检查，也是望诊中重要组成部分。

（3）闻诊　呼吸气短，善太息，语声前高后低，喜重语，用听诊器听心肺音也是不可少的。

（4）切诊　扣腹部，查肝、脾、胆之正常与否，脉多沉弦、弦滑、弦数、弦迟、结、代、促之象。

综合四诊分析，结合动态血压监测，符合风头眩者，即可确诊。

4. 证治

（1）阴虚阳亢证

主症：头晕目眩，心烦善怒，口干，咽干，胸中烦热，胸闷，失眠多梦，腰酸软，心中不快，汗出，恶心，舌红少津，苔薄黄，脉多虚弦而数。

治法：育阴潜阳，镇逆平冲。

方剂：育阴平逆汤（任老方）。药用生地、麦冬、黄精、沉香、羚羊角、玳瑁、草决明、莱菔子、车前子、玄参、白芍，水煎服。

（2）风阳上冒证

主症：头晕头胀，目胀，头围如带束紧感，肢麻，手震颤，睡卧口角流涎，颜面苍红，步履踏地如在地毯上行，时有烘热状，舌赤，苔白，脉多见虚弦或沉弦无力。

治法：滋阴敛阳，熄风降逆。

方剂：熄风敛阳汤（任老方）。药用熟地、砂仁、白蒺藜、羚羊角、天麻、钩藤、怀牛膝、龟甲、麦冬、白芍、女贞子，水煎服。

（3）痰瘀阻络证

主症：头痛头晕，两目肉轮青黯，胸闷恶心，颈部强，肩背不适，肢体沉重，语言前清后涩，善忘，性情易激动，心区时刺痛，尿有频意，舌赤有瘀斑，苔白，脉多弦涩之象。

治法：活络化瘀，理气豁痰。

方剂：理气通瘀汤（任老方）。药用太子参、乌药、香附、片姜黄、红花、桃仁、赤芍、清半夏、川芎、草决明、羚羊角、刺蒺藜，水煎服。

（4）命火衰弱证

主症：头晕，耳鸣，乏力，畏寒背冷，喜呵欠伸腰，易卧喜睡，四肢欠温，尿频，夜尿多，纳呆，恶心，痰多，颜面白黄不光泽，喜暖，舌体肥胖有齿痕，苔薄白，脉多沉弦无力。

治法：益火之源，温阳消阴。

方剂：右归丸。药用熟地、山药、山萸肉、杜仲、枸杞子、菟丝子、肉桂、附子、鹿角胶、当归，可用丸剂，亦可作煎剂。任老曰：鹿角胶补督脉之血，鹿角霜补督脉之气，鹿角补督脉之阳。

5. 临床权变

治疗此病不能以血压高就用降血压药单一治法，必须整体治疗，以防合并症（如卒中、厥心痛、真心痛、肾病之类）出现。因此在治疗中必须内外合治法才能收效，内治方药已述知，今就外治法介绍之。

（1）针灸疗法　①耳针：主穴取耳尖、降压沟、心、额、交感、皮质下、肝、肝阳。②体针：主穴取风池、太冲、肝俞、侠溪、头维、上星、足三里、三阴交穴，用泻法。③刺血法：百会、十宣、大椎、肝俞、印堂、太冲等穴，用三棱针刺出血。

（2）浸泡足方　炮附子、吴茱萸、透骨草、怀牛膝、急性子、青葙子、罗布麻，水煎成2500ml，晨泡20分钟，晚30分钟，1剂用3日。阴虚阳亢证，加生地、玄参、生龟甲、生石决明、女贞子。风阳上冒证加熟地、钩藤、生牡蛎、刺蒺藜、灵磁石、天麻、赤芍。痰瘀阻络证加地龙、酒大黄、红花、炙南星、丝瓜络、蒲黄（生）、川芎、苏木。命火衰弱证加淫羊藿、仙茅、清半夏、韭子、荷叶、胡芦巴。以上是任老临床常用方。

（3）药枕方　野菊花、木贼、怀牛膝、杜仲、茵陈蒿、川芎、赤芍、天麻、莱菔子、落花生藤、藁本、青木香、桑寄生、罗布麻、草决明、桑叶，共为粗末，装枕芯内。

（4）洗头方　灯心草、怀牛膝、白芷、车前子、草决明、丹参、寒水石、茺蔚子、云母石、桑枝、罗布麻，水煎成3000ml，洗发、头、面，20分钟1次，1剂药用两天。

（5）敷脐方　冰片、白芷、川芎、吴茱萸，共为细面，香油调和敷脐部，纱布固定，20小时后取下。

（6）敷涌泉穴方　磁石、吴茱萸、肉桂、珍珠共为细面，蜜水调和，敷两足涌泉穴，24小时后取下。

（7）茶饮方　玉米须、葵花头内白芯，煮沸作茶喝。

（8）四藤浴方　黄瓜藤、甜香瓜藤、西瓜藤、丝瓜藤，水煎成1500ml，放入浴池水内，洗浴。

此病合并中风病，应参阅中风病治疗。颈椎增生所致者，参阅颈椎病治疗。心肾病所致者不述。

二十四、论脑髓消病

脑髓消病，又称髓海不足病。有的医家根据患者呈现出神志多种多样、变幻不测的复杂症状而命名为邪祟病。从古今文献记载上看，本病是常见、多发之疾。《灵枢·决气》说："液脱者，骨属屈伸不利，色夭，脑髓消，胫酸，耳鸣。"《灵枢·海论》亦说："髓海不足，则脑转耳鸣，眩冒，目无所见，懈怠安卧。"《杂病源流犀烛》亦记载，曰："邪祟，内外因俱有病也，……皆元神不守，恍恍惚惚，造无为有，如有见闻。"

综观上述记载，此病临床特点是：起病隐缓，病程难以确定。病始神志模糊，性急善怒，妄言妄见，健忘少寐；继则不知饥饱，认废物为宝而藏之，见人如怪状，也有一些变幻莫测之症；终则卧床不起，二便失禁，语言不清，羸瘦，昏瞆。

本病多由真元虚极，气血衰耗，元精不固所致。"真元"、"元精"者，皆为肾之本。肾生精，精生髓，故肾虚则精髓不足，必然导致脑髓消。消者，弱也，尽也，散也，削也。本病多生于老年人，肾气衰弱是其病因。故《素问·上古天真论》说"男子，……七八肝气衰，……天癸竭，精少，肾脏衰，形体皆极"，便是此义。亦有中、青年罹患本病者，是因先天亏损，房室太甚，肾精大伤而致。

1. 病因病机

一是年老肾气虚衰，不能生精化液，精液欲竭，不能生髓，髓虚不能充填脑髓，造成髓少不能养脑，脑失滋养则枯萎，萎则神机不用，五神失主而成。二是先天不足，或房室太过，斫丧太甚，损伤肾阴，伤则阴虚而阳盛，阳盛生热，热耗肾精，精少不能生髓，髓虚不能上注于脑，久则脑髓失济而枯萎，神失所主，而发此病。三是久患中风之疾，致使脑之血脉循环不畅，津液循行受阻，为病为饮为瘀，引起清气不入，浊血不出，脑髓失养，神机失主，窍络不利而成。四是误药或自药而误，药毒渗入津血，流注于脑，直损脑髓，脑损则窍络内闭，津血内滞，不能滋润脑髓，久而枯萎而成。五是六淫内侵，疫疠之气内犯，机体正气亏虚，不能驱邪外出，邪气内而潜于募原，逆犯于脑，使清气内乏浊血瘀滞，脑髓失荣，枯萎而成。

总而言之，本病是以脑病为本，肾虚为标，精虚为始，医者不可不知也。

2. 诊断与辨证

（1）诊断与鉴别诊断　凡具备以下各项者，即可诊断为本病：①患者多为四十岁以上至六十岁以下的中、老年人。②有旧病史，或肾气素亏之人，起病隐缓病程长。③有典型的神志症状，即变幻不测的症状。④望诊可见皮肤及颜面有老年斑，闻诊可见言语不正常，切诊可见脉多弦而有力。

本病尚需和下列疾病相鉴别：①老年性郁证。②瘿气病。③血极病。④梅毒。⑤脑部恶性肿瘤。上述疾病需结合各病病史、临床典型症状和现代理化检查，予以鉴别。

（2）类辨　肾精亏损证：症见动则气喘，吸短呼长，头晕而胀，口燥咽干，二目视物不清，心烦耳鸣，少寐，步态不稳，腰膝痠软，发枯不荣，白发早现，小便黄短而频，便秘，精神易倦，舌红欠润，苔黄少津，或黄干，或有剥脱之象，脉多虚数，两尺尤甚。

肾气亏耗证：症见腰膝沉重、酸软乏力，精神困倦，畏寒怕冷，喜厚衣护身，头重倦怠，目闭懒睁，四肢欠温，二便多失禁，口多流涎，目多流泪，鼻多流涕而不知，舌淡红肿嫩有齿痕，苔白润，脉多沉迟无力，两尺尤甚。

痰瘀互结证：症见头目眩动，胸闷气短，甚则心悸而疼，肤麻肉瞤；

或半身不遂,舌謇语涩;或肌肉刺痛,面目青暗,舌红赤两侧有瘀斑,或舌暗红,苔白厚,脉多沉涩,或沉虚而滑。

元真衰竭证:症见形体羸瘦,大肉枯槁、下陷,神志恍惚,或昏聩,两目下陷,皮肤干涩,二便不知,纳减腹满,舌红赤,少苔如碎,或苔白厚而干,脉多雀啄,或屋漏,或虾游之象。

3. 论治与调护

此病多虚候,虚当补之,治疗宜缓不宜急,以补精填髓为要。肾精亏损者,法当补肾填精,益髓养脑,方用填精两仪膏;肾气亏耗者,法当补肾壮阳,益元固本,方用长春广嗣丸;痰瘀互结者,法当活络化瘀,理气豁痰,方用活络豁痰饮;元真衰竭者,法当填精补阳,益肾和脾,方用救危煎。

除上述药物治疗外,食疗也是本病治疗的重要环节。因此,常喝骨髓汤,常食鹿肾粥、羊肾粥、猪肾粥等,均可以促使早日康复。调护要点为:①经常参加一定的体育锻炼;②振奋精神,促使心旷神怡;③戒怒,戒喜,戒烟,忌酒,禁茶;④配合气功疗法,以静功为主;⑤亦可以按摩百会、神门、脑户诸穴以畅达气血。

4. 附方

填精两仪膏:牛髓粉、猪髓粉、羊髓粉、鹿角胶、龟板胶、山萸肉、芡实、湖莲肉、生山药、茯神各120g,五味子、金樱子各90g,党参、熟地各八两,冰糖一斤收膏,每服18g,开水送服。

长春广嗣丸:干姜水蒸熟地120g,仙茅水蒸熟地120g,山萸肉、枸杞子、菟丝子、淮牛膝(附子水拌)、杜仲炭、炒山药、党参、仙灵脾水炒麦冬、天冬、五味子、酒洗当归身、补骨脂、巴戟肉、淡苁蓉、莲须、覆盆子、沙苑子各60g,龟鹿二仙胶、虎骨胶、黄鱼鳔胶各48g,猪脊四条,黄牛肉去筋膜300g,海狗肾四具,紫河车一具,雄蚕蛾30g,共为细末入猪髓,诸胶为丸,梧桐子大,空心汤盐送服。

活络豁痰饮:沉香10g,党参15g,清半夏10g,海浮石20g,赤木10g,生蒲黄15g,五灵脂10g,海蛤粉15g,煅羊胫骨15g,猪脊髓1条,水煎服。

救危煎:山参15g,鹿角胶10g,龟胶10g,天花粉5g(冲)、海狗肾粉5g(冲)、海马粉5g(冲)、黄精15g,光燕条10g,山萸肉15g,熟地15g,白术15g,水煎服。

补髓汤（《大众药膳》方）：活鳖1具，猪脊髓200g，生姜、葱、胡椒粉、味精适量，炖服。

二十五、痴呆论治

痴呆是指慢性进行性的智力缺陷，是老年人或中风病后常见、多发病之一。本病多由于脑髓"精质体"弥漫性或退行性萎缩，造成脑髓生化障碍，五神失统，上下失交，引起精神、智力失常。

患者多表现为性格变化，自私固执，急躁易怒，渐而记忆力、定向力、计算力障碍；严重者，语言贫乏，形如白痴，或秽语错乱，形作怪异。终时卧床不起，二便失禁，褥疮。或强哭强笑，眩晕耳鸣，震颤，步态不稳，反应迟钝，或见皮肤老年斑、白内障等，最后多因感染致全身衰竭而死亡。

其病位有先病于脏腑而后累伤脑髓者，则脏腑为本，脑髓为标；也有脑髓先病而后波及脏腑者，则脑髓为本，脏腑为标。

就病性而言，多认为以虚为本，实为标。但就任老临床经验而论，虚实兼杂是其特点，既"大实有羸状，至虚有盛候"。所谓虚，多系真元虚馁，正气不足，营卫气血虚少；所谓实，多见气不顺而成风，气不畅而化热，风热之邪伤津损血；血损而成瘀；"血液者，痰之本也"，有瘀必有痰，痰瘀互结，留滞体内，必自生毒，毒害元神，元神损伤，则神机难复。

1. 病因病机

（1）饮食不节，醇酒厚味，膏粱肥脂，蕴积体内。外而充填腠理，内而壅塞脏腑，经络上下不达，气机升降失常，促使脂膏醇郁不生不化，精微物质不能转化为用，反成脂液，留着于血脉之隧道。隧道被脂膏瘀塞而气不宣通，血不行畅，造成津水血互渗，聚为痰涎，痰瘀互结，毒自内生。下损脉络，上害脑髓而成。究其原因，血脉一伤，神气内损，脑神上下不接，元神失统，神机失用，神经流贯受阻使然。也有血脉未伤，而毒入血脉，上害脑髓神机者。如重金属，某些剧毒之物，渗入血脉，营气内浊，使脑髓精质体失荣，久而枯萎，神无宅以寄，生化无权，脑神欲用不得而成。

（2）"脾胃久病，必累及于脑，脑者精神之主，……胃之于脑，原相因以为用也"（《王仲奇医案》）。所以然者，胃之小络，循行于脑也。脾胃久病，一则生化功能减弱，气亏血少，津亏液虚，不能上升于脑髓，脑失营精之润，久而脑髓渐消，甚则枯萎不复；二则脾胃一伤，清者不升，血液内变，败浊而生，久而不除，必致脑内精质体功能障碍，脑髓神机气街不顺而成。

（3）长期情志失调，多以喜怒不节，喜乐无常，忧思郁闷为要。因多喜则伤心阳，心气涣散，涣散则血行不利，血脉涩滞，气郁生热，血郁生污，营气不清，痰瘀内生，久而不除，化毒害脑，损神闭窍，则精神失统而成本病；恚怒不节，肝气混糅，气郁不疏，水精营血及清阳之气必滞而不行，少阳之气无力升发，久则脑髓失荣，脑气内乏，渐见消萎。因肝藏魂，魂主知觉，主语，胆主决断，司枢机，肝胆受病，脑失枢转，无力统御肝魂，魂神内逆而生秽语错乱、幻听幻视、震颤、步态不稳诸症；忧思伤脾损胃，脾伤不运不升，胃损不腐不降。清浊交逆于中焦，无力化生气血以输布百脉，上荣脑髓，久而失养，脑髓空萎而成。

（4）年老体衰，脏气亏虚，血运不达，五脏精华之血，六府清阳之气，不能上奉于脑，脑气渐乏，元神虚羸，神机变化欲主不全，神经传导欲统无力，故神痴志呆。也有虚气留滞，血变为瘀为痰，久蓄不除，变生邪毒，伤害元神，神经失御，机窍不展，脑髓经络、横络、孙络、毛脉功能减退，精血不达，脑髓失荣，神经肌核病变而成；也有久患消渴、中风之疾，脑气内乏，邪气未净，脑内络脉滞涩不畅，血濡不利，逆气浊血乱于脑髓而成，故喻昌说："因逆致变。"

（5）发于肾者。肾为性命之根，体具真阴真阳，"命门居焉，命门者，精血之府"。精能生气，气能生神，若先天禀赋不足，或久患胃病或高年肾亏，则肾气虚衰，真水不足，命火式微，精气化源不足，无以聚精生髓，化气养神，脑髓精质体失养，神机无力统御，神明内痹，志意不伸而变生痴呆之疾。

（6）肺病不除，或年老肺衰，不能朝会百脉，以统运气血上荣脑髓。肺主气，藏魄，主运动，气虚则魄神必内乏，动作迟缓，涕泪俱出矣。

2. 诊断与鉴别诊断

（1）诊断

①临床典型症状　对事物或事情陡然忘之，虽然尽力思索之仍回忆不起来。定向力、计算力、反应力差，不能准确回答各种问题，命名不清，作事有始无终，言谈不知首尾，喜怒无常，动作怪异，食饮不定，不知

时季。

②望诊 阳亢者，额部印堂穴色红而艳，颧红，余部淡青微黄隐隐。虚中有实者，颜面㿠白或青白而黯，隐微透见微黄微红，舌赤有裂少津，苔淡黄干或黄厚淡黑为阴津不足，亢阳上越之征。若舌淡红体胖嫩两侧有齿痕，苔薄白而润，多属虚证。舌尖红赤苔薄黄而干，多为津血不足。舌质隐青，或见瘀斑瘀点者，多为虚证夹瘀。两目黯黑，或眶周隐青者，多属肝郁有瘀之征。适当运用颅脑CT、核磁共振检查多有助确诊。

③闻诊 语言多欠流畅，声音不均，气息粗壮或微弱无力，口中多可闻及秽臭。

④切诊 皮肤干涩，多见老年斑，皮肤松弛，弹性低下，双下肢时见浮肿，腹壁弛缓无力，脉见虚濡，或弦而有力、虚数、沉缓、结、代、涩、雀啄等。

（2）鉴别诊断 本病当与癫病、邪祟、百合病相鉴别。

①癫病 多静而不躁，情感淡漠，沉默少言，言语失序，喃喃自语，不知秽洁，多见于中老年人。CT、磁共振成像无阳性病理所见。

②邪祟 似癫非癫，似醉非醉，歌笑而泣，妄言妄见，或恐怖异常，或身形如死，目闭口呆，微知人事。

③百合病 症见精神恍惚，欲卧不得，欲行不行，食欲无常，口苦，小便赤，脉微数为特征。

3. 辨证论治

痴呆病位有以血脉为主者，也有以脑髓自病而退化为主者。前者，起病较速，病程短而清楚；后者，起病迟缓，病程长而不清。临证当抓住虚实纲领，以"大实有羸状，至虚有盛候"为辨治要点。实者，以痰、瘀、毒、涎为主；虚者，以精、髓、神、气为要。临床必须详审色脉，听声息，观神志，切肌肤等，综合判定患者的虚实轻重，避免一见老年久病即断定为虚，或以为本病以虚为本而立法补益，忽略"虚气留滞"之一面，应确立见痰休治痰、见血休治血、见虚勿蛮补的治病求本思路，注重补有留滞，攻有伤正的弊害。任老之经验除辨证用药外，尚需注意精神调摄和食疗、体疗。于动中求静之法为上。兹介绍常见的四种证候的论治。

（1）精亏髓减脑空证

主症：头目昏眩，健忘失眠，腰膝酸软，头重脚轻，哭笑无常，动而多怒，躁动不宁，手指震颤，耳窍轰鸣，或妄闻异声，走路不稳，两颧红赤，五心烦热，舌质色红少津或尖红舌体隐青，苔多薄黄而干或者少苔，脉多弦虚数。

治法：填精益髓，活络降浊。

方剂：益髓活络膏。药用女贞子、赤白首乌、黄精、天名精、淡菜、生蒲黄、石菖蒲、远志肉、生山楂、龟板胶、鹿角胶、肉苁蓉、砂仁。

（2）气虚火衰神乏证

主症：少言、语涩或终日不语，哭笑无常，忽歌忽愁，不识家人，记忆力、定向力差，步态不稳，食少纳呆，头晕乏力，面色㿠白，涕泪长流，口涎不断，手足欠温，舌淡红或隐青，苔白厚而滑或白腻，脉滑，或浮而无力，或沉弱无力。

治法：补气壮火，固摄元神。

方剂：五参膏。药用生晒参、太子参、沙参、丹参、明党参、仙灵脾、仙茅、胡桃、沙苑蒺藜、益智仁、生蒲黄、桃仁、红花、生白术、黑芝麻。

（3）痰瘀浊毒阻窍证

主症：表情淡漠，精神恍惚，健忘头昏，行动迟缓，坐卧困难，妄言乱语或偏瘫失语，饮水多呛，做事有始无终，食纳无常，幻听幻视，二便多失禁，舌质隐青，或有瘀点瘀斑，苔厚浊而腻或黄厚而干，脉多为涩或滑。

治法：透络活血，化痰开窍。

方剂：化毒导痰汤。药用海浮石、酒大黄、莱菔子、茯苓、郁金、远志、石花菜、白芥子、蒲黄、海蛤粉、青黛、石菖蒲、厚朴花。

（4）阳亢热瘀神浮证

主症：躁妄善动，打骂无常，秽语恶言，口苦口臭，头痛眩晕，颧红目赤，印堂红艳，便秘，尿赤，食欲倍增，失眠多梦，心烦易怒，盗汗，口干，耳鸣数起，舌红或紫黯，苔多薄黄干或黄腻，脉多弦数。

治法：育阴潜阳，清热化毒。

方剂：潜镇清阳汤。药用生龟板、生牡蛎、珍珠母、生地黄、玉竹、白薇、焦栀子、玄参、桃仁、红花、丝瓜络、白石英、石菖蒲、郁金。

4. 调摄

痴呆之疾，调摄是重要一环，故《心印经》说："生药三品，神与气、精。"也就是调整人体三维平衡，以应天之三维和地之三维，统摄人体天地之气生，四时之法成，则形与神，气与精，互化互用则形体必健。故《内经》曰："外不劳形于事，内无思想之患，以恬愉为务，以自得为功，形体不敝，精神不散，可寿百命。"根据上述记载说明必须按以下几则养性调整三维平衡，以启脑内神明之灵和神机之用，智商、形神若一，得以康复。

（1）情志调养　必须做到心静常和，常清常安，百病不沾。

（2）养神安乐　养神先修性，修性勿躁，勿怒，勿暴喜，勿暴忧，安乐以全身，安乐必无欲，身内外无欲，则气清精生，精充则神安。因此痴呆病者有五事必做：一游山观水，焕发精神；二习书法绘画以启智商；三临池观鱼跃，怡神悦目，以焕神志；四良朋益友，谈论古今之事，求数刻之乐，醒脑颐神，逐呆之功；五室内清静典雅，养花，栽盆景，插花，以复神明之用。

（3）饮食调养　食为养阳之物，饮为养阴之汁，故"饮食为活人之本"。又曰："美饮食，养胃气。"胃是脾之表，胃纳腐熟水谷，脾气磨而消之，化生血气，津液，精微，滋养全身，故生冷勿食，粗炊之物勿用，勿强食，暴食，强饮暴饮，先饥而食，食而勿过饱，先渴而饮，饮而勿过多，以保胃气，中焦枢机升降得以运输，上输入脑，下输脏腑四肢百骸，颐智长生。

二十六、癫痫论治

1. 释名

古时颠、癫通用。颠之名，始于《灵枢·癫狂》和《素问·奇病论》等。考《内经》用颠之名约10篇，其用意是言病作形体仆倒于地。如《素问·脉解》："阳尽在上，而阴气从下，下虚上实，故狂颠疾也。"杨上善注："僵仆而倒，遂谓之颠也。"至隋代巢氏《诸病源候论》"痫候"说："痫者，小儿病也，十岁以上为癫，十岁以下为痫。"痫是言此病发作间断性，如一日一发或数日一发，也有二三日一发，更有数日或月余而作，或数月或一年而发不等。唐以前癫与痫分立，至唐代《备急千金要方·卷十四·风眩第四》引徐嗣伯说："大人曰癫，小儿则为痫，其实则一。"从此癫与痫二者合言，至北宋《太平圣惠方·卷八十五》提出癫痫合一为病名，所以《三因方·卷九》立癫痫叙论和癫痫证治篇，余今从之。

2. 临床表现

发作前有瞬间神呆或口张吞咽病态，旋即形体仆倒于地，昏不知人，两目上视，口吐白沫，抽搐，吼声一出，即刻苏醒，醒后如平人。

3. 病位

以脑为病之基，五脏功能不平为病之源。神机流贯不全，经络阻滞，引发阴维、阳维二脉失衡，阴跷、阳跷二脉不畅，上不通于泥丸（脑），下不达于涌泉（穴），关窍不利是发病之本。

4. 病情

分轻、微、重三候。轻者，病发作呈现出点头、扭颈、项歪斜，某处肌肉抽动，或口眼相引，苦笑，转圈，仆倒；微者，呈现出瞬间两目直视，失神，口不能言，两耳失聪；重者，呈现出发作持续状态。

5. 病性

此病为恶候、痼疾。然轻候、微候治疗易愈，重候难医。

6. 病因

《神农本草经》曰："凡欲治病，先察其源，候其病机。"源是指生病之源，即病因。机是言发病之要，即疾病发生发展，以及转归、预后规律之机制。本病之因，既有先天禀赋之因，又有后天失养之因。

（1）先天之因

①遗传因素　《素问·奇病论》云："人生而有病颠疾者，病名曰何？安所得之？岐伯曰：病名曰胎病，此得之在母腹中时，其母有所大惊，气上而不下，精气并居，故令子发为颠疾也。"此段文字说明癫痫病是由先天禀赋而生。所谓禀赋者，是言其母患有癫痫之疾，文中暗示其父亦可能患有癫痫病。其病因孕育何处？经云："精气并居。""精"是指先天真精，在男子为天壬，在女子曰天癸；"气"是指此病之邪气。而病邪因素在男蕴结于天壬，在女荫育于天癸，所以男女交合，则真阴真阳交融，阳施阴化，"胚浑兆象"（《圣济经》）。而此时，父母精血内之病因亦随之内胎祖气而癫因内结。"祖气者，人身之太极也……含抱阴阳"（《四圣心源》）。太极一动一静、一出一入、一升一降、一开一合，"其气进长，发其生化之用"，"始成一珠"（《医门棒喝》）名曰"胚"。胚是"意"之基，"意"为精、气、神分化成形之本，但因"精中之气"（《医门棒喝》）内藏癫痫之因，在胚胎成人过程中，形成脑与脏腑之时，使经络气化不相接，而生

逆变之原，即"气上而不下"造成癫疾形成之先天病理。

②妊娠失调　《备急千金要方》说："新生即痫者，是其五脏不收敛，血气不聚，五脉不流，骨怯不成也，多不全育。"《活幼新书》亦说："胎痫者，因未产前，腹中被惊，或母食酸咸过多，或为七情所泪，致伤胎气。"按："五脏不收敛"是言新生儿形体为稚阴稚阳之躯，脏腑形质呈娇嫩之态，其生理功能之生克制化、气机循行、水津代谢等，受气之体不固，易生异常之态；"血气不聚"是谈气得血以濡之，则气化功能不燥不亢为冲和之气，反之气失血敛，易生风、火、燥、湿之贼；"血得气以煦之"，是言血得气温化运行人体上下表里，滋养百骸，以保清浊代谢以供人体之需，反之血失气煦，血行不畅，血无气煦则凝，为瘀为痰为毒；"五脉不流"是言气血循环受阻，营卫失调，内则脏腑生理因变而生逆，引发五脏血脉阻滞，气不顺为风为热，外则风邪易入而生抽搐；"骨怯不成"是言五脏不坚，肾气肾精不充、不壮，精生髓缓慢，故骨质不坚，骨髓内气血循环弱，营卫失调，易生骨癫。未生产前，胎寄母腹，母受其惊，惊气由脐带随气血冲入胎中，惊则气乱，乱则为逆为变而病生；妊娠期过食酸味，酸入肝渗入血，由脐带注入胎元，久使胎元肝气内变而癫生；食咸太过，咸入血，注入胎元，心主血，血得咸则涩，致使心神失润，君火燥而不宁而惊生；"七情所泪"是言妊妇情志不畅，引发郁气不伸，损伤胎气，气不生神，神怯病成。

（2）后天病因　后天致病之因，一是自然界六气之变为邪生毒；二是因于人，所谓因于人者，是自身受性情之事所激，多以惊恐为要，或饮食失节所使；三是由医源以及药源引发而生。

①六淫邪毒或时疫病毒，以及雾露邪毒侵犯人体。在发病过程中，由于失治误治，邪毒不解留恋体内，正不胜邪，侵犯脏腑，致使脏气不平，上犯于脑，造成脑内气街循行不利，气逆生变，形成脏腑之气与脑气不接，清浊不分内扰而发。

②突受惊恐，情志逆变所以然者。恐为肾属，由于心肾经络相连，气化相通，水火相交，生化相用，故恐怖不解，气下而不上，遂生毒而伤心，心神受扰不安，上犯脑髓，使脑气与肾气失统致痫；惊从外生，如突遇危险，目见恶物，耳闻巨响等，此为惊之所由。惊为阳邪，犯肝伤胆，波及于心。何以言之？肝藏魂主知觉，胆主决断与肝为表里，心主神明，为五脏六腑之大主，总统魂魄兼赅意志，故惊人肝胆，必扰于心。惊则气乱，必然引起肝失疏泄，胆失通降，脾胃升降阻滞，肺乏宣发，肾乏统气

之功，心气动摇，气机逆变，经络障碍，导致五脏精华之血，六腑清阳之气，不能上注于脑，引发脑髓失平而发。

③跌打、颅脑外伤　内损脑髓，瘀血内积未净生毒，元神受害为病。亦有产伤，即孕妇在产程过程中，使胎儿颅脑损伤，脑髓受害，重者即发，轻者缓发。

④饮食不节　久食膏粱厚味，毒热内生，或饮酒无度，毒热内结，寒气内积；或宿食不消，内积生毒，邪毒从胃小络随气血津液循行上犯于脑髓而成。

⑤脑内虫积为患　多由误食痘肉，食物带绦虫卵进入脑髓，形成脑囊虫病，或脑血吸虫病、包虫病等，从而引发癫痫。

⑥患中风病、脑疟疾诱发。

7. 病机

癫痫病者，多由在上之脑髓元神失统，脑之左侧阳极与右侧阴极动静失平；在下则多因脏气不平，腑气滞而不达，形成经络、气道、血道、液道、水道、精道障碍。在生理病理上出现脑之元神与五脏之神魂魄意志上下失应之能，而癫痫生焉。何以言之？脑之神机与脏腑之神机流贯不全，致使阴维脉、阳维脉失衡，阴跷脉、阳跷脉结滞欲通不畅，促使机体上下内外阴阳相交失衡，形成阳动阴伏之态，故逢时相交不得互抱，呈现阳动于上不降，阴静于下不升，神机滞塞，此为病作之时。所以阳动在寅，邪必扰于肺，则肺气不降，发生逆变，通过气道、百脉上犯于脑，诱发脑之气街逆而不顺而为风为热；气逆则津血相聚，而为瘀为痰，邪必扰脑之元神，窍络不通，神机不灵而病作。除主症外，多见口吐涎，喉间痰鸣。又因肺与大肠为表里，故轻则腹痛，重则矢气或遗屎。阳动于辰巳，邪必犯中州，引起脾胃运化失司，中轴不升不降，清气不展，浊气内逆生变，由经络、气道、液道、上犯于脑，造成脑乏清气之养，致使脑之大经、小络、缠络、横络不畅，气逆为风生热，血逆为瘀为痰，邪塞清窍而发。除主症外，发前必有头晕、呵欠、恶心、呕吐、咀嚼之象、醒后嗳气之症。阳动在午，邪必凌心，引起心神不安，血脉不宁，营气不清，营血逆变，随津血上浸于脑，波及脑之营血也生逆变为瘀，营气之变生风化热，津结为痰，清窍阻滞，其痫必发。除主症外，发前必见心悸而烦、噫气昏蒙之象，醒后心烦、睡而多梦、神呆之症。阳动于酉，邪必害肾，肾为作强之官，水火之脏，真精之主，生髓通脑为生命之枢，生化之本，统气之帅，生血之源，司五液，故肾有邪必上移于脑，脑内经络、气血、水精为邪冲逆，发生逆乱，气乱不顺化热生风，血乱不利必瘀，水精逆乱生痰生饮，脑髓机窍痹塞，癫痫必发。除主症外，轻则呻吟，汗出，重则遗溺，病久醒后神痴。阳动在丑，邪必动肝，肝乃风木之脏，其性刚，为疏泄之官，相火内寄，为藏血之库，调血之器，凝血之机，所以肝之邪，由气血上犯于脑，脑内气街因肝不疏泄，脑气内逆，因逆致变为风，相火上炎生毒，脑内血海，因肝调血之器生逆，逆扰脑之血海，血变为瘀生痰，脑之窍隧阻塞，痫症发作。除主症外，必见抽搐、头摇、两目上视或打转、扭头，重则角弓反张之象。

总之，病机主要是以脑髓元神受累，主宰失统，所以左脑阳极与右脑阴极互抱不固，动静有偏，呈现出阳动为胜，诱发二维脉、二跷脉失衡，复因神机流贯不全，神经传导阻滞，形成五脏不平，六腑欲闭，大经、小络、缠络、结络、血脉、毛脉障碍，气血循行不利，发生逆乱，因逆致变，生风生热，为瘀为痰成毒，上下失应，窍络、机窍受阻而成。

注：阴阳相交，以时间为用。故寅主春，为阴阳相交之始。人体之气血流注也是如此，《内经》曰"春三月谓之发陈"，正是体现了以时间为序的天人相应的生理功能。《史记·律书》说"演万物始生寅"，《汉书·律历志》也说"引达于寅"，均为上述之义。

8. 证治

本病证候错杂，轻重不一，首要明确诊断，辨识证候，观其虚实，定其法，立其方，组其群妙之药，缓解遗传之疾，治其后天之病，故法宜调整阴阳，理气活血，平逆豁痰。

痫有发作期、静止期与缓解期（或称康复期）。三期机制的基石，乃天人一体观，即天、人、地。天者日、月、星运行也，地者水、火、风变化也，人者精、气、神生生化化者也。人之气血流注、营卫循行之生理功能及病理变化，皆受自然二十四节气支配，尤其与四立、二分、二至交替时关系密切，每天十二时的进退变化之节律，与人体生理、病理变化同步，所以痫病特点是同自然动静之运动而成三期证候，故《灵枢·岁露》说："人与天地相参也，与日月相应也。"《素问·宝命全形论》也说"人以天地之气生，四时之法成"，是其义也。

（1）发作期

①阳痫证

主症：症发之预兆是头昏目眩，欠伸，觉胸中痰涌，旋即昏仆于地，不省人事，面色先红、中赤、后青或苍白，唇青，两目上视，牙关紧闭，颈项强直，四肢抽搐，喉间痰鸣，口吐涎沫，重则二便失禁自遗，舌红，苔黄白相兼，脉多弦滑之象，异声吼出，症缓而苏醒。

治法：理气降逆，清热豁痰。

方剂：理气治痫散（任老方）。药用牛黄、守宫、蝙蝠（焙）、郁金、麝香、羚羊角、玳瑁、胆南星、沉香、天竺黄、酒黄连、全蝎、冰片、红花，共为细面，成人2~3g，小儿酌减。

②阴痫证

主症：症见颜面青黄色黯，畏寒肢冷，僵卧抽搐，身动轻，两目似开似合，口吐白沫，颈项强直，神志昏聩，舌淡红，苔薄白，脉多沉弦迟，或沉缓而滑。

治法：温阳通络，益气化痰。

方剂：通阳化痰汤（任老方）。药用炙川乌（不得超3g，先煎30分钟，再同其他药同煎）、桂枝、酒白芍、炙甘草、全蝎、清半夏、天竺黄、僵蚕、生晒人参、红花、炮姜、石菖蒲、生姜、大枣，水煎服。

（2）静止期　静止期，也称休止期，癫痫停止发作，脑髓元神、神机、神经三维生理活动若一，阴维、阳维、阴跷、阳跷四脉生理功能平衡，五脏气平，六腑气通，经络、血脉、气血循行如常，故无症状可见，但要细察，细寻也有微症隐现，如偶有昏矇立醒，善太息，伸腰，记忆欠佳，阵发胸闷，心烦立即消失，尿频等象。

治法：调阴阳，安五脏，平六腑，通经导络，和气血，以除病害。

药用：白花蛇头、啄木鸟（与黄酒、荆芥穗三者共放砂锅内焙干）、乌鸦（去足、去咀、去内脏，同狐狸肝放砂锅内焙干）、胎儿脐带（焙）、红花、羚羊角、玳瑁、醋柴胡、嫩桂枝、安息香、石菖蒲、郁金、冰片、半夏、天竺黄，共为细面，每服2~3g。关于每味药量，请医者按证候虚实酌定，非医者勿用。

（3）缓解期　缓解期也叫康复期，此期是指癫痫发作停止三四年左右，其病机转归是：一是病因已除，正气已复，脑髓元神得养，左脑阳极与右脑阴极互抱能生能化，阴阳得平，经络、脏腑功能安和，气血流畅，其痫疾告愈。二是病因虽除，脑髓元神用而不全，经络、脏腑功能虽平仍有复逆之变状态，气血虽和，存在复滞之性，故内外二因触而可发癫痫。三是先天之因难以逆转，后天之因难去，脑髓与脏腑、经络、气血生理功能难复，病有宿根、痫病不愈为终生之患。

（4）临床论治　除发作期，证候分为阳痫、阴痫外，其他临床常见证候，分述如下。

①风痰瘀证

主症：卒倒无知，手足抽搐，头摇口噤，多吐沫，两目上视，气轮血脉充血，瞳神大，喉间涎潮，颜面青而黯红透黄，两目肉轮黯黑，舌红两侧瘀斑，苔白腻，脉多弦滑之象。

治法：理气调营，豁痰安神。

方剂：柴桂汤增损。药用桂枝尖、赤白芍、生甘草、柴胡、清半夏、酒黄芩、生龙骨、生牡蛎、郁金、白薇、红花，水煎服。

②痰气阻滞证

主症：颜面色外灰白内萎黄，头昏晕，胸闷，痰多唾，纳呆，腹满，乏力，喜卧，恶心，大便多溏或秘，舌淡红胖大，苔白，脉多沉缓之象。

治法：理气化痰，和中散滞。

方剂：加味二陈汤。药用茯苓、姜汁浸陈皮、枳壳、法半夏、白术（三棱、莪术煎汤浸泡炒）、沉香、钩藤、瓜蒌皮、蝎梢、肉桂心、天竺黄、皂角（杏仁、紫菀煎汤炒），水煎服。

③肝肾失调证

主症：颜面青黯，善太息，易怒，五心烦热，目喜正视，四肢筋紧喜动，睡中多梦，口苦咽干，腰酸，尿频，舌红赤，苔少或黄白相兼，脉多虚弦之象。

治法：滋肾养肝，活络化痰。

方剂：益肾敛肝治痫汤（任老方）。药用桑椹子、黄精、首乌、女贞子、清半夏、天竺黄、赤芍、郁金、珍珠母、桂枝尖、僵蚕、钩藤，水煎服。

④神伤呆痴证

主症：病程长，癫痫反复发作，表情淡漠，懒言少语，呆如木鸡，秽浊不分，自笑自语，两目呆滞，两耳幻听，脑有幻想，不知羞耻，舌淡红，舌体胖大厚，苔白腻，脉多缓滑无力之象。

治法：健脾益肾，开窍醒神。

方剂：益智醒神散（师传方）。药用鹿脑髓、麻雀脑、益智仁、胡桃肉、安息香、龙涎香、枸杞子、白术（白芥子、皂角煎汤浸泡3天炒）、郁金、远志肉、石菖蒲、麝香、胆南星、西藏花、冰片、霜打茄种（焙）。

共为细面每次 3g。

二十七、论感冒病因及误治救逆法

感冒是一年四季的多发病、常见病。在病因上多以外邪立论，虽有提及体虚正气不足、卫气不固而罹患此病者，但对内因致病之病机论述不全，任老补充述之。

《灵枢·百病始生》说："风雨寒热，不得虚，邪不能独伤人……此必因虚邪之风，与其身形，两虚相得，乃客其形。"又说："因于天时，与其身形，参以虚实，大病乃成。"《素问·评热病论》亦说："邪之所凑，其气必虚。"两虚相得，其意有二。一是自然界气候不按正常节气而更替，对人体、动植物产生伤害作用，谓之虚邪。所谓虚邪者，就是四时不正之气。而不正之气概指六淫邪毒和时疫病毒，其不甚者为虚邪，为害甚者为贼风，《素问·上古天真论》说"虚邪贼风，避之有时"是为此义。二是人体虚，正气不足，血脉营气虚，皮肌卫气弱，三维防御系统功能低下，是外邪侵犯的主要内在之因。而人体内外三维之气之所以虚，乃是因为如下因素。

（1）先天禀赋不足　即正气、营气、卫气三维防御系统不全所致。

（2）饮食失调　过食膏粱厚味、肥腻之品、香甜之食、酒浆之饮，久则伤脾损胃，元气受累，中焦之道阻滞，营气不出，不能与卫气相和，在生理上呈现营卫失调、防外御内功能减退，形成外邪易入之态。亦有食咸失度，咸入胃渗注于血，血与咸结，血必涩滞，甚则血凝涩在胃，促使胃津胃液不得输布，引发咽道津少液干，造成舌干口渴，络血、毛脉瘀滞，营卫二气衰少于上，邪毒聚多，骤召外邪而发病。

（3）七情抑郁　七情抑郁乃召引外邪之源。《灵枢·寿夭刚柔》说："忧恐忿怒伤气。"何气受伤？一为元气受伤，不能抵邪于里；二为营气受累，血脉营气不足，不能束邪防入；三为卫气受扰，表卫失护。从而在生理上必然出现三维抗病御邪系统功能低下，外邪易侵而病生。

（4）劳逸失调　劳逸失调，可以伤脾。脾胃先伤，肝气受累，因为"气之源头在乎脾"（《士材三书》），脾主四肢，胃主肌肉，肝主筋又司肌膝，为罢极之本，故过劳则气耗散，安逸过度亦使气滞，引发人体气之三维抗病御邪系统功能低下，外邪易侵而为病。

（5）医源与药源性因素引发感冒　药理实验和临床研究表明，许多药物，特别是抗生素、磺胺药、抗结核药、驱虫药、抗癌药、解热镇痛药，以及误用补药、性药等，皆能损伤人体内外气之三维抗病御邪系统，诱发感冒。人体内外气之三维抗病御邪清毒系统受损而生虚，但虚有先天之虚，以肾命为主，后天之虚以脾胃为多。何以言之？肾是性命之根，命门为性命之源，脾胃性命所司，肾命、脾胃又是人体气之三维抗病御邪清毒系统之根核，而三维系统之虚，包括脏腑经络之虚，气血水津之虚，以及皮毛、肌腠之虚，或咽喉、募原之虚等。虚又分长久虚与短程之虚，造成人体随虚随复之躯，所以感冒只犯皮毛，不入经络。

感冒是临床常见呼吸道感受邪毒疾病之一。此病分为两类：一是时行感冒，有传染性；二是伤风之疾，为普通之患。侵犯人体途径有二：一为皮毛，二为咽喉。经此二途致病，皆可内射于肺，但不病于肺。何以言之？因肺主皮毛，司玄府；喉主天气，为肺所司，主呼吸。故患感冒时，为皮毛、咽喉二者为病，不是单一感受为患。所以人在感冒外有表证之时，其咽喉之喉核，红赤痒痛。感冒患者，虽有咳嗽一症，此为邪气内束于肺，引起肺气不清所致，然肺体不病。感冒与咳嗽二病症状有相同之处，而病位、病性、病情、病因各异，所以二病在证候上，呈现出之病象有轻重之不同。因此必须辨明病因，审清病机，查验证候，此为先务。故感冒病正治法是"见热莫攻热"，"有表先解表，无表则治里"。表解则热清，《内经》所谓"邪在皮者，汗而发之"，"体若燔炭，汗出而散"，是其义耳。

当今医界，某些中医学者不留神研究病、证、症、理、法、方、药，不精究方术，而是惟名利是务，忘记治病为本、医德为先的神圣职责。临证治病既不望色，更不闻诊，摒弃切脉之法，对来诊者一律采用抗生素加激素之类药物或病毒灵、双黄连注射液等，加入葡萄糖注射液或生理盐水注射液，静脉滴注，连用3~7天不等。殊不知此病的病程在3~7天，若不用此类治法，热也能退也。相反用此类药物治疗，能造成本病向不良结果发展。其病机转归有三：一是原本此病只犯皮毛，不入经络。由于用药不当，虽热退外邪未解，邪气留连在表，毒伤于卫，邪犯太阳，能闭太阳之开，邪气不得出，必伤于营，营卫失谐，不能御邪，必侵及少阳。少阳主半表半里，为机体表里开合之枢纽，今少阳受邪，枢机不利，邪结太阳、少阳二经，成为太少合病之疾。症见身有微热，寒热往来，口苦咽干，肢节酸软，胸闷气短，动则汗出，头晕，呕恶，舌红，苔黄白而薄，脉多虚弦而数。此症可迁延数日，乃至数月不愈。法宜温清，和解表里为主，方用柴桂汤去参治之。药用：柴胡、黄芩、清半夏、桂枝、白芍、炙甘草、生姜、大枣，水煎温服之。症见咽喉红赤者，加入金荞麦、金莲花、紫荆皮治之。二是医药之误，造成表卫受损，正虚在肺。所以然者，肺属卫主气，邪气未解，毒气必内舍于肺，结于募原，久而不出，化热伤津耗液，肺脏失润，气管干涩、喉痒。症见干咳，少痰，胸中涩滞而痛，咽干喉燥，口鼻气热，身倦乏力，舌红赤，少津，苔薄黄而寸脉多虚数而涩，病延数日不愈，医难速治，药难速效，治此法宜宣肺润燥，生津止咳为主。方用生津宣肺汤治之（任老方）。药用：蛤粉、青黛、糖瓜蒌、百部、天冬、麦冬、白前、蜜紫菀、玄参、防风、炮干姜、炒苏子，白梨皮为引，水煎服。坚持数日用药可愈。三是病者反复感冒，感则即用抗生素、激素类或病毒灵等治之，从而造成正虚于内，卫虚于外，营气虚而不能中守，体表皮毛失护，腠理不固，玄府开合功能弛缓，为邪犯之路，上则喉核邪毒盘踞不解，为外邪内侵之根，所以自然气候一变，必引起发病。症见头晕，肢节酸楚，咳嗽，鼻塞流涕，喷嚏，恶寒发热，舌淡红，苔薄白，脉虚缓。此为冒风，中寒家，治此法宜调和营卫，益气固表为主。方药用桂枝汤、玉屏风散治之，月余可痊。

对以上三症，均慎用寒凉之药和消炎之剂，否则病难速已，转生他病。所以古代医家曾用"伤风不醒，变成劳"之语警告后人。

二十八、时行感冒论治

时行感冒，古称时行伤寒，今名之曰流行性感冒。"时行"是言有严格的季节性。本病是临床常见的外感传染性疾病，因热疫、寒疫病毒侵入人体而致病。隋·巢元方对时行解释说："时行病者，是春时应暖而反寒，夏时应热而反冷，秋时应凉而反热，冬时应寒而反温，非其时而有其气，是以一岁之中，病无长少率相似者，此则时行之气也。"又一名"时行伤寒"。所谓时行者，即是时疫。然时行者，即是流行之义。时疫者，是谈其传染之性。故《素问·刺法论》说："五疫之至，皆相染易，无问大小，病状相似。"又说："如此天运失时，三年之中，大疫至矣。"巢元方亦说："从春分以后，至秋分节前，天有暴寒者，皆为时行寒疫也。"所谓天运失时，是指岁气变迁产生之候，即春应温而反寒，冬应寒而反温，疫邪丛生，易于本病流行。人在气交之中，疫气从呼吸而入。人感之，轻者无不适之感，正气盛之使然；重则感而即病，病则正虚于内，不能抗邪外出。故呈现：发病急，头痛如破，颜面潮红，口鼻气热，憎寒壮热，乏力，全身酸痛，也可有一过性的鼻塞流涕，咽喉肿痛等症。

本病一年四季皆可流行，惟以冬春二季为多，轻则引起小的流行，重则引起大的流行，其传播多沿铁路交通干线，先城市后农村，先集体后散居。集体以厂矿、机关、学校等发病率最高。

由于五运六气的变迁，每隔二、三年本病便出现一个流行波，吴又可说："疫者感天地之戾气，在岁运有多寡，在方隅有厚薄，在四时有盛衰，此气之来，无论老少强弱，触之者即病。"便是此义。

本病虽较其他传染病危害浅，但在流行期间，也能严重影响人们的身体健康。因此，必须积极防治。

1. 病因病机

伤寒多从表侵犯人体，以风寒为主。本病是时疫为患，多从呼吸道而入。其邪所客，始于卫气，侵伤于肺，波及于胃，重则由荣及血，危则伤于神明。神明者，脑髓也。病邪伤及人体，能否发病，取决于正气之盛衰、疫毒之多寡和毒气之强弱。

若机体"正气稍衰者，触之即病"。病始于卫，卫为气之标，其性热，热为阳，布散于表，温分肉，肥腠理，以行卫外之功。邪气内侵，卫气与之分争，争则卫郁气结，阳积则憎寒壮热，颜面潮红，口鼻气热，全身酸痛。

若病邪盛，卫气弱者，不能托邪外出，则邪必犯于肺，肺主气属卫，肺伤则肺气膹郁，肃降无权，治节失常，致使清气不得入，浊气不得出，肺气焦满，络脉受伤，症见高热，喘咳，胸闷，血痰，口唇青紫等。

也有正衰邪盛，不经肺卫，直犯营血者，营为血之徒，血为营之本，为心所主。因此，邪犯营血，必然内传心包。心包为神明所司，故心包受邪，必波及神明，导致脑髓窍络不利，症见：头痛如裂，神志模糊，高热不退，谵语狂躁、惊厥之候。

更有中焦气化不利，病邪上受，直趋中道（中道者，脾胃也），伏于膜原者。内则脾胃受损，运化失调。邪扰于肠胃，扰于胃者，其气上逆，故有恶心呕吐；扰于肠者，受盛失职，传导不利，腹痛、腹泻。外则卫气受困，腠理不开，正邪分争，热淫之气浮越于表，故有恶寒发热之症。

总之，时疫之邪，侵犯人体，一是邪由上受，侵卫犯肺；二是直犯营血，逆传心包，神明受累，脑髓不利。三是邪虽由上受，但直趋中道，伏于膜原，内则脾胃受扰，外则卫气受困。发病与否，决定于正邪分争的结果。

2. 辨证论治

本病发生发展的规律是：既伤卫又伤气，也能伤肺，更能波及于神明，扰乱于肠胃。因此，必以表卫，热毒闭肺，逆传心包，扰乱肠胃为其辨证准绳。然伤寒是由风寒之邪，由表入里，故应以辛温解表为主。本病时疫热邪，既犯卫又犯气，肺胃并犯，故在病理上，既有表阳被郁，又有邪热内炽，火热自内出，经气先虚，虽汗多不解。所以，治法上，不能单纯解表，也不能单纯清里。初则必以表里双解为法。邪气内陷者，必以清热解毒为主，以缩短其病程，促进机体阴阳恢复平衡，营卫得清，邪不传中，是为善法。

（1）表卫证

主症：微恶风寒，壮热，腰脊四肢酸楚，口微渴，面红目赤，舌红，苔薄白，脉浮数有力。

治法：表里双解。

方药：表里双解散。白僵蚕、蝉蜕、广姜黄、薄荷叶、防风、荆芥穗、当归、白芍、黄连、连翘、栀子、黄芩、桔梗、石膏、滑石、甘草、大黄、芒硝。水煎服。药用僵蚕之味，辛苦气薄，清热解郁，能除一切怫郁之疫邪；蝉蜕一味用其气寒无毒，味咸且甘，以导热邪由表而解。二者得姜黄气味辛苦大寒之性，祛邪伐恶，散郁，使表里上下通行，以导邪气之出路。佐以薄荷、荆芥、防风之辛，搜出外在之邪，使其不留于表。用当归、白芍滋阴和阳。黄连、连翘、黄芩、石膏、滑石，以大队清热解毒之品，既解表热，又除里热之邪。使以桔梗、甘草，宣通肺气，泄火解毒。总之，本方之功，在于上行头面，下达足膝，外通毛窍，内通脏腑、经络，驱逐邪气，无处不到。

（2）热郁腠理证

主症：壮热不退，胸胁苦满，口苦咽干，耳聋，目赤，或呕，或口渴，大便燥结，或胸胁溅溅汗出，舌红赤，苔薄苦而干，脉弦数有力。

治法：辛凉和解。

方药：增损大柴胡汤。柴胡、薄荷、陈皮、黄芩、黄连、黄柏、栀子、白芍、枳实、大黄、广姜黄、白僵蚕、全蝉蜕、生姜。水煎去渣入冷黄酒30g，蜜15g，和匀冷服。药用柴胡、黄芩、白芍、薄荷、僵蚕、蝉蜕，辛甘而苦，以开腠理，和解少阳，去怫郁之热。用黄柏、黄连、栀子，清热解毒除烦。大黄、姜黄、枳实，通宣腑气，以涤热邪。用陈皮、生姜，和中降逆止呕。总之，本方既能开发腠理，又能通宣腑气，外邪得解，内热得出。

（3）热毒闭肺证

主症：突然高热不退，胸闷，剧烈咳嗽，呼吸困难，血痰，口渴，口唇紫暗，烦躁，溲黄赤而短，舌深红，苔黄而干，脉浮数。

治法：清热解毒，宣肺止咳。

方药：加味神犀汤。犀角（水牛角代）、金银花、连翘、杏仁、紫草、桔梗、大青叶、黄芩、生石膏、枳实、羚羊角。水煎服。药用犀角（水牛角代）、羚羊角、紫草，清热解毒，通利九窍，以除疫疠之邪。金银花、连翘、大青叶、黄芩、石膏，泄热解毒，以护肺津。桔梗、枳实，宣肺降逆而平喘。总之本方是泄热解毒以清上，降逆平喘而有镇静之功。

（4）热陷心包证

主症：持续性高热，剧烈头痛，神昏谵语，循衣摸床，烦躁不安，惊厥抽搐，小便赤涩，舌质红，苔黄厚而干，脉洪数。

治法：开窍通络，解毒泄火。

方药：玳瑁郁金汤（《重订通俗伤寒论》）。生玳瑁、生栀子、细木通、淡竹沥、广郁金、青连翘、粉丹皮、生姜汁、鲜石菖蒲汁、紫金片、野菰根、鲜竹叶、灯心。水煎服。药用玳瑁、郁金、紫金片，通窍开郁，泄热解毒；连翘、木通、山栀子、野菰根，直达包络，诱导热毒层层下行，由小便而去；佐以丹皮之辛窜，善清络热以散火；使以姜、沥、石菖蒲汁，辛润流利，善利络痰；配以竹叶、灯心，轻清透络。总之，本方妙在促使内陷包络之邪热，即弥漫脑髓之邪一举而清之，为开窍透络之良剂。

若神识狂乱不安，壮热烦渴，必配以牛黄安宫丸治之。

（5）热犯膜原证

主症：发热，或微恶风寒，恶心呕吐，腹痛腹泻，尿少色黄，舌淡红，脉浮滑而数。

治法：清热和胃，行气解毒。

方药：达原饮。槟榔、厚朴、草果、知母、芍药、黄芩、甘草。水煎服。药用槟榔、厚朴、草果，行气散满导滞，共除秽浊疫毒，以调整肠胃；黄芩、厚朴相伍，开郁泄热解毒；芍药、甘草、知母，调中和血，使其燥而不烈，以护津液。总之，本方能舒达膜原，调整肠胃，泄热调中。

3. 诊断与鉴别诊断

（1）诊断依据　一是流行季节；二是接触史；三是起病急，憎寒壮热，口鼻气热，颜面潮红，头痛如破，四肢关节酸痛，全身乏力，尺肤热，左脉盛于右等典型症状。

（2）鉴别诊断　本病需与下列疾病鉴别。

①伤风　咳嗽，鼻塞，流涕，喷嚏，头晕痛，喉痒为主，但全身症状轻或无。

②暑风　有明显的季节性，但发热头痛剧烈，恶心呕吐，项背强直，甚至神志不清，角弓反张，多见于晚夏深秋。

③春温　头痛身痛，无汗恶寒，发热目赤，口渴舌白，脉浮数。多见于春季。

④冬温　头痛无汗，恶寒发热，口渴鼻干，脉浮。多见于冬季。

⑤伤寒　脉浮，头项强痛，恶寒无汗。

4. 预防

本病是一种流行性传染病，必须贯彻预防为主的方针，即《内经》所说的"不治已病，治未病"。其具体方法是：加强体育锻炼，提高机体防病能力，做好防寒防温工作，减少发病诱因。经常开展爱国卫生运动，正如王孟英所说："人烟稠密之区，疫疠时行者，以地气即热，秽气亦盛也。故住房不论大小，必要开爽通气，扫除洁净，庶清气徐来，疫气自然消散。"《湿温时疫治疗法》亦说："衣被宜洁净也，洁净为各病所不可缺少之要件。"更要宣传防疫知识，做到五早，即早发现，早诊断，早隔离，早治疗，早预防。以及对公共娱乐场所加强管理，减少活动。在药物预防方面，可用贯众、板蓝根、大青叶，水煎服，或投给紫金锭，或用大蒜汁滴鼻等。

二十九、风温论治

风温是新感温病之一，又是临床常见的外感热病之一。它的临床表现是：起病急，发热，咳嗽，午后热甚，头痛，微恶风寒，口渴等。发病多在冬、春二季。因其为暴感之疾，传变迅速之患，变局多端。盖因风为阳邪，善行数变故也。所以，本病在气热之际，往往呈现风火内旋之象，或少阳毒热上炎之势。总之，风为阳，温亦为阳，两阳相助之结果。

1. 病因病机

本病是以机体正气不足，营不内守，卫不御外，抗病能力低下，暴感风温病毒而发。其感染的途径是从呼吸道而入，此为"温邪上受，首先犯肺，……肺主气属卫"，肺主皮毛，并与卫气相通，病邪犯肺，则外束于表，卫气被阻，正邪斗争；内而肺失宣肃之能，故生咳嗽，口微渴；外而皮毛失职，玄府开合功能失职，误治或治之不当，或机体正不胜邪，则邪气必然深入内传。其传变的趋势有二，一为顺传于肺胃，而气而营而血；一为逆传心包，而心营，而神明（脑）。所谓顺传肺胃者，肺为气主，胃为气本，故病邪在肺胃者，是指二者之用——气分为邪所伤，从而引起气化功能发生障碍，导致肺失所治，膈气不达，郁结在上，故见身热心烦，汗出咳喘；痰热内结于肺，日久不除必波及于肠。因肺与大肠相表里故也。大肠有病必及于胃，因胃主降浊，大肠主传导，主出。胃肠热结，一为伤其用——气，气伤则降浊，传导之力弱；一为伤其阴——津液，造成液少津亏，故见潮热，便秘，大汗出，或泻下纯稀水，其臭难闻等症。病邪在气，留恋不解者，必伤营入血。营伤则阴损，热邪势必方张，则夜热而甚，热蒸营气上腾，代替津液之用，则反不渴；营气与心气相通，营热则内扰心神，故见心烦躁扰，谵语；营伤血动，外渗肌肤而发斑疹之患。所谓逆传心包者，则邪热内炽，上扰神明，则神机错乱，而有神昏谵语，舌謇之症；中扰心包者，则热耗心营，耗津损液，则有神志不清，便秘之疾；下竭肝肾者，则热邪焚蒸，造成津涸液枯，而呈现出两种病理反应。一为热极化风，上扰清窍，横窜经络，则见手足躁扰不安，痉厥之象；一为真阴受损，造成真阴欲竭，壮火复炽，火性炎上，资助心火外溢，水亏火极，而生阳亢阴虚，肝肾阴伤等症。

2. 辨证施治

（1）肺卫证候

①风温客表

主症：发热，微恶风寒，无汗或少汗，头痛，咳嗽，口微渴，苔薄白，脉浮紧。

治法：辛凉解表。

方药：银翘散。

②风温袭肺

主症：但咳，身不甚热，口微渴，苔白，脉浮。

治法：辛凉轻透。

方药：桑菊饮。

（2）气分证候

①热郁胸膈

主症：身热，心烦懊恼，坐卧不安，苔微黄，寸脉盛。

治法：清宣透热。

方药：栀子豉汤。以麻黄、杏仁、生石膏宣肺、开气、清热、定喘；甘草一味协同诸药共奏宣肺清热之能而和中，使邪不内传。

②热邪壅肺

主症：身热烦渴，汗出咳喘，苔黄，脉数。

治法：宣肺清热。

方药：麻杏石甘汤。以麻黄、杏仁、生石膏宣肺、开气、清热、定喘；甘草一味协同诸药共奏宣肺清热之能而和中，使邪不内传。

③肺热腑结

主症：潮热，便秘，喘促不宁，痰涎壅盛，苔黄干，右脉实大。

治法：宣清泻结。

方法：宣白承气汤。药用石膏一味两清肺胃之热；杏仁、瓜蒌皮宣肺降气，化痰定喘；大黄以泻肠胃之热结。

④痰热结胸

主症：面赤身热，渴喜凉饮，胸脘痞闷，按之疼痛，呕恶，便秘，苔黄滑，脉洪滑。

治法：分解痰热。

方药：小陷胸加枳实汤。药用黄连清热，瓜蒌化痰，半夏和胃止呕，枳实降气开结，上药合用，共奏清热、化痰、开结之功。

⑤热阻胸膈，腑有微实

主症：身热不已，烦躁不安，胸膈灼热如焚，唇焦咽燥，口渴便秘，舌干，苔或白或黄，脉浮而数。

治法：清上泻下。

方药：凉膈散。药用连翘、薄荷、竹叶、栀子、黄芩清泻胸膈邪热；大黄、朴硝涤荡肠胃之热而通便。

⑥热结阳明气分

主症：身热面赤，恶热，心烦，大汗出，口渴引饮，苔黄燥，脉洪大。

治法：清气透热。

方药：白虎汤。

⑦热结旁流

主症：日晡潮热，时有谵语，大便结于内，而纯利稀水无粪，腹痛拒按，苔黄燥，脉沉有力。

治法：攻下泻热。

方药：调胃承气汤或加味六一顺气汤。药用僵蚕、蝉蜕清热解郁；柴胡、黄连、黄芩清热解毒；大黄、朴硝泻热攻下；厚朴、枳实开结降气；白芍、甘草使其泻而不猛，保津内存。

⑧协热下利

主症：下利色黄热臭，肛门灼热，腹部硬痛，苔黄，脉数。

治法：清热止利。

方药：葛根芩连汤。葛根轻清升发，清热止利；芩、连苦寒直清里热，甘草和中。

（3）营分证候

①热伤营阴

主症：身热夜甚，心烦躁扰不安，时有谵语，斑疹隐隐，口反不渴，舌红绛，无苔，脉细数。

治法：透热转气。

方药：清营汤。药用犀角（水牛角代）、黄连以清心营之热；生地、玄参、麦冬、丹参清营热并滋养营血；金银花、连翘、竹叶轻宣泻热，使邪气由营转气而解。

②肺热及营

主症：外发斑疹，身热，咳嗽，胸闷。

治法：宣肺清营。

方药：银翘散去荆芥、豆豉，加生地、丹皮、大青叶、玄参以清肺泻热，凉营解毒而透疹。

（4）热陷心包证候

①逆传心包

主症：灼热，神昏谵语，或昏聩不语，舌謇，肢厥，舌淡红，或紫，无苔，脉浮而数。

治法：清心开窍。

方药：清营汤、安宫丸、紫雪丹、至宝丹。

②热入心包合并腑实

主症：身热神昏，舌謇肢厥，便秘，腹部按之硬痛，饮不解渴。

治法：清凉开窍。

方药：牛黄承气汤。药用牛黄安营丸1粒化开，冲入大黄粉3g以清热开窍，泻实通闭。

（5）热盛动风证候

①肝经热极动风

主症：壮热不退，头晕胀痛，手足躁动不安，甚则瘛疭，狂乱痉厥，舌红，苔燥无津，脉弦数。

治法：凉肝熄风。

方药：羚羊钩藤汤。药用羚羊角、钩藤、桑叶、菊花凉肝熄风；茯神安神定志；川贝化痰，芍药、甘草、生地酸甘化阴，滋阴生津以缓筋急；竹茹宣通脉络。

②阳明热动肝风

主症：壮热如焚，口渴引饮，手足瘛疭，甚则角弓反张，苔黄而燥。

治法：清泻熄风。

方药：经热——白虎汤；腑热——调胃承气汤。并加羚羊角、玳瑁、钩藤。

③心营热动肝风

主症：灼热肢厥，神志不清，手足瘛疭，舌红绛。

治法：清营熄风。

方药：清宫汤、牛黄紫雪丹。

（6）热燥真阴证候

①阳亢阴虚

主症：心中烦不得卧，身热，苔黄，舌红，脉细数。

治法：清热育阴。

方药：黄连阿胶汤。

②真阴欲竭

主症：身热面赤，手足心热，口苦舌燥，神倦，脉象虚大。

治法：滋阴养液。

方药：加味复脉汤。药用地黄、阿胶、麦冬、白芍滋阴补血；炙甘草、麻仁扶正润燥，以奏滋阴退热之功。若见脉沉数，舌干齿黑，手指觉蠕动者，二甲复脉汤主之。

③虚风内动

主症：手足蠕动，甚或瘛疭，心中憺憺大动，心中痛，舌红，脉细促。

治法：滋阴养血，平肝熄风。

方药：三甲复脉汤主之。即加减复脉汤加生牡蛎、生鳖甲、生龟板。药用鸡子黄补阴和脾而定风；龟板补任而镇冲；阿胶补液熄风；淡菜汁潜阳；通便泻热除浊而内风不起。若见神疲、瘛疭，时时欲脱，舌绛，苔少，脉虚者，大定风珠治之。药用阿胶、鸡子黄滋阴补液而熄风；芍药、甘草、五味子甘酸化阴以敛阳；生龟板、生鳖甲、生牡蛎介类潜阳；麦冬、地黄滋阴润燥。

④邪留阴分

主症：夜热畏凉，热退无汗，能食形瘦。

治法：滋阴透邪。

方药：青蒿鳖甲汤主之。药用鳖甲滋阴入络搜邪；青蒿芳香透络导邪外出；丹皮、生地凉血养阴；知母生津润燥而退虚热。

三十、肺热辨证论治

肺热病是以肺体受伤，其用失常为特征的一种常见病、多发病。它始于《素问·刺热》"肺热病者，先淅然厥，起毫毛，恶风寒，舌上黄，身热，热争则喘咳，痛走胸、膺、背，不得太息，头痛不堪，汗出而寒。"巢氏《诸病源候论》亦说："肺者，为五脏之盖，易为伤损，若为热气所加，则唾血。"从上述记载和临床观察可知，它的表现是起病急，发热恶寒，四肢酸楚，胸痛，渐继咳喘，呼吸不利，有咳痰带血，颜面潮红，目赤。但亦有发病缓缓而起者，临床须注意识之。本病虽以肺部病变为主，但往往病变也影响到肠胃，也发生相应的病理改变，此因肺与大肠相表里之故也。此病虽一年四季皆可发病，但以冬春二季为多，因冬有凛冽之风，春有解冻之余寒。因风主疏泄，善开腠理，易导邪入里，为百病之长。寒主收，其性沉冷，善伤阳气，易闭腠理，使邪不得出，为"百病之总"也。

1. 病因病机

肺热之疾的发生是以肺虚于上，脾胃虚于中，卫气不能固于表，营气失去中守之能，引起机体内外不能御邪。因此春季风热或风温病毒，秋季燥热病毒，致使邪毒内入，初则内痹于肺，外束肌腠，痹于肺者，则肺体受伤，肺气不利，津水不得内布外施，蓄而为痰为饮，痰饮碍肺，则肺血不利，导致痰血津相结不散，造成肺体肿胀，肺气不清，反而上逆，胸中气寒，故见喘咳、胸痛，痰血相见。外束肌表者，内舍于肺，则"卫气不能与肺气相通"，从而引起病邪既不能内除，又不外解，造成正邪分争于表，表阳不能宣散，故症见头痛、面红目赤，发热恶风寒，有汗或无汗，四肢酸楚之症。若失治、误治或正虚不能托邪外出，则邪毒内陷，闭肺，热毒既伤气营有损肺体，体用生理失调则痰结不散，瘀血着肺，发生肺外肿而内胀，胀则肺气焦满，满则气逆于上，不能下降，形成大肠失去传导之能，促使邪热浊气内弥上漫则症见壮热不解，颜面红赤，咳嗽吐血痰，胸痛，喘咳不得卧，口渴饮冷，便秘尿赤。本病在发展进程中，因邪日深，毒气不泻可出现三种病理转归。一为正虚邪盛，其势方张，则伤于营，营伤则吸而不出，毒热内炽肺体，其病变部位必壅痰聚血化毒成脓，则呈现咳喘身热、胸满、吐脓血痰；二为毒盛正衰，其邪气透营入血，血为心主，血伤则气耗，耗则心阳不振，心气内衰，导致血脉"气力衰竭"，引起机体内外津血不足，清气内乏，浊气内蓄。阴阳二气不接，水火不交而生厥脱之危候；三为邪毒内恋，正气大衰，则邪气入血，逆犯于脑，脑为元神之府，神机之原，邪伤脑髓，脉络受阻，水血循行不利，引起水结，外渗为饮为痰，血结则为瘀，造成神机不用而痉病之疾。

2. 诊断与辨证

（1）诊断标准

①本病多发于冬春二季，冬为立冬之日起，至大寒之日终，春以立春之日始，至春分之日终。

②临床典型症状：起病急，发热微恶寒，咳嗽、胸痛，呼吸喘促，甚则咯血痰。

③颜面潮红，目赤，呼吸喘促不得卧，舌红，苔初则薄黄，三日后苔黄厚而干，脉细而有力。

④实验室检查如白细胞增高及X线检查都有一定诊断意义。

（2）鉴别诊断　肺热病发热、咳嗽、胸痛需与下列疾病相鉴别诊断。

肺痨：起病缓慢，病程长，发热午后明显，盗汗，全身乏力，颜面两颧红赤如脂，手足心热，形体消瘦，夜卧多梦，情志烦而多怒或易喜，脉多虚数。

肺痈：发病急，发热咳嗽胸痛，咳吐脓血，状如米粥，腥臭异常难闻，将痰吐在水杯中，浮着为痰，中为水，沉下者为脓，脉数实便是本病。

悬饮：本病起病渐而隐，咳而胁肋痛，动则加甚，发热盗汗，喘息不得卧，胸闷，形体消瘦，颜面淡白无华，亦有灰白之色，肋骨可见，皮肤甲错。

（3）类证

束表迫肺候：症见起病急，头痛咳嗽四肢酸软乏力，继见恶寒，再见但热不寒，胸痛，面红，呼吸气粗，舌红苔薄白而润，脉象多见数而有力。

热邪闭肺候：症见壮热、口干、鼻热、咳嗽，胸中热涩而痛，咳吐血痰，喘促不安，舌红暗，苔黄干，尺肤热，脉象多见数实有力。

毒结肺胃候：症见壮热午夜尤甚，口渴喜冷饮，饮而不解，汗出而热不衰，咳吐血痰或痰如铁锈，手足漐然汗出，便秘舌红赤，苔黄厚而干，脉象多见滑数。

毒侵营血候：症见壮热，神志模糊，继而不清，谵妄，烦而不宁，咳吐痰血，四肢厥冷如冰，两手撮空，口唇色青，呼吸气冷，舌紫暗，舌绛苔黑厚而干，脉象沉弦数而疾。

邪犯神明候：症见壮热，颜面红赤，神志不清，项强，四肢抽搐，甚则角弓反张，危则目瞪、口呆，皮肤可见紫色斑点，舌绛苔黑厚而干，脉象沉弦数而疾。

3. 论治与调护

（1）治疗 治病当先知其表里、寒热、虚实、正邪之势，察其色脉，辨知其部位，然后立其治则，定其方药，方能药到病除。若其症见束表迫肺者，必须以辛凉解表宣肺止咳为主，方药轻者银翘散治之，重者可用加味凉膈散治之。症见热邪闭肺者，法宜宣肺泻热，开始化痰为主，方药轻者三黄石膏汤治之，重者可同时送服瓜霜紫雪丹或安宫丸。亦可用周氏五味消毒饮加羚羊角治之。其症见毒结肺胃者，法宜清宣肺胃，泻热存阴为主，方药用犀羚白虎汤去钩藤，送服安宫牛黄丸治之，便秘腹满者，可用犀连承气汤治之。证见毒侵营血者，法宜扶正固脱，佐以清透为主。四肢厥冷方选王氏急救回阳汤，送服犀珀至宝丹。厥返阳回者，急投玳瑁郁金汤，送服安宫牛黄丸或瓜霜紫雪丹治之。症见邪犯神明者法宜辛凉透络，开窍醒神为主，方用犀羚镇痉汤送服安宫牛黄丸或局方牛黄至宝丹治之。以上为内治法。但对本病的治疗，外治法也是主要一环。因外治能协助内治法的临床疗效，方用白芥子膏贴肺俞穴或用栀子、桃红、明矾为面，用醋调之。亦可用犀羚散治之。同时也要配合饮食疗法，早食一顿梨粥以清肺热，暑热之季可随时饮西瓜汁，以达清热养阴生津保液之功。

（2）调护　本病是急性热性病之一，热则伤阴，因此发热消散迅速与否，调护是重要一环，其调护措施如下。

①观察病情变化，如汗出多少，发热前后临床表现，舌色苔脉，血压、体温变化。

②高热不退给予柴胡酒擦之，或给柴胡注射液肌内注射以使临时退热。

③按时投药，如银翘解毒丸或散，病重者 2 小时 1 次，病轻者 3 小时 1 次，安宫牛黄丸病重者日 3 次，病轻者日 2 次。

④卧床休息，避免寒冷，病室内更换新鲜空气，多饮些清凉饮料，如西瓜汁、雪梨汁等。以达清热保津之功。

⑤细心观察病情变化，如见四肢厥冷，汗出，气促，脉伏或细数，此为脱证已现，应即报告医生并采取回阳救逆措施，如参附注射液、生脉注射液，加入葡萄糖静脉缓注。

三十一、试论内伤咳嗽

内伤咳嗽是老年人常见病、多发病，也是难医之疾。其临床表现是：咳声连连不息，痰出咳缓，咳中兼喘，气短，甚则涕泪横流。

本证病变虽然在肺，但与脾、胃、肾有密切关联。故《素问·咳论》曰："聚于胃，关于肺，使人多涕唾而浮肿气逆也。"《济阴纲目》引《袖珍论》说："肺为五脏之华盖，声音之所从出，皮毛赖之而润泽，肾水由兹生而生养。腠理不密，外为风寒暑湿之气所干，皆能令人咳嗽。"所以言者，肺居上焦，为五脏之天，行治节，布津液，润五脏，主呼吸，司清肃，呼换清浊，以行代谢之能，通营卫，布护机体内外防御之机，虚则易受邪侵；脾居中焦，为脏腑、经络升清降浊，转输津液之中轴，故为百骸之母，虚则中气亏耗，中州无升降之力，湿聚为痰，痰动于肺而嗽；肾居下焦，为性命之根，真阴以藏之，真阳以潜之，则命门之火能生，相火能出，卫气能成。虚则真阴真阳受损，五脏失养，六腑失润，外在卫气虚，腠理失密，易受邪气。若真阴不足，则相火内炽，水精被灼，转化为痰，痰邪上逆，肺道不利，故生咳嗽。

盖咳久不但伤于肺气，而且伤及肺体。体伤则呼吸不利，气伤则呼吸不能，清者不入，浊者不出，导致肺有残余之气，又有胶固之痰，形成肺胀，肺胀则喘则咳，有痰气短。

1. 病因病机

《济阴纲目》说："咳因气动而声，嗽乃血化为痰，肺气动则咳，脾湿动则嗽，脾肺俱动则咳嗽俱作，然以肺为主，故多言咳则包嗽在其中。"沈金鳌也说："肺不伤则不咳，脾伤则久咳，肾伤则咳喘。"由此可知，老年性咳嗽，肺是主，脾是标，肾是根。即肺为贮痰之器，脾为生痰之源，肾为生痰之本。肺之呼，以脾升为动，肺之吸，以胃降为运，肾纳是其根。因此，本病的发生发展，多以慢性咳嗽或急性咳嗽失治误治，转化而成。

由于肺、脾、肾三脏受伤，造成围在卫气不固，内而营气失守，中气不能固守于内，肾气不能潜纳于下，一遇到外在六气之变，风、寒、暑、湿之邪乘虚内侵，外犯皮毛，内迫于肺，肺气伤而不清，气上而不下，逆而不收，冲击咽喉，咳嗽声声连作，喘息不安，喉痒、恶寒，鼻塞流涕；也有燥热内侵，伤及肺气，损于肺阴，阴伤则肺气燥，燥则肺体失润，体燥则肺气动，动则肺气不能宣降，气逆于咽，则咳嗽无痰，咽干口燥，凛凛恶寒。此为外因所致。

病发于内者，多因劳累或七情之变，饮食失节，寒温失调，或气虚血少，导致病理变化有二：一是气郁化火，火性炎上，引动内伏之痰上扰于肺，而生咳嗽，咳而又喘，气短，咽干口渴，痰黄稠而黏；也有气不足而成寒，寒则伤阳，寒邪弥漫于三焦，上则金寒气冷，冷则气逆而为咳；中则脾阳虚，不能制湿，湿动痰升，上犯于肺，肺气胀满则生咳嗽，腹胀、腹满，恶心，呕吐痰涎，痰出咳缓；下则寒伤肾阳，命火不足，命火不能统主五液，五液上犯而为痰，痰郁肺管而生咳嗽，咳而吸短，气短背寒。二是真阴受损，肺阴受伤，脾阴暗耗，胃阴不足。阴津不足，不能敛阳，阳气内动则生热，热盛则化火，火者，虚火也。虚火上炎，则肺气受伤，气伤有升无降，气升则痰上，为咳为喘；也有大怒伤肝，肝伤则气郁，气郁则疏泄功能内闭，引起肺气不降，脾气不升，气液壅脏而生咳喘、胁痛。

此外，更有喘咳，久而不愈，下焦受损，肾气受伤，肾伤则无封藏之力，膀胱也无气化之能，引起中上二焦升降郁遏，痰留肺管，气不能升降而生咳嗽，咳则遗尿，涕泣皆出，腰膝酸软，或腰背疼痛。

因此，老年性咳喘，是虚中有实，实中有虚。虚中有实，是内因所使，实中有虚，是外邪所致。即《素问·咳论》说："五脏六腑皆令人咳，非独肺也。"陈修园也说："咳嗽不止于肺，而亦不离于肺。"是其义也。

2. 辨证论治

内伤之咳，虽有外邪，也不能辛散太过，过则耗气留邪，使病情加重，必以散中有收，收中有散。散中有收者，外使邪解，内而正气不伤；收中有散者，是以内敛津液，津液复而邪不留。故李念莪说："至虚有盛候"，"大实有羸状"。《济阴纲目》也说"咳嗽若因气虚，腠理不密，六淫所侵，当祛外邪而实脾土"，便是此义。但治内伤咳嗽，也必须法"治内伤如相"之则。所谓如相，即缓之法，治不宜急，药不宜猛，其性平和，勿伐其根，勿伤其气，更不能燥津伤液，故《寿亲养老新书》说："治老年人之疾患，将同年少乱投汤药，妄行针灸，以攻其疾，务欲速愈，殊不知上寿之人，血气已衰，精神减耗，危若风烛……大体老人药饵，是挟持之法，只可用温平顺气，进食补虚，和中之药治之。"本证辨证如下。

（1）外寒内饮证

主症：咳喘，发热恶寒，干呕，或头痛身痛，心下停饮，口渴，或腹泻，小便不利，小腹满，舌淡红苔薄白，脉沉滑或浮缓之象。

治法：温散化饮。

方药：小青龙汤。麻黄、桂枝、芍药、细辛、甘草、干姜、半夏、五味子，水一斗，先煮麻黄，减二升，去上沫，纳诸药煮取三升，去渣温服一升。若外证已解，改服诸咳散（《济阴纲目》：陈皮、百药煎、枳壳、半夏曲、诃子、知母各等份，为末姜汁入蜜丸，白汤下）。

百药煎制法：五倍子酿成，取五倍子粉一斤，用茶叶一两，煎浓汁，入酵糟四两，捣烂拌和，器盛之糠缸中窖之，待发起如发面状，即就。捏作饼丸晒干用。酸咸微干无毒，清肺化痰定嗽，解热生津止渴。

（2）外寒内热证

主症：咳喘咽痒，声哑，痰黄不易咳出，口渴咽痛，或身热，鼻塞流涕，恶寒，身痛，不汗出，舌红，苔白腻而黄，脉浮缓，也有浮紧之象。

治法：表里双解。

方药：身热，不汗出，烦躁者，宜大青龙汤。声音嘶哑，口渴咽痛为主者，宜麻杏石甘汤。外证已解者，百合二母汤主之（《济阴纲目》：百合、知母、贝母、麦冬、白茯苓、天花粉、前胡、炒陈皮、白术、黄芪、桔梗、五味子、酒生地、甘草）。

（3）痰湿内蕴证

主症：咳喘胸闷，胃脘痞塞，痰多色白，咳而易出，或有心悸气短，头晕目眩，肢倦乏力，食欲不振，腹胀，泛恶，颜面苍黄，舌质红体胖有齿痕，苔白腻，脉濡缓。

治法：健脾化痰。

方药：简易杏子汤（《济阴纲目》）。杏仁、人参、茯苓、细辛、半夏、肉桂、干姜、芍药、五味子、甘草，水煎服。也可用二陈汤或白术丸（《济阴纲目》，白术、茯苓、半夏各等份，共为粗末，作五分或半两，水两盏，生姜七片，煎一半，取清水，调神曲末二钱服之，病甚者玉壶丸较好）。

（4）痰热内结证

主症：咳喘痰黄有块，胸闷气促，头晕目眩，心悸而烦，恍惚，或便秘，小便黄，口燥咽干，舌红赤，苔白黄而腻，脉沉滑而数。

治法：清热化痰。

方药：化痰丸（《济阴纲目》）。黄芩、南星、贝母、白芥子、风化硝、滑石。心悸而烦者，可用全珠化痰丸：姜半夏、枯矾、炒皂仁、天竺黄、生龙脑、赤金。痰塞胸闷，喘咳不得卧，体壮形实，宜透罗丹顿挫之（《济阴纲目》：皂角去皮弦酥炙，黑丑微炒半夏汤洗，大黄水浸焙，杏仁麦炒去皮尖，巴豆去油另研，共为细末，生姜汁丸如桐子大，食后生姜汤下二十丸）。

（5）肺肾阳虚证

主症：咳嗽，呼吸气短，反复发作，痰涎清稀，头晕目眩，腰膝酸软，脊背畏寒，胸闷心悸，倦怠肢冷，小便清白，舌淡红体胖有齿痕，苔白润，脉沉虚无力，尺脉尤甚。

治法：补阳益气。

方剂：山虎汤（《医醇賸义》）。蛤蚧尾洗净，生地切片蛤粉炒，山药、沉香、补骨脂合桃肉拌炒，人参、沙参、茯苓、贝母、杏仁、麦冬、人乳、干姜，水煎服。也可用补阳温肺汤（任老自拟，鹿角胶15g，冬虫夏草15g，鹅管石20g，鹿茸粉2g冲为一次量，补骨脂15g，鼠曲草即俗名白毛蒿、老头草，也叫佛耳草15g，款冬花15g，贝母20g，水煎服）。亦可用猪颐（胰）酒（《寿亲养老新书》引《肘后方》，猪胰三具，枣百枚，酒三升浸之，冬秋三五日，春夏一二日，密封，去滓，空心温随饮之）。

（6）肺肾阴虚证

主症：咳嗽、喘、咽干，痰黄不易咳出，口干舌燥，五心烦热，心烦不寐，腰酸肢软，舌深红，少苔或花剥苔，脉沉虚而数。

治法：滋阴润肺。

方药：神仙不老丸（《寿亲养老新书》）。人参、牛膝、川巴戟、蜀当归、杜仲、地黄、菟丝子、柏仁、石菖蒲、枸杞子、地骨皮。也可用滋阴润肺汤（任老自拟方：黑豆20g，龟板胶15g，炒熟地15g，枸杞子20g，生山药20g，天冬15g，麦冬15g，黄精15g，人参粉15g，用人乳浸24小时晒干用，每次冲1.5g，贝母15g，百合20g，水煎服）。

本病除药物治疗外，需养生配合，所谓养生者，一少言，养内气；二忌色欲，养精气；三薄滋味，养血气，四咽精液，养脏气。法四时，调阴阳，即春夏养阳，秋冬养阴；饮食有节，起居有常；戒烟戒酒，户外运动。故郭康伯说："自身有病自心知，身病还将心自医，心境静时身亦静，心生还是病生时。"这是有科学道理的。

另外，气功也是医治本病的好方法。

三十二、心肌炎辨治

心肌炎是临床常见、多发病，是心肌局限性或弥漫性的急性、亚急性或慢性炎性病变。常为各种全身疾患的局部表现。其致病因素有三：一为传染病病程中发生的心肌炎，致病病原体为病毒、细菌、霉菌、寄生虫、立克次体等；二为风湿内犯于心而成；三为化学品或药物所致，如奎尼丁、钾过多、缺钾、一氧化碳等。

临床表现：轻者，可有心前区隐痛，心悸，气短，四肢乏力，汗出或恶心，头痛，食欲不振等。重者，呈现气急，端坐呼吸，浮肿，怔忡不宁等。从本病的表现上看，应隶属于中医学"心悸"、"怔忡"范畴。如《医学正传》所云："怔忡者，心中惕惕然，动摇不宁，其作也无时。"

1. 病因病机

心肌炎病位虽在心肌，就其发生发展过程来看，确与肺、肝、肾三脏关系密切。盖心为血液运行之基，肺乃吐纳清浊之脏，二者互相渗透，借助为用。肺又有推行营卫之力，且主皮毛，为外在防御之屏障，以护卫心肌之用。肝为藏血之脏，主疏泄，且有解毒滤过之职能，在气化功能上，与心互相促进。肝主疏泄的阳气通过经络的传导，上注于心，则心有张缩之能；反之则心血循行于肝，则肝体得养；疏泄、解毒、滤过之能得以畅通，以维持心脏的正常活动。肾为先天之本、生命之根，藏精化液，有生髓造血之功，为命火生殖之源，乃卫气生成之处，故肾之精、血、卫气、命火、相火等，通过经络传导、反射之力，上注于心，则心体得养，心动不燥不亢，邪不内侵，保持心脏血液循行通达机体内外，以为生理之用；而心火鼓动血中之清气下注于肾，则肾之伎巧得以正常活动，以维持身体健康之常。

本病的发生是以肺卫不固，腠理不密，肾气不坚，肝之谋虑功能低下，正气先亏于前，而外在的风湿热毒、杂疫之邪，乘机体之虚而得以内侵。其侵入途径有二：一是由皮毛而入，由络→经→膜原，集结蕴毒，渗入营血，侵犯于心体；二是由口鼻而入，由咽→络→经→膜原，繁衍聚毒，渗入营卫，侵犯于心。二者虽然侵入途径不一，终则转归于心。病邪侵犯于心体之内，则心体受损，外而经络不通，络脉瘀滞，津血内瘀，液结为痰，邪气逆陷于腠理，导致心体疏软，心脏扩大，或化毒成脓于某一局部，重则侵入心内，造成心体内外俱损，脉道不利，血行迟缓，心动不宁，则心悸怔忡。心体受损，则心血不利，心阳不宣，不能温肺化气，肃降功能失常，清气不得入，则气短、头痛。由于心肺同居于膈上，主司上焦气化之机，病则上焦不能宣降，影响中焦气化，脾胃升降功能失职，则肝主疏泄功能受抑，水渎失司，波及于下焦，引起三焦气化功能障碍，水道不通，经络壅塞，水津内蓄外溢，故出现气急、恶心、浮肿等。久而心体膨大而无运血之力，血瘀于内，导致肺络瘀阻，累伤肝脉不行，血积于肝，则出现咳喘、胁痛、胀满、两颧紫红、唇甲紫暗等。若瘀血不除，则阻遏经络，造成肾气损伤，不能生阳化阴，精少髓虚，而呈现出气虚血虚夹杂之证。

2. 辨证

心肌炎据其病理机转和临床系统观察，其证候主要如下。

主症：心前区隐痛，心悸怔忡，气短，体倦乏力，甚则气急，浮肿，舌体多胖，舌质红，舌尖赤，苔薄白或厚腻，脉多数疾，或结或代，或出现雀啄之象。

热毒炽盛：身热面赤，气粗口渴，咽干喉燥，胸闷，心悸而烦，食少纳呆，便秘尿赤，舌红赤，苔黄腻或厚干，脉多沉数。

风热侵袭：身热汗出，肢节酸痛，胸闷气短，面赤烦躁，纳呆恶心，身重乏力，舌质暗红，苔多薄黄而腻，脉多结或代，或疾数。

心肺瘀阻：两颧紫红，唇甲青灰，头晕，心悸怔忡，咳喘，尿少浮肿，舌质隐青或光赤，脉多为屋漏脉，或细数，或结或代。

心肝亏损：心烦善怒，失眠多梦，口苦咽干，手足烦热，胁肋胀满，心悸怔忡，头晕头痛，厌食，便秘尿赤，舌质红赤，苔黄干，脉多弦数。

心肾阳虚：面色萎黄，心悸喘咳，腰痛肢冷，甚则面浮肢肿，喘不得卧，便溏尿少，舌淡，苔薄白而腻，脉多沉细数。

气阴不足：心中悸动时作或动而不宁，气短乏力，口干咽燥，心烦不寐，多梦，汗出，颜面青白而红，舌红少苔，脉沉数而虚，或见结、代之象。

3. 论治

本病以心为本，肝、肾、肺为标，经络瘀滞为病理转归。故以通络化瘀，安神宁心为其治疗大法。其具体辨治如下。

热毒炽盛证宜以清热解毒，通络镇心为大法。方用犀地清络饮加减：牛角片10g，丹皮3g，连翘10g，生地3g，赤芍3g，桃仁2g，生茅根3g，石菖蒲2g，大青叶10g，蜂房3g，紫荆皮3g。水煎服。

风热侵袭证治以疏风清热，通络安神为法，方选秦艽四物汤化裁：秦艽3g，当归尾3g，赤芍3g，酒生地3g，蜂房3g，蚕砂10g，薏苡仁5g，木通3g，丹皮3g，防己3g，僵蚕3g。水煎服。

心肺瘀阻证当以宣肺强心，活络化瘀为法。方以桃仁红花煎主之。药用桃仁1g，红花2g，丹参3g，赤芍3g，当归3g，葶苈子3g，五加皮3g，青皮3g，泽泻5g，杏仁3g，桑皮3g。水煎服。

心肝亏损者，治宜养阴补血，活络定惊。方用龟柏地黄汤加减：龟板4g，赤芍3g，熟地3g，醋黄柏2g，丹皮3g，山萸肉5g，生山药3g，朱茯神3g，盐陈皮3g，丹参3g，生麦芽10g。水煎服。

心肾阳虚证，治宜温阳化气，活络利水。方用温阳化水汤主之。方药：桂枝3g，川芎3g，附子3g，生硫黄1g，茯苓10g，葶苈子3g，白术3g，姜皮3g，赤芍3g。水煎服。

气阴不足者，治宜益气养阴，安神定志。方用增损炙甘草汤。方药：太子参15g，黄芪20g，麦冬40g，牛蒡子15g，当归15g，茯苓15g，生地15g，阿胶15g，黄精10g，生芍15g，枸杞子20g。水煎服。

三十三、真心痛论治

真心痛是急、危、险病，今医呼之为急性心肌梗死。发则病情刻不容缓，若治疗不及时或用药不当，则性命危殆，所以《灵枢·厥病》说："真心痛，手足青至节，心痛甚，旦发夕死，夕发旦死。"此记载说明：本病在病情上有轻重之分，轻者治疗可愈；重者虽经治疗亦有性命危险。因此，医护人员与患者家属对此病患者须保持高度责任心，一治、二观、三配合，可望治愈。

1. 临床表现

先兆证：心绞痛频繁发作，心痛时间延长，手足欠温，气短，胸中紧闷，汗出，呕吐，舌赤两侧青，脉多见参伍不调之象。

发作证：常发于安静时或睡眠时，症见突然心剧痛，反射于左肩胛下疼痛，心悸烦躁，汗出，胸背明显，多有恐惧欲死感，爪甲色红黯或青，四肢厥冷，发热，舌赤隐青，脉多弦紧、疾数、乍迟乍数、乍大乍小之象。

警惕证：心寄窍于耳，因此有少数患者耳孔内疼痛持续时间长，另无他症；又阳明经脉与脾经相联，脾之经络入心中，故有胃疼一证便是，也有齿痛者。更有足跟痛，或阑尾疼痛者，医者不可不知。少数患者罹病而无任何症状者，此为心脏暗病。

病位：心体受损，血脉痹阻，血津为瘀为饮，此为病之本，脏腑经络为病之标。

病性：本病若发生于中壮年之人，则以实为要；老年人则以虚为本，以实为标。

病情：心体损伤小，心气清者，为轻为顺；心体损伤大，心气伤，血瘀痰毒又损心阳者为重；心体损而广，血脉神机受伤，藏真受损，神机欲息，心阳已败者，为危险恶候。

病程：由发病始至第60日左右，为一病程阶段。为何？一是由临床观察和大宗病例统计分析而得；二是甲子循环一周，为正胜邪，气血调和而定。60日之后则转为慢性之疾。男女罹病比，男多于女。患病年龄多在40岁以上，女性晚些，发病高峰年龄段，男性是50~60岁，女性多在60~70岁为多。

2. 病因病机

本病的形成与发展，既有外因又有内因。内外病因相互作用，长期不解，引起机体生化功能和气化功能阻滞，经络循行不畅，新陈代谢失常为发病之基础。

（1）外因所致者，多因人身中抗邪三维系统功能失调，体表藩篱（肌肉、经络、血脉膜络之玄府及脏腑膜原之玄府）失固，自然界六淫邪毒、时行疫毒、雾露毒气等，乘虚侵入，作用于营，损伤血脉之膜络，引起血脉经络功能障碍而成。

（2）饮食、劳逸失度，脾胃有伤，中轴升降功能失常，尤其是久食膏脂肥腻之品，腐化为脂液，久则蓄毒自生。"浊气归心，淫精于脉"（《素问·经脉别论》）。浊为病气之毒，淫精指脂液，淫精于脉指脂液浸入脉络，脉道瘀窄，气血通畅不利而成。

（3）情志失调，以喜怒为多。喜乃心志，过喜伤阳，阳之用为气，阳与气伤，则心阳不振，心气缓弱无力，血行不畅易瘀为病；过怒动肝，肝主疏泄，调节血液，怒则伤肝，使肝之疏泄功能不达，调血功能失司，引发凝血之机，浸淫血脉，流注于心，则心脉必凝滞闭阻，而发病。

（4）亦有因先天禀赋所遗而致者，或药源所使，或颈椎病而诱发者。

概而论之，"心之先天"（《周慎斋遗书》）是言心脏已赋有先天发病之基因，复因风寒之侵、暑湿之害、情志之变和酗酒之毒等，损伤脉膜，引发血流滞缓，血脉凝涩，营气逆陷于心之肉理，逆陷之血生热，则为腐、为瘀、为痰，其病乃成。

3. **诊断**

（1）问诊　首先了解病史、疼痛部位、性质、时间长短、发病时间、恐惧程度，有无发热、恶心呕吐、腹痛，二便正常与否，四肢欠温否。

（2）望诊　颜面色泽多呈现红赤或苍白，耳轮淡红色黯，两目肉轮淡青色黯，口唇深赤色青黯，舌赤有瘀斑，爪甲黯红色青，苔厚白或黄。心电图、放射性核素心肌显影、超声心动图检查、实验室检查、白细胞计数、红细胞沉降率、血清酶测定等，均有诊断价值。

（3）闻诊　语音呈现出前长后短，呼吸气短，或呻吟时有，叩诊心脏浊音界可轻度至中度扩大，听诊在心尖区，可闻及第一心音减弱，或第三、四心音奔马律，亦有发病后两三天出现心包摩擦音，多在一两天内消失。

（4）切诊　脉多见疾数，或釜沸、雀啄、屋漏之象。

综合四诊所见去伪存真，符合真心痛阳性体征者，即可确诊。

4. **证治**

（1）初期证

主症：卒然心刺痛，左胸背肩胛酸闷痛，气短，脘腹痞满或恶心，呕吐涎或酸涎，恐惧不安，汗出，三至五天发热，颜面两颧红，四肢厥冷，口唇黯红，舌赤，苔白，脉多数疾或叁伍不调。

治法：活络行瘀，清心解毒。

方剂：四妙勇安汤（《验方新编》）。药用金银花、玄参、当归、甘草，水煎服。

（2）中期证

主症：病程已逾十五日，症见心胸隐痛，时作时止，或胸中灼热，心悸烦热，气息短促，语声低短，乏力汗出，夜间显著，手足心热，口舌少津，干而不润，小便色黄，舌红，苔薄黄，脉多虚数或结、代、促。

治法：益气养阴，活络和营。

方剂：滋阴生脉散（《医宗粹言》）。药用麦冬、生地、全当归、甘草（生）、白芍（任老用赤芍）、五味子（任老加生晒人参、阿胶），水煎服。

（3）恢复期

主症：多在发病第三十五日以后，症见全身倦怠，动则气短胸闷，心动悸，纳呆，心胸时有隐痛，自汗，颜面多见黄红白三色外现，舌淡红隐青，苔薄白，脉多见虚弦或沉虚、结、代之象。

治法：益气和中，养心和营。

方剂：生脉建中汤（《伤寒大白》）。药用生晒人参、麦冬、五味子、白芍（任老用赤芍）、桂枝、生甘草，水煎服。

5. 临床活用

（1）初期证　此病初期证是治疗关键阶段，因为病情易变，合并症多，医者必须勤观察，发现病情有变，及时治疗才能转危为安，所以要整体综合治疗，除口服四妙勇安汤 6h1 次外（金银花用 100g 以上），还要以参麦注射液加于 5% 葡萄糖注射液 100ml 中静脉滴注，有消渴病者，用生理盐水注射液，同时配合用血塞通注射液，若脉迟者用丹参注射液。症见四肢厥冷，汗出，脉见虚数无力或沉伏之象者，用参附注射液静脉点滴，加服生脉附子汤（《医宗粹言》：生晒人参、附子、麦冬、五味子、甘草），服药后病情未见改善者，加干姜再服之。

症见心动悸，脉结、代者，加服炙甘草汤（《伤寒论》）。药用生姜、红参、生地黄、桂枝、阿胶、麦冬、火麻仁、大枣。症见心动悸，口燥咽干，神倦欲眠，舌红，苔黄，脉结、代者，加服加减复脉汤（《温病条辨》），药用炙甘草、干地黄、生白芍、麦冬、阿胶、火麻仁。

症见腹泻者，前方去火麻仁加牡蛎。

症见脉细促，心中大动，甚则痛者，前方加生龟板、生牡蛎、生鳖甲治之。

症见心痛不解者，内服止痛散（五灵脂、生蒲黄、延胡索、乳香、没药、樟树皮、川芎），外用止痛膏，贴乳根穴、心俞穴（炙川乌、乳香、五灵脂、冰片、没药、生蒲黄、细辛、川椒、麻油、黄丹）。

症见便秘不解者，药用四妙勇安汤。重用玄参，加黑芝麻、桃仁、柏子仁、煨皂角治之。

症见呃逆者，是心之脏真受伤，需防止心衰发生。急投炒刀豆子、青皮、枳壳、清半夏、生姜、莱菔子、枇杷叶、党参，水煎服。不效时急用硫黄、雄黄，白酒煎之，用酒药热气熏鼻，疗效可信。症见呕吐者于四妙勇安汤内加清半夏、生姜、枇杷叶、竹茹、芦根治之。

（2）中期证　症见心烦少寐者，于滋阴生脉散内加酒黄连、肉桂、莲子心，心胸隐痛者加延胡索、生蒲黄、没药治之。

症见四肢乏力，言语无力，动则气短身热，自汗，纳呆，头痛，起则头晕，舌淡红，苔薄白，脉多沉虚无力者，用生脉补中汤（《伤寒大白》）。药用生晒人参、炙黄芪、麦冬、白术、陈皮、当归、五味子、升麻、柴胡、炙甘草、生姜、大枣。

症见胸中热痛，痛有定处，头痛，失眠，心悸烦闷，舌红赤有瘀斑，脉弦涩或沉弦者，用血府逐瘀汤治之。药用当归、桃仁、红花、川芎、赤芍、生地、牛膝、柴胡、桔梗、枳壳、甘草。

（3）恢复期　随证施治，兹不赘述。

三十四、脾心痛论治

脾心痛病名始于《内经》，《灵枢·厥论》曰："痛如锥针刺其心，心痛甚者，脾心痛也。"《圣济总录》曰："脾者中州，为孤脏以灌四旁。脾气盛则四脏皆得以养，今脾虚受伤，气上乘心，故其为痛特甚……或泄泻不止……或绕脐绞痛，汗出……或痛则胀痛。"王肯堂称"心胃痛"，郭城动称之为"脾厥心痛"，"痛引背口涌清涎，肢冷气塞脘中。"《病原辞典》称"脾心痛"，曰："刺痛连脐而痛。"方隅称为"心脾痛"，并指出有寒、火、食、气、郁等症。

综上所述，本病有急、慢两种。急者，临床病象有轻重不同，但均见上腹疼痛，恶心与呕吐，一般可有恶寒发热，类似感冒；继则腹泻或便秘，腹部拒按，至则黄疸而厥。其慢者，腹痛反复发作，左肩胛下酸楚痛，牵及腰酸，常有恶心腹胀、嗳气、矢气等。

考脾心痛，非脾心痛也，而是散膏为病。散膏者，今之胰腺也。然本病虽以散膏为主，但与脾、胃、肝、胆、小肠有密切关系。所以然者，皆居于中焦，除经络连属之外，多为一气相通，一气者，气化也。

盖本病的病性，急者多实，也有虚火在内；慢者多虚，也有盛候参杂其中。尤其急者，多与感冒相似，慢者多与胃脘痛相连。医者临诊可不警戒乎！慎之，慎之。

1. 病因病机

考胰脏，古称散膏。《难经·四十二难》说："脾重二斤三两，扁广三寸，长五寸，有散膏半斤。"《难经汇注》曰："散膏者，为胰。"王动臣说："总提俗名胰子。"他在描述其形态时又说："胃内津门之左，有疙瘩如枣，名遮食。胃外津门左，名总提，肝连于其中。"蔡陆先曰："散膏者脺脏也，助脾消食。"从而不难看出，胰脏名称的演变过程是：散膏→甜肉→总提→脺脏，今谓胰腺。总之，胰与脾相连，其动则脾运，其津溢则胃能腐熟水谷。由此可知，脾之升，借肝的疏泄，胰的内旋，气的蒸动，则运化乃生。胃之下降，必借胆的通降，小肠的济泌别汁，胰津的内溢于胃，则胃气内宣而有下降、腐熟之能。故胰若发生病变，多与肝、胆、脾、胃、小肠密切相关。所以然者，机体内外，经络、脏腑皆为协调之用，则是人体生命之纽。脾心痛的发生与发展，既有内因，又有外因。一为外因所致。多因六淫之邪，疫疠之气，湿热之邪，乘机体之虚，由肌腠内侵，肌腠者脾胃主之。脾胃受伤，移邪于胰，胰受邪扰，则精津化液不能施泄于外，引起胰液内蓄，温运之气不能达于外，脾运失助而发。二为本气自病。胰之气化不通，胰津不能外泄，经络不畅，胰液久蓄，必横犯于胆，而发胆胀。三是先病于胆，胆气受损，胆汁不能通降于小肠，反逆行于胰。二者相结，导致经气不畅，络血不行，而生此病。四是情志不畅，则脾气受抑，中焦不行，胰液受阻，引起中焦气化不能通泄于外，反结于内，致使清者不升，浊者不降，清浊相扰，发为郁滞而病作。五为误治失治，使邪气留连于内，潜伏于募原。募原者，内连脏腑，外通经络肌腠。故邪气必乘脾，损伤胰的经络，则胰液不得宣泄于外，脾气受阻，胃气受累，致中焦气化不通，水津不利而生湿，湿遇中阳必化热，湿热交阻，阻塞中焦不通而成。若湿遇阳者必化寒，寒湿内困，则肝胆疏泄通降不利，其气横犯，土气受抑，抑则不运不化而生本病。六乃长期饮酒不解，脾胰受损，肝胆受伤。所以然者，酒是五谷的津液，米曲之华英，虽能养人，也能害人。酒又是大热之品，大毒之物，久则毒热穿肠透脾，侵及于胰。胰为邪伤，则中焦气化郁滞，引起胃不腐熟，脾不运化而生本病。七者多为小肠受病，不能济泌别汁，邪结在内，不能下导大肠，反逆行于脾胰之器，津血不畅而生本病。

总而言之，本病虽以胰为主，但与脾、胃、肝、胆、小肠均密切相关。因此，其病理转归：邪迫营气陷于胰之腠理而生癥瘕积聚之疾；胰之营卫大伤，正气内变，津液上扰，侵犯神机，神机受损，元神不用，魂魄失主而生健忘、失语、痉挛、癫痫等脑的病变；甚则胰的津液中之毒，通过经络传导之力，犯于上焦，上焦者心肺主之，故肺失治节之主，肃降之用，而生肺衰之疾。

2. 诊断与辨证

本病是消化系疾病之一，在诊断与辨证过程中，要判明其病位，定其病性，找出虚实、寒热，察出内外，度出气血，方可诊治之。故朱丹溪曰："欲知其内，当观乎其外，诊于外者，斯以知其内。盖有诸内，必行诸外。"《素问·阴阳应象大论》亦说："以我知彼，以表知里，以观过与不及之理。"是为上述之意也。

盖辨证必须立足于疾病的动的观念为要。所以然者，由于正与邪争，其病随时皆有转化的可能，尤其投药后，促进病情演变或吉或凶，这是医者诊治本病的核心，可不准哉。

（1）诊断　本病分虚实两类，实者为急为暴，虚者为慢为缓。亦是反复发作之疾。

①实证　也是中医急症之一。诊断此证首先必须观其年龄，即多为青壮年，亦有老年者。第二，发病急暴，多在饮食后数小时内，骤发上腹剧痛，拒按，痛如锥刺，难以忍受；也有时剧时缓者。其病之部位多偏于左上腹，重者亦有全腹痛者，可延及同侧肩胛下及腰部疼痛，同时伴有恶心呕吐频作，吐物多为饮食。第三，发病后 2～3 日发热、恶寒、烦渴、多汗，其热多在 1 周左右消退；若转为壮热久而不退，为毒邪内陷于胰之腠理，热盛肉腐之危候。第四，腹诊可有腹肌绷紧，拒按，按之则痛甚，或黄疸，腹胀，胰俞穴、中脘穴、水分穴压痛阳性。第五，舌干红，入里则

绛，瘀血内着则为紫舌。早期证见少阳者，苔多薄白，湿热交蒸则为黄腻苔，气阴内伤者多为黑苔而干。第六，初为弦脉，重则滑数，危则多见沉伏或疾弦之象。第七，化验检查，白细胞增多，血清淀粉酶测定，一般在48小时内有参考价值。重症可出现高血糖、尿糖，血清钙降低。必要时可借助X线检查。

②虚证　多为慢性之疾。临床特点是左上腹疼痛，反复发作，恶心，腹胀，嗳气，矢气，食鸡蛋则痛甚，常有腹泻。腧穴压痛：除左天枢穴压痛外，余同实证。

（2）辨证分型

①少阳腑证　主症：左上腹痛，胀满，恶心，呕吐，口苦，咽干，热多寒微，心下急，郁郁微烦，痞硬，腑气不通，便结，舌红苔白，中黄或中黑而干，脉多沉数或弦数。

②水热互结证　主症：左上腹胁疼痛，发热，恶心，口渴不欲饮，甚则黄疸，纳呆，腹满，尿赤，便如常，颜面红，舌红赤，苔黄厚而腻，脉多滑数或濡数。

③热毒内结证　主症：壮热，肢厥，肤冷，腹痛甚剧，呕吐频作，口渴引饮，神志有时昏聩，危则汗出热退，尿少而赤，便秘，颜面青红相透，口唇青赤，舌紫或绛，苔黄腻，或灰黑而厚，脉沉细而疾，或见散象。

④虚寒内生证　主症：病程长，左腹胁反复作痛，常恶心腹胀，左肩胛下及腰部疼痛，口涌清涎，四肢欠温，畏寒喜暖，胃脘痞塞，舌质淡红，苔薄白，脉弦迟。

⑤络血内滞证　主症：病久，左上腹刺痛，甚则如刀割，重则胸脘亦痛。两目黯黑，舌深红，两侧有瘀斑，苔少而润，脉多沉弦而涩。

⑥胰病犯胆证　主症：左右上腹皆痛，并引两肩胛痠楚，腰部亦然，甚则疼痛，黄疸，口苦，咽燥，胰俞、胆囊点、中脘部压痛，腹诊可扪及胆囊，舌红赤，苔黄腻，脉多见弦紧。

⑦食滞证　主症：左上腹胀满而痛，纳呆，嗳气，吞腐，便溏，小便色白，舌淡红，苔白腻而厚，脉多弦滑。

3. **论治与调护**

医者治病既有定法，又有活法。定法师古而不可悖，活法治病不可拘也。因此，定法遣药，必须切中病情，才能药到病除。故治疗本病必须以寒者热之，热者寒之，血实以决之，气滞以行之为治则。

病见少阳腑证，法宜表里双解为主，方用柴胡双解饮治之，大柴胡汤治之；病呈水热互结者，法宜清热渗湿为主；有黄疸者，方用大柴胡汤治之，清胰汤亦治之；病见热毒内结证者，法宜清热解毒为主，方用五味消毒饮送服犀黄丸或梅花点舌丹治之；病呈虚寒内生证者，法宜温中散寒为主，方用厚朴温中汤治之；病见络血内滞证者，法宜活络化瘀为主，方用膈下逐瘀汤治之，清宣瘀热汤亦治之；病呈胰病犯胆证者，法宜理气利胆为主，方用木香破气丸治之；病见食滞证者，法必消食导滞为主，方用枳实导滞丸治之。

本病除内治而外，外治法也是主要一环。因此可采用针刺法，取上脘、脾俞、足三里、中脘、胃俞、下巨虚、胆俞、胰俞、内关、阳陵泉等穴，交替刺之。也可用艾叶、元胡、黄柏、细辛各5g，共为细面，以麝香膏敷贴胰俞、脾俞穴，以促进疾病恢复。

调护，是治疗本病的重要一环，《内经》曰："药以祛之，食以随之。"金·刘完素亦说："治病之法，必以谷气为先。"由此可见，饮食调理是促进疾病早日恢复的必要治疗手段。所以，可食用清宫萝卜饼，用白萝卜250g，精面粉250g，猪精瘦肉100g，生姜、葱适量，食盐、菜油适量制作。菜谱可选佛手汤，用红萝卜100g，佛手15g，将上2味洗净切成细丝，生姜、葱、蒜、食盐、味素、菜油适量，炖沸15分钟即成。

护理，要做到以下几项：

（1）实证患者要安静卧床休息，给易消化食物。

（2）严密观察腹痛之轻重、呼吸、脉象。发热、壮热的区分，血压、肢厥等变化。

（3）疼痛时给樟树皮粉胶囊2~3粒口服，也可以针刺止痛。

（4）恶心、呕吐不止者，给金灵丹，每次3g，口服。

（5）发热不退者，可肌内注射柴胡注射液，也可用50%青蒿酒精擦患者头部、两腋下、脊背及前胸等处。

4. 附方

（1）柴胡双解饮　人参、柴胡、黄芩、半夏、生姜、大枣、生白芍、陈皮、黄连、姜黄，水煎服。

（2）大柴胡汤　柴胡、黄芩、白芍、半夏、生姜、枳实、大枣、大黄，水煎服。

（3）茵陈蒿汤　茵陈蒿、栀子、大黄，水煎服。

（4）清胰汤　柴胡、黄芩、胡黄连、木香、元胡、川大黄、朴硝（冲），水煎服。

（5）五味消毒饮　金银花、蒲公英、紫花地丁、菊花、天葵子，水煎服。

（6）厚朴温中汤　厚朴、陈皮、炙甘草、茯苓、干姜、草蔻、广木香、生姜，水煎服。

（7）膈下逐瘀汤　桃仁、丹皮、赤芍、乌药、元胡、甘草、当归、川芎、灵脂、红花、香附，水煎服。

（8）清宣瘀热汤　活水芦笋、枇杷叶、旋覆花、新绛、青葱管、广郁金、紫荆皮，水煎服。

（9）木香破气丸　香附、乌药、姜黄、炙甘草、广木香，水煎服。

（10）枳实导滞丸　枳实、大黄、黄芩、黄连、神曲、白术、茯苓、泽泻，水煎服。

三十五、胃脘痛论治

胃脘痛的命名，始见于《素问·病能论》中。后世医家亦有称"胃痛"者，而今之称者，则为消化性溃疡病，古称本病为痈者，是言病之成；今称溃疡者，是言胃脘痛之结果。何以言之？明·王肯堂说："溃疡，痈疽已破脓出是也。"此病是肠胃病中的临床常见病，约占总人数10%～12%，以上腹部、中下脘疼痛为主，其疼痛是灼热、嘈杂性疼痛而伴有吐酸或吞酸，然从时间医学观之，中脘发生疼痛多在子盗木气时（三至七点）疼痛；下脘部多在火生土时（十三时至十五时）疼痛。从发病季节上观之，多春秋二季为主。何以言之？秋为金气主之，金主时者必盗母气；春为木气主之，肝盛则制土，土受木抑而作酸则痛，病必作实。除上述症状外而常伴有恶心、呕吐，大便时干时溏，或黑而润泽便，并消瘦。

本病的病位，是以足阳明胃经为病之本，而肺金盗母气，肝气自甚，木折脾胃土气为发病之标。其发病之男女之比是3∶1，即男多于女也。其发病年龄是青壮年为多，年龄是21～50岁，约占77%，而儿童及老年发病率也不低。

1. 病因病机

本病的发生，虽以脾胃为本，多以肝肺为标。何以言之？脾胃之所以能升能降，能运能化，能腐熟，输精微，除脾胃表里温和之外，既藉肝木的疏泄之力，以疏脾土之壅，化气于相火，以行上升之能，又藉肺金收敛下降之性，以布阴液，以济胃土之燥，化气于燥金，以行下降之机，宣发脾胃生理活动之枢轴，何病之有？

病则必有因，所谓因者，以内以外也。盖外因所致者，所谓外因而生者，多火热之毒，或风寒之邪，乘机体正气不足，内犯脾胃，引动内在怫郁之热，二者相搏，"填塞胃之中脘或下脘"，造成邪迫于营，陷于肉理，藏于胃膜之中，日久不除则血败肉腐，而成溃疡之疾。

病由内因而成者有二。一为饮食自倍，肠胃乃伤而起。所谓饮食之因，多为过食肥甘之品，或嗜饮醇醪，及喜食煎煿而发，因肥甘之品，能使腠理致密，阳气不能宣散于外，郁结在胃，"酒有大热，大毒"，蕴积胃脘，而煎煿之食，则助阳助火，从而在病机上形成火热内结在胃，毒伏于胃膜，使营气不从，逆于胃膜之腠理，久则热盛肉腐，而生溃疡之患。二为情志所伤。而本病情志为患，一是喜怒伤肝，或肝病自伤，肝气郁阻，疏泄功能内逆，在病理上呈现木不疏土，则土壅，胃乏生发之力，脾失疏泄资助引起脾失运化之能，胃失腐熟之功，瘀积内停；或是肝木自甚，曲直作酸，酸瘀相结，二者为虐，壅滞在胃，久则胃膜受损而生溃疡之病。二是忧愁伤肺，或肺素虚，求救于中土（即子盗母气），久而土伤，脾滞胃呆，引起脾胃升降枢轴失职，欲升不升，欲降不降，阴阳不润，燥湿失济，营卫凝涩，逆于肉理，胃膜受损，日久则生痈疡之疾。

本病除上述内外二因外，亦有因患胃脘痛，误药误治，或久服辛香燥热之品，损伤胃阴，阴伤阳必胜，阳胜而热生，热结于胃脘，营气逆于胃膜，久则血肉腐坏，而成溃疡。

盖本病形成之理，其病理转归是：一是胃为阳明之经，其经特点是多气多血也，因此，胃脘痛久而不复，必伤气损阴，气伤阳必虚，阳虚生内寒而为虚寒之疾；阴损阳必胜，阳胜必生内热，热伤阴津及血，而成胃阴内乏之患。亦有痛久入络，络者主血，阴络受损，不能约束血液，则生便血；阳络受伤，则血随气逆，而为吐血；若络脉气滞，则血行不畅，而成瘀血之症；更有胃脘痛久久不愈，则脓毒内腐，胃膜透脂，穿破体表，必形成"穿孔而成腹内痈"也。

2. 诊断与辨证

疾病发生后，能否及时治愈，或是病情好转，或病情稳定，使其不恶化，关键在于诊断的正确与否。辨证不误，是治疗此病的重要环节。故喻嘉言说："凡诊病，不问三常，不知比类，不察神志，不遵圣训，……不能察识营卫受病浅深，虚实寒热、先后之变，白头有如童稚，不足数也。"本病临床辨证，必分虚、实、寒、热、瘀之证。实者，易消、易治；虚者，难消、难敛、难治。正如沈金鳌曰："胃脘痈则有虚实二种……脉洪数，脓已成，急用排脓之剂，脉迟紧，属瘀血也，急当议下，否则毒气内攻，肠胃并腐，其害不小。"便为上述之义。今就本病的诊断和辨证，分而述之。

（1）诊断与鉴别诊断　该病的诊断方法是：要详细追问发病前后经过，更重要的是溃疡点，中脘、右承满穴压痛者，为胃中脘痈（胃溃疡）；中脘、右梁门穴压痛者，为胃下脘痈（十二指肠球部溃疡）；温溜、中脘、左承满穴压痛者，多为胃脘痈透脂穿孔之疾。为了更准确地定位，要配合X线钡透。胃窥镜检查，也是重要环节之一。

本病应与下列疾病鉴别：

①翻胃（胃癌）　临床病象是形体渐瘦，朝食暮吐，颜面萎黄，大郗及中脘、左承满穴压痛，亦可用X线钡餐和内窥镜检查，对诊断有一定帮助。

②胃脘痛　临床病象是上腹部疼痛，不吞酸和吐酸，与饮食在时间上绝无关联，中脘穴、左承满、右承满穴压痛，但X线钡餐检查、内窥镜检查有助鉴别之。

③脾心痛（胰脏病）　腹部胃脘左侧胀痛，胸闷，左肩胛下痛，累及腰部，疼痛伴有恶心，恶肉食及油腻，嗳气，其痛时作时止，多有便溏，亦有发热者，脾俞、中脘、水分、天枢穴压痛。

④胆胀病　胁下痛胀，口中苦，善太息，右肩胛下酸痛，嗳气，矢气，胃中灼热，其胀痛多呈反复发作性疼痛。急性者可有往来寒热，恶心，胆俞、胆囊炎、外丘穴压痛，再配肝胆B超，或X线胆囊造影，有助于诊断。

（2）辨证

①肝胃失调候　主症：胃脘胀痛，嗳气，矢气，善太息，善怒，口苦，吐酸，或两胁不舒，症状可随情绪波动而加重，颜面红黄，舌质红赤，苔薄黄而干，脉多沉弦。

②肺胃失调候　主症：胸脘痞满，气短，咳则胃脘不舒，呃逆，亦有胃脘痛而胸中痞塞，呕吐痰涎，大便不畅，吞酸，口流涎，颜面色黄淡而

透白，舌淡红，苔薄白而润，脉沉缓。

③虚寒候　主症：胃脘隐隐作痛，喜暖，喜按，饥则痛甚，饱则痛缓，喜热饮，形体畏寒，呕吐清水而酸臭，小便色白，大便多溏，颜面灰白，舌质红，苔薄白而润，脉多沉迟。

④胃阴不足候　主症：胃中热灼，伴有似饥非饥，口干舌燥，喜冷温之物，吐酸，心烦，大便多干，颜面红润，舌质红，苔薄黄而干，脉多虚数。

⑤寒热不调候　主症：胃脘痞满硬痛，干呕，心烦不安，消化不良，腹中雷鸣，大便溏，日数行，颜面绯红，舌嫩红，苔薄黄，脉多虚数或虚缓。

⑥瘀血内结候　主症：胃中疼痛加剧，痛而不移，颜面色暗，两目黯黑，舌深红，两侧隐青，苔白厚，脉多沉涩。

（3）并病

①失血　主症：胃脘疼痛，便黑如油垢，亦有吐血者。本候可分为二类，一为阳虚候，可参虚寒候；二为胃热候，可参胃阴不足候而辨之。

②穿孔　可参考遵义医学院《中西医结合治疗学·急腹症》一书106～128页处理之。

3. 论治

脾为阴土，主湿喜燥；胃为阳土，主燥喜湿。然燥湿相济，化生中气，中气在身自动自静，动静相固，以启胃阳又济脾阴，则脾以升；启脾阴而济胃阳者，则胃以降，使脾胃表里温和，则升降有施，则中焦枢轴而运而化，运化之机作，万物乃生。因此，饮以养阳，食以养阴，故脾胃为后天之本。胃腐则食不滞，过时不饥；脾运则分输五脏，荣润四肢百骸。病则脾胃受伤，中气先馁，不宜专主消导为主。所以然者，中气者，即脾胃冲和之气也。而胃气下行为顺，主柔主润；脾气以健运为能。因而，消则伤胃，导则害脾。故辨证立法，以应脾胃之功而复也。若证见肝胃失调者，法宜疏肝理气，和胃止痛为主，方用加味左金汤治之；证见肺胃失调者，治宜补肺宣降，和胃止痛，方用救肺益胃汤主之；证见虚寒者，治宜温中健脾，和胃止痛为主，方用黄芪建中汤或附子理中汤治之；证见胃阴不足者，治宜养阴生津，和胃止痛为主，方用叶氏养胃汤治之；证见寒热不调者，法宜泻热散阴，和胃止痛为主，方用甘草泻心汤主之；证见瘀血内结者，治宜活络化瘀，安胃止痛为主，方用手拈散主之；证见虚寒失血者，治宜温中养阴，止血为主，方用黄土汤治之；证见胃阴不足者，治宜滋阴清热，止血为主，方用犀角地黄汤主之；若见胃中热盛者，治宜泻热凉血，止血为主，方用大黄黄连泻心汤主之。

4. 调摄

本病在治疗过程中，调护是主要的关键。经云"饮食自倍，肠胃乃伤"。可见，除用药治疗外，必须注意饮食，少食多餐，多以软食为主，每天可食用八宝粥，方用芡实、薏苡仁、白扁豆、莲肉、山药、红枣、桂圆、百合各5g，加水适量，煎煮40分钟，再加入淘净的大米150g，继续煮成粥。并要戒烟酒，遇事勿怒勿喜，而且要调其冷热，适其寒温，勿妄作劳。总之，要暖肝胃，助消化，调中气，以使胃体康复。

5. 附方

（1）加味左金汤（《医醇賸义》）　黄连、吴茱萸、瓦楞子、荜澄茄、蒺藜、郁金、青皮、醋柴胡、元胡、木香、陈皮、砂仁、佛手，水煎服。

（2）救肺益胃汤（自拟）　百合、桔梗、前胡、枇杷叶、白及、象贝母、白术、茯苓、薏苡仁、甘草、刺猬皮、樟木皮，水煎服。

（3）黄芪建中汤　黄芪、饴糖、白芍、甘草、桂枝、生姜、大枣，水煎服。

（4）附子理中汤　附子、人参、白术、干姜，水煎服。

（5）甘草泻心汤　甘草、黄芩、干姜、半夏、黄连、大枣，水煎服。

（6）手拈散　草果仁、元胡、乳香、没药，加白及共为细面。

（7）黄土汤　伏龙肝、附子、白术、甘草、干地黄、阿胶、黄芩，水煎服。

（8）犀角地黄汤　犀牛角（水牛角代）、生地黄、白芍药、牡丹皮，可加降香、沉香，水煎服。

（9）大黄黄连泻心汤　大黄、黄连、黄芩，可加香附，水煎服。

三十六、胆胀论治

胆胀是一种临床常见病、多发病，也是一种不易治愈的肝胆系统之疾，因其多为本气为患。何谓胆胀？胆是言体，胀是言病，即胆囊胀大之义。病名始于《内经》，发挥于后世。《灵枢·胀论》"胆胀者，胁下痛胀，口中苦，善太息"，沈金鳌"胆病多寒热"，此为明证。本病的临床病象有二：一是先病其经者，多为突然发病，症见：寒热往来，口苦咽干，右上腹胀痛，多拒按，伴有恶心呕吐，吐甚则呕胆汁为主；二是后病其腑者，症见：腹胀，右上腹及胁内绵痛不止，或时作时止，多牵及右肩胛下酸楚，也有波及腰酸者，嗳气，矢气，胃中灼热，大便时干时溏。就其病位来说，胆府为本，肝、脾、散膏为标。它的病性是：病经为实，病程短；病腑者，也有实证，但多虚中挟实或寒热并见，病程长，多为复作之患，但也有胆汁为热邪所灼或寒邪所凝集而成黄疸者，因此，本病的诊断要确切，治疗要得当，才能不遗留后患，留后患者医之过也。

1. 病因病机

本病的发生和形成，有其急性病变之时，也有慢性病理之期。其急性病理形成因素有三：一为内在脏腑本气自病，由经络连属，气、水津相用相互渗透而成。本气自病者，先病脾胃之疾，而脾胃受邪，则脾失斡健上升之力，胃气受伤，则胃失腐熟下降之机，引起中焦水湿不运不化而为湿，湿阻则中阳不宣，堆积而生热，湿热交炽则土壅，壅则土气反抑于木，木为肝胆之气，气受抑则胆失通降之功，促使胆汁内结，造成经络不畅而成本病。故《医学入门》说："胃移热于胆则病矣。"散膏者，月臣之古称，月臣之功借中气之温运而生化津汁，以裨助胃气化水谷之能，入小肠以助济泌别汁之用，病则失去温运之功，阻滞脾升胃降之能，使其津汁不能左升右降，反而横溢于中土，侵犯于胆，则失通降之力而生本病。亦有"肝前受病移于胆"，在病理形成"表清里浊"，引起肝乏疏泄之机，胆失通降之用，促使胆汁内蓄，日久不除而生胆胀之病。二为体外六淫之邪为患。但六淫之邪为"有形之物"，来源于自然界气候变迁，然多以风寒、风热、湿热之邪为多，其侵入途径，一是外在卫气不固，由皮毛、肌腠而入。二是由呼吸道，或借助饮食内犯，直趋中道，潜入募原，蕴结成毒，横犯肝胆，造成肝失条达之性，胆失少阳升发之能，引起胆汁流行不畅，瘀结于内而成胆胀。亦有病蛔之疾，使邪气内淫，伤及少阳生发之地，使胆失通降之功，经络瘀滞而成。三是情志失调，怒郁不解，或恐惧不除，久则损伤胆体，少阳生发之气内乏，经络不利，胆汁瘀结而成此病。

其两种病理转归状态：一是失治误治，胆气大伤，胆体受损，不能托邪外出，邪气久留少阳，横伏募原，待机而作，则成慢性之疾。二是邪气内留，瘀血内阻，胆体肿胀，营气陷入腠理，化毒成脓。

2. 类证

胆胀理明之后，难于辨证，而辨识之难，关键在于症候比类，比类之难，则又在于察虚实，定病位，析病性、病程之长短，以决其预后。今就本病之类证分候而明之。

（1）实证类　本证特点是发病急，病程短，症见微恶风热，或渐渐恶寒，腹中气满而胀痛，呕吐，甚则吐胆汁，头痛，口苦，甚则寒热往来，或热而不寒为主。

①经热证　主症：初似感冒之表证，待1～2天则呈寒热往来，口苦咽干，右腹胁疼痛，胀满，心烦喜呕，甚则呕胆汁，食欲不振，或口渴，日晡潮热，颜面红润，舌红，苔白而薄，但中根部偏厚，脉浮弦或弦数。

②热结腑实证　主症：寒热往来，但多潮热，胃脘偏右部拘急胀痛拒按，甚则汗出而热不衰，心下痞硬或痞塞而微烦，口苦溺赤，便结，颜面红赤如妆，舌赤苔黄而干，脉沉弦而滑。

③湿热蕴结证　主症：头重如蒙，口苦干呕而黏腻，胸闷身重，发热，午后热甚，胸胁苦满而胀痛，口渴不欲饮，黄疸，尿赤如茶，面红如垢，舌红苔黄腻，脉濡数，或沉濡。

④气滞血瘀证　主症：病证反复而作，脘腹胀满，胁下刺痛，嗳气矢气，善太息，口苦食少厌油腻，颜面红黄，两目黯黑，或午夜身微热，舌赤有瘀斑，苔白滑而厚，脉沉弦或沉紧。

（2）虚证类　特点：多由实证失治或治疗失误而转成本证，病情长，反复发作，症见：腹痛不剧，胁胀满时减，减后而作，口苦不渴不饮，胁肋绵绵而痛，按之则减，身倦乏力，失眠，心烦，善太息。

①寒热错杂证　主症：晨起口苦，身倦乏力，胁腹痛引肩胛酸痛，心中痛热，饥不欲食，得食则甚，但胁痛时作时止，肢冷，甚则肢厥，心烦不安，口渴纳呆，腹满胁胀，大便时溏，小便色白，舌淡红，苔黄白相兼，脉沉弦而弱。

②阳虚寒结证　主症：夜半口苦，腹胁胀满，喜暖喜揉，喜热，喜卧，善太息，纳呆厌油腻，舌本燥，欲呕不呕，呕则吐清水而苦，舌淡红，苔薄白而润，脉弦迟。

3. **诊断与鉴别诊断**

本病的诊断正确与否，决定治疗和预后，故在诊断过程中，必须详加问诊，目察内外，察其外者，视其色泽、神采，察其内者，必借现代科学仪器之力而视其内。闻以耳占，呼吸之深浅，病气之臭，语音之轻重，声音之高低以辨虚实；切以手触，切其脉象之浮沉，扪其腹胁柔与刚，以定其病性也。

其诊断步骤：一是临床典型表现。如舌苔、脉象。二是腧穴压痛反应在胆俞穴、日月穴、外丘穴、胆囊点（位于阳陵泉穴下1寸处）。三是实验室检查，X光片、B超、CT检查，有助于本病的诊断。

本病应与下列疾病相鉴别。

①腹痛　病始则满腹皆痛，甚则恶心呕吐，渐转至右下小腹疼痛，但右腿蜷卧不能伸直，其腧穴压痛点有右天枢穴、阑尾穴（足三里穴下3寸处）、水分，压痛明显者则是也。

②悬饮　咳嗽、胸痛、短气，咳则痛甚，牵引胁部不能转侧，其腧穴压痛有肺俞穴、渊液穴、水分穴，皆为明显压痛。

③蛔厥病　除临床典型症状外，其压痛有胆俞穴、胆囊点、百虫窝（位于血海穴上1寸处）、陵下穴，皆为明显压痛。

4. 论治与调护

胆以疏通为顺，然肝与胆相表里为治，因此胆病往往肝即相随，而且时有脾胃受抑之候，也就是"见肝之病，知肝传脾"。所以然者，肝为阴木，胆为阳木，脾胃属土，木能克土也。

故治胆多以疏肝，理脾。证见经热者，当以表里双解为法，方用增损小柴胡汤主治；证见热结腑实者，必以通腑泻热为法，方用增损大柴胡汤；证见湿热蕴结者，治当清热利湿为主，方用甘露消毒丹治之，龙胆泻肝汤亦主之；证见气滞血瘀者，治必理气化瘀为法，方用异香散治之；病呈寒热错杂者，法当调整阴阳为主，方用乌梅丸治之；证见阳虚寒结者，必当温经散寒为法，方用加味温胆汤治之。上述诸证亦可辅以犀黄丸，或梅花点舌丹、紫金锭治之。但也应用外治配合治疗，以求缩短疗程，减少患者痛苦，其方法有：熨法，用姜、葱炒热包熨；或葱、蒜、艾、韭炒热熨之；外贴法：可用白芥子水研敷之；或吴茱萸醋研敷之；琥珀膏效果更佳。本病除药物疗法外，饮食治疗也是治疗的重要一环，故宜常食素炒蘑菇、素炒白菜之类，饮水宜饮陈皮煎、茵陈蒿煎、黄瓜藤煎之类，主食宜常食小米、大麦面等。饮食方面：①高热者宜卧床休息，热不退给予酒精擦之。②热退后宜食易消化饮食。③戒怒、戒烟、忌酒，宜保持情志舒畅为要。④亦可配合气功治疗。

5. 附方

①增损小柴胡汤（任老方）　软柴胡，枯黄芩，甘草，清半夏，黄

连，广姜黄，栀子，茵陈，僵蚕，蝉蜕，水煎服。

②增损大柴胡汤（《寒温条辨》）　柴胡，薄荷，陈皮，黄芩，黄连，黄柏，栀子，白芍，枳实，大黄，广姜黄，僵蚕，蝉蜕，水煎服。

③甘露消毒丹（《温热经纬》）　滑石，茵陈，黄芩，石菖蒲，川贝母，木通，藿香，射干，连翘，薄荷，白蔻，水煎服。

④异香散（《简明医彀》）　莪术，三棱，甘草，青皮，陈皮，莲肉，益智仁，厚朴，生姜，大枣，水煎服。

⑤乌梅丸（《伤寒论》）　人参，醋浸乌梅，细辛，干姜，黄连，炮附子，当归，蜀椒，桂枝，黄柏，水煎服。

⑥加味温胆汤（任老方）　广姜黄，肉桂，姜竹茹，清半夏，枳壳，茯苓，陈皮，炙甘草，茴香，水煎服。

⑦琥珀膏　大黄10g，朴硝10g，同大蒜捣，再以当归5g，龙胆草5g，栀子5g，黄连5g，川芎5g，青皮5g，木香5g，芦荟5g，麝香、姜汁少许调敷病处。亦可用白芥子水调敷或吴茱萸醋调敷病处。

三十七、暴泻救治

暴泻也称急性腹泻，是临床常见急诊病之一。多发生于夏末秋初之季，冬春二季也有散在发生。

1. 临床表现

先多为腹中绞痛，旋即腹泻，先溏后水，泻后腹痛缓，片刻腹痛复起，肠鸣腹泻，次数增多。或发热，头晕痛，重则无粪泻水，口渴饮水，两目下陷，小便短少，皮肤皱褶，四肢厥冷，危则四肢末端筋肉痉挛，呕吐不止，身冷，汗出等。

2. 病位

当在中焦脾胃。因脾胃损伤，不能转输水谷，致使脾胃成为受邪之官，毒生之所，又是邪毒转移之枢。中气虚不能束邪，邪毒下注于大小肠，潜藏于肠内之脂膜，成为发病之源。就其病性而论，多以实者为要，但亦有虚中夹实者，不可不辨。

3. 病因病机

消化之官是以脾胃为核心，由经络、气血之道、脉道、气液之道，共同组成消化之器。消化之官是生化枢纽，何以言之？脾之所以有消磨水谷及升清之能，必藉肝气疏泄之功和命火蒸动肾水化气之功，方能输布水谷之化物。胃之所以能腐熟水谷，施行下降之力，必藉肺气宣发、肃降之权，命火温化之功，胆之通降之能。在生理上形成以脾胃为中心的升降之中轴，以行运化、分解水谷之功能。人体内之精、液、气、营等营养物质，经脾的转输、散精，肝之疏泄，肺的收敛，肾的收藏，心的统运，方能营周全身，以供生命活动之需，此谓"有胃气则生，无胃气则死"之理。

暴泻一病必因毒害脾胃而生。毒不自发，有生于内者，有因于外者。外邪多由自然气候异常而成，内邪多由人为所致，今述之如下。

（1）感受外邪　六淫之邪皆可伤脾害胃，但以湿邪为多。何以言之？脾主湿，同气相求，湿为六淫之一，多不单行，往往随寒气之毒而化为寒湿之贼；动于火者，是为湿热病毒；生于炎热之夏，蒸发雨露之气为暑湿病毒。以上诸邪，多乘人体之虚内侵。潜于脾胃，待机而发。

（2）饮食所伤　食伤者为膏粱厚味、香甜之品；饮伤者为酒浆之类、清凉酸甜水饮之品以及瓜果梨桃之味。或毒染食物，或暴食不节，此食物下咽入胃，宿积内停，留滞生毒，脾胃受害，遇机而作。

总之本病发生发展为邪聚中焦，毒伤脾胃所致。因脾胃以膜相连，表里相通。若脾伤则不升不运，不消不磨；胃损则不降不腐，不化不行。中轴升降功能呆滞，清者难升，浊者难降，从而形成清浊相混，水谷不分。邪毒流注于小肠，伤损小肠之受盛气化之功，邪毒不去，下注于阑门，毒伤其气，则阑门失约，流移于大肠，毒浸肠脂膜引发气滞、血瘀、水聚之病变，因变致逆，传导功能失司. 魄门失约而成泄泻。

4. 证治

诊治此病，首要是确立诊断，结合辨证，定其病因，察其病机，判其虚实，别其病情，拟定理脾、和胃、分利清浊、止泻保津、固气防脱等治法。

（1）寒湿证

主症：腹痛肠鸣，大便清稀，重则水样便，脘闷纳少，或见恶寒发热，肢体酸楚，手足欠温，小便短少，面色苍白透黄，唇干色淡红，喜蜷卧就温，舌淡红，苔薄白，脉多沉缓而濡之象。

治法：解肌散寒，芳香化浊。

方剂：藿香正气散（《太平惠民和剂局方》）。药用藿香叶、紫苏叶、赤茯苓、苍术、陈皮、大腹皮、清半夏、姜厚朴、泽泻、炙甘草，共为细面。每次3g，4～6小时服1次，生姜煎汤送下，同时送服紫金锭1粒。用寸金丹亦可。

（2）湿热证

主症：腹痛腹泻，先溏后黄水呈黏液样便，继而频有便意，登厕即便黄色黏液而臭，肛门灼热，泻下急迫，烦热口渴不欲饮，小便短赤，颜面潮红，口唇红干，舌红少津，苔多厚腻而黄，脉多濡数，或滑数之象。

治法：清热解毒，渗湿健脾。

方药：①有肌表证者，用葛根芩连汤（《伤寒论》）。药用粉葛根、黄芩、黄连、生甘草，水煎服，同时服用紫金锭1粒，4～6小时服药1次。②无表证者，方用黄连胃苓汤（《医经会元》）。药用黄连、生甘草、赤茯苓、苍术、陈皮、白术（生）、肉桂、泽泻、猪苓、姜厚朴、生姜、大枣，水煎服，4～6小时服药1次，同时服用紫金锭。

（3）食滞证

主症：脘腹胀痛，腹痛即泻，泻后脘胀不减，但泻后腹痛缓，泻出粪便臭如败卵，或掺杂半消化食物，嗳腐酸臭，纳呆，颜面青灰内透黄秽之色，舌红，苔垢浊或厚腻，脉多滑数之象。

治法：消食导滞，和中除满。

方剂：枳实导滞丸（《内外伤辨惑论》，改汤用）。

方药：枳实、大黄、黄芩、黄连、炒神曲、白术、赤茯苓、泽泻，水煎服，同服紫金锭，4～6小时服1次。脘腹满甚者，加姜厚朴、炒麦芽；因肉食所致者，加生山楂、炒山楂；便秘不通者，加芒硝、煨皂角（3g即可）；泻止胀除善后用平胃散调治一二日，使脾健胃和，以免再滞。

（4）虚寒食滞证

主症：腹痛喜温，腹胀喜揉，腹泻先呈不消化样便，继则泻清稀水样粪，纳呆，喜蜷卧，畏寒足冷，小便短少色清白，口干不饮，喜热近温，颜面淡白透青黄，舌红，苔白腻，脉多沉迟滑象。

治法：温中散寒，消食祛滞。

方剂：理中消积汤（任老方）。药用炮附子、干姜、党参、白术（生）、焦三仙、炒枳实、赤茯苓、肉豆蔻（煨）、炒谷芽、广木香（煨），水煎服，同服苏合香丸或寸金丹。

5. 临床权变

暴泻一病，急而不缓，因此在治疗上必须先治其标为先，保津止泻为要，慎用固涩收敛之剂，以防敛邪，变成慢性腹泻之患。本病急救处理措施如下。

（1）针灸　先用艾条灸气海、关元、足三里穴数壮。再选中脘、天枢、阴陵泉、水分穴针刺之。

（2）外治法

①封脐散（《卫生鸿宝》）　药用：母丁香1粒，土木鳖子1个（去壳），共研细面，加入真麝香少许，填满肚脐中固定，泻止去之。

②鲜辣蓼一束，煎汤洗足及腿（《万病验方》）。

③封脐丹　药用丁香7粒，肉豆蔻1枚（煨），猪牙皂角（去筋）2枚，五倍子（炒）1枚，麝香少许，共为细面，醋调为丸，如绿豆大，放入脐中固定。

④刮痧法　以光滑铜钱、瓷匙或刮痧板为工具，蘸香油在患者脊背、腋下、肘窝等处，从上至下、由里向外刮之，以呈现出黯红色痧痕为止。

（3）内治法　症状呈现出伤津脱液损气者，用参麦注射液加于葡萄糖或盐水注射液中静脉滴注，另口服滋阴生脉散（《医宗粹言》），药用麦冬、生地、当归、甘草、白芍、五味子，加西洋参、炮附子、红花，水煎服。

症状呈现滑泻不止者，急用桃花汤（《伤寒论》）治之。药用赤石脂、干姜、粳米。先煎粳米、干姜，米熟去滓，冲赤石脂末服之。

症状呈现腹胀如鼓，大便泻而不畅，心神恍惚，肢厥，呼吸急促，急下之，用三物备急丹（《备急千金要方》）治之。药用巴豆霜、川大黄、干姜，共为细面，蜜丸如小豆大，每次2~3丸，泻出粪便者止服。病情缓解者，用保和丸或平胃散调治之。

病由饮酒所致，呈现出腹胀，肠鸣即泻，两胁不适，小便短少，四肢酸软者，药用枳椇子、白蔻、葛花、白术、公丁香、泽泻、炒车前子、赤茯苓、厚朴，水煎服。

三十八、脱营病论治

脱营病始见于《素问·疏五过论》，论证于《圣济总录》。此病近年来患者逐渐增多，而使脱营成为一种常见病、多发病。其发病隐约缓慢而生。其临床病象：始则饮食乏味，身倦微有乏力，使人不觉，不诊不治。日久形体瘦弱。心动悸而烦，少寐多卧，睡而梦扰，精神渐减，甚而善怒，颜面时有颧赤，口干，舌尖红，两侧淡红，苔少或白干而薄，其脉象不一，因人因病位病情而呈现乍大乍小或迟或数、或弦或缓、或结或代，或促之象。就其部位而言，先病于营渐及入血，深入五脏六腑波及经络。但以心、脾、肝、肾、脑为核心。因心主血，脾藏营，肝藏血而调血，肾为精血之海（见《医略》），脑为脏腑、经络、气血之主而统生命、生理之枢。此病之性为内伤之患。病情为神志受损，虚者有实之候，实者有虚之候。以年龄而言，壮、老年偏多，以职业言，干部居首。医者在临床上必须留心详审方能认定此病。

1. 病因病机

脱营病之发生发展，多由情志败伤而起，《素问·疏五过论》云："凡未诊病者，必问尝贵后贱，虽不中邪，病从内生，名曰脱营。"又云："诊有三常，必问贵贱，封君败伤，乃欲侯王。故贵脱势，虽不中邪，精神乃伤，身必败亡。"综观上述之记载，细玩内涵可知本病原委，多由职位、权力、财物失司，门庭清冷，势去人清淡，引起情志失调，思想苦闷，饮酒消愁，玩牌解闷，久则郁结，郁由怒而生，必引发肝气不舒，疏泄功能障碍，气化不行，营血不能内藏，肝体失柔，木失常性，从中化火，攻冲激烈，升之不降为风阳，抑而不透为郁气，症见眩晕、睡而不安、脘胁胀闷，甚而猝厥、淋证、烦躁等。郁由思而成者，必伤于脾，波及于胃，致升降枢机不利，中轴不能开合，津水不布，营气不升，燥湿失济，中气不能化生，则症见纳少、气短、乏力嗜卧、头晕而重、或形瘦而冷、精神不振等。脾为营血滋生之本。营气不生，则营虚，但"脉中之血，其名曰营，血中之气，是曰营气"。心为营血之枢，统运循环内外上下，营不足，则心体失养，复因"悲哀忧愁则心动"，"忧思则心系急"，久而不解则心神也伤。神伤则荡散于外，则心失神主，必见心动悸而烦，胸闷，善嗳气，甚而疼痛，乏力，头晕之候。郁发始乐后苦，皆伤精气，精气藏于肾，精损必伤肾，不能封藏，伎巧不出，做强无力，则症见头痛头晕、腰酸膝软、尿频尿急，甚而阳痿之疾，久则由于气血内伤，精津受损，形神受累，引起先后天生化功能失调，肾髓空虚，体虚不能养脑，肾虚不能生脑，血虚不能营脑，精虚不能充脑，津虚不能润脑，气虚则脑髓失煦，久则脑髓发生病理之变。一为脑髓鞘，一为髓海不足，五神失主，形体不随，脏腑气化功能失调，必症见头重头晕，记忆不强，健忘，肢麻，步态不稳健、肢体酸楚，喜笑失常，心悸怔忡，惊悸不安，重则发生中风之疾，也有生痴呆之证者。

2. 辨证论治

本病之证，十分复杂，虚中有实，实中有虚，更有上病及下，也有下病及上。候乃病情之变。故齐仲甫曰："候者，谓候一身之阴阳也。"《素问》也说："人有三部，部有三候，以决生死，以处百病，以调虚实，而除邪疾。"此之谓也。

（1）肝心失调证　症见心烦易怒，胸脘闷胀，背痛心痛如死状，善太息，口苦咽干，心动悸不安，睡而多梦，头目不清，甚则筋惕肉瞤。颜面淡青而红，两目暗青，舌红，苔白而厚，脉多叁伍不调而弦或紧象。

（2）胆心失调证　症见心悸而恐，胸塞闷痛，右胁胀痛，右肩胛下酸楚，腰亦酸感，口苦纳呆，头晕目眩，时有寒热不显，恶心，大便失调，小便黄赤，颜面淡，内含微红而黄，口唇红干，苔黄白相兼而腻，脉多沉弦，亦有结、代、促之象。

（3）脾心失调证　症见形瘦体弱，食纳不香，乏力，蜷卧，腹胀，胸满闷，心悸动，心痛尤甚或刺痛，阵烦闷乱，颜面淡黄而红，口唇红干，舌体肥大质红，苔白厚或兼灰黑之色，脉多沉缓或见乍大乍小，乍迟乍疏之象。

（4）肾心失调　症见腰酸膝软，尿频，心动悸，心痛引背，痛如拘急而紧之感，喜弯腰曲背，善呻吟，眩晕，耳鸣，耳聋，精神不振，遗精，阳痿，脱发，五心烦热，或背畏寒，牙齿活动。颜面颧红，舌红少苔，脉沉虚或结或代，亦有促象。

（5）肺心失调　症见气短胸闷，夜常不得右侧睡卧，缺盆痛，心动悸，心痛，休息则缓，为阵发性作痛，劳则发作，心痛甚，精神不恍，咽中干或有物梗阻感。颜面、爪甲色泽无变化，舌质淡红，苔薄白，脉沉虚，或结或代，或叁伍不调之象。

（6）脑髓不足证　症见头晕脑转，甚者头放枕上位置不对则脑转晕甚，恶心，两目欲闭，喜静，颈部几几然，肢麻膝软，胫酸，四肢肌肉乏力，喜卧喜睡，亦有心动悸不得眠，纳呆，大便时干时溏，肢麻肢颤，步行不利，舌本微强，时有语不明。颜面淡青微红暗黄，舌体肥厚，有齿痕，色深红，苔厚而灰白，脉多弦紧而数或迟，更有叁伍不调之象。

3. 论治

本病之因是情志精神受伤为患，病机以郁始虚衰为果，脏腑生理功能失调为核心，因此治则必以调整阴阳、气化之机，结者散之，虚则补之，统治以平为主。其证由肝心失调所致者，治宜平肝安神为主，以达肝气通则心气和而平。方药用甲乙归藏汤治之。病由胆心失调而生，必以利胆安心为主，所谓心胆气通，胆静则心宁。方药用黄连温胆汤治之，乌梅丸亦治之。病发于心肺失调者，必以醒脾悦心为主，因脾健胃强，则升降畅达、神气渐盈，心安神稳。方药用调中宁神汤治之，气虚者用归脾汤治之。病成于肾心失调者，法宜交通心肾为主，使水火得济，精营上奉，君火宁于上，相火安于上，神能舍心。方药用心肾交泰汤治之，古菴心肾丸亦治之。证因肺心失调而生者，法当理肺镇心为主，盖肺是清虚之体，主百脉，行营卫，司清浊，以灌心脉，营能携清气入心，血能养心，故肺气顺行，则心神安于内，方药用理肺益心汤治之。病起于脑髓不足者，法宜补肾生髓为主，因肾生脑生髓，诸髓者皆属于脑，脑为髓之海。方药用增损地黄饮子治之。

4. 转归

脱营疾病是生于始乐后苦，心思郁结，忧虑不已，情志内变。病从内生，形神失调，气血逆乱为其本。若失治误治，复加情志郁结而不解，迫使营气逆行，心之腠理津血不行为瘀为饮，壅塞心之毛脉，引起大经小络不通，心肌失养而生真心痛之危候。甚则七情气乱，阴阳失调，郁于经络，藏气不行，营卫痞涩，血瘀气阻，津结为痰，结于膜原，日积月累发生肝癌之恶候。

5. 调摄

《素问·上古天真论》曰："恬淡虚无，真气从之，精神内守，病安从来。"此段数语告诫人们，要消除思想杂念，喜忧之患，走出逆境，创造佳境，焕发精神。遇逆境，善排除，节私欲，断妄想，耳不听烦，目不视忧，要学"大肚能容，能容天下难容之事"。快乐之心，七情自平，修身养性，多养花观鱼，听涛玩琴，畅志怡神，饮有制，食有节，起居有规律，不妄劳力，避免伤形损精之事，颐养天年。正如《养生大要》所说："一曰啬神，二曰爱气，三曰养形，四曰引导，五曰语言，六曰饮食，七曰房室，八曰反俗，九曰医药，十曰禁忌。"此之谓也。

6. 附方

（1）甲乙归藏汤（《医醇賸义》）　方药组成：珍珠母、青龙齿、醋柴胡、薄荷、生地、当归身、酒白芍、丹参、柏子仁、夜合花、沉香、大枣、夜交藤。水煎服。

（2）黄连温胆汤　方药组成：黄连、淡竹茹、枳实、茯苓、陈皮、法半夏、石菖蒲、阿胶、莲子心。水煎服。

（3）调中宁神汤（任老方）　方药组成：苍术、厚朴、川芎、砂仁、荷叶、茯苓、郁金、黄连、枳实、生龙齿、龟胶、远志。水煎服。

（4）心神交泰汤（任老方）　方药组成：酒黄连、酒黄柏、肉桂、生地、麦冬、山萸肉、郁金、香附、胡桃肉、洋火叶、龙齿、远志。水煎服。

（5）古菴心肾丸（《杂病源流犀烛》）　方药组成：熟地、生地、山药、茯苓、当归、泽泻、盐黄柏、酒黄柏、山萸肉、枸杞子、炙龟板、牛膝、黄连、酥炙鹿茸、生甘草。共研细末，蜜丸服。

（6）理肺益心汤（任老方）　方药组成：旋覆花、青葱管、枇杷叶、麦冬、酒生地、蜜远志、郁金、黄连、茯神、百合。水煎服。

（7）增损地黄饮子　方药组成：黄精、山萸肉、熟地、麦冬、藏红花、淡菜、巴戟肉、丹参、胡桃肉、炒水蛭、地龙、远志。麻雀脑为引，水煎服。

三十九、脱证救治

脱证，今名休克。源于《内经》。脱证，古之称，休克，今之名。系指人体因受各种因素（如外伤、失血、失液、感染、中毒、脏病等）的作用，而引起气机闭阻，津血不畅，致使神明失主，神机失用，阴阳相离，生命垂危的一种急性病证。《史记》载扁鹊过虢，治疗"虢太子"病"尸厥"，"……会气闭而不通，阴上而阳内行，下内鼓而不起，下外绝而不为使，下有绝阳之路，下有破阴之阻，破阴绝阳，色废脉乱，故形静如死状……历针砭石，以取三阳五会，有间，太子苏"。《灵枢·厥病篇》曰："厥心痛……如银针刺其心"，"色苍苍如死状"，"真心痛，手足青至节，心通甚，旦发夕死，夕发旦死"。《中藏经·厥证》曰："暴哑卒寒，一身拘急，四肢拳挛，唇青面黑，目直口噤……昏冒，不省人事……人之阴厥也。"《巢氏病源》曰："人有在于途路逢凄风大雪，衣服沾污，冷气入脏，致会阴气闭于内，阳气绝于外，荣卫结涩，不复流通，故致口噤绝而死。""大吐下后，乃至汗出，其脉欲绝，手足皆冷，名为四逆，四逆者，谓阴阳卒绝也。"唐宗海说："杂病发厥，吐利不止，脉脱气微。"《类证治裁》曰："下脱者，血崩不止，大下亡阴"，"上脱者，喘促不续，汗多亡阳，神气乱，魂魄离，即阳脱"，"上下俱脱者，类中眩仆，鼻声鼾，绝汗出，遗尿失禁，即阴阳俱脱也。"以上论述为我们研究本病奠定了基础。

1. 临床表现

脱证，系属急、危、重证，临床表现很复杂，但也有它的一般规律性。因此，及时准确地把握它的临床特点，对救治尤为重要。其主要表现为：神志迟钝（或不清、淡漠、昏愦、神昏），或烦躁不安，面色苍白，呼吸急促或微弱，四肢厥冷，甲爪苍白或青紫，汗出或不止或如油，肤冷，身凉，脉微欲绝（或细数、伏细而疾、雀啄、屋漏），尿少，遗溺等。

2. 病因病机

脱证的发生，主要由于神明失主，神机失用所致。因为脑为髓海，髓者，精之根，生命之元，精者，血之本，神之苗，五脏皆有精，上承于脑。脑又为神明之心，元神之府，精灵之处，神机之源，诸神之会，神明之主，而司一身阴阳之平衡，并有调节脏腑、经络相互渗透，相互协调，相互促进，相互合作，相互制约之功能，以达阴平阳秘，身心健康，故王冰曰："阳天化气，阴地成形……清阳上天，浊阴归地，然其动静，谁所主司，盖由神明之刚纪耳。"即为上述之义。

因此，本病的发生发展，主要由于内在正气不足，机体抗病能力低下，外在六淫、瘟疫病毒内侵，或由情志所伤，亡血失精，伤津脱液，耗气伤阴，或由药物失宜、其他疾患等因素，导致五脏失常，因而引起肺之呼吸、治节、布津、施液功能障碍，津血运行受阻，致使清气不入，浊气不出，则津聚为痰，血聚为瘀，故症见气喘、气短、咳呛、痰鸣、鼻冷或如煤烟状。由于肺之清气不入，浊气内蓄，致使心脏清气亏乏，心阳失助，心机失常，血循不利，血瘀于心，阳瘀化热，阴凝为寒，邪扰于内，则神不守舍而症见心悸心烦，躁动不安等。由于心阳受损，血行不利，肝血不藏，肝体失养，疏泄功能受阻，致使肝阳内郁，郁而化热，热盛伤阴，化火，生风，风痰之邪，上犯清窍，则见头晕、头痛、瘈疭、抽搐、昏迷之症。由于肝之疏泄功能衰退，少阳升发之气不能疏泄于中，中轴升降功能呆滞，生化、转输功能障碍，致使胃气不降，其气上逆，则症见纳呆、恶心呕吐、腹胀，甚则四肢厥冷等。由于脾气内衰，胃不能腐热水谷，精微不生，先天失养，肾气受伤，命火衰微，阴阳不能相互转化，阴精不能生髓，髓虚不能生血，血虚精亏，则真阳不能内敛，阳浮于外，真阳外脱，症见肤冷汗出，面色苍白，面目昏黑，甚则水渎不利，尿少，二便失禁，精关直泄，上引下竭。阴阳脱离，终则髓虚不能上奉于脑，则脑髓消，促使经络主气主血功能紊乱，络脉绌急，津血内瘀，不能营润于外，故见暴脱暴厥之症。

所以，《医学丛书》曰："脾绝口开，肾绝而遗尿，肝绝而目合，心绝则自汗，肺绝则喘促。"《灵枢·绝气》曰："精脱者，耳聋；气脱者，目不明；津脱者，腠理开，汗大泄；液脱者，骨属曲伸不利，色夭，脑髓消，胫痠，耳数鸣；血脱者，色白，夭然不泽；其脉空虚，此其候也。""阳衰于下，则为寒厥；阴衰于下，则为热厥，阴阳之气不相顺接，则病厥逆"，此其义也。

3. 辨证施治

（1）病毒内陷证

主症：壮热骤退，烦躁不安，渐而谵语，妄见妄闻，神志不清，继而神昏，肤冷肢厥，脑中独热，扪之灼手，指甲青紫，冷汗自出，鼻干，囊缩或乳缩，尿少而赤，舌绛或紫暗，苔黑或黄厚灰腻，脉多沉细而疾，或细数。

治法：辛凉透络，强心醒脑。

方药：①瓜霜紫雪丹。犀角（水牛角代）、羚羊角、青木香、沉香各5g，寒水石、石膏、灵磁石、滑石、玄参、升麻各16g，朱砂5g，甘草8g，公丁香20g，麝香3.6g，赤金10g，西瓜霜80g，冰片6g，以上各药共为细面，每服0.5～1g，日2～3次。②犀珀至宝丹。犀角（水牛角代）5g，羚羊角5g，郁金3g，血琥珀3g，甲珠2g，连翘心3g，石菖蒲3g，蟾酥0.5g，朱砂5g，玳瑁5g，麝香1g，血竭3g，藏红花5g，桂枝尖2g，丹皮3g，共为细面，猪心血为丸，金箔为衣，每丸1.5g重。每服1丸，每日2～3次。③生脉饮。西洋参5g，麦冬4g，五味子3g，水煎服。④全真一气汤。别直参2g，麦冬5g，北五味子1.5g，熟地5g，白术3g，淡附子片1g，酒蒸怀牛膝2g，水煎服。

（2）阳气脱证

主症：面色苍白，四肢厥冷，汗出不止，口唇紫暗，身冷如冰，气促息微，神情淡漠，重则神昏，尿少或遗尿，舌淡或赤，苔白而薄润，脉多沉细而疾，或雀啄、屋漏。

治法：回阳固脱为主。

方药：①参附汤。赤参5～10g，附子3～5g，生姜3片，童便为引，水煎服。②急救回阳汤。赤参5～10g，附子3～5g，干姜2g，白术3g，甘草3g，桃仁2g，红花3g，重者加鹿茸粉0.95g（冲服），水煎服。

（3）营血脱证

主症：颜面苍白，口唇淡白，心内烦冤，心悸怔忡，皮肤多汗，苍白或苍黄，手足热，口渴喜饮，重则烦躁不宁，神志不清，尿少，爪甲苍白，肢厥如冰，音哑，舌淡白少苔，脉多数而疾，芤大，沉细而数。

治法：摄阳固阴。

方药：固阴煎。白参 5g，熟地 5g，山萸肉 10～20g，五味子 3g，生山药 5g，远志 3g，甘草 3g，菟丝子 5g，水煎服。

（4）阴阳俱脱证

主症：神志昏聩，汗出如油，舌卷囊缩，身临若尸，鱼目，瞳孔散大，鼾声，喉间痰鸣如拽锯，气少息促，遗溺，舌淡灰无神，脉微欲绝，或伏细。

治法：回阳固脱，益气摄血。

方药：①参归鹿茸汤。赤参 3g，当归身 1g，炙黄芪 2g，炙甘草 0.5g，鹿茸血片 0.3g，龙眼肉 3g，生姜 3 片，陈酒 1 杯，水煎眼。②回阳救阴丹。人参 3g，黄芪 3g，当归 10g，茯神 5g，生枣仁 3g，北五味 1g，或加熟地 10g，山萸肉 5g，水煎服。

（5）痰气厥脱证

主症：突然眩仆，面色苍白，口噤握拳，呼吸气粗，四肢抽搐厥冷，昏而不语，喉间痰声，口吐涎沫，舌淡，苔薄白，脉伏或沉弦。

治法：行气豁痰。

方药：①导痰汤。半夏 3g，陈皮 3g，茯苓 4g，甘草 3g，枳实 3g，南星 1g，水煎服。②卧龙丹：犀牛角（水牛角代）0.4g，金箔 0.4g，冰片 0.2g，荆芥 2g，闹洋花 2g，麝香 0.5g，朱砂 0.5g，皂角 1.5g，细辛 1g，灯心灰 2.5g，共为细面，刺鼻取喷嚏。

四十、时疫霍乱论治

"时疫霍乱"之名始载于近代医家张国华所著《医学达变》一书中，其曰："时疫害人之暴烈，莫若霍乱……大抵其俱发而暴烈者，不外寒热二疫。"任老曰：霍乱之名，见于《素问·六元正纪大论》和《灵枢·经脉》，发挥于《伤寒论》而成辨证之纲，承传创新于明、清及近代医家，兹不赘言。

1. 释名

历代医家对霍乱一词的解释皆释之为"挥霍撩乱"之义。

任老认为：时疫霍乱，"时"是指流行季节，有严格季节时间线；"疫"是言有传染性，即《素问·刺法论》说"五疫之至，皆相染易"之理；"霍"是指发病迅速暴烈；"乱"是言因暴吐暴泻，伤津脱液，引起水液代谢紊乱。总之霍乱是病性病情变化迅速，反应猝急的危重证，呈现出剧烈性腹泻，初为溏便，瞬间水样便，旋即米泔样便，多无腹痛，呕吐不止，吐物如水浆，色淡黄，无臭味，少数病者可有腹痛，无里急后重感，渐呈肢厥如冰，脉多沉伏。

流行时间，以夏秋二季为主。何以如此？"暑者，天气郁热之称。"（《治病法轨》），"长夏湿令，湿土司令，故暑必兼湿"（《医方集解》）。《临证指南医案》明确指出："天之暑热一动，地之暑浊自腾。"暑与湿浊相蒸，二气相搏疫毒滋生，毒盛则害人，所以夏秋为染病之季。

病位以脾胃为本，大肠为病之标。何以言之？清浊相混扰乱肠胃所致。

2. 病因病机

人体在季节炎热之时，其生理特点呈现出外盛内衰之象。所以然者，人与天地相参，因此，人体在暑热之季，阳在外，阴在内，就是说人之在炎热之时，气血多积聚于肌腠，抵抗力强，而体内气血聚集相对减少，故中下二焦胃肠抗病能力低下，是疫毒侵犯胃肠之基础。虽有中焦胃肠之虚，但疫毒不能直趋中道，必须藉污染之饮食才能侵入脾胃，下注入大肠。而污染之源有三：一是海洋甲壳类生物体表所带疫毒污染；二是苍蝇所带疫毒污染食物；三是患者呕吐物、粪便污染水源。因此疫毒侵入人体，必须借助污染之水、食品、手、口腔、食道而后侵入脾胃，由于中气虚，不能御邪，下注大肠，透入脂膜之内，蕴结生毒。毒是恶性之毒，一害大肠主津液之功，二损变化分清降浊之器，三伤多气多血之经，从而在病理上出现水精、津液汇流于大肠，使大肠传导功能失常，浊气上冲于胃而生暴吐，清气反逆下则暴泻如水注，致使阳气伤，不能温煦筋脉，液脱筋脉失养而生转筋之症，甚则津伤液脱，必害于肾。所以然者？肾主五液，液少肾精必虚，虚则精不化气，脏真伤而生肾衰之危象。血者"水也，养料也"（《物理小识》），津液也在血中，水脱，津少，液亏，血自内滞，阳气不得入血，血气失煦，引起缠络、孙络、毛脉阳气不达，血瘀其脉络，而心血内涩，心气受损，藏真为毒气所痹"气力衰竭"（《轩岐救正论》）而亡。

3. 证治

时疫为患，其性多暴，发展迅速。因其吐泻甚剧，伤气损津耗液，造成人体内外衰竭，在治疗上必须急救为先，健脾和胃，升清降浊为要，解毒除疫为治，温阳生津为法。

（1）毒伏胃肠证

主症：胸脘不适，纳呆，身倦乏力，腹泻次数多，口渴，不呕不吐，小便如常，舌淡红，苔薄白，脉多沉濡之象。

治法：和中解毒为主。

方药：平胃散（汤）。药用：苍术，厚朴（姜汁炒），陈皮，甘草，水煎服。同时送服紫金锭，4～6小时服一次。

（2）湿热毒结证

主症：上吐下泻，一日10～20次不等，口渴欲饮，粪便纯利水便如米泔样，口唇干，小便短少，肢冷，舌淡红少津，苔白腻，脉浮而数。

治法：健中解毒为主。

方药：健中解毒方（任老方）。药用：西洋参，苍术，藿香，姜黄连，白蔻，天花粉，乌梅（醋浸），蚕砂，竹茹，泽泻，石斛，诃子肉，水煎服，同时送服紫金锭，也可服用雷击散，4～6小时服一次。

（3）脱液气散证

主症：吐泻频繁，口渴饮水不止，颜面青白，两目凹陷，鼻准头凉，皮肤皱冷，手掌肌腠皱纹如褶，呼吸气凉，声音嘶哑，溺无或少，肢厥冷，舌淡，苔少，脉浮数疾。

治法：回阳生津为主。

方药：加减急救回阳汤（任老方）。药用：赤人参，炮附子，炮干姜，红花，荷叶，石斛，赤芍，桃汁，葡萄汁，橘汁，白术，诃子肉，白蔻仁，水煎服，同时送服紫金锭，4小时服一次。

（4）气阴虚证

主症：经过救治，病情已缓，吐泻渐止，身倦乏力，精神不振，口干气短，午后身微热，但亦有少数患者高热，心烦，纳呆，二便渐趋正常，舌淡红尖赤，苔薄白，脉多虚数或濡缓。

治法：益气养阴为主。

方药：益气生津饮（任老方）。药用：生晒人参，沙参，麦冬，生白术，砂仁，玉竹，乌梅（醋浸），炒谷芽，石斛，陈皮，扁豆，水煎服。

4. 权变法

此病易发生伤津脱液，耗气滞血之证，首先要用增液生津，益气活络之剂。病情轻者口服为主，药用竹茹，葛根，天花粉，白蔻，石斛，橘汁，山楂汁水煎频饮，每天需饮 1000ml 左右。证见呕吐频繁，不能口服者，要及时从静脉输给液体，药用复方氯化钠注射液 1 瓶，加入生脉注射液 60ml，静脉滴注，一般每天补液 3000～4000ml，但生脉注射液一天用量不得超过 120ml。脉络瘀滞者，可加入丹参注射液 40ml，一天用量不得超过 80ml。病情危重者，每天需补液体 8000～12000ml，2000ml 液体内需加生脉注射液 120ml。四肢厥冷，身凉，脉伏数者，必须加入参附注射液 30ml，一天用量不得超过 80ml。

症见呕吐不止者，急服雷击散，药用肉桂、公丁香、白蔻、薄荷叶、白芷、生甘草、冰片、薄荷冰、朱砂，共为细面，每服 3g，生姜煎汤送服。

症见腹泻不止者，急用虎疫万应散，药用醋石榴（焙干）、赤石脂、炮干姜、朱砂、冰片，共为细面，每服 3g，粳米煎汤送服。

症见吐泻身凉肢冷，汗多，口大渴，饮冷，腓肠肌痉挛者，急投急救回阳汤（《医林改错》），药用党参、附子（炮）、干姜、白术、甘草、桃仁、红花，水煎服。

症见腓肠肌痉挛，肢冷腹痛，口渴烦躁，目陷，脉伏，急服蚕矢汤（《霍乱论》），药用晚蚕砂、生薏苡仁、黄豆卷、木瓜、姜黄连、清半夏、酒黄芩、通草、焦栀子、陈吴茱萸，水煎服。

症见不吐不泄，肢冷，腹满烦乱，绞痛短气，颜面青惨，肢厥冷，脉伏之象者，此为干霍乱，西医称之为"暴发型"，是危证，急投紫金锭救治。必要时可服梅花点舌丹，配合十宣放血可救之。

症见病后胸膈痞塞，汤水难下，或渴或呃者，昌阳泻心汤治之，药用石菖蒲、酒黄芩、清半夏、姜黄连、苏叶、姜川朴、鲜竹沥、枇杷叶、芦根，水煎服。

5. 外治法

刺血疗法：选取十宣、委中、曲池、尺泽等穴为主。

针刺法：以足三里、承山、中脘、天枢、巨阙、三阴交等穴为主。

灸法：选取天枢、气海、中脘、照海、关元、承山等穴为主。

四十一、疫毒痢论治

疫毒痢是指感受湿热疫毒及暑疫毒邪，蕴结肠胃，侵伤气血而引发的急性传染病。疫毒痢之名首见于宋代陈自明《妇人良方大全》："已有一方一郡之内，上下传染，症状相似……治疫毒痢者……。"元代朱彦修《丹溪治法心要·痢》也说："时疫作痢，一方一家之内，上下相传染者相似。"疫者，感受疫疠之邪也。毒者，邪毒内犯气血也。痢者，痢疾之谓也。本病又称"时疫作痢"、"疫痢"、"时行疫痢"等。

1. 临床表现

起病急骤，变化较速，症见壮热烦渴，剧烈腹痛，呕吐厌食，下利鲜紫脓血，恶臭难闻，里急后重明显，迅见形体消瘦，眶凹纹瘪，险见神昏，抽搐，气喘不宁。亦有突发高热，腹痛不甚，神昏痉厥者，经灌肠后始发现脓血便。本病有强烈的传染性。

2. 病位

本病病位在于阳明肠胃。何以言之？宋代严用和《济生方》说："殊不知痢疾多因饮食停滞于肠胃所致。"隋代巢元方《诸病源候论·瘟疫诸候》："热毒甚者，伤于肠胃，故下脓血如鱼脑或烂肉汁。"由于疫毒侵犯阳明，易逆犯气血，而伤及五脏，尤以肝、心、脾、肾为主。

3. 病性与病情

本病多以疫毒实邪为主，亦有邪实与正虚并见者。病情险恶急暴，易危及患者生命。所以《奇效医述》说："痢为险恶之症。"

4. 流行季节

本病多发于夏秋季节。因天之暑热一动，地之湿浊自腾，故湿热疫毒及暑疫毒邪易于滋生。清代喻昌《医门法律·痢疾论》云："夏秋热暑湿三气交蒸，互结之热，十倍于冬月矣。外感三气之热而成下痢。"《重订痢疾论·疫痢》也说："疫痢乃时行不正之气，春感为瘟，秋则成痢。"

5. 病因病机

疫毒痢为感受暑湿疫毒之邪，蕴结胃肠脂膜，邪毒繁衍，熏灼脂膜，伤及脉络，侵入营血，上犯下损而成。

（1）暑湿疫毒外侵　夏秋之交，天暑之气下临，地湿之气上蒸，引发暑湿浊气易生疫毒。人若贪凉纵欲，或劳役过甚，或起居失常，致机体正虚，暑湿疫毒乘机入侵，外则困滞肌腠，内则直趋中道，伏于胃肠，蕴邪郁毒而成。

（2）饮食秽浊伤中　暑湿之季，人体外盛内衰，脾胃受湿之困而呆滞，复伤秽浊之饮食，或肥甘厚腻，生冷黏浊之品，则内外交阻，两浊相结，蕴积胃肠化毒生热而发。

脾胃属土，居于中焦，绕五脏，为四维之中气，是气机升降之枢纽。胃者卫之源，脾者营之本。在生理功能上形成中气、卫气、营气三维防御系统，内护脏腑，外固经络、皮肤、肌腠，是以拒外邪而不得入。由于上述病因不断地作用于脾胃，三维防御系统受到损伤，而暑湿疫毒得以内侵，脾胃不能束邪，邪毒得以下犯肠间膜原，致使邪毒滋生繁衍。邪盛毒聚，先伤肠间脂膜，造成脂膜内之缠络、孙络、毛脉产生细急病态，则清气不得入，浊气不得出而堆积于内，血液流滞变生瘀血败浊，迫使营气内陷于肠间腠理，形成肿胀、溃烂。重则邪毒内炽，大肠传导失职，邪毒羁留在肠，毒浊沿循血道，上侵于脑，脑髓元神受累，神机受阻，机窍闭塞而现昏、痉、厥、脱之危象。

6. 诊断

（1）病发于夏秋季节，多有饮食不洁史。

（2）临床表现：里急后重，下利鲜紫脓血，腹痛剧烈，壮热燥渴，苔黄白相兼，脉数有力，面色青红，舌红赤，或伴见神昏，痉厥，伤津脱液症者。

（3）便常规或肛门拭子检查，有助于诊断。

7. 鉴别诊断

（1）烂肠痧　起病急，壮热烦渴，下利脓血，腹痛剧烈，恶心呕吐，旋即神昏，痉厥，或见脱证。但其病多无里急后重，下利多为血水状，或如赤豆沙样，或为鲜血，恶臭不甚。便常规检查可资鉴别。

（2）暴泻　起病急暴，壮热烦渴，腹痛剧烈，或伴呕吐，亦有迅速即痉、厥、神昏，或见脱证，但其病无里急后重，下利为水样便，无脓血，便常规检查可资鉴别。

8. 应急治疗

（1）针灸

治则：清热解毒，除秽化浊。

处方：天枢、足三里、曲池。抽搐不止加太冲、阳陵泉，高热神昏加水沟、委中，厥、脱加关元。

手法：天枢、足三里、曲池均施凉泻法，应据患者虚实状态，适当加大强度。水沟、委中以三棱针刺出血，神昏隔盐灸。太冲、阳陵泉宜用泻法，须持续较长时间运针，直至症状有所改善。

（2）刮痧

常用穴：①颈部三道：自风府至大椎一道，风池至大杼左右各一道；②背部五道：自大椎至长强一道，大杼至白环俞左右各一道，附分至秩边左右各一道；③大椎、大杼、间使。

备用穴：退热加神门、内庭、侠溪，止痉加合谷、内关、涌泉、印堂、水沟、百会，呼吸衰竭加素髎、迎香、承浆、少商，循环衰竭加素髎、水沟、百会、内关。

方法：先以三棱针在大椎穴刺血，并于针眼上扣上半个经消毒的花椒皮，以胶布固定，然后针刺大杼、间使，用泻法不留针。继而用刮法：采用压舌板、小瓷盅或瓷勺等作刮器，消毒后蘸少许凡士林，在颈部和背部按上述路线，自上而下刮治，直至皮肤出现青紫色或瘀斑。

（3）药物灌肠　先行清洁灌肠，直至流出液为清水为止，再用白头翁汤加紫金锭 2 锭保留灌肠。

（4）针剂　可根据病情，分别选用。①神志昏愦者，用醒脑静注射液 20ml 加入 5% 葡萄糖注射液 500ml 内，每日 1 次，静脉滴注。②发热者，用双黄连注射液 60ml/kg 加入 5% 葡萄糖注射液 500ml 中，每日 1~2 次，静脉滴注。③气津脱证者，用参麦注射液，每次 60~120ml，加入 5% 葡萄糖注射液 250~500ml 中，每日 1~2 次，静脉滴注。④四肢厥逆身冷者，用参附注射液 20~40ml 加入 25% 葡萄糖注射液 20~40ml 中，静脉滴注。

（5）中成药

①凡治痢疾者以泻下为先，通腑去毒为要，故先用大承气汤或三物备急丸，每次 2 丸，泻下即止。

②若见腹胀，里急后重，下利频数，舌苔黄者，用槟芍顺气汤。槟榔片 10g，芍药 5g，枳实 10g，厚朴 15g，大黄 5g，生姜 3 片，水煎服。

③治痢无论病属何期，均可用玉枢丹，每次 0.3g，每日 3~6 次，口服。

（6）外治法　药用木鳖子，去壳去油，与麝香、雄黄共研为面，贴脐部。

9. 辨证论治

疫毒痢病位在肠胃，病性以疫毒实邪为主，本着通因通用原则，采用通腑除邪、凉血解毒为大法。

（1）热毒炽盛

主症：发病急暴，壮热寒战，腹痛剧烈，里急后重明显，下利紫色脓血，口渴烦躁，舌质红绛，苔黄燥，脉弦滑数。

治法：清热解毒，凉血止痢。

方剂：白头翁汤（《伤寒论》）。药用白头翁、黄柏、黄连、秦皮。方中白头翁味苦性寒，清热解毒，凉血止痢；黄柏、黄连清热解毒，燥湿祛邪；秦皮苦寒燥湿，清肠止痢。四药合用，共奏清热解毒凉血止痢之功。本方可加地榆、牡丹皮、赤芍等清热凉血之味，以加强解毒除邪之功；腹痛，里急后重明显，加木香、槟榔、白芍调气和血，缓急止痛；夹食滞者，加枳实、焦山楂、莱菔子以消食导滞；暑湿困表者，加藿香、佩兰、荷叶以芳香透达，使邪从表解；积滞甚者，痢下不爽，臭秽难闻，腹痛拒按者，急用小承气汤通腑泻浊，消积下滞。

（2）热毒内闭

主症：高热，烦躁，神昏谵妄，痢下脓血，舌质红绛，苔黄厚焦燥，脉弦滑数。

治法：清热解毒，凉血泻浊。

方剂：牛黄承气汤（《温病条辨》）。药用安宫牛黄丸加大黄。方中安宫牛黄丸清热解毒，镇痉开窍；生大黄通腑除滞，解毒泄热。本方可加芒硝、厚朴、生地榆以增强通腑解毒之力。

（3）热毒动风

主症：壮热不退，烦躁谵妄，手足抽搐频发，下利脓血，舌质赤绛，苔黄燥刺，脉弦数。

方剂：玳瑁郁金汤（《重订通俗伤寒论》）。药用玳瑁、木通、生栀子、竹沥、郁金、连翘、牡丹皮、生姜汁、鲜菖蒲汁、紫金片、野菰根、鲜竹叶卷心、灯心草引药入心，清心开窍，心火清降则肝风可静，抽搐可止。若高热，神昏较重者，加服安宫牛黄丸或紫雪丹或至宝丹，以清心开窍，亦可加醒脑静注射液或清开灵注射液。

10. 权变法

疫毒痢脉象呈现微小滑利者，多是善症，浮弦洪数，多为险候。

本病初起，下痢，身热恶寒，头痛脉浮者，当先解表，然后治里，所以然者，表解毒散则内安，而痢亦轻矣。解表用荆防败毒散治之，药用茯苓、生甘草、枳壳、桔梗、柴胡、羌活、前胡、独活、川芎、陈仓小米。表解里证未除，下利脓血，里急后重者，治用香参丸，药用广木香、苦参（酒炒）、生甘草。里急后重，不得便者，重症治用大承气汤治之，药用酒大黄、姜厚朴、炒枳实、风化硝；轻症用芍药汤治之，药用芍药、黄芩、黄连、当归、肉桂、槟榔、木香。疫毒炽盛，窜扰经筋，由血道、液道上犯脑窍，症见抽搐频作者，急投安脑解毒散治之，药用玳瑁、羚羊角、琥珀、珍珠、朱砂（水飞）、冰片、蜈蚣、全蝎、赤金。

由于毒烈正衰，亡阴劫液，伤血竭气，症见四肢厥冷，身凉汗出，口鼻气冷，口渴，尿少，脉浮者，急投参附注射液（用量用法同前），内服急救回阳汤，药用人参、附子（炮）、干姜、白术、炙甘草、桃仁、红花。

症见身热、口燥舌干、饮冷、汗出肢冷、脉沉数无力者，急用活血解救汤救治，药用西洋参、麦冬、红花、赤芍、当归尾、石斛、紫金锭、天花粉、甘草。时疫热毒上逆，胃气败绝，呕不能食者，名"噤口痢"，急投参连菖蒲汤（《古今医统大全》）治之，药用人参、黄连、石菖蒲、石莲子送服八宝红灵丹（牛黄、冰片、麝香、月石、火硝、雄黄、礞石、朱砂），或送服梅花点舌丹，以解毒除秽，和中降逆；或以田螺捣烂，入麝香少许，纳入脐中以通达三焦气化，降逆和胃。若起病暴急，咽干喉肿，滴水难入，下利脓血紫黯，恶臭难闻，壮热不退者，为毒热入血，瘀滞阳明，名奇恒痢，宜急投桃核承气汤治之，药用桃仁、大黄、桂枝、炙甘草、芒硝，加生地榆、皂角通腑泻热，化瘀解毒，缓则不救。

四十二、血衃证救治

1. 释名

血衃又名衃血，是证不是病。所谓"衃"，是言人体内外血液凝滞成血瘀之患，正如《灵枢·五禁》说："淫而夺形，身热，色夭然白，及后下血衃，血衃笃重，是谓四逆也。"淫而夺形，淫是指内外邪毒浸入血脉，血液为之凝。何以言之？血脉乃有形之体，邪毒烈，正弱不约，浸伤血液及脉络膜而发。故《病源辞典》指出："血衃，病源由血分败坏，或内伤经，久而脏腑有所破损所致……多属不治之证。"

2. 临床表现

血衃多呈现出 3 种表现：一为出血征，即卒然发生出血，多在皮肤一处或多处大片瘀斑，或血肿，色泽多为紫色或紫黑，名为肌衄。因疾病不同，则发生病变部位亦异，如发生于妊娠期，或产后阴道流血不止，如出现在创伤口、刺伤口，往往渗血不止，甚则发生肠胃、肺、膀胱、肾等出血；皮肤、肌腠紫癜，进而发展成紫黑色，或形成溃烂等。二为慢性之患，由于脏器受损，血脉、毛脉受伤，气血逆变为瘀。发于肺者，咳逆喘促，鼻起烟煤，口目色黑；病发于肾者，症见腰痛、小便短少、尿血、水毒，甚者肾衰。三为邪盛毒剧，脏真受伤，发生气脱血凝，而呈现阴阳离决之危候。

3. 病位

本证以气血逆变，血脉之毛脉、血络受伤，脏腑受损为本，病因为标。何以言之？急性病多因六淫之毒，或瘟毒以及五疫之毒，侵犯营血，败浊凝聚血液而成。慢性疾病在发展过程中，多因毒自内生，侵害血液，毒血相结而发。

4. 病性与病情

本证是恶候、险证，难于医治。何以言之？营伤则血败为瘀，脏真受累，脉气神折，枢机障碍者多，故为急、难、危证。

5. 病因病机

本证发生原委，是多源性的。既有外在邪毒之感伤，又有慢性之疾导致毒自内生，引发三维防御系统失调，毒血互结而生。

（1）感受时疫毒邪，但时疫由于季节不同，分为风疫、寒疫、暑疫、燥疫、湿疫、火疫之毒，乘人体三维防御系统失调侵入机体，潜入募原待机而作；亦有瘟毒为患者。

（2）慢性虚中夹实之患，多见于癌肿（《仁斋直指方论·发癌》）和"白血"之疾（《素问·至真要大论》），潜消暗烁，毒精自生，通过精道入营，营伤则气必损，气不温行血液，血行缓则凝，凝则血脉瘀阻为患。

（3）亦有发生于产妇者，多为羊水内阻，胎死腹中，子痫之毒，毒由血道侵入血脉，先伤营、后血凝则病成。

（4）疔疮走黄，毒邪入血，或跌打损伤，瘀血化毒，或"肝叶硬"（《医宗己任编》）、"肝死"（《素问·平人气象论》）。因毒热炽盛，肝之营气不从，陷于肉理，形成体坏、凝血之因，疏泄于血而生。亦有药源性引发者。

其病机发生发展过程既有内因，也有外因引发气血逆变。外因引发有二：一为时疫之邪，二为六淫之毒。由于人体正气不足，营卫失调，不能束邪，邪气得伏，不得透解，郁结生毒，毒聚血络、血脉、缠络、毛脉，达卫透营，由营入血，促使血之神机呆滞，毒痹血中，内乏清气，浊气毒血混杂，从而形成邪毒血浊相聚不散，弥漫血脉及血络凝而为瘀。内因而发者，多由精毒、痰毒、涎毒、水毒、瘀毒内泛，伤营、损血、害脉络、折经气，病理上形成毒血、浊气相搏，蓄滞凝结为血瘀。

6. 诊断

诊断以认真查问清楚原发病为本。本证是在原发病基础上，呈现大量或广泛的出血，体表血脉、毛脉、大小络脉呈现紫黑血凝之象。危重证呈现胃肠出血、肺出血、肾与膀胱出血。甚则肾衰及脱证之候。必须借助实验室检查以资诊断。

7. 应急治疗

此病是急、危、险证，正虚邪实，毒盛血凝，脉伤气损，因此必清热解毒、活络化瘀、理气和血为先。

（1）针剂　活血化瘀用疏血通注射液，6ml，加入50%葡萄糖注射液250ml或生理盐水250ml中，静脉滴注。活血止血用血塞通注射液，400mg，加入生理盐水或10%葡萄糖注射液250ml中，静脉滴注。清热解毒，活络化瘀，醒神开窍，用清开灵注射液60ml（垂危用80ml），加入10%葡萄糖注射液或生理盐水400ml中，静脉滴注。益气活血用路路通注射液20ml，加入10%葡萄糖注射液或生理盐水250ml中，静脉滴注。养阴活血用脉络宁注射液20ml，加入10%葡萄糖注射液或生理盐水250ml中，静脉滴注。阳气内外脱（休克）者，用参附注射液40ml，加入50%葡萄糖注射液或生理盐水250ml中，静脉滴注。气阴两虚或脱者，用参麦注射液60~120ml，加入5%葡萄糖注射液或生理盐水250ml中，静脉滴注。

（2）中成药　活血化瘀，用脑血康（水蛭制剂）1支，口服或灌肠。滋润其枯，缓中补虚，活血通脉，用大黄䗪虫丸，口服或灌肠。清热去瘀，整肠安胃，用抵当丸，口服或灌肠。跌打损伤所致者，用七厘散，口服或灌肠治之。

8. 辨证治疗

血液凝滞之患，多由客气邪毒之感，以及内伤杂病为源，毒自内发，正邪混杂，引发气血逆变，血凝为瘀、为痰、为毒。法以活血调气、解毒通脉、活络化瘀为要。

（1）温热证

主症：始有外感之症，继发皮腠之内、络脉之外血溢瘀滞，色呈紫黑，多为片状，或散在如暗夜星空大小不等状，分布对称，甚则尿血、便血，颜面赤青淡黑，两目黯青，鼻孔干涩，唇色深赤，舌绛，苔黄干，脉数而涩。

治法：清热解毒，活血化瘀。

方剂：五味消毒饮加味（任老方）。药用：金银花、蒲公英、天葵子、野菊花、紫花地丁、烫水蛭、丹皮、生蒲黄、赤芍、酒大黄、老紫草、细生地。

方中金银花性味甘寒，通经入络，宣通气血，清热散结，解毒理虚；蒲公英，味甘、苦，性寒，散热疏邪，散滞解毒；紫花地丁，辛苦而寒，行瘀活血，泻热解毒；天葵子甘寒，清热解毒，利尿；野菊花苦辛气凉，疏肝活络，清热解毒；烫水蛭味咸苦，破血行瘀，通经搜络，消瘀结，利水道；丹皮，辛能散，苦能泻，寒能清，凉血散血，除血中伏热；生蒲黄甘平，通经络，凉血活血，清润消瘀；赤芍药酸寒，能泻能散，驱邪行瘀；酒大黄味苦、气寒，酒炙入血，泻热行瘀，祛邪通闭；老紫草甘咸而寒，透肌凉血活血，宣窍解凝，血行毒去；细生地甘寒，柔细和营，无腻滞之性，却有流动之功，凉血补阴，能消瘀热。

加减：尿血不止者，加小蓟、苎麻根益阴凉血，行瘀止血；便血不止者，加地榆炭、黄连炭、椿皮炭消瘀行滞止血；吐血、呕血不止者，加白及、黄连炭、地榆炭清营凉血止血；发热汗出口渴者，加生石膏、知母、生地、栀子清热生津，益阴除热。

（2）虚热证

主症：多由慢性之疾转归而来，突然皮腠内外呈现出紫黑斑，或鼻衄、齿衄、吐血、便血、尿血，心烦、口渴，手足心热，午夜烘热，面青白颧赤，尿黄、便干，口唇红干，舌红赤少津，苔薄黄，脉多虚数。

治法：滋阴清热，活络化瘀。

方剂：加味四物汤。药用：酒洗当归尾、川芎、赤芍、酒洗生地、红花、苏木、白薇、地骨皮、鳖血拌柴胡、肉桂、丹参。

方中酒洗当归尾入血分，和血养血，血滞能通，再配以酒洗生地凉血清血中热瘀，瘀消经通，川芎配当归以行血，开郁养血，消散血瘀；赤芍、苏木、红花三者相伍，以助四物汤养血和血消瘀，能升能降，驱除血虚生热之毒；配白薇、地骨皮、鳖血拌柴胡，养阴清虚热，并能除血中之浊，引清阳之气入血，血逆而顺畅。

加减：尿血不止者，加生茅根益气养阴，除伏热，清瘀止血；怀牛膝益肝肾，强筋骨，治尿血；吐血、呕血、便血不止者，加生地炭清虚热止血，加当归头和血止血，加茜草行血止血，加三七散瘀止血。

（3）寒凝血络证

主症：多由慢性阳虚气馁之患，突发肌肤散在或不规则紫黑瘀斑，重则尿血、吐血、便黑、颜面色青黄，口鼻气欠温，畏寒，四肢冷，肤冷汗出，舌淡红，舌腹面络脉紫赤粗大，两目黯青，苔薄白，脉多沉迟而涩。

治法：温经活络，驱寒行瘀。

方剂：温阳活络饮（任老方）。药用：鹿茸粉（冲）、移山参、三七粉（冲）、炮附子、炮干姜、生蒲黄、当归、红花、赤芍、净地龙。

方中鹿茸甘温，补阳，添精血，行血和血；移山参甘温，补元气，通血脉，扶正祛邪；三七，活血止血，消瘀散结；炮附子，除脏腑沉寒，补命火，通十二经，回阳逐冷；炮干姜能助附子回阳祛寒之力，导引诸药入血，增强活血药之功；生蒲黄、当归、红花、赤芍、净地龙等大队血分药同用，既能养血和血，又能活血消瘀，解毒生新。

加减：尿血不止，加牡丹皮炭、乌梅炭、艾炭温经导络止血；吐血、便血不止者，加炒白及、炒海螵蛸、伏龙肝温中通络止血。

9. 权变法

血痹证，症见身凉、脉小者，为善证；身热，烦躁不安，不得卧，脉洪数疾者，为险证为恶候。瘀凝于心脑者，见头痛、头晕、神昏者，为危证，急投当归尾、川芎、生蒲黄、五灵脂、血竭、藏红花、羚羊角、玳瑁、丹皮、冰片（冲）救之，十中活其一二；瘀凝发于肺者，必见咳逆喘促，鼻腔干黑，口目皆青黑，急投生晒人参、苏木、水蛭、酒大黄、桃仁、红花、童便救治之；瘀凝发于肾者，必见少尿或多尿，恶心，呕吐，浮肿，急投大黄䗪虫丸救治。瘀凝五脏，败浊、毒邪伤及脏真者，必见脱证，急投参附注射液 40ml，加入 50% 葡萄糖注射液 300ml 中，静脉滴注，汤剂用急救回阳汤治之，移山参、炮附子、干姜、白术、炙甘草、桃仁、红花，加血竭、烫水蛭、胎盘粉，十中能活一二。

四十三、红斑狼疮辨证论治

1. 释名

红斑狼疮是临床常见多发疾病，也是一种痼疾。临床表现多隐而缓，不易被医患发觉。早期有疲倦乏力、纳呆、关节肌肉酸痛、发热、汗出、血虚貌，继而颜面两颧颊部出蝶形红斑，毛发憔悴，甚者腰酸痛，尿少或浮肿，血尿，或心悸气短，胸闷或咳喘等症。但也有暴速而发者，其症多见壮热恶寒战栗，汗出热不衰，皮疹，神昏谵语，烦躁不安，此乃多脏受损之危候。

本病分为两类，一是皮损候，即所谓"盘状播散性红斑狼疮"；二是内脏虚损证，即所谓"系统性播散性红斑狼疮"。然综观临床所见，盘状播散性红斑狼疮为"鬼脸疮"、"红蝴蝶"、"日晒疮"之类；系统播散性红斑狼疮为"虚损—内内损"之证。

病位是以脾、肾为本，肺、心为标。盖肾为生气之源，藏精之处，卫气生成之所，生髓造血之宫。脾为生精化津之脏，又是气之源头。此病之生是以元气不足，卫气不固为基，故为病之本，此即"百病皆生于气"之理。肺主气，司呼吸，外司皮毛；心主血脉，为血行之机括，此病外损皮毛，内伤血脉，故肺心二脏为病之标也，此即"百病亦生于血"之义。

发病男女之比，女性多于男性，年龄分布在 10～59 岁之间。病程由 1 个月至 12 年不等，大部分集中在 2～4 年之内。一年四季皆可发生，但以春夏二季为主。春为温热之季，风行阳动；夏为暑热之气，即热气大来，火之盛也。温、热、火三者俱能伤人之元气，津血及元气一伤则本病乃生，此即凡病之为虚为实，至其变态，病可多状，欲求其本，则止一气字足以尽之之义。

2. 病因病机

本病的病因主要是由脾肾生理活动失调，从而引起脏腑气化功能紊乱，阴阳失衡，气血失和，经络不畅，造成正气内虚，卫气失去防御之力，导致自气生毒为病。后又因感受六淫之邪或疫疠之气，病毒内侵，以及饮食失节、劳逸失调等因素触动内外病气而发。也有因物理、化学、日晒诸因素或药物所致而发病者。但疾病在发展过程中，因患者所患病位不同，导致病变部位亦异。病发于外者则皮损，损则腠理失密，卫气外争，荣气不从，陷于肉理，营者血之徒，邪血相搏，凝滞于表，故出现蝶形红斑、四肢皮疹、皮下小结节等病象，此即"脏腑不和，疹发于外"之义。病损于经络者，则经络气机不利，血行不畅，荣卫失和，则外邪内犯，引动内在病气流入关节，关节之缠络、结络痹阻，阳气不煦，荣血不润，机关不利，故骨节肌肉酸痛，此即"血气为邪所闭，不得通行"而病也。病损于肾者则邪伏募原，首先伤肾之封藏，进而伤血脉，从而引起阴精不能内藏，津血外渗，致使阴水亏损，水少不能养火，相火妄行而成毒，此毒正如周慎斋所说"火之毒莫甚于命门相火"（《慎斋遗书》）。火毒动于外则见发热、口干、唇红、颧赤、盗汗、体瘦、五心烦热等症；燔灼于骨髓者，则精血、髓液亏乏而呈血虚、血极之象。若相火之毒内炽而成极者，则肾气暗耗，命火必衰，寒从肾生，真阳无所存，浮散于外，而成假热、水肿之象，即所谓"热伤气"是也。病损于心者，则心体受伤，心体伤则君火不宁，引动相火内燃则火毒内生，火毒伤阳伤血又耗气，血少不能养心体，气少不能温煦心用，则心体胀大，症见心悸，烦而不宁，胸闷气短。病损于脾者，则脾失健运之功，胃失腐熟水谷之能，从而发生脾气不升、胃气不降的气化受阻、清浊相混之病理状态，故症见纳呆腹胀、恶心、呕吐、腹泻或腹痛、便秘、便血之患。病损于肝者，则肝体受伤，肝气内郁，疏泄功能内痹，津血不能内藏，相火不能内寄，攻冲激烈，升而不息，抑而不止，风阳内鼓外溢则症见寒热往来，口苦咽干，胸胁胀痛，眩晕，目眩。病损于肺者，则肺体受伤，肺伤则肺气不利，从而引起治节不行，肃降无权，不能通调水道，肺气不清，浊气内痹，痹则肺气上逆，则见咳嗽、吐痰，其色白或黄，呼吸喘促，胸痛，口唇紫绀等症。病损于脑者，则脑髓受伤，元神受累，神机失用，引发血络不畅，经气受阻，神明失治，症见头痛、呕吐、项强、抽搐昏迷，甚则半身不遂之患。

概括起来谈本病之发生乃正气内虚所致，正气与元气生理互相为用，互相渗透，若功能失调，造成脏腑经络功能不能协调，阴阳失衡，正气内虚，卫气不固，营气不守，复因外邪内侵，触动内在病气内泛，形成正邪相争而生毒之病理。

3. 证治

清代张仲岩《医学阶梯》曰："病有相似，证有不同。"明代李中梓《医宗必读》亦曰："病不辨则无以治，治不辨则无以痊。"然本病是本虚标实，而且病情错综复杂，发展迅速，变化多端，因此在临床诊病中，必须辨顺逆，察寒热，分虚实，定其气血，审其经络、肌腠、皮毛、脏腑受损轻重，找出邪气盛衰、毒气多寡，寻求其阴阳类证，如此医者方能操持病症，病位在握，施以疗治之法。然其基本法则，不外急者治其标，缓者治其本也。救治之法，大体曰：有热清之，毒者解之，阴虚者则滋阴清热，阳虚者则益火消阴，阴阳俱虚则补阴益阳，虚实杂见者则行攻补兼施之法。治法虽立，用药处方亦须通变，不可拘泥。除药治外，还必须配合调护之法以助病痊，故清代王燕昌《王氏医存》曰"三分医治，七分调养"，信然。凡病未愈，忽添内外杂证，或旧病复发，皆不善调养所致。

（1）火毒内燔证

主症：病发急速，壮热持而不衰，心烦不宁，神志欠清，甚则神昏谵妄，口渴唇冷或吐衄便血，肌肉关节酸痛，颜面及全身皮肤呈蝶形或水肿红斑，或血性水疱，便结不通，舌红赤或绛，苔黄干，甚者舌光无苔，脉多沉弦而数或数大有力。

治法：清热解毒，化斑凉血。

方剂：犀地桑丹汤。药用：水牛角、鲜生地、冬桑叶、粉丹皮、生山梅、青连翘、老紫草、黄芩、青蒿脑、玄参心、池菊花、京知母，先用活水芦根、鲜茅根、嫩桑枝、鲜竹叶煎汤代水，用此水煎药。神昏谵语，心烦不宁者，以汤药送服牛黄安宫丸。

（2）阴亏证

主症：红斑或皮疹时隐时见，午后发热，五心烦热，口干咽燥，腰痠，骨节及肌肉痠痛，心悸少寐，盗汗，发焦，颜面红赤，尿少色赤，浮肿，舌红少津或赤裂，少苔或无苔，脉多沉虚而数或细数之象。

治法：滋阴降火，清透毒邪。

方剂：潜龙汤（《医醇賸义》）。药用：青龙齿、龟甲、生地、龙骨、知母、黄柏、人参、玄参、蛤粉、肉桂、鲍鱼，水煎服。亦可用六味地黄丸、左归饮、大补阴丸之类治之。水肿者可用猪苓汤治之。

（3）阳虚证

主症：体倦、畏寒或午前发热，动而气短，汗出，四肢冷感，纳呆，腰痠，关节痛，水肿，尿少，腹胀，红斑色淡，大便多溏，舌淡，苔薄白，脉多沉濡或沉迟无力。

治法：温肾壮阳，益气解毒。

方剂：鹿茸汤（《时方妙用》）。药用：生晒参、鹿茸、炮附子、当归、菟丝子、杜仲炭、小茴香，水煎服。亦可用金匮肾气丸、右归丸、全鹿丸之类治之。水肿者可用五苓散治之。

（4）阴阳两虚证

主症：面色虚浮，红斑色紫黯，皮疹色红黯，畏寒发热，精神不振，乏力肢凉，口干渴喜热饮，大便时干时溏，尿少色白，舌体胖大，两侧有齿痕，苔黄白相兼而腻，脉多沉缓无力或沉迟。

治法：补阴养阳，佐以解毒之品。

方剂：鹿茸丸（《医方类聚》）。药用：鹿茸、肉苁蓉、菟丝子、生山药、石斛、桂心、熟地、巴戟天、牛膝、山萸肉、枸杞子、五味子、人参、赤石脂、柏子仁、泽泻、茯苓、远志，水煎服。还少丹亦主治之，龟鹿二仙丹亦可用之。

（5）心损证

主症：胸闷，心悸气短，烦而不宁，动而汗出，肢体无力，失眠多梦，舌红苔薄白，脉多虚数或雀啄、结、代脉之象。

治法：益气养阴，安神宁志。

方剂：宅中汤（《医醇賸义》）。药用：天冬、紫河车、人参、茯神、黄芪、当归、白芍、丹参、柏仁、远志、莲子心，水煎服。亦可用赵氏经验方治之，药用紫石英、石莲子、白人参、南北沙参、生黄芪、当归、秦艽、乌梢蛇、川黄连、远志、丹参、合欢花，水煎服。

（6）肝损证

主症：腹胁胀闷而痛，纳呆善怒，头晕，失眠多梦，嗳气恶心，痞满，皮肤红斑，女子月经不调，痛经，舌红两侧紫暗或瘀斑，苔薄黄，脉多沉弦或弦细。

治法：滋阴养肝，理气解郁。

方剂：加减小柴胡汤（《重订广温热论》）。药用：鳖血柴胡、黄芩、半夏、桃仁、鲜生地、黑犀角（水牛角代）、山萸肉、丹皮、炙甘草、生姜、青皮、羚羊角，水煎服。亦可用赵炳南经验方治之，药用女贞子、玉竹、黄芪、丹参、丹皮、党参、秦艽、乌梢蛇、漏芦、赤白芍、川黄连、延胡索，水煎服。

（7）脑损证

主症：头痛不止，颈项强直，恶心呕吐，健忘，抽搐，或四肢拘急，甚至半身不遂，四肢麻木，烦躁不宁，舌红赤，苔薄黄，脉多弦数或虚大。

治法：安脑醒神，清热解毒。

方剂：犀羚二鲜汤（绍兴医学会编《湿温时疫治疗法》）。药用：鲜生地、鲜沙参、焦山栀、川贝母、黄连、人中黄、人中白、人汁、金银花、青连翘、马勃、玄参，先用水牛角、羚羊角、生石膏煎汤代水煎药。

病情危重者用犀珀至宝丹（《湿温时疫治疗法》）救之。药物组成：水牛角25g，羚羊角25g，郁金15g，琥珀15g，甲珠10g，连翘15g，石菖蒲

15g，蟾酥 0.5g，朱砂 25g，玳瑁 25g，麝香 5g，血竭花 15g，藏红花 25g，桂枝尖 10g，丹皮 15g。共为细末，猪心血为丸，赤金为衣，每丸 1.6g 重，蜡皮封固。

4. 外治法

该病除内治法外，还须配合外治用药，促进病情缓解或痊愈。因此外治法不容忽视。

（1）赵氏拔毒膏（《赵炳南临床经验集》）

药物：① 鲜药类：鲜羊蹄根梗叶、大枫子、百部、皂刺各 60g，鲜凤仙花、鲜踯躅花、透骨草、炙马钱子、苦杏仁、银杏、蜂房、苦参子各 30g，穿山甲、川乌、草乌、全蝎、斑蝥各 1.5g，蜈蚣 15 条。②药面类：白及面 30g，藤黄面、轻粉面各 15g，硇砂面 9g。

制法：香油 4000g，生桐油 1000g，倾入铁锅内，浸泡鲜药后，文火炸成深黄色，离火后过滤，再将药油置火熬炼至滴水成珠，然后下丹。每剂药油加樟丹 30g、铅粉 210g，药面 30g，松香 60g。

（2）沐浴法　槐、柳、桃、桑诸皮各 90g，苍耳叶、地肤子各 60g，水煎后坐浴浸颈。

《礼记》说："调人掌司万民之难而谐和之"。意思是告戒后世医者对于痼疾治疗应注意调整。如何调整？一是药物治疗。二是先医人即解除病员思想顾虑。三是病后善于调理：本病后期多为正虚邪恋，若脾胃虚者用四君子汤之类调之，肾阴不足者用六味地黄丸调之，阳虚者用八味丸调之。四是药食调之：可用三妙汤饮之，药用生地 30g，枸杞子 30g，蜂蜜 30g，用银器熬粥食之；亦可食用酒炖鳗鱼，鳗鱼 500g，去内脏洗净，放砂锅中，加入黄酒 500g，水适量，文火炖烂，少加食盐，蘸醋食用。五是动静结合，安心静养，远房帏，戒色欲，勿怒，防过喜。病室内更换新鲜空气，耐心长期服药，保持皮肤清洁，以防感染。

四十四、血极病论治

血极病是临床常见、多发的内科疾病之一，又名"血虚"、"血损"、"血弱"。故《医宗释疑》说："强力则血损，……劳则血伤，伤则毛发不泽，皮肤皱揭，机关不利，筋萎肉削，神思恍惚，九窍不利。"临床多见面色㿠白、身倦乏力、心悸气短、眩晕、精神不振、脉细，等等。下面就血液的生理，血极病因、病机、辨证论治分述如下。

1. 血液生成之源

人体内的血液生化过程正如《灵枢·决气》所说："中焦受气取汁变化而赤，是谓血。"《士材三书·虚劳篇》说："血之源头在乎肾。"《雪潭居医约》论上盛下虚本于肾水真阴不足说，有云："心火也，而含赤液肾水也"。《丹台玉案》也云"命门为液之祖"。明确指出了中焦是脾胃所居，火府之一，受纳肾命的祖气，以助相火之能。脾得之能升能运又能化，胃得之能纳能降，更能腐熟水谷，使之分解成精微之物。此精微再经气化作用；进一步吸取出生血之精汁，而此汁液借脾散精之功，注入营血，输送于肾，以补肾精而藏之，此精得气之蒸化生成骨髓；髓得命火温煦，相火温化，而分解出赤液，转化而为血。再由肾的施泻；藏受于肝。血得肝之调，再循行于心，宣布于肺，环周于机体内外上下，内而脏腑经络，外而筋骨皮窍，四肢百骸，以供人体生理活动之用。故《物理小识》说："血者，养料也。"《笔尘》也说："血者，水也。"此即中医论述之生血之本，也是治疗血极病多从脾肾入手的理论依据。

2. 病因学说的探讨

此病形成的原因，不外乎内、外因素两端。《素问》说："风者，百病之始也。"又说"五藏主藏精者也，不可伤，伤则失守，而阴虚。""久视伤血"。考"风"者，概指六淫与疫气而言，故云"百病之始也"。谓其阴虚者，系指血虚而言，即血为阴之意也。久视伤血者，是泛指内伤而言。将其病因分述如下。

（1）外因　《素问》说："寒气客于背俞之脉，则脉泣，脉泣则血虚"。中西惟忠（日本医学家）说："寒也者，邪之名也。"综上所述，可知外感六淫与温热，侵入机体潜而不出，深入化血之机，导致新血不生，而使血虚病生。这一致病因素与西医学所说的细菌感染、原虫发生溶血为病是暗合的，所谓化血之机者，即心、肝、脾、肾也。

（2）内因　血极一证，在内因上有六，一为七情失节引起，二为饮食失宜所致，三为失血而成，四为先天禀赋不足所使，五为病后入房或房劳太甚而发，六为妊娠失调所致。绮石说："因先天者，指受气之初，父母或年已衰老，或乘劳入房，或色欲过度，此皆精血不旺……其病初起，精神倦怠，短气少力，五心烦热而已。"石荪楠说："血乃水谷之精气，赖脾气以散输，奉心阳而化赤"，"悲忧思虑过度，郁损心神"，"心神受伤，困及其子，饮食不嗜，生化无资……血虚生热也"。张仲景说："男子面色薄，主渴及亡血，卒喘悸，脉浮者，里虚也"。以上所言，皆为内因所使，而引起造血之机受阻，或消化之机产生紊乱，水谷不化，精微不成，发生血虚之疾。可见在成因方面与西医学所言的"缺乏造血原料，或造血器官功能障碍，或急慢性失血而成贫血"的主张基本上是一致的。

3. 病理机制探讨

血极病机是基于内外二因互引而成的，但以内因为主，外因次之。其病理改变，是整个造血器官发生病变，其病变之原委，有从肾始的，亦有由心脾而发者。从肾、从心脾是以致病因子不同，所侵犯的病位而异。设房劳过度，或恐惧不解，必伤于肾，肾为水脏，其主骨而生髓，髓充则水足，上济于心火，心火得水下导而济于肾，此为水火相济，真火乃能蒸化骨髓而为血。今因邪气损肾，肾水不能上济于心，心火不能下交于肾，此为水火失济，因之真水失去心火之助，其气不温，其用不蒸，骨髓不生，导致髓减而血不生，形成血虚。更有命火不足，脾机失煦，健运失常，水谷不化，精微不生，心阴失奉，肾中真阴失充，髓气不生，心阳失资，不能生血，而生血虚矣。如此相反者，则邪害心脾，导致功能失调，先天失养而成此疾，所以然者，因中轴运化无权，水谷不腐，精微不生，造成中焦无生血之资，不能上奉于心，亦不能下济于肾，促使心阳不化，肾髓不生，而血虚乃成也。盖失血者，是因血失去过多，久而未复必导致阴虚，阴虚则阳亢，阳亢则虚热乃生，热灼于内，阴精必耗，精耗则血无资生之源，发为血虚之证矣。如妇女妊娠或素有血亏之疾，复加胎儿之用，或饮食失调，胃中阴汁难成，不能上奉于心，更不能下充于肾阴，造成水火分离，水不化气，火不能化汁，而成本病。更有体质素亏，先天禀赋不足，阳不统阴，阴不生阳，导致水火难交。肾不化气，肾髓不生，心火不能化汁变而为血，血虚乃成。《素问》说："谨调五味，骨整筋柔，血气以流。"《灵枢》亦说："五谷之津液和合而为膏者，内渗入于骨空，补益脑髓。"周慎斋说："先后天统气血而为功者也，此气动处虚处，则为阳为气；静处形处，则为阴为血，为精为液。气得乎此，则声声不绝，流行百骸……阳气不足，陷于阴分，则血不生长。"即上述之义也。

4. 辨证

每种疾病，皆有它的错综复杂证候，从复杂的过程，要察到它的主症。察其症之要者，就必须以四诊、八纲相结合，才能察到它的关键所在。而血虚（贫血）一证，在辨证上亦有它的虚、实两方面。

5. 症状

全身症状：颜面、四肢、皮肤、爪甲、口唇、眼睑等均为苍白，其色不泽，舌淡或肌肤干涩。

神明（神经）症状：头晕目眩，惊悸，耳鸣，夜寐不安，或多梦，善忘，精神不振，四肢无力，甚者有昏厥等。

心肺症状：气急或短气，少气，心悸，怔忡，胸痛，脉细或芤象。

脾胃症状：食纳不甘，口渴或不渴，腹泻或便秘，或食后不化，恶心，呕吐，脾肿等症。

肾的症状：溺白或黄浊而不清，甚者阳痿。

寒热症状：午后发热或潮热，五心烦热，畏寒等。

6. 辨证

（1）心脾不足证　症见颜面苍白或萎黄，倦怠神疲，食纳不甘，头晕目眩，心悸，气促，腹泻或溏，溺白或浊，舌淡苔白而薄润，脉沉细或弱或涩。

（2）肾虚证

①阴亏火旺证　症见头晕耳鸣，口鼻干燥，五心烦热，口舌糜烂，或有梦遗，心悸少寐，面白颧红，肤白不泽，舌红或绛，脉细数或虚数。

②肝阳上亢证　症见头晕而胀痛，胸胁不畅，心悸而烦，易怒，肢麻不寐，口苦咽干，面色青白，爪甲不荣，便秘溲赤，舌红苔薄黄，甚者食即泛恶，或昏厥，肌肉𥆧动，脉弦数或沉弦。

③命火不足证　症见畏寒，腹泻或胀，行动喘促，自汗，腰酸足软，倦怠嗜卧，口淡心悸，面色㿠白，或见浮肿，舌淡苔白，溲清白，脉沉细或虚弱。

7. 论治

论治的关键在明理和诊断，同时要从整体出发，特别重视邪正相争的结局。所谓的结局，是病理反应出的症状，但一个症状的出现，又有虚实之不同。所以，《内经》提出："虚者补之，实者泻之"，为治疗之权衡。而本病主以虚为患，因此，治疗应以虚则补之为大法。随证而变通，若因心脾不足而生者，可用补益心脾法，方剂用归脾汤或人参养荣汤治之；由阴虚而成者，当以壮水之法，方用六味地黄丸主之；水亏而肝阳上亢者，法当育阴潜阳，方剂可用珍珠母丸加减治之；命门火衰者，必以壮火之法，方用金匮肾气丸主之。

（1）随症加减用药举隅

①补气药　黄芪，人参，党参，沙参。

②补血药　当归身，黄精，熟地，白芍，何首乌，阿胶，枸杞子，桑椹子，鸡血藤，紫河车，鹿茸。

③补阴药　山药，天冬，生地，麦冬，石斛，西洋参，女贞子，龟板胶，鳖甲。

④补阳药　鹿茸，海狗肾，仙茅，紫河车，巴戟天，冬虫夏草，胡桃，肉苁蓉。

⑤平肝熄风药　羚羊角，玳瑁，生石决明，天麻，钩藤。

⑥养心安神药　酸枣仁，茯神，远志，百合，朱砂，柏子仁，琥珀，珍珠，合欢，夜交藤。

⑦清热药　知母，青蒿，水牛角，金银花，连翘，生地，地骨皮，银柴胡。

⑧益脾药　白术，陈皮，龙眼肉。

⑨健胃药　三仙，砂仁，鸡内金，谷芽。

（2）附方

①人参归脾汤（略）

②人参养荣汤（略）

③六味地黄丸（略）

④珍珠母丸　珍珠母，当归，熟地，人参，酸枣仁，柏子仁，犀角，茯苓，沉香，龙齿。

8. 小结

（1）血极相当于西医学的贫血，从中医学角度上看，属于血虚、血亏、血弱、阴虚范畴。

（2）在致病因子上，是以内因为主导，外因为条件。但从内容上看，与西医学所谓的贫血病基本相同。

（3）在病理机制上是以先天不济于后天，或后天不能养先天，而导致水火失济，阴阳不化，水谷不腐，精微难成，使造血之机受阻，或生血无资而成。

（4）在辨证上，以心脾不足，肾中阴亏火旺，水不涵木，肝阳上亢，命火不足为临床辨证之指南。

（5）此病为虚证，必以补法为主，但因证候类型不同，所以有补益心脾、壮水、壮火、育阴潜阳之殊，故拟用之方剂皆为补益、养阴、益阳、育阴潜阳之方也。

四十五、自汗辨治

自汗是临床易见之患，而且治疗收效缓慢。究其原因，多数医家多从阳虚、气虚论治，故收效较缓。然从临床实际观察，不难发现本病既有阳虚之理，又有阴虚之机，也有气虚之变，更有血虚之损。

1. 病因病机

盖人体虚损而自汗之原委，皆由于营卫二气失和所致。营卫二气失和，造成肌腠气液与精血之道功能弛缓，玄府失固，正如《素问·经脉别论》所说："饮食饱甚，汗出于胃；惊而夺精，汗出于心；持重远行，汗出于肾；疾走恐惧，汗出于肝；摇体劳苦，汗出于脾。"所以汗出之本，乃是脏腑。

人体内外所生之汗，关于其来源有诸多论述。《素问·宣明五气论》说："心为汗。"《难经·三十四难》曰："心色赤……其液汗。"明代方隅《医林绳墨》亦说："汗由血化，血自气生，在内为血，在外为汗也，又汗乃心之液。"《素问·评热病论》云："汗者精气也。"《素问·阴阳别论》又说："阳加于阴谓之汗。"张志聪释之曰："汗乃阴液，由阳气之宣发，而后能充身泽毛。"《灵枢·决气》说："腠理发泄，汗出溱溱，是谓津。"成无己《伤寒明理论》曰："津液布渗而为汗。"清代何梦瑶《医碥》说："汗者，水也，肾之所主也，内藏则为液，上升则为津，下降则为尿，外泄则为汗。"清代唐容川《血证论》曰："汗者，气分之水也。"清代刘默《证治百问》曰："汗即精津血液。"任老曰：综观上述诸家所论，析而言之，汗之渊源，是以精、血、水、津、液五者为原，经命门元阳之火温化，相火激发，肾之施泄于三焦，经三焦火府蒸腾作用，血液中水津，水精中的浆液，气中之水液，分化津液之精营之液，浊阴之气液，经肝之疏泄，脾胃升降之力和输布之功，由气液之道，进入上焦如雾，布入中焦如沤，流注下焦如渎，各有所归化。轻清之气输布于脏腑、经络、皮毛、筋骨为生理之用；浊阴之气液施注于肝，转化为（肝开窍于目）泪，入于肺分解为涕（肺开窍于鼻），入于脾分化为唾，由廉泉泌出（脾开于口），入于肾，注入膀胱转化为尿，入于心注入血液，故血是汗之源。其汗由血液循行入腠理，经腠理渗泄之门而排出之，以上皆为生理之汗。生理之汗功用有二：一是清除体内废料；二是清除人体内外邪毒，以保人身康健。

关于自汗、盗汗、额汗、手足汗、身半汗出等，皆是病理之汗，而人体之所以发生自汗之疾，必因邪之所生。病理之汗的病因病机如下。

（1）外在六淫邪毒或时疫之毒，乘人体之虚，侵犯入内，伤及卫气，腠理阳虚失固，玄府弛缓，津液外渗于皮毛，时时汗出或有时汗出。

（2）情志失调所致。多怒则肝气有余，郁而不舒，疏泄亢逆，透达肌腠，津液外溢为汗。汗是心之液，暴喜伤心，喜则气缓，致使心气弛缓，不能固护津液，心之液移渗血液之外，浸入腠理，渗出肌肤为汗。亦有心火不宁，津血之水外漏，出于腠理为汗。恐惧不解或房劳伤肾，则封藏失司，五液不得深藏，病机是：肾阳伤，阳虚气弱，五液失固外渗，流溢肌腠而为汗；伤肾阴，水精暗耗，相火妄动，五液不安，外渗于腠理由"渗泄之门"而出为汗。

（3）饮食不节。以酒为浆，酒为毒物，质寒性热，先渗于胃，然后入胆浸渍于肝，上犯心肺，下溢害肾，久之毒热内炽，津液沸溢外泻为汗。

（4）外感六淫之邪或时疫之气，由于治疗不当，邪毒留连在表，内舍于肺，卫气受伤，不能固于外，腠理开泄，津液施泄于外而汗自出。

（5）阳明胃热，或湿热蕴结中焦，脾胃主肌肉，邪扰胃中津液外泄于肌腠则汗自出。

总之，自汗病机核心是既有阳虚，气不固津护液者，亦有阴虚火扰津液，不得安内者，更有湿热蒸发，造成腠理失密，玄府功能弛缓，津液外溢而自汗者。

2. 证治

（1）阳虚证

主症：全身乏力，畏寒肢冷，不时汗出，动则汗多，额上、脊背尤显，汗出背寒恶风，大便多溏，小便清白，舌淡红，苔薄白，脉多沉迟。

治法：温阳和中，调和营卫。

方剂：温阳固津汤（任老方）。药用：桂枝、白芍、炙甘草、白术、附子（炮）、黄芪（生）、浮小麦、牡蛎、山萸肉、姜、枣，水煎服。症见左半身汗出，或冷或热，脉见沉虚尺弱者，是阴中阳衰之候，药用熟地、茯苓、山药、枸杞子、菟丝子、黄芪（生）、当归、龟板胶、浮小麦、生牡蛎，水煎服。

（2）阴虚证

主症：头中热感，口舌干，不时汗出，手足心热，心烦少寐，颜面额部红，舌尖红赤，两侧淡红，苔少，脉多沉数之象。

治法：滋阴潜阳，益营敛汗。

方剂：育阴敛汗饮（任老方）。药用：酒生地、盐知母、黄精、浮小麦、龟板胶、白薇、麦冬、生牡蛎、山萸肉、砂仁、胡黄连，水煎服。症见右半身汗，或热或冷，脉沉虚而缓，此为阳中之阴弱之候，药用炮附子、肉桂、鹿角胶、熟地、当归、桑叶、玉竹、枸杞子、浮小麦、生牡蛎、葱子，水煎服。

（3）肝气郁结证

主症：两胁不舒，善太息，易怒，汗时出，脘腹胀，口苦，尿赤，颜面淡青黯红，舌红赤，苔白中薄黄，脉多见沉弦之象。

治法：疏肝理气，和营敛汗。

方剂：鳖血拌柴胡、酒白芍、醋青皮、浮小麦、生牡蛎、山萸肉、生地榆、郁金，水煎服。加减：烦而怒，心悸汗出甚，脉见弦数者，选加沉香、女贞子、远志、莲子心、黄连。

（4）阳明虚热证

主症：饮食入胃，遂觉身热汗出，口干喜饮，善饥欲食，颜面两颧及口唇红，便干，溺黄，舌淡红，苔薄黄，脉多沉数而虚之象。

治法：养阴清热，和胃固津。

方剂：沙参、麦冬、石斛、白薇、玉竹、知母、生牡蛎、浮小麦、乌梅、生石膏，水煎服。加减：症见饮酒汗出，脉数疾者，加枳椇子、旧蒲扇（烧灰）、砂仁，减去生石膏。

上述之证要认清，病机要审明，用药方能收功。关于外感所致，夏日暑病，湿热内蒸之疾不在此列。

3. 临床用药小议

治疗自汗病不要忘记外治法。外治可用郁金、何首乌，共为细面，用患者唾液调和，填入肚脐内，用纱布封固，再贴敷乳根穴，收效好。

临床常用止汗药中，麻黄根用治肺虚外卫不固之汗；紫石英、远志、龙骨、酸枣仁、人参、莲子心，用治汗出于心；青龙齿、当归、枸杞子、山萸肉、白芍，用治汗出于肝；龙眼肉、白术、荷叶梗、鸡内金、乌梅，用治汗出于脾；生山药、山萸肉、熟地、鹿角胶、龟板胶、羊脊髓，用治汗出于肾。

久治不痊者，用生牡蛎（君）、五味子（臣）、麻黄（佐）治疗，常收效。

在辨证用药时，可据症状而加入葳蕤、知母、生地榆、黑豆、诃子肉等，亦可增效。

四十六、老人便秘辨证论治

便秘是临床常见病、多发病。主要表现是排大便困难，粪便多呈硬块状，数块凝结如球形，或者初硬后软；也有软便者，但解便时间延长，少则两日，多则三四日一解，在解便时有精神紧张感。本病任何年龄皆可罹病，但以老年人为多。

病的分类曾有过热秘、冷秘、虚秘、气秘、大便难、脾约、阴结、阳结、寒秘、湿秘、风秘等。病位在大肠是为本，其他脏腑是病之标，气血、津液为发病之源。就病性而言，多为虚而夹实，纯虚者少，所以在治疗上以润为主，以调为要，勿攻为善。

1. 病因病机

要知便秘之理，必先知人的排便生理过程。排便的生理基础是以"头者精明之府"（《素问·脉要精微论》）为主，何以言之？"头者，神所居。""神"指脑而言，因脑是神藏。"精"是言脑髓，所以河滨上人所著之《摄生要义》说："人之脑，乃精髓之海"。"明"是指神明，因脑髓内胎神明之功，而"明"是脑所司的信息群。"府"是脑髓储存万事万物的网络信息库。故曰：排便之总司为脑神，而"头者精明之府"为排便的生理基础，其义便在于此。（按：《内经》诸注家释此句，皆曰：精明，目也。余不从其说，故有此解）

人有排便之意，首发于魄门（即肛门），但魄门与其他脏腑有密切之联系。故明代宁一玉之《析骨分经》说："肛门，魄门也。秽浊所自出，其系上贯于心，下通于肾。"由此可知，魄门之开合，与心、肾二脏关系密切，而且与肝、脾、肺三脏功能的盛衰有直接关系。下面析言之："肾藏精，职司二便，所藏之精，正如明代朱橚所说："精者，血之本，神之苗也。"（《普济方》）肝藏魂，魂者肝之神机，魂主知觉，主升，除秽，故肝有疏泄气化之力，是谓"因精有魂"。脾藏意，意是脾之神机，脾得木则疏，脾气能升，胃气能降，上能宣肺，开发上焦，下移济肾，下焦得治，是谓"因神有意"。肺藏魄，主运动，主降气，得脾土之生，能行治节和肃降之能，则大肠有传导之权，以行表里相关气化之功，是谓"因意有魄"；肺又司魄门开合之机，是肾所主，是谓"因魄有精"，因此魄门得肾精之气液，始能开能合，则大便行矣。

略而述之：脑为神脏，以统人体上下内外之功，职司五脏之神，所以排便的过程亦是整个脏腑在脑神的统摄下的协调过程：心能降液，肺能肃降，肝能疏泄，脾能布输，肾能司开合，五脏功能完备则大肠始能启动传导之能，肛门始能实行开放之职，如此则大便出矣。

便秘发生发展，是由以下病因所致。

（1）人体五脏六腑生理功能退化是其成病之主因。人的生理功能退化，始于四十岁，肾之真阴始减，真阳始衰，五液随之下降不充，阴阳互相磨砺减弱，生化功能衰退，脏腑内之阳津阴液，呈现减少状态。当此之时，若久食膏粱厚味以及辛辣之品，久蓄于胃，由于此等物皆为生热助阳之味，多食久蓄则伤胃，胃是多气多血之腑，其气得热则化为火，其血得热则耗其精，在病理上形成中焦津液不足，血液不充之虚损。上不能济肺，则肺津不足；下不能润肾，则五液不足。肠胃津液随之减少，水液不足，食滓秽浊干结于内，阻滞中焦脾胃升降枢轴不运，肺气不能下行于大肠，出现传导功能障碍，则便秘成矣。

（2）病生于肝。多因肝病久而不愈，或暴怒，饮酒伤肝，或人年五十，肝气始衰，肝叶始薄，致使肝气郁滞，木失条达，相火内逆，上灼肺金，则肺失肃降之权。肝气郁滞则横犯脾胃，使脾胃升降无权。大肠者主津液，今肝气滞，相火动，火炽伤津损液，肠胃津亏水少，食秽污物内结，大肠上乏肺气之降，中乏脾胃之运，下缺肝之疏泄和肾之开合，故大肠气滞，传导无力则魄门不放而成便秘。

（3）久患心肺之疾，以及年逾六十，心气始衰。病于肺，则肺气不宣，气逆于上，水津代谢失常，经络气化阻滞，大肠必乏肺气下降之力，又缺水津之润，秽浊食滓干结，其传导功能受阻而成。病于心，则心阳气衰，血行不畅，心液不降，流滞于肺为痰，在病理上形成气、瘀、痰互结，经络阻滞，引起上焦不宣，浊毒自生，逆满于胸，中焦不运，脾不升胃不降，气液横满于胃，浊毒内生，胃气不播于诸脉，下焦不治，肝气不得疏泄，肾气不升，造成大肠气机瘀滞，传导功能减退而发。

（4）形寒饮冷伤肺，或久食寒凉生冷之品，或久服苦寒、甘寒之剂，伤损中阳，也有先天命火不足，更有年老体弱真阳不足，或大病之后而阳虚，由此可见中阳虚必是脾胃之阳气内乏，不能播流诸脉，命火有亏，肾阳不发，在病理上呈现出五脏真阳不发，六腑阳气衰微，寒毒自生，引起大肠既乏肺之阳气宣发和中阳之升降之力，又缺肝疏泄之功，更少命火温煦之能，秽浊食滓聚结，因传导不行而成便秘。

2. 证治

便秘是本虚标实，勿纯补，勿纯攻。所以李念莪《内经知要》注解说："至虚有盛候，反泻含冤，大实有羸状，误补益疾。"

因此治法必以理肝和胃，宣肺温润为主，正如《景岳全书·新方八阵》所说："善补阳者，必于阴中求阳，则阳得阴助而生化无穷；善补阴者，必于阳中求阴，则阴得阳升而泉源不竭"，是其义也。

（1）虚气留滞、津血虚证

主症：头晕，胸中不快，气短，心悸烦，乏力，脘腹不适，咽干，两目干涩，颜面淡黄微苍，皮肤干涩，便秘难行，舌红少津，苔厚白干，脉多虚弦而数之象。

治法：益气养阴，润燥通便。

方剂：导滞润通汤（任老方）。药用：炙黄芪、杏仁、威灵仙、当归、沉香、桃仁泥、生地、黄精、煨皂角、黑芝麻、玄参、肉桂，蜜水煎服。腹胀者加姜厚朴、炒枳实。

（2）命火不足、津凝不润证

主症：形体畏寒，手足欠温，小腹冷坠，小便频数，大便难，腰酸软，颜面灰白淡黄，舌淡红，苔薄白，脉多沉迟无力之象。

治法：益火之源，以消阴翳。

方剂：益火通幽汤（任老方）。药用：淫羊藿、硫黄（豆腐煮）、肉苁蓉、韭菜、黑芝麻、沉香、郁李仁、紫菀、煨皂角、当归、柏子仁，水煎服。纳呆腹胀者，加炒谷芽、炒红曲、砂仁。

（3）肝气内变、津涸肠燥证

主症：头眩，口干苦，两胁胀满，嗳气，矢气，善怒，颜面红青，便秘，善忘，溺赤，舌深红，苔多黄燥，脉多弦滑之象。

治法：柔肝散结，和胃润燥。

方剂：柔肝润燥汤（任老方）。药用：草决明、生鳖甲、桑椹子、桃仁、酒白芍、黑芝麻、醋青皮、川羌活、煨皂角、紫菀、生地、火麻仁，水煎服。

3. 临床活用

便秘急证属热病阳明腑实证者，用仲景四承气汤、温病诸承气汤，如养荣承气汤、牛黄承气汤、紫草承气汤、宣白承气汤、犀连承气汤、白虎承气汤、解毒承气汤、增液承气汤、导赤承气汤、陷胸承气汤、参归承气汤等，医者可据证选方，不可执一而御变。任老集此方名以备急用，医者可察选而用之。

肺心同病急性发作，症见肺伏痰火，胸膈痞满而咳喘，神昏谵语，腹胀满，便秘不通，舌红赤，苔黄燥，脉弦滑而数，方用陷胸承气汤治之。药用瓜蒌、枳实、生大黄、半夏、黄连、风化硝（冲），水煎服。若病情稳定，症见腹胀，大便不通或干结者，药用紫菀、杏仁、火麻仁、煨皂角、姜厚朴、桃仁、黑芝麻，水煎服。清燥润肠汤亦可选用，药用生地、熟地、当归、火麻仁、瓜蒌仁、郁李仁、石斛、枳壳、青皮、金橘饼，水煎服。

医者治便秘组方用药，必宜五脏从治为善。宣肺通便药有杏仁、瓜蒌、紫菀、阿胶；降心液通便药有柏子仁、当归、桃仁泥、生地、远志；理肝通便药有熊胆、草决明、芦荟、青皮、威灵仙；醒脾和胃通便药有火麻仁、石斛、郁李仁、黄精、西瓜霜；益肾通便药有黑芝麻、肉苁蓉、玄参、锁阳、龟甲胶、硫黄；宣窍通开药有煨皂角、蜣螂。以上皆可选用之。通治老人气虚津枯便难者，用柏子仁、松子仁、火麻仁、煨皂角，共为面，蜂蜜水送下，亦可用加减四物汤治血虚便燥。药用地黄、枸杞子、当归、白芍、松子仁、柏子仁、肉苁蓉，加人乳煎服。

4. 外治法

应急用之，收效速。

（1）连须葱白、生姜、淡豆豉、炒食盐，共捣成饼，敷脐部。

（2）煨皂角，香油混合灌肠。

（3）蜜煎导、猪胆汁灌肠。

四十七、颈椎证论治

颈椎证，西医称为"颈椎病"，全称为"颈椎骨关节肥大性脊髓病"，又叫"颈椎骨关节肥大性脊髓及神经根病变"。多随年龄增长而缓慢隐约发病，其证候错杂，轻重悬殊。轻者颈、肩、上肢麻酸，疼痛或颈背强几几，胸闷气短，或心动悸，或心绞痛，或眩晕、恶心等；重者以步行蹒跚，甚则瘫痪，出现知觉障碍为主。根据上述呈现之多种病象，称之为"病"欠妥，应称之颈椎证为善。

本证以颈椎骨增生为病之本，脑髓、心、脾、肝为病之标，经络为病邪传导之路，筋脉、神机、神经为病象反应之枢。临床要辨识证之标本，病之虚实，重点辨识瘀痰络结经阻之性，此为治疗遣方用药之准绳。

1. 病因病机

清·李蒙《身经通考》说："脑后为风府，项两旁为颈，颈上为脑。而颈椎由七节椎骨构成的，各颈椎联接起中间孔道，称之谓颈椎管内行颈髓，髓水也。随也，谓骨之精水，灌注孔窍。随脑循脊下输两肾也。"明·沈子禄《经络全书》说："颈中央之脉，督脉也。髓养督、精气升降之道路，则神机气立。其脉起于下极之俞，并于脊里，上至风府，入属于脑，别络贯脊属肾，贯脐中央，上贯心，入喉，然而督脉有经有络，有血脉根萎，其体之结络，连属于小络、缠络、孙络，浮络内通于脏腑，外达皮膝筋骨。"

颈椎发病之因多由强力负重或房劳太过伤肾，真阴真阳不能互化为精，精虚则髓虚，不能充养于骨，则骨质生变，退化而生。亦有因风寒湿三邪相互作用，乘人卫虚，侵入人体，正不束邪，流注关节，浸淫于筋脉和肌膝，扰于经络，使经气滞而不行，气血不行则生瘀，瘀则痰水内生，毒自内成，脊椎骨受害而发。

更有过食咸味，咸能伤肾入骨，能软缩骨气，气伤血脉凝滞，津血失畅，骨失营为患，然而有因药物而生此患者。

总之本病是在内、外二因作用下颈椎骨内变，导致脊髓肌核发生病变，造成水精不足，督脉失养，气机不利，水津、血液循行障碍而成。

2. 诊断与鉴别诊断

根据成年和老年人临床呈现颈、肩、上肢酸、胀、麻痛，或头晕、头痛，或胸闷气短，X 线或 CT 成像与临床表现符合者，即可诊断颈椎证。但必须与下列疾病鉴别。

（1）颈椎脊髓肿瘤　该病为进行性，感觉功能障碍，损害平面和病变部位一致，颈部 X 线拍片或 CT 检查可以确诊。脑脊液内蛋白增高。

（2）颈椎间盘突出症　多由损伤后突然发病，症见颈、背、肩胛、前胸疼痛外，颈部轻动则疼痛甚，上臂、前臂和手指麻酸、木感，或相应病侧呈现肌肉萎缩，压头试验阳性。

3. 辨证论治

能知辨证论治之源，必须知督脉循行之理。脊髓行于督脉之颈椎内，并行往来上下，内蕴神机，支配"多元组织及多角套管，复合，立体形组织，间隙结构"。掌握其病理反应，必须知其"虚实之数……秋毫在目"，也要知"督脉生病治在骨上"，"骨乃髓之府，髓者骨之充"，"筋能束骨，是肉之力"，故必以益肾养肝、健脾和胃、舒经活络、豁痰解毒为法。

（1）颈项强急

主症：颈项强几几，头痛，肩臂、手疼痛，甚者痛而难忍，手尖端木胀，颈肌拘急，颜面色泽多呈现微青黄，舌淡红，苔薄白或白腻，脉多浮弦或弦紧。

治法：疏经和络，解急止痛。

方剂：增损葛根汤。药用：骨碎补、葛根、白芍、川芎、川羌活、僵蚕、苏木、甘草、穿山龙、蒲黄、伸筋草，水煎服。亦可用活络效灵丹。药用：当归、丹参、生乳香、生没药，水煎服。症状缓解后，法宜疏肝和脾，活络导滞为主，药用强身健步丸治之。

（2）督脉痹阻

主症：颈左或右疼痛，牵引肩、臂、手及胸背疼痛，甚则麻木，指冷或者大、小鱼际肌乏力、萎缩，纳呆腹胀，舌红苔白，脉多沉弦而紧。

治法：益肾通络，舒筋解急。

方剂：益肾通督饮（任老方）。药用：鹿角霜、川芎、白芍、骨碎补、蜈蚣、甘草、土鳖虫、没药、老鹳筋，水煎服。手麻木者加桑枝、片姜黄，头痛加蔓荆子、白芷，身畏寒，肢冷加附子、炮干姜。

（3）髓脑瘀阻

主症：肌肉软缓乏力或肌肉挛急，甚则一侧或双侧瘫缓，不知痛痒，心烦失眠，小便淋漓，筋惕肉𥆧，或二便失控，或便秘，舌红赤，少苔，脉多虚濡或虚弦。

治法：补肾益髓，活络化瘀。

方剂：增损滋阴补髓汤。药用：酒生地、龟板胶、鹿角胶、伸筋草、土鳖虫、当归、鹿筋、枸杞子、广砂仁、卷柏、猪脊髓，水煎服。

（4）上虚下瘀

主症：呈现发作性眩晕，甚则晕厥状态，多在几分钟内眩晕消失，甚则几小时内恢复，恶心，呕吐，步态不稳或两耳或一耳堵感，重则耳失聪，舌红或淡红，苔薄白，脉多弦滑。

治法：通脉导滞。

方剂：骨碎补汤（任老方）。药用：骨碎补、葛根、川芎、天麻、土䗪虫、蒲黄（生）、螃蟹、赤芍、刺蒺藜、清半夏、泽兰，水煎服。肢麻手胀者加络石藤、防己，恶心加竹茹、白蔻，脊背酸痛加狗脊、杜仲炭、穿山龙，头痛胀闷者加石楠藤、辛夷、苍耳之类治之。

（5）心神受损

主症：头晕痛，项部、枕部及头、胸左乳部疼痛，闷而气短，心动悸，头项肢麻，酸胀痛，甚则肢冷，颜面额部及两颧红，舌淡红尖嫩赤，苔薄白，脉象沉结或促、代。

治法：安神通络。

方剂：通脉安神汤。药用：当归、川芎、骨碎补、螃蟹、红花、生龙齿、土䗪虫、磁石（煅）、赤芍、紫石英，水煎服。心动不安，烦而少眠者加酒黄连、肉桂，肢麻胀加防己、血竭粉（冲），肢厥冷加附子、干姜、葱白之类治之。

4. 外治法

本病除内治药物疗法而外，必须采用外治法，内外结合方能取得较为满意疗效。

（1）穴位注射法

处方：复方丹参注射液2ml，加于10%葡萄糖注射液5～10ml中。［浙江中医杂志，1986，（7）：310］

方法与主治：取（病变侧）大椎穴旁开0.5寸处进针，以45°角斜向大椎穴注射，隔日1次，7次为1个疗程，疗程间隔7天。适用于各型颈椎病。

（2）中药离子透入法

处方：陈醋适量。［中国骨伤，1988，（2）：41］

方法与主治：选用100cm^{2}的电极，将陈醋均匀地洒在衬垫上，接阳极为作用极固定于后颈部，非作用极选用10cm×15cm电极接阴极固定于一侧前臂外侧部，电流量以患者最大耐受量为度，时间20～30分钟，1日1次，20次为1个疗程。适用于各型颈椎病。

注意事项：本法可连续进行第2个疗程，需要第3个疗程者，中间宜休息2周。

（3）磁穴法

处方：1500高斯磁片。［中国针灸，1988，（3）：25］

方法与主治：穿戴磁疗护领（大、中、小型），在护领口袋中相当于大椎及双颈点穴处装入锶钴铜合金磁片（8mm×4mm），其背面附有海绵衬垫，可根据个体穴位进行移动。每日穿戴12小时以上，2~12周为1个疗程。主治各型颈椎病，尤适于痰瘀交阻型颈椎病。

（4）耳穴压豆法

处方：王不留行籽。（《耳穴诊疗法》）

方法与主治：选择颈椎耳穴相应部前后对称贴压，3天换贴1次，治疗间酌情进行耳穴局部按摩。双耳贴压10次为1疗程。主治各型颈椎病。

（5）熏洗法

处方：独活9g，秦艽9g，防风9g，艾叶9g，透骨草9g，刘寄奴9g，苏木9g，赤芍9g，红花9g，穿山甲珠9g，威灵仙9g，乌梅9g，木瓜9g。（《颈椎病》）

方法与主治：用上述药物水煎，趁热熏洗患处，每次30~40分钟，每天2~3次，10天为1个疗程。适用于气滞血瘀型颈椎病。

（6）薄贴法

处方：三七10g，川芎15g，血竭15g，乳香15g，姜黄15g，没药15g，杜仲15g，天麻15g，白芷15g，川椒5g，麝香2g。（《颈椎病的中医防治》）

方法与主治：前10味药共研细粉，放入150ml白酒微火煎成糊状，或用米醋拌成糊状，摊在纱布上，并将麝香搽在上面，敷于患处。干后可将药重新调成糊状再用，每剂药可连用3~5次，15次为1个疗程。适用于各型颈椎病。

（7）药枕法

处方：当归300g，羌活300g，藁本300g，制川乌300g，黑附子300g，川芎300g，赤芍300g，红花30g，地龙300g，血竭300g，菖蒲300g，灯心草300g，细辛300g，桂枝300g，紫丹参300g，防风300g，莱菔子300g，威灵仙300g，乳香200g，没药200g，冰片20g。[中医杂志，1989，（5）：41]

方法与主治：将上药除冰片外共研细末，和入冰片，装入枕芯，令患者枕垫于头项下，每日使用6小时以上。3个月为1个疗程。

（8）隔姜灸法

处方：枣核大艾炷18~36炷。（《中国灸法集粹》）

方法与主治：选用夹脊穴及阿是穴为主，配合大椎、肩井、风池、肩贞、合谷、足三里等，按艾炷隔姜灸法，每次灸3~6个穴位，每穴3~6

壮，每日1次，10次为1个疗程。

（9）药包热敷法

处方：伸筋草、透骨草、荆芥、防风、防己、附子、千年健、威灵仙、桂枝、路路通、秦艽、羌活、独活、麻黄、红花，各30g。（《颈椎病的中医防治》）

方法与主治：上述药物研成粗末，装入长15cm、宽10cm的布袋内，每袋150g。用时将药袋加水煎煮20～30分钟，稍凉后将药袋置于患处热敷，每次30分钟，1日1次，2个月为1疗程。适用于各型颈椎病。

注意事项：热敷时以皮肤耐受为度，每袋药用2～3天。

（10）浴疗法

处方：伸筋草、五加皮、乳香、没药各12g，秦艽、当归、红花、土鳖虫、路路通、桑叶、桂枝、骨碎补、炙川乌、炙草乌各9g。（《新编中医学》）

方法与主治：上药加水煎煮20分钟，过滤取药液温浴患部，每日1次，每次20分钟，7次1疗程。适用于各型颈椎病。

医话随谈

一、精、气、神，人之三宝

任老首次提出精、气、神是人生命活动的三大要素的观点。任老认为精是构成人体和维持生命活动的物质基础，正如《灵枢·经脉》说"人始生，先成精"。它来源于先天，又赖于后天水谷之精的滋养和补充。气是人体生命活动之源，有温养全身各个组织、器官的功能，脏腑经络之生理活动，津液之流动，血脉之循环，以及津、液、精、血、水谷之精的转化等，亦必赖此气。而气之生成源于肾，补充于脾，行之于全身。《灵枢·刺节真邪》："真气者，所受于天，与谷气并而充身也。"《弄丸心法》谓："气之源头在乎脾。"气生于先天者，曰真气，又叫元气，气是人体生命之根。神是主宰机体内外一切生命活动协调一致的总督，即《东医宝鉴》曰："神为一身之主。"盖神居于脑，脑为元神之府，其功曰神机，神机者，魂、魄、意、志之源也。"随神往来谓之魂。"魂主知觉，魄主运动，"魂主升，魄主降。"升降者神之功，志主统一，志主思维。总之，气充周身，率精、血、津正常运行，以维持生命活动和生理功能者，是谓神。结论是：精为性命之根，气为生命之本，神为生灵之主，精、气、神为人体之三宝，是人生命活动的三大要素。任老首次明确地提出生命活动的三大要素这个概念，他给神注入了物质基础，给神赋予了新的科学内涵，把神从迷信色彩中分割开来，从而大胆地调神，提神，养神，安神，镇神。任老提出的保精，养神，益气为要的延年重大治疗法则，并提养生当顺四时调情志的保健方法，他反复提倡"常欢乐，和喜怒，戒思虑，去忧悲"为老年养生长寿四大法，并提出抗衰防神衰。"神静则神和""神衰则病"的理论，为中医老年养生保健打下了良好的理论基础。

二、命门新说

任老认为命门是人体内外生理活动重要功能之一，它起生化、分泌、代谢、调节、信息传递、抑制等作用。它贯两肾，通心肺，连肝脾，上达于脑，外敷于经络，主五行正气，生生不息造化之机，为精神之所舍，生命之根蒂。它还是抗邪能力之源泉。因为命门所生之卫气、元气、津血，护皮毛，肥腠理，濡脏腑，使机体阴阳平衡，邪气无由而乘。对命门与脑的生理关系，任老更有创见。他认为脑为髓之海，元神之府，神机之源，而魂、魄、意、智、志等诸神机之所以能正常活动都必须得命火之温煦而后方可。命门有真阳以化气，气动生火，火蒸肾水，使产生热能，推动五脏六腑，十二经脉之生理活动，从而保证脑髓发挥其神机之作用。任老把这种理论用之于临床，如一陈姓患者，中风后 3 个月，半身不遂，语言謇涩，口角流涎，形寒肢冷，时有二便失禁，舌红赤有齿痕，苔白腻脉弦滑。任老诊为中风后遗证。由于脑髓病变日久不复，致使肾气受伤，肾阳不足，命火虚衰。法当温补肾阳，方用自拟温阳健肢汤：鹿角胶 15g，藏红花 10g（冲），附子 15g，肉桂 15g，巴戟天 15g，仙茅 10g，韭子 10g，炒熟地 15g，阿胶 10g，豨莶草 50g，羊藿叶 15g，橘络 15g，水煎服。服此方五十余剂痊愈。

三、气化新说

任老认为气化是生理活动之源。气化生于肾，升降于脾，释放于肝，统布于肺，循环于心，宣泄于三焦，衔接于经络，主宰于脑。故气化正常则人体安和，气化太过、不及或反作则疾病遂生，诸如阴阳失调、脏腑经络功能障碍，气血营卫循行反常。气化为病，有盛有衰，气化亢盛可治之以泻，如汗、吐、下、消、清诸法；气化不及可治以补，如平补、温补、清补、峻补等。气化反作可治以双向调节法，如寒温并用，补泻兼施等。由于这种认识，任老在临床上治疗久治不愈之慢性泄泻，多从肝肺入手，如一李姓患者，慢性泄泻十余年。症见：脘腹不舒，胸胁闷痛而胀，纳呆乏力，大便溏薄，日 4~5 次，小便色白，颜面苍黄，毛发不荣，体瘦，舌淡红体胖有齿痕，苔白腻而厚，脉沉濡有力。任老认为，本症系由久泻伤脾，脾气呆滞，升降阻滞，肺失宣发，治节失职，肝无疏泄之性，则大肠乏其传导之力而久泻不止。采用宣肺疏肝，理脾和胃之法。方用和安散加减，前胡 5g，桔梗 10g，川芎 10g，木香 3g，青皮 15g，柴胡 20g，当归

4g，茯苓 30g，莲肉 50g，荜茇 5g，水煎服。共进十余剂而愈。

四、七损八益新解

任老在"对七损八益之管见"一文中说：人体之生长发育过程则由脆弱→苗壮→减弱→衰老。"七损八益"之七与八有两种含义：一指男八女七岁则肾间水火产生真精，所谓"气归精，精归化，精食气，精化气"的损减增益，新陈代谢，相互为用，相互转化，渐使机体先天为动力→天癸→强壮→气血荣卫充→转化为弱→衰老→气血荣卫不足→命终；二指女以阴为体，以阳为用，故以七为天癸之度，男以阳为体，以阴为用，故以八为天癸之度，可见女子少阳生发之真气，是由七岁渐生→强壮，促使少阴真水为动力→天癸。男子少阴之真水，是由八岁渐长→强壮，促使少阳真气化生为动力→天壬。也就是"女子二七而天癸至，七七任脉虚，丈夫二八肾气盛，八八则齿发去"，由此可见，"损"字在这里可作"减"字解。所谓"七损"，即喜、怒、忧、思、悲、恐、惊。正如《医宗金鉴》说："知七损八益，戒七情五志，可使形与神俱而尽终其天年也。"所谓"八益"，即气、血、津、液、精、神、营、卫，何以育之？气血津液精神营卫，这八种物质是人体生命活动所在，必须保持它，以养生命之用。杨上善所言："损者损于身，益者益于病。"总之损减则抑，抑则为常，常化于阴，损减则伤，伤则为耗散阴阳，益养其阴，阴能生阳，益者溢泻阴阳，耗散阴阳不为机体之用而为病变，这就是知七损八益，法于阴阳，和于术数，摄生的精神所在。

五、中医学所述"禀赋"之实质

中医学之"禀赋"源于《黄帝内经》，而成熟于宋代，其代表作为宋徽宗《圣济经》。《灵枢·决气》云："两神相搏，合而成形，常先身生，是谓精"；《素问·金匮真言论》说，"夫精者，身之本也。"此精来源于"二五之精，妙合而凝"（《周子全书》），"二五之精，以母为基，以父为楯"；"二"指禀受于父母之天壬之精、天癸之精（亦即阳精、阴精，阴阳、水火相配），两者交融谓之妊。阴阳互抱同为一体，是为胚浑兆象，名之曰"胚胎"。胚者混沌之太极（无极）也，周子曰："无极而真精寄之，无极者祖气也。"因此，胚为禀赋（天赋、禀质、赋禀），胚为一，一生二，二即真火、真水（真阳、真阴）也，二生三，即真火、真气、真阳（真水、真精、真阴）；三生万物，始构成人体外之皮毛、肌腠、毛发；内之脏腑、筋骨、经络、营卫、气血、津液，此即"三而成人"之义。"五"是指禀赋内胎之五行气化；隋·萧吉《五行大义》曰："五行同胎而异居，有先后耳"；"夫五行皆资阴阳气而生，故濡气生水，温气生火，强气生金，刚气生木，和气生土。"其内涵：一是，五行是言气不言质，即五行的内涵在于气化，而不在于简单的五质。木始于东，其质酸，而酸与木之数三合，是为人体内外生化之源，亦即祖气，其内蕴五行气质之真，因此木气为生发之气、温和之气，其温和之气生热，热气生火，火生土，土为冲和之气，而生金，金气充运而生水；二是，五行的生克制化是人体生理平衡之本，生化数术之根，如一水、三木、二火、五土、四金等虚实之数，相生相克等变化之能。《灵枢·五乱》云，"五行有序，四时有分，相顺则治，相逆则乱。"那么何谓相生相克？简言之，水生木、木生火、火生土、土生金、金生水。《周廉溪集》有云："五行自相生之序也"，亦即五行相生，乃是其自身发展、变化的次序，是链、是消息、排序、编码、调控，此为顺式排列。若抑制了这种排序、编码，不发生太过，是为相克，那么五行配五脏的功能又何如？在五脏来说，相生是调和五脏生理功能使之平和；相克亦即五脏的生理功能活动，由于受到自然界的影响易产生大过与不及，为防止太过与不及即为相克。生克过程中，通过气化之代谢（《脉理会参》）和消息（《周易三极图贯》清·冯道立），产生了排序，这种排序必须为木、火、土、金、水，如果这种顺式排列被打破、颠倒，则产生病理反应。五行是生成之数，有数必须编码，其编码也内涵相生相克，这是五行相生相克的本质所在。综上所述，"二五之精，妙合而凝"即天壬（阳水）、天癸（阴水）均含有五行生克制化的消息，消息表达于外则产生"象"，王冰云："象谓所见于外，可阅者也。"阴阳相谐，五行承制，才能正常调控胚胎之生长、发育，表现为生理之"象"。如一方阴阳不足或五行调控失常，以致五行排序颠倒，五行生克产生的消息表达于外，则产生病理之"象"。人体由阴阳相柔、奇偶相配的生克之理，产生了各种生理功能与病理活动。《圣济经·原化篇》较详细叙述了"禀赋"之内涵，明确提出了："其禀赋也，体有刚柔，脉有强弱，气有多寡，血有盛衰，皆一定而不易也"的"禀赋各异说"，而且还提出了"具天地之性……然而奇偶异数，有衍有耗，刚柔并用，或强或赢。血荣气卫，不能逃乎消息盈虚之理"的"消息"论以及藏真赋序章中"五行排序"说。上述文献记载与现代分子生物学所说的排序、编码、信息、表达颇为暗合，如果我们仔细研读过这些文献，还能说禀赋学说是空洞、五行生克制化是无用的吗？

六、中医学之"病"与"证候"

在中医学的发展上，任老一直提倡百家争鸣，但争鸣不意味完全推翻，不能随便地怀疑和否认，而应该积极地扩充自己的文献掌握量，在此前提下的争鸣才能对中医学的发展和创新有所裨益。任老以中医之"病"与"证候"为例，来阐述这一观点。

现在有很多人认为：中医谈证而不谈病。而且，许多临床中医工作者对现代医学中的一些疾病作出中医诊断时，要么证不对病，要么茫然不知所终。究其原由，就是所了解的中医文献知识太少。任老认为：评价一门学科的利弊，必须先系统地了解该知识，否则任何评论都将是妄言。对待中医学也一样，尤其是从事临床或教学的工作者，对所学更不能轻易地下结论。相反在作出一个结论之前，先应全面而详细地了解该方面的知识，而不能以自己现有的知识作为结论的根据。借此，谈一下中医的"病名"和中医的"证候"，以及两者的关系。任老认为：中医既讲病名也讲证候，并且是先有病才有证。中医的病名有其严格的概念，以慢性肾风（现代医学所谓之慢性肾炎）来讲，之所以称之为肾风，其一是因为"风"言其病变是有发展的，是渐进的；其二正如《素问·风论》："肾风之状，多汗恶风，面胧然浮肿，脊痛不能正立，其色炲，隐曲不利，诊在颐上，其色黑"。与现代医学之慢性肾炎病状相吻合。又如"心动悸"，现在临床上将很多心脏疾病都归为中医学"心动悸"的范畴，这是有违中医学理论的。就心律失常而言，我们就不应该把房颤和室颤的患者归为心动悸的范畴，而应该归为"心颤"的范畴。《金匮翼·卷四·黄疸·急黄》中提到"心颤"，陈士铎《辨证录》中也提到"心颤"，且详细论述了该病的病状、病机、治法、方药。因此，认为将房颤和室颤归为心颤更为合适，因为心颤较心动悸而言更能说明该病的病位、病状、病性。还有西医学所谓"类风湿关节炎"，多数医师将其诊断为中医学之"痹证"，在任老看来这似乎不够精确。其实早在《黄帝内经》中就有关于该病的较详细的记载，《素问·痹论》认为痹证不仅有病性之别，而且有病位之异；《素问·气穴论》："积寒留舍。荣卫不居，卷肉缩筋，肋肘不得伸，内为骨痹，外为不仁，命曰不足，大寒留于溪谷也。"《素问·长刺节论》："病在骨，骨重不可举，骨髓酸痛，寒气至，名曰骨痹。"《素问·逆调论》："帝曰：人有身寒，汤火不能热，厚衣不能温，然不冻栗，是为何病？歧伯曰：是人者，素肾气胜,以水为事,太阳气衰,肾脂枯不长,一水不能胜两火,肾者水也,而主骨,肾不生,则髓不能满,故寒甚至骨也。所以不能冻栗者,肝一阳也,心二阳也,肾孤脏也,一水不能胜二火,故不能冻栗,病名曰骨痹,是人当挛节也。"《灵枢·寒热病第二十一》:"骨痹,举节不用而痛,汗注、烦心。"可见,将类风湿性关节炎诊断为中医学之"骨痹"更为恰当。因此,我们在作中医病名诊断的时候,必须做到概念清晰,思路明确,而不能随随便便妄下断言,这就要求我们必须全面了解所学专业的相关中医学文献知识。

中医证候之证,原本做"證"。古"证"与"證"本属两字。《说文解字》两字皆收,两字义不同。"證",《说文解字》:"谏也",乃直言进谏之意,这是"證"的本义,与证候之"证",其义相去甚远。两字相通用,最早的文献见于唐·房玄龄《晋书·范宁传》可见此两字大约在唐朝时已经通用。现在将"證"字简化为"证",也是古已有之的事例。

"证",《说文解字》:"告也",乃明告其实之意。"实"就是凭据。所以"证"训为"凭据",即可以帮助判定是非的事与物,皆谓之证,如人证、物证、病证等。这是"证"的最初之义。后来在凭据的意思里引伸出"征验"的含义,即外在的表现。通过外在表现,验证其存在的性质,这就是中医用证的由来与依据。

证者,验也。段玉裁注《说文解字》:"证,今人为证验字"。可见证即验。所谓验者,证实、验证。验之于人体,即观察人之"光气",所谓"光气"即"神气"、"灵气"。这种光气反应于外者谓之候。候,即征象、状况,物候反应自然界二十四节气变化的情况,人体的变化亦属于此变化之内。所以人体有什么样的光气,便有什么样的物候。检验这种物候的表现,中医便谓之"辨证"。因此说"证者,验也"是有训诂学根据的。

证者,征也,征象,表现。验其证之表现确实存在,故证者,信也。如果不信,虚假者,其证便谓之"假",中医常云"真热假寒,真寒假热",便谓此。

证者,候也。候者,征验也。《晋书·天文志》:"是风雨之候也",注:"候,象征、状况也。"验之于人体,则人体光气反应于外者,谓之"候"。此候亦谓之"物候",是物质的征象,人体的征象,非病理表现,为正常之生理。

证者,质也(见《增韵》)。质者,体也。《易·系辞》:"原始要终,以为质也。"注:"质,体也。"验之于人则为人之体质,即人体。内而脏腑，外而经络，以及肌腠、皮毛、筋骨、气血、水精、津液等，均可有正常的生理表现和异常的病理反应。这些变化都可以通过体表的光气而测知。

综上所述，中医学既谈病也谈证候，而且病和证候通过"道"相互关联，密不可分；人体之"证"，有生理之证和病理之证的区分。也是人体生理及病理的信息群。它的载体是气血、津液，它的介质是五行，它的通道是经络，它的反应点是皮肤、毛发、五官、爪甲、脉象等，可见中医的"证"是一个动态的观念，此谓"成于中而形于外"者。因此，中医学的辨证辨的是动态的"证候"，而不是静态的"证型"。

七、关于中医学"道"之内涵

综观《内经》一书，"道"字有230余处，其所指内涵，不只是现在教材中所言规律、规则、法则之意，还包含人体生理生化的众多功能。第一，"道"是脏腑器官生理功能的表现，亦即道是器官升降出入的通道。如张轼所言："道托于器而后行。"李靓说："夫道者，通也，无不通也。"第二，"道"是机体气化之运动及变化之规律。郭象说："所以取道，为其有序也"；《素问》："道乃气化之常"；张载也说："由气化，有道之名。"第三，"道"是五藏之道，其义又有二，一是指五藏六腑之通道，故有"五藏之道"论，二是言五行相生相克之道。第四，"道"是沟通人体内外、脏腑经络、升降出入之通路，即生理上呼吸之气道，水谷之道，血道、精道、气道、三焦之道、营卫之道、津液之道、上液道、下液道、水道、脉道、机之道等。简言之，道即人体阴阳、气血、水精、营卫、津液、水谷、清气、浊气升降等循行环周、新陈代谢之道。第五，"道"是人体内外、表里、上下之"太极"。所谓太极人之元气也。如果不深入研读古代医籍，怎么能理解道之深刻内涵。

八、继承是提高中医临床疗效的基础

任何一门学科的发展都必须在继承的基础上，吸收营养，得到启发，然后思索出新的见解和体会，再付诸于实践。这样，才能使学科向前推进。中医学术的发展亦是如此，离开了继承，就谈不上发扬，二者是相辅相承的。近几年，有的同道认为：老中医无非是喊喊继承，不发扬，"思想保守"。就目前学术状况而言，是不是继承多了？是否还有继承的必要，任老就这个问题，谈了个人的看法。

　　临床上经常遇到咳血，或呕血，或便血，血色鲜红，颜面红赤，胸中或胃中灼热，大便秘结，小便黄赤，舌红苔黄厚，脉弦数有力者，经用西医抗菌、消炎、止血等方法无效。综合脉症，此病本在阳明，阳明有热，一为上熏蒸于肺，一是火扰胃中。二者都伤及阳络，阳络伤则血上溢。治疗必本张仲景"吐血衄血，泻心汤主之"。任老曾治秋广仁患者，即属此例。真是一剂知，二剂已。

　　再如尿崩症患者，症见：口渴多饮，多尿乏力，舌红干，苔白腻，或白干；或微黄而干，脉虚数。世医多以滋阴润燥，健脾补肾和西药治疗，久而无效。此因何在？盖本病病位在脏。因"脑为髓之海"，"元神之府"，它有"散动觉之气"的作用，与肾相通。肾者，主骨生髓，藏精而为"血之源头""诸髓者，皆属于脑"。所以，本病必须随其所得而攻之，方可见效。任老在张仲景"夫诸病在脏，欲攻之。当随其所得而攻之。如渴者，与猪苓汤，余旨仿此"的启发下，悟出了用猪苓汤治疗此病，疗效甚好，一可养阴，二可制尿，双相调节。一般辨证加减，大约两月见功。

　　还有一例紫癜患者，齐某，男，13岁，患者原因不明，而呈现全身紫癜，腹痛，便血，血量一日约100～150ml，血色紫暗，两目黯青，口渴不欲饮。曾经输血、止血、激素等治疗，便血不止，紫癜时出时没，持续月余。请任老会诊，查：舌质隐青，苔薄而干，脉弦涩有力。综合舌、症、脉，此病热结下焦，波及膀胱，内扰于肠，造成阴血蓄而不行，瘀而为患，邪损脉络而成。法宜清热止血，轻表重里。方投桃仁承气汤。服药后，一剂血减，二剂血止。然后，投以四物汤调理月余，至今未有复发。

　　消渴病临床极为常见，辨治尤应注意。任老治申某，男，54岁，干部，患糖尿病多年。症见：全身乏力，口干舌燥，腰膝瘦软，皮肤干涩，颜面青黄，两颧泛红，口唇干裂，舌红干，苔黄白相兼，脉虚数。化验：尿糖（＋＋＋＋），血糖185mg%。经几家中医治疗，采用大队养阴滋润之品，服药年余，病情反复，不见功效。邀任老诊治。任老认为此病阴亏于内，阳不发于外，造成阳不化气，津液不生。治疗必本张景岳，补阴必于阳中求之之法。方在上述养阴润燥药中，佐加肉桂、附子、红花之类，调理四月余，其病状愈。

　　以上几则病例，不难看出都是在继承《内经》、《伤寒论》、《景岳全书》等古医籍的基础上，灵活化裁而应用的成功例子。

　　治病如此，研究中医理论也是这样。汉代张机著《伤寒杂病论》，除了自己临床实践外，还"勤求古训，博采众方"，"撰用《素问》九卷，八十一难、阴阳大论、胎胪药录",才完成了这部举世巨著,而被古今中外学者誉为医圣。金元医家李东垣之所以能够完成《脾胃论》,除了受当时社会动荡、脾胃病多的历史条件影响外,不也受《内经》的启发,才得以完成的吗?再如,明代传染病学家吴又可著《温疫论》,也是继承《内经》的疫学内容(如木火土金水五疫等)和《伤寒海底眼》"手经惟肺经受邪多论"的学术内容,结合临床实际而成的。嗣后叶桂、吴瑭等温病学家也是在继承古人优秀成果的基础上才创立了温病理论的。尤其是《温病条辨》一书,开篇讲运气,首方为桂枝汤,第四方为白虎汤,除麻黄汤外,《伤寒论》103 方都应用到了。正如他在《医医病书》中所说:"拙著温病条辨,补古来一切外感之不足者也。"

综上所述,可见继承的重要性了。没有继承就没有发扬。近世少数医者,过分强调发扬,忽视继承,实欠妥当。这正是吴瑭所批评的:"今人不读古书,安于小就,得少便足,囿于见闻,爱简便,畏繁重,喜浅近,惧深奥,大病也。《神农本经》《灵枢》《素问》《难经》《伤寒论》《金匮要略》《易经》《诗经》《周礼》断不可不读者也,近人所读者,陶氏《六书》,《寿世保元》,李士材'三书',汪以庵《本草备要》,《医方集解》,吴又可《温疫论》,《景岳全书》等类。甚至仅读《药性赋》、《汤头歌》,便欲行医。近代叶天士医案,精者少而粗者多。远胜陶氏等书,南台人喜读之,无奈不得要领,但袭皮毛,多为叶派。但叶氏之书,本不易读。盖其书用古最多,读者不知来路,未易领会其用意,而又收罗散佚,集于门人之手,往往有前无后,有中间而无前后,碎金片玉,不能全备。非真有天分人工者,不能读也。且不读《内经》《金匮》等古书,不知其妙,不能用也。"

再举现代研究的例子。如近人沈氏"肾"之本质研究的发现,得出的结论为"丘脑—垂体—甲状腺轴"。其实,这个成果亦是继承古人命门学说而发展的。如明代医家李时珍有云:"命门外裹白膜,体象脂肉、却非在两肾之中间,有二系著于脊,下刚通于二肾,上则通于心肺,贯脑,生命之源,精府相火之主,人物皆是一样,生化皆由此出。"二者在理论上是何等的相似,只是沈氏在继承中找到了发扬点,应用现代的东西证实了,更进一步了!

总之,没有完整、系统地继承中医药理论,就不会对疾病有一个正确的认识,也就不会有理想的疗效。只有扎实地学好《内经》、《难经》、《伤寒杂病论》、本草类、温病等古书,使之密切结合临床,察色按脉,先别阴阳，识得标本，才能提高中医的临床疗效，中医学术才能发展。否则，盲目地发扬，必会形成无源之水，无本之木的理论，无法正确地指导临床实践，疗效更无法提高。在医疗实践中，只能是用点中药，又用西药保驾，这是吴瑭批判的典型。

九、谈谈刘完素的学术思想

刘完素，字守真，生于北宋大观四年，即公元1110年。家住河北省河间县，故后人称为刘河间。据传，刘完素原籍在河北省肃宁县杨边村，即今河北省肃宁县师素村。幼年家境贫穷，在三岁时家乡遭水灾，迁往河间城南。自幼酷爱读书，好学无倦。其母得病求医三次不治，失去治疗机会而亡。完素因此万分遗憾，遂孜孜医学，始终不渝，立志要为人民治病疗疾。他一生重视《内经》理论的研究，兼通诸子以及易学，博览前贤历代医家学说，密切结合临床实践，在此基础上，找出了医学发展中的突破点。创立了火热学说，为中医学术发展作出了卓越贡献。完素一生不仅有高尚的医德，更有凛凛的民族气节。金·章宗皇帝三次聘请他出来为统治阶级服务，都遭到了拒绝。正如李汤卿在《心印绀珠经》中所记："章宗皇帝三聘不起，御赐高尚先生。"人们称颂他为河间处士。他在《素问病机气宜保命集》.序言中曾说："余二十有五，志在《内经》"，反映了他一意为医的坚定志向。他把宝贵的一生都献给了医学事业，勤勤恳恳为民疗疾。晚间成为经验丰富，学识渊博的名医，至今他的学术仍然指导着临床实践，为民族的繁衍、人民的健康作出了贡献，当地人民为他立祠纪念，并给予了"有功于民"的高度评价。

1. 学术渊源

河间的学术思想，源于《内经》，兼收百家之言。他在《素问玄机原病式》中说："天医教者，源其伏义，流于神农，注于皇帝，行千万世，合于无穷，本乎大道，法乎自然之理。"由此可见，刘完素对《内经》的研究是至微至精的，尤其对五运六气的理论造诣尤深。他又强调说："医者，惟以别阴阳虚实最为枢要，识病之法，以其病气归于五运六气之化，明可见矣。……大凡照病阴阳虚实，无越此法。"刘河间对《内经》二百七十七个字经文的研究理明意透，他吸收了《易学》、《礼学》的精髓，而后，深而明之。所以他在序言中又说："易教体乎五行八卦，儒教存乎三纲五常，医家要乎五运六气。其门三，其道一。故相须以用，而无相失。

盖本教一而已矣。若忘其根本，而求其果实之茂者，未之有也"。又说："大哉乾元，万物资始，至哉坤元，万物资生，所以天为阳，地为阴，水为阴，火为阳。阴阳者，男女之血气，水火者，阴阳之征兆"。除此，他也吸收了老子的道家思想，引曰："负阴而抱阳。""老子曰不出户知天下，不窥牖见天道，其出弥远，其知弥少。盖由规矩而取方圆也。夫运气之道者，犹诸此也。"同时，也受儒家思想的影响，他引孔子语："孔子曰，天不言而四时行焉，而物生焉，而脉亦如之。"上述所言，即说明刘氏学术有源，发挥有本，本源相合，强调实践。所以他在《宣明论方》中指出，"善言天者，必合于人，善言古者，必合于今，善言人者，必知于己，如道不惑所明也。"同时，也受张载论气的运动变化及内经关于气论述（《素问》有一千八百六十处，《灵枢》有一千一百四十处，论述的内容二百七十余种）的影响，学习较深，理解较透，胸有成竹。所以，作《素问病机气宜保命集》一书，很重视气在人体生理、病理上的作用。在序中说："观天之道，执天之行尽矣。盖天一而地二，北辨牢而南交，人精神之运以行矣。拟之于象则水火也，书之于卦则坎离也，是以上古真人，把握万象，仰观日月，呼吸元气，运气流精，脱骨换形，执天机而行六气，分地纪而运五行，食乳饮血，省约节育，日夜流九，独立守神，肌肉若一，故能寿敝天地，无有终时，此其道生也。"正如张正蒙所说："气之为物，散入无形，适得吾体，聚为有象，不失吾常。""…太虚无能无气，气不能聚而为万物，万物不髓不赦而为太空。"

此外，也吸收了《伤寒论》之精华，并创立了新的见解。在《宣明论方》中说："伤寒表证，当汗而不可下，里证当下，而不可汗。在半表半里，则当和解不可汗吐下。在上则通之，在下则泄之，伤寒无汗，表病里和，则麻黄汤汗之，或天水散之类亦佳。"

概言之，发微运气造化自然之理，即伤寒杂病脉证方论。深究其用，创立新说和新方，为后世医学的启迪。

2. 天人统一观

《素问·宝命全形论篇》云："天复地载，万物悉备，莫贵于人。人以天地之气生，四时之法成。"《灵枢·岁露论》也说："人与天地相参也，与日月相应也。"在内经天地人统一的理论指导下，河间认真研究了自然界的一切变化和人体内的一切变化，认识到二者之间是有机联系，互相渗透，互相影响的。天地是一个大宇宙，人体是一个小宇宙。自然界五运六气太过不及的变化，直接影响到人体，而人体内在的五运六气也相应地发生变化，以适应自然界对人体的影响。所以他在《素问玄机原病式》中说："观夫医者，惟以别阴阳虚实最为枢要，识病之法，以其病气归于五运六气之化，明可见矣。"正是在这种认识的基础上，刘氏对"病机十九条"进行了深入的考究和阐述。就五脏病机，抓住了"诸"、"皆"，"属"三字的核心，结合临床和运气学说，灵活地理解它，发挥它，形成了五运主病的病机模式。如"诸风掉眩，皆属肝木"这一条，从原条文对比来看，《素问·至真要大论》只谈"皆属于肝"，河间于此后加了个"木"字，便使五脏病机有了新的深刻内涵。其意义在于由内谈外，既言脏、也说质，更谈了用。强调了内在的变化与外部的联系。所谓用，是说木属东方，东方者，其气温，温极生热，热极化火；所谓质，是肝为刚脏，体具气、风、火。因此，刘氏自注说："掉，摇也；眩，昏乱旋运也，风主动故也。所谓风气甚而头目眩运者，由风木旺必是金衰不能制木，而木复生火，风火皆阳，多为兼化，阳主乎动，两动相搏则为之旋转"，"眩运而呕吐者，风热甚故也"。在治则上，也是主张清内以疏外，常用川芎石膏汤。从五运主病来看，突出了火热病机，但是，他并非偏执于此，也重视"诸寒收引，皆属肾水"之寒证的发病机制。刘氏治疗瘈筋病，相引而急，……小便数，腹痛难立"，用建中汤加减。就六气病机来看，分为风、热、火、湿、燥、寒六类。风类为病，他认为风可以兼燥，亦可以生风热病；热类，他提出了十六类病证（其中包括外科两类），如《素问玄机原病式·六气为病》中所说："诸病喘、呕、吐酸、暴注下迫、转筋、小便浑浊、腹胀大鼓之如鼓、痈、疽、疡、结核、吐下霍乱、瞀、郁、肿胀、鼻塞、衄、衊、血溢、血泄、淋、秘、身热恶寒、战栗、惊、惑、悲、笑、谵妄、衄衊血汗，皆属于热。乃少君阴火之热。乃真心，小肠之气也。"他如火类病机阐述了九种疾病，湿类阐述了三种疾病，补入了燥类疾病一条，寒类阐述了五种病机。并在病机上都强调了同化和兼化的机制。所谓同化与兼化的理论，是以亢则害，承乃制阐述同化和兼化的理论基础。所以他在序言中说："然而其间亦有未合圣人之意者，往往但相当而已。由未知阴阳变化之道，所谓木极似金，金极似火，水极似土，土极似木者也。故经曰'亢则害，承乃制，谓己亢过极则反似胜己之化也'。"所谓亢，是知进不知退，知存而不知亡，知得而不知失"。亢极就要走向反面，如火极就似水。何谓火极似水？如临床经常见高热患者，身热、口渴、汗出、烦躁不宁，面色红赤，但四肢厥冷是也。再如土极似木，症见：霍乱吐泻，体重浮肿，按之不起，此谓暑湿之象，但出现诸颈强直之象是为风木之征，是谓土极似木之象。以上为刘氏的天人相应病机的统一理论。即刘氏将外在的五运六气的病机引为人体内在五运六气病机之统一观。

3. 遣方用药

刘氏强调火热病机，因而在治疗上遵循《内经》"热者寒之"的原则，在遣方用药上，善用寒凉是他的独创。在《素问玄机原病式》中指出："且如一切怫热郁结者，不必止以辛甘热药能开发也。如石膏、滑石、甘草、葱之类寒药，皆能开发郁结，以其本热，故得寒则散之，夫辛甘热药皆能发散者，以力强开冲也，然发之不开者，病热转如也……是故善用之者，须加寒药，不然，则恐热甚，发黄惊狂或出矣。"刘氏治外感发热主张辛凉解表法。有些学者认为，该法是刘氏所创。任老认为不然，他是在仲景《伤寒论》的基础上发挥、扩充、立法而形成的。为什么这样说呢？仲景治疗表证，并非皆用辛温解表法，也用辛凉解表之剂。方如麻杏石甘汤、大青龙汤之类。故刘氏主张桂枝、麻黄类"辛甘热药攻表不中病者，其热转甚也，是故善用之者，须加寒也"，在此基础上，他进而创防风通圣丸、双解散、凉膈散（凉膈散属《局方》，但刘氏常用，又有新意）、六一散等。对表证已解者，汗出而热不退，"腹满实痛者，或烦渴、或谵妄、或狂躁喘满者，……通宜大承气汤下之，或三一承气汤尤良。"（《宣明论方·伤寒门》）。

总之，在刘氏《宣明论方》一书中，可以看出他遣方用药的一些特点。书中共计356方。从选药来看共365味，从药味选择和处方总结来看，药味和平、寒热并用者，约占66%；偏于温热者占21%（温热药方共91方）；偏于寒凉的只占13%。可见刘氏以寒凉治病为主，但他是辨证的，不完全固执于寒凉，他所用寒凉者，是用于流行的热性疾病。而治疗杂病，是因人因时因地而宜，坚持"热者寒之""寒者热之"的原则。由此可见，刘氏"专主寒凉"的说法是有局限性的，应从他的全部著作看其学术思想的全貌。应该说刘氏病机主火，用药寒凉，对发展温病学说，作出了贡献。但治疗内伤杂病是独树一帜的。而关键是坚持辨证施治。他治外感之方的凉膈散、六一散，对于治疗现代医学诊断的"上呼吸道感染"、"大叶性肺炎"以及"败血症"等，只要辨证得当，认证清楚，用之当效如桴鼓。

十、"高粱之变，足生大丁" 新解

王冰注曰："高，膏也，粱：粱也，不忍之人，汗出淋洗，则结为痤痱，高粱之人，内多滞热，皮厚肉密，故内变为丁矣。

外湿即侵，内热相感，如持虚器，受此邪毒，故曰受如持虚。《黄帝内经太素》作："高粱之变，足生大钉。"并注释道："膏粱血食之人，汗出见风，其变为病，与布衣不同，多足生钉肿。"清·姚止庵释道："丁者，火也，大丁，热毒也，热毒伤人，无处不到，岂必在足，注言生于足，误矣。足生，谓足以生丁毒也。"他如张景岳、马元台、张隐巷也认为：高粱所变之热毒，郁结而生丁（疔）疮之疾。

任老认为，所谓高是指动物脂肪，所谓粱，是泛指酒类和香甜之品。上述之物，既是人体能量之来源，又是人类不可缺少之味。但是，用之太过，蓄积体内，久之则转化为脂液，其脂液，一是侵入血脉之内，沉而为积，积则血循不畅，血脉强而不柔；二可肥腠理，致使腠理致密，阻绝阳气，郁而化热。此热既能伤津损液，而致阴亏阳亢，虚火上炎，又能壅痰聚血，化毒成脓。

因此，任老认为，可将"足"作"促"字解，"大"作"多"字解，"丁"作"病"字解。就是说，膏粱之变，能促使人体发生多种内、外科疾病，如内科的高血压、动脉硬化、冠心病、消渴、脂肪肝、脂肪心等，外科的疔疮疖肿等皆属此类。这样解释，是符合临床实际的。

十一、"凡十一藏取决于胆也" 小识

王冰释曰："上至心脏，下至于胆，为十一也。然胆者，中正刚断无私偏，故十一藏其取决于胆也。"张景岳也释曰："足少阳半表半里之经，亦曰中正之官，又曰奇恒之府，所以能通达阴阳，而十一藏皆取决乎此也。"张隐菴云："五脏六腑共为十一藏，胆主甲子，为五运六气之首。胆气升则十一藏之气皆升，故取决于胆也。"

任老认为：本文虽仅九字，但意义较深。据其全段经文看，它是结语，谓胆的作用是调节与控制其他脏腑生理功能，使之保持平衡。从各家注释可知，胆具有少阳升发之力，为中正之官，能供给各个脏腑功能活动之能。在临床上，从温胆汤治疗一些神经系统功能性疾病效果较好来看，本文所言之胆，既指胆的实质器官，又不仅仅是指胆本身所具有的功能。因此，"取决于胆"的含义主要有二：一是指脑的高级中枢及自主神经而

言，如用温胆汤治疗神经官能症及自主神经失调而引起的腹胀，效果满意，二是指胆的气化功能而言，胆是少阳升发之处，通达阴阳，化生万物，故十一藏取决于胆。

十二、"因而强力，肾气乃伤，高骨乃坏"小议

王冰释曰："强力，谓强力入房也。高骨，谓腰之高骨也。然强力入房则精耗，精耗则肾伤，肾伤则髓气内枯，故高骨坏而不用也。"张景岳亦释曰："凡因强力者，其伤在骨，骨伤则肾气亦伤，肾主骨也。"张隐菴、马元台、姚止庵、薛生白等医家均有上述之释。

任老认为，古代医家的解释是有其一定道理的，从全文和临床实际分析，"强力"是内因，又是外因。所谓内因，是指房室过度（即强力入房）、饮食有偏（如过食咸味），以及强力举重或劳力过度。所谓外因，多以风寒之邪过盛，中伤人体，深入不出，则移寒于肾，也有冒雪涉水、跌扑暴力，损伤于肾者。据上述，高骨之"高"字，应作膏字解，此膏字即指骨髓和精液而言，也就是说，上述诸因素皆能伤肾，肾伤则精虚，精虚不能生髓，髓虚不能养骨，骨质失养而产生病变，而不能仅用房劳伤肾来解释。如临床常见之"骨痨"、"骨质增生"及"骨髓炎"、"骨髓瘤"、"类风湿关节炎"等病的病因与病理机制，皆可作为"肾气乃伤，高骨乃坏"之佐证。

十三、《素问·上古天真论》之"天癸"新论

王冰释曰："癸为壬癸，北方水干名也。""男女有阴阳之质不同，天癸则精血之形亦异。"杨上善释曰："天癸精气也。"张景岳释曰："天癸者，天一之气也，……天癸者，言天一之阴气耳。气化为水，因名天癸。"马元台释曰："天癸者，阴精也。盖肾属水，癸亦属水，由先关之气蓄积而生，故谓阴精为天癸也。"高世宗释曰："天癸者，男精女血，天一所生之癸水也。"

从经文和各家注释来看，男女生育之功能皆曰天癸。这种对人的生育功能的认识，是不符合男女各自生理特点的。何以言之？男为阳，女为阴。因此，男子生育之力应称之为天壬，在女子则应称之为天癸，才较为合理。故《白虎通》曰："壬为阴，以壬之阴孕一阳之始。"即是说，男子

天壬，是指精液中含有少阳生机旺盛之真阳之精。刘温舒曰："癸者，……怀妊于其下。"即是说，女子生育之机是真阴，其真阴内含气化之力。故天壬与天癸，二者相接，则阳精得行，阴精得化，一行一化而成形，形气相得，故曰胚胎。

十四、略论"肝者将军之官，谋虑出焉"

王冰释曰："肝勇而能断，故曰将军。潜发未萌，故谋虑出焉。"马莳释曰："肝属木，木主发生，故为将军之官，而谋虑所出，犹运筹于帷幄之中也。"张志聪释曰："肝气而志怒，故为将军之官，主春生之气，潜发未萌，故谋虑出焉。"《经籍篡诂》将"谋"字作"察"字解。

任老认为，"将军"二字应作"防御"解；"谋虑"二字之"谋"应作"选择"解，"虑"者，"滤"也，应作"过滤"解。具体来讲，肝脏本能具有对于一切物质的选择性过滤，经过这种过滤，废者驱除之，精者吸收之，贮藏之。而且经过它的疏泄功能，将营卫释放于机体内外，以起防御之机，即是本义。

十五、禀赋刍言

禀赋之基源于先天"二五之精，妙合而凝"（《周子全书》）之中，因此肾中真精是根，命火是宅，肝是生化之司，脾是生化之母，肺是生化之源，故禀赋内植"其精甚真，其中有信"（《道德真经广圣义》）和阴阳水火生克之调，"水火木金土之序"以及五行生克即易中消息（《周易三极图贯》）之能，可知禀赋是生命在时间上和空间上形成调控—排序—编码—信息—表达，而表达于内外者即是象，象是宏观与微观皆可见的，如气血、脏腑、津液等。但禀赋在生成过程中与父母先天后天体质强弱有关。盖父母之躯阴阳和、水火平、气血匀、营卫调、津液畅、脏腑安、经络达、皮毛固、筋骨坚，生育其子女则禀赋壮，内外邪毒难犯故疾病不生，而生长壮老已过程也是常态，与上述相反者，则呈现出"禀赋本簿"（《景岳全书》）、"禀赋素怯"（《痰火点雪》）、"人之禀赋不同，而受病亦异"。《理虚元鉴》云："因先天者，指受气之初父母或年已衰老，或乘劳入房，或病后入房，或妊娠失调，或色欲过度，此皆精血不旺，致令所生之子夭弱，故有生来而或肾或肝心或脾肺，其根底处先有亏，则至二十左右，易成怯，然其机兆，必有先现，或幼多惊风，骨软行迟，稍长读书不能声，或作字动辄手振，或喉中痰多，或胸中气滞，或头摇目瞬，此皆先天不足之征。"由此可知因禀赋强弱不同，受病亦异，这也是今后生物化学研究课题之一，更是继承创新之地。

十六、"三法五治论"小释

"三法五治论"始于《此事难知》。任老今对"三法"作一简释，五治则不作解。因为"三法"是急诊救治患者转危为安、稳定病情、缓解症状的重要之法。何谓"三法"？元代王好古说："夫治病之道，有三法焉，初、中、末也。"下面分别予以介绍

"初治之道，法当猛峻者，谓所用药势疾利猛峻也，缘病得之新暴、感之轻、得之重，皆当以疾利猛峻之药急去之。"

任老曰：此法是急诊医师必须牢牢掌握的一法，因它是救命的关键。所以然者？正如张从正说："夫病之一物，非人身素有之也，或自外而入，或由内而生，皆邪气也。邪气加诸身，速攻之可也，速去之可也。"（见《儒门事亲》）何谓邪气？"邪气者毒也。"（日本·吉日为则《古书医言》）可见自然界六淫之邪、时疫之邪，无毒不伤正气，正不受抑则不生病。内伤饮食，宿积生毒；七情之变，气郁生毒；血滞则毒结；精、津循行受抑，则毒自内成。故内因不生毒则脏腑、经络、气血安和无病。若邪烈毒剧，人体正虚，卫弱营亏，无抗邪之力，毒邪必犯人体，感受之轻者，邪气在表或局限在经络，染受重者，毒必害脏腑，连及气血、水精、津液，发生病态。

如厥逆：厥者阻绝不通之谓，逆者致变，由逆变而伤人之正气。正气伤则为病，病生者有二：一者正邪相持，毒邪不得深入，发病急而浅者，证重、候善、性缓，攻之则去，药之而安；二者正虚无力御邪，毒必深入，发病急而深者，证险、候恶、性急，猛能祛邪，峻能开结驱毒，邪祛毒驱则正气得复，如急性出血性中风或急性缺血性中风，其病机核心是风、火、瘀、痰、毒发生在脑，元神受损，神机受伤，神经肌核受害，故治法是破血化瘀，泻热醒神，豁痰开窍，药用猛峻之剂，方用抵当汤、大黄䗪虫丸，15天为1个疗程。再如暴喘病，即今天所谓"成人呼吸窘迫综合征"，其病机核心是毒邪上犯于肺，先伤于魄，魄主运动，所以肺之神机内逆，因逆致肺气升多降少，肺与大肠为表里，下犯于大肠，传导功能障碍，从而引起上焦不宣不降，下焦不通，浊气上壅而成此病。法宜宣肺通腑为先，方用五虎汤，药用麻黄、苦杏仁、生石膏、生甘草、桑白皮、茶叶，水煎送服透罗丹或一捻金或雄黄解毒丸，大便通利后停服，喘病渐

平。他如急风病，相当于今天所谓的"急性感染性多发性神经根炎"，其病机核心是邪毒侵入督脉，脊髓受害，脑髓受累，经络脏腑受约所致。治宜祛邪为主，法以清毒通督为先，方用解毒益髓汤。药用返魂草（吉林省长白山特产）、麻黄、生地、杏仁（炒）、鹿角霜、虎杖、七叶一枝花、赤芍、红花、木芙蓉叶，水煎服。同时送服炙马钱子粉 0.1～0.3g，连用 1周，停 3～5 天不愈再服 1 周。也可送服九分散治之，病愈后续用刘河间地黄饮子，随证加减治疗 1 个月。亦有急诊患者，发生真心痛（急性心梗）、急性黄疸（肝源性黄疸、胆道病、胰腺炎）、急性中风病等，往往有呃逆连声不止，用药鲜效者，急用硫黄、乳香各 5g，雄黄 2g，用酒煎，乘热气令患者以鼻嗅之有效。若再灸乳根穴配合治之，效果更佳。

概而言之，急诊时医者必须善用猛峻之剂与药物治之，才能使患者转危为安。正如清代龙之章《蠢子医》所言："吾谓天师药甚霸，总有二竖也不怕。其实药味甚平和，和风甘雨连九夏。……一切攻伐大毒药，往往用之若食蔗，……毒药按法炮制，最有奇功。"是其义也。

"中治之道，法当宽猛相济。为病得之非新非久，当以缓疾得中之，养正去邪，相兼济而治之，养正去邪者，假令如见邪气多正气少，宜以去邪药多，正气药少，凡加减药法，如此之类，更以临时对证消息，增减用药，仍依时令行之无忌也，更加针灸，其效甚速。"

任老曰：此法应当用于急诊患者经过猛峻之剂救治之后，病情稳定，病势得以控制，但邪毒未净，正气复而未全，脏腑、经络神机传导尚未全顺，气血虽和但有残滞，所以用药多以补攻相兼为主。善医者必辨邪正强弱多寡，虚实胜衰之势，视证候而定。如近年来，应用缓攻补虚之大黄䗪虫丸治疗早期肝硬化（瘀血滞肝证），疗效较好，妇女血枯经闭病用之，亦获佳效。如邪多正少之方，补阳还五汤治疗中风中期气虚血瘀证候，乌梅丸治疗慢性胆胀（慢性胆囊炎），其施药原则，皆取此意。又如结胸病，症见大便干燥、脉沉弦有力者，方用当归保命承气汤治之，以祛邪扶正，即正少邪多之剂（当归、大黄、玄明粉、生甘草、炒枳实、炒厚朴。见《三元普济方》）。长夏暑病，用清暑益气汤治之，是邪少正多之方药。余方不述。总之宽猛之方多以开合、动静、刚柔组方为准绳，也就是扶正为宽。宽者之药，以益气养血、生津壮水、益火之品；猛者之药，以发汗、行气、理气、破气、泻火、解郁、消导、利水、泻下、活血、破血、逐痰之品。

"末治之道，法当宽缓。宽者谓药性平善，广服无毒，惟能养血气安中，盖为病证已久，邪气潜伏至深，而正气微治，故以善药广服；养正多而邪气自去，更加以针灸，其效必速。"

任老曰：末治之道，是言急诊病恢复期之治疗。如温热病恢复期治疗，多养阴生津益气为先，如参燕麦冬汤（人参、麦冬、燕窝、冰糖）、顾氏八汁饮（甘蔗汁、藕汁、梨汁、芦根汁、西瓜汁、鲜生地汁、鲜茅根汁、鲜荷叶汁）、千金麦冬汤、千金生地黄煎之类，皆为温热病后调养之良药。再如久患厥心痛即今之冠心病、心绞痛之疾，久服化瘀理气药，有气虚血虚之弊，不如久服养心舒络方（任老方：沙参、丹参、当归、太子参、赤芍、川芎、荷叶梗、女贞子、骨碎补，为丸、为散、为汤皆可用）。此方为开合之剂，补而不滞，行而不伤，调和脏腑生理之平衡，为宽缓无毒之方。而古今此类效方，枚不胜举，皆不再速。

好古先贤论三法是临床诊治疾病的三纲，其源是以人与自然，即天、人、地相关：天——日、月、星：地——水、火、风：人——精、气、神上下三维相和、相应，则人之生理活动如常。

病则人与自然失调——正、邪、毒——正少邪多毒烈——病。此谓人体三维与天地三维失调病态，故立三法调整人体与自然相和相应，其病除矣。

附：猛峻方简例

攻下平剂：大承气汤、小承气汤、调胃承气汤，桃仁承气汤。

攻能通闭：抵当汤。

猛攻开塞：三物备急丸。

峻逐水饮：十枣汤、大陷胸汤。

攻实逐痰：礞石滚痰丸、控涎丹。

透达攻痰瘀水：飞马金丹。

诸多方剂不赘述，只举几则方剂，今医不用，使后学者深思之。

十七、五行学说经探约言

五形学说从其产生渊源及运用范畴，自《内经》以降，历代医家之撰述，以及现代医家之论文、讲义、教材等，已经谈得很多、很清楚了。但对五行之间相生、相克之理的内涵，却论证不够深透，仍然局限在哲理及字面意义的理解上。当然古今医家以人体生理、病理方面研究五行之间的关系所取得的成绩，是蔚然可观的，也是不容抹杀的。任老在古今医家理论的基础上，作一些新的探索，因仅为一日之见，非大块文章，故谓之"约言"。

人体五行的来源，系由父母交媾之精而成，即"二五之精，妙合而凝"所致（见周敦颐《周子全书》）。其所言之"二"，即父母之阴精。二者交融，谓之"胚"，胚者混沌也。其内胎蕴真火、真水，亦即真阳、真阴也。据此，胚，混沌之太极也，为一；一生二，二即真火、真水（真阳、真水）也；二生三，即真火、真气、真阳（真水、真精、真阴）；三生万物，始构成人体之五脏六腑、四肢百骸，此即"三而成人"之义。所以天一生水，水生木，木是发生之始，其质酸，而酸与木质数三合，是为人体内外生化之源，亦即祖气，或曰祖液，其内蕴藏五行气质之真。

概而言之，五行的内涵是：五行的生克制化是人体生理之本，生化数术之根。如一水、三木、二火、五土、四金等虚实之数，相生相克等变化之能，与现代分子生物学的认识，基本上是吻合的。

按分子生物学的观点来分析、研究、认识五行，其水、木、火、土、金，便是分子排列之序：其一水、三木、二火、五土、四金，便是分子排列之编码；整个五行按其序，便是分子排列之链。何谓相生？简言之，水生木，木生火，火生土，土生金，金生水。进而言之，便是《周廉溪集》中所说"五行自相生之序也"。意为五行相生，乃是其自身发展、变化的次序。由此可知五行相生便是排序，是编码，此为顺式排列。若抑制了这种排列、编码，不发生太过，是为相克，其顺式排列可能被打破，又需进行自身调控。故《内经》曰："亢则害，承乃制。"制，便是五行自身的调控作用，或称"反式作用"。对这种作用，古人早已认识，如程芝田《鱼孚溪医论选》云："相克而还以相生，相制而还以相济。"《周易三级图贯》亦曰："五行之正，一行内兼五行，彼此相济，反以相成。纵有制伏，亦是造化……之妙"，"生克即《易》中消息"。人体便是按五行自身相生相克之理，进行着分子生物学的排序、编码、信息、表达等各种活动，以维持其正常的生理代谢。

阴阳五行的出现归功于人类对生命现象的观察和探索，即宏观——亚宏观——微观——太极——中太极——小太极之变——为太极之化，无数太极反复重叠变化，形成无限的人体生命（参考《周易原理与古代科技》）。

十八、中医"象"之内涵

"象"学虽源自《周易》之学说，然是中医学术的核心内容之一，仅从疾病的外在表现这一浅层次去理解，不妥。现就此论及一二。

1. "象"之本义剖析

《易·系辞下》说："是故易者象也，象也者像也。"孔颖达疏云："谓卦为万物像者，法象万和，犹者乾卦之象法象于天也。"可见，象是卦象之象，即某卦形体现的内在意义。但象不是凭空想像而出的，而是依据"数"来体现世界万物的各种变化的。正如《易·系辞上》所说："参伍以变，错综其数，通其变遂天下之文，极其数遂定天下之象。"由此可见，象学虽以卦形之错综组合变化，推演万物变化之学问，即依据信息区判断万事万物，然其间是以"数"的变化为依托而实现的，但中国古代之"象"与"数"不单是数量的变化，而是定性基础上的定量，这一点有别于现代信息学伦理而显示其独特的魅力。

2. 中医"象"源析

中医学术建构之基础是广泛地吸收了古代哲学精华而奠基的，阴阳、五行、精气诸说如此，象亦不列外，自然脱胎于此，但其发展支流却异。最具代表性的是中医的"藏象"学说。吴敦序教授主编《中医基础理论》（上海科技技术出版社，1995年第10版）中指出：藏象"即藏于体内的内脏所表现于外的生理功能和病理现象。"首载"藏象"的《素问·五藏生成》中则载有"五脏之象，可以类推"。如何类推？《素问·灵兰秘典论》论及五脏生理之后，有言"恍惚之数，起于毫毛之数，起于度量，千之万之，可以益大，推之大之，其形乃制"。是故中医"象"源于易，载自《素问》，其义与易"象"并无本质之区别，亦含数量变化之义。否则，如何理解生理之象和病理之象之变化，等等。

3. 中医"象"之内涵

中医之"象"既包含生理之象，病理之象、还包括影响人体生理、病理之诸多信息。如气象、物候、地理、社会诸多方面的信息因素。象既含有信息因素在内，必然包含有内在物质（脏腑、气血、百骸等）的变化，即具体的数量信息变化。否则，我们是无法去判断、决策的！只是这种数量的变化带有"恍惚"之模糊特性而已。"阴阳者，有名无形"，《素问》尚有"阴阳应象"之篇，可见，阴阳方法是中医"象"学之主要工具。唐代王冰释之为："象谓所见余外，可阅者也。"即说明"象"非臆像，而是有其物质依托的，望之可见，听之能闻，切之可能的。如"血肉筋骨藏府之象"之宏观与借助仪器检测微观等是也。《质问本草·序言》中也言及："物生而后有象，象而后有用，用而后才行。"行者，行动也，即指我们如何去行动，如何诊疗决策之谓也。

综上可见，中医之"象"是指依托于物质实体的信息变化，外延十分广泛，有藏象、血象、气象、脂膏之象、津液之象、脉象，等等，其间尚包含了信息的数量之义。

4. 几点启发

"象"之内涵研究主要启示我们：

（1）中医学术不仅注重实体物质性，更注意综合的整体研究。沿用生物化学的证实方法，研究中医的路不是走不通的。

（2）信息论的研究方法，应是中医研究的主要研究手段之一。如四象理论可否从 RNA 和 DNA 中的四种不同的碱基，DNA 中的腺嘌呤（A）、鸟嘌呤（G）、胞嘧啶（C）胸腺嘧啶（T），RNA 中的 A、G、T 和尿嘧啶（U）之物质信息入手等。中医学研究方法手段方面应注重引进模糊数学的原理与研究方法。

十九、论"道"

《素问·阴阳应象大论》曰："阴阳者，天地之道也。"中医理论上的"道"，一般来说是指万物变化规律或道路。就人体而言，"道"始于先天，蕴藏于胚胎之内而名为"真道"。真道者，内涵真气者也。其化生人之生命，其变化有一定之规律，故施之于人体则排列有序，变化有常。其余人体生理功能，述之如下。

（1）道是脏腑器官生理功能的表现，按其生化功能而衍化出万物，如有机、无机化合物，以供人体生命活动之需。而人体生命活动之所需，皆依赖人体之"道"来转输，故道是器官升降、出入的道路。如张栻说："道托于器而后行。"李靓说："夫道者，通也，无不通也。"

（2）道是机体气化之运动及变化之规律。郭象说："所以取道，为其有序也。"故《素问》说：道乃"气化之常"。又说："物生谓之化，物及谓之变。"而生、化、变即是"阳为气，阴为味，味归形，形归气，气归精，精归化……化生精……精化为气"，这是气化全过程，故张载说："由气化，有道之名。"

（3）道是"五脏之道"。其义有二：一是言五脏生成之时，其道便植根于五脏体内的肌核，其作用与深潜之经隧连接，形成五脏六腑通道，故曰"五脏之道"；二是言五行相生相克之道。五脏按五行相生而生化为质

（脏器），其质生"五行之精"，而精化为五行之气，气生神而为机之主，机为神之使。神机主发，微动其应速。精气相结，在神机作用下，转化为五类要素，此为生命之需，以五脏之道通达内外、上下、表里即为五行生克之理。

（4）道是沟通人体内外、脏腑经络之道路，即生理呼吸之气道，水谷之食道，以及血道、精道、气街（四街）、三焦之道、营养之道、津液之道、水道、脉道、机之道等。所谓道者，通变之义也。进而言之，也就是阴阳、气血、水精、营卫、津液、水谷、清气、浊气升降之道等循行环周、新陈代谢之道也，由此而确保人之生命，度百年乃去。

（5）道是沟通内外、表里、上下之"太极"。所谓"太极"，乃人体之元气也。动则生阳，即一也；静则生阴，即二也。《灵枢·本神》说："两精相搏谓之神"。两精，即阴阳也。阴阳生神，神生数，数生象，象生器。器者，脏器也，五脏六腑之器官也。纵观《素问》、《灵枢》，"道"字见于230余处，其词意不单是指阴阳万事、万物变化之规律、规则、法则而言，而且包含人体生理生化之通道等要义也。

二十、说"疫"

疫，《说文解字》："民皆疾也。"《字林》释曰："病流行也。"其得病之因，古时科学不发达，认为是"鬼神作祟"，故设祭祈祷以求免灾。但在汉魏之时，对此病的发生原因，已有明确的认识。魏时之曹植有"疫气说"。他认为"疫者，乃阴阳失位，寒暑错时，是故生疫"，但他没有认识到"阴阳失位，寒暑错时"之后，所造成疫疾的祸首为何。因为他不是医学家，故语焉不详。正确解释其原因者，为中医学家。《温病正宗》引刘仲迈解释"毒之为言害也"。《秋瘟证治要略》说："疫毒出表则发热。"《素问遗篇·本病论》云"民病温疫……赤气彰而化火疫"，又说："赤风化疫。"《素问·刺法论》亦说："五疫之至，皆相染易，无问大小，病状相似。"以上皆是对疫的解释。一句话，中医学明确指出：疫者，传染病毒也。

疫的发生主要是因自然界大气被污染，清浊之气相混，毒气自生而成。疫毒种类有热疫、火疫、寒疫、暑疫、湿疫、燥疫、风疫、温疫、水疫（《素问·本病论》）。疫邪犯人必有毒，毒有强弱，有善有恶，有毒则害人。因此，有害于气血营卫，有害于六经，更有害于脏腑，也有直害于脑，损伤神明者。其侵入之途，一是由皮毛，从玄府而入，肌表受之；二是由呼吸道而进，肺卫受之；三是从口而犯，进入中焦，脾胃受之。疫毒进犯人体主要是因正虚于内，卫虚于外（表），营虚于血，造成三维防御系统缺欠所致。

总而言之，疫有二义：一为生理之变，今称之"免疫功能"，即"正气存内，邪不可干"之含义；二是疫邪不同的病理变化，引发多种传染病流行，即五疫之至，皆相染易之义。

附解：关于温与瘟字解

许慎《说文解字》无"瘟"字，秦汉以前诸典籍皆写作"温"，可见"温"与"瘟"是古今字。医书中最早用此"温"字者为《内经》。《素问·生气通天论》云："冬伤于寒，春必病温"。温病之名，始见于《难经·五十八难》，继见于《伤寒论》第六条。而老子曰："凶年之后，必有温疫"，抱朴子亦说："经温疫，则不畏。"由此可见，早在葛洪时代已经认识到人被传染之后，可获得终身免疫或暂时免疫。后世温病医家认为温病、瘟疫不可混称，理由是瘟疫是传染病，与温病病源不一，治法有别，将温字去"氵"加"疒"形成瘟疫之名，如吴又可著《瘟疫论》以正之。任老意为：疫字既是传染之疾，改用瘟字以别之，又何意之有？

二十一、"气有余便是火" 小议

"气有余便是火"，语出丹溪《金匮钩玄》。人体中之气、阳、火是三维一体，也是一源三用。但三者之原，始于男子天壬，女子天癸，男女媾精，真阳真阴交融，形成混沌者，名曰胚。胚者，乃怀子一月之谓。虽气、形、质具，但俱泯而未离，乃小太极植根于内，冲气旋于中进而化生为胚膏。胚膏者，二月之谓，形如凝露，中极结于中，真气备于内。其真精者妙化为胚胎。胚胎者，三月之谓。太极此时方发生动静之能，分化之机，乾元气降，坤元气腾，阳施阴化，而形成为廓，初具人形，此时人体外形具而内脏分，经络初成，气血已行。所以胎儿乃受母之气血、水精而成。

火之所生乃人体内真阳蒸动真阴，真阴之精得阳气之煦，化生为气，气微动生少火。少火者，不急、不燥、不亢、不烈，是温和之火，为生理之火。若七情抑郁，五志内激，则脏腑之火随起，或饮食伤中，脾不升清，胃不降浊，引发气街不通，气机阻滞，经络循行障碍，阳气堆积，厥阳内逆，化生亢烈之火，即为壮火也，也是丹溪所谓"气有余便是火"之火。此火是病理之火，一可伤精耗血，二可损津伤液，三可伤气耗阳，即

《内经》曰"壮火之气衰"之理。

进而研之，气滞不通，积聚不散，必化为实火，可泻；也有虚气留滞，浮游于外，不能归经者，为虚火，可温散之。

总之，阳是气之根，气是阳之用，温是气之化，也是热之渐，热是气动生火之基，此为三维生化之理，正如方以智《物理小识》说"火即真阳之元气"，又说"火与气一也"，此火均属生理之火，生命之根也。"气有余便是火"非此"真阳之元气"，乃病理之火，义如上述。识此方可言火、治火。

二十二、"精不足者，补之以味"临床运用

"精不足者，补之以味"，是《素问·阴阳应象大论》提出治疗诸虚百损疾病的大纲。精是人体生命形成的基本物质，也是生命生理活动的主要物质，正如《素问·金匮真言论》所说"夫精者身之本也"。由此可知是胚胎形成、发育、成长的基础，正如《灵枢·经脉》曰"人始生先成精，精成而脑髓生"。结合现代科学来认识，诸如人体蛋白质之类、氨基酸类、酶类等皆为人之生命精。验之于中医临床实验，肝肾疾病，久病多伤精。因此肝病久则肝气内变，因变致损，肝体受伤，经络循行受阻，乃藏血、调血功能失常之故。又如人之"气血逆乱"，可使肝之器官受害，疏泄功能失司，肝内肝外经络、缠络、孙络、毛脉血行不畅，水精代谢不利，形成瘀、痰、水、毒内滞，肝叶失养而成"肝叶硬"之症。肝之水渎功能不通，同时肝之神（魂）失用，不能"主精液"，必然水精外渗，而成水臌病。对以上所述肝病之治疗上，必以补精为主，佐以理气利水之品。药用：活鲤鱼1尾（约重400g，去头、麟、内脏，再入下列药内），白胡椒5g，红茶叶15g，紫皮蒜2头（去皮），砂仁15g，真沉香10g，醋柴胡10g，泽泻20g，白商陆10g。将鲤鱼放入药内，加入适量水，先用武火烧开，再用文火（小火）炖30分钟，将鱼取出，去掉药渣及药汤，单吃鲤鱼，1天3次，饭前吃，1~2周为1个疗程，待水肿消退后，再用下方巩固疗效。药用：头胎男生胎盘1具（挑筋放血，洗净污血，干燥），三七50g，生晒人参50g，土鳖虫40g，姜黄40g，蚕蛹80g，冬虫夏草70g，砂仁50g，昆布60g，（去咸），红花50g，共为细面，每次服4g，1天2次，饭后服之，白开水送下。

若久患肾病，尤其是慢性肾风或急性肾风发展迅速者，其病机转归多呈现肾劳，劳者固也，为难医之症，因为此病之病机是由虚致损，由损致

坏，坏为毒自内生之基，毒蚀肾体，器官因伤而自溃，致使肾的主要功能——封藏失职，从而引起肾之内外大经小络、衡络、缠络、孙络、毛脉膜理、玄府开阖失用，不能约束肾精之闭藏，精血不藏，反而外溢，渗漏于外，下输膀胱则随溺而出，内渗于脏腑而转化为水，精泄水停，内溢外侵而成水肿之候。治之必以补精为主，佐以泻浊渗湿之品。药用：活鲤鱼1尾（约重400g，去鳞及内脏、头），白胡椒5g，绿茶叶15g，紫皮蒜2头，大腹皮15g，地肤子20g，赤小豆25g，猪苓15g，紫豆蔻10g，威灵仙15g。将鱼放入药内，加入适量水，用武火烧开后，再用文火炖30min，取出鱼，去掉药渣和药物，吃鱼，1天3次，饭前吃，用药3～4天，水肿不见消退时，在前方内加白商陆10g或15g。以上两病，证见气虚之候，表气虚者加生黄芪15g，酌其病情增减之；里气虚者加蜜炙黄芪15g，甚者可多用之；若见阴虚之证者加入砂仁、熟地或生地、女贞子之类治之；证见阳虚之候加炮附子、炮干姜，视其病情可用肉桂、细辛、炒川椒、胡芦巴之类治之。肾病浮肿消退后，必须用肾损固真散治之，药用：胎盘1具（洗净），海马60g，淡菜70g，红花50g，海狗肾3具，血竭40g，土茯苓100g，砂仁50g，酒大黄30g，巴戟肉50g，鲍鱼50g，白术60g，鹿角菜70g。共为细面，每服3g，1天2～3次（视病情定），饭前30min白开水送下，疗程3～6个月。其他精损诸虚证，伤而治之，次不赘述。

二十三、张仲景肝虚法则小识

张仲景在《金匮要略》中对肝虚证的治疗时有云："夫肝之病，补用酸，助用焦苦，益用甘味之药调之。……肝虚则用此法，实则不再用之。"张氏治肝虚法则是运用太极图原理立定的。其"补用酸"，酸为木之味。而木之果实，一为肉酸核甘，一为肉甘核酸。酸乃肝之本味。肝味之所以酸，是因肝为少阳升发气化之始，即酸为"气始生""肝得酸气乃达"。所以，张仲景补肝用酸味以济肝内之润。体润则柔，柔以软刚，刚柔相济，则其气条达，而疏泄功能畅行，藏血、调血之功可复。肝气虽复，但气弱而未壮，为防止心火求助于木为之减少，木气之负，故"助用焦苦"。所谓"助用"是佐以焦苦之味。"苦者，养也"、"快也"、"臭焦也，阳气蒸动也"，即"焦然之气"。换言之，就是用苦以养心阴。借苦味化生焦臭之气，则阳得阴而生蒸动之阳气，使津血循行机体内外，肝得之以柔润，气化舒而能泄。"益用甘味之药调之。"这里所谓的"益用"是言使以五味之主的甘味。其臭香之气，香能醒脾，脾健则化生冲和之气以行升降之枢，则气化和畅，津、水、精之气以灌四旁。四旁者，外而四肢，内而四脏。从而在生理上形成五行相制，"制则生化"。化生五藏之气。故张仲景说："脾能伤肾"。此处"伤"字应作"制"字解。即是说，脾健则运，运则转输，胃应之而降，则升降相因，元气乃发。此即李中梓"气之源头，在乎脾"之义，则刚柔相济，湿燥相结，化生精气，肾得之则化，化而肾气得壮，由弱转强。强则能治水，使之循行有序而不妄行于上，下以润济、柔养肝体，温化肝气，肝气畅茂，则"肾水不行"。水不行不是不行，而是言肾水得命火温化，相火温升，上济心阴。再用"焦然之气内动"以助心火，用其苦味坚之，则心火充，君火安行，以制肺金。金气得制，则"金气不行"。不行实乃有行也。因为金得火则化，其名曰革，以顺其性。故"肺主天、主阳、主气，敷布阴液，以柔肝木"。此乃《周易》"含三为一"的整体思想的具体体现。因此，张仲景最后总结出"实脾则肝自愈"，此实乃治肝补脾之要妙也。这是张仲景运用太极图模式的具体体现。所以任老曰：《金匮》、《伤寒》之理、法、方、药之所以百用效验，经久不衰，其真髓就在于此妙处也！

二十四、血海说略

血海，名源于《灵枢·海论》，认为冲脉是十二经之海，故曰："冲脉者……血海也。"明·李时珍《奇经八脉考》说："冲为经脉之海，又曰血海。"所谓冲脉之"冲"，乃通也（《难经集注》）明代王九思编辑），所以血海是血液汇聚与分流之处。冲脉之"冲"，又含有"涌"之义，所以血流汇聚于血海之内，需在"血海之气"的冲动作用下，"以流血脉"（李经纬编《寿养丛书全集·普生论》），如是则血液由冲脉之道，分注于十二经，由十二经分布于外而皮腠、筋骨，内而脏腑，以供人体生理活动之需。由于各脏在血液循行上呈现出"诸血者，皆属于心"的生理现象，也就是说，由心气推动营血，循环于人身内外，以供生命活动之海，而肝是藏血之脏，是调血器官，故王冰又说"肝主血海"。故冲脉、心、肝三者，皆有"血海"之称。

脑是髓海，内胎元神、神机、神经精质体、肌核等，外联缠络、结络、孙络、毛脉，功具动静、升降出入。因此脑髓血流量较多，代谢率高，整个脑髓的血液供给流量每分钟约为750ml，汇聚"脑中血海"（《普生论》）以济脑的各类功能之用。

胞宫与冲脉相连，唐容川在《医经精义》里又提出："女子之胞名血海，名子宫，以其行经孕子也。"

盖人身内外上下之血液由血海之气运行分布、源源不断。皆由"肾为精血之海"（钱一桂撰《医略》）输供之，何以言之？李中梓在《病机沙篆》中说"血之源头在乎肾"，《普济方》亦说"髓者精之根，命之元也，精者血之本"。《灵枢·本神》曰"肾藏精"，《素问·阴阳应象大论》曰"肾生骨髓"，王冰释之曰"肾之精气，生养骨髓"，《素问·平人气象论》又说"肾藏骨髓之气"，由此可知肾是藏精、生髓、化血之主。何以言之？因骨髓内寄真元之气，具有催化之力，所以骨髓内之精与气，相互作用而精归化、化生形，形得命火之温生和相火之激发，血液始能生成。所以亦可以说：肾是精血之海。

《灵枢·岁露》曰："人与天地相参也，与日月相应也，故月满则海水西盛，人血气积……至其月郭空，则海水东盛，人气血虚，其卫气去，形独居"，王肯堂在《灵兰要览》中说"血者水也"。这说明人身血海中之血液，其消长、升降以及十二经流量多少皆与月球盈亏息息相关，血海生理变化受月球的引力影响而发生变化，此谓之"血液生理潮"。据临床观察，月亮满圆时，对人体行为的影响比较强烈，能使人的性情欲轴改变，出现多怒、多喜状态，引发血海不宁，易生中风病、真心痛、肝病呕血、肺结核咳血、妇女月经过多病证等。

二十五、络病钩沉

络病之名始于《内经》，发挥于明·汪机《针灸问答》。《素问·缪刺论》曰："今邪客于皮毛，入舍于孙络，留而不去，闭塞不通，不得入于经，流溢于大络，而生奇病也。"又说："络病者，其痛与经脉缪处。"

今以络病为纲，证候为系，阐述人体络病之大略。古人虽有论述，但多散见于篇章节段之中，检多有不便。

络之为病，周身上下，表里内外，无处无之。因人身内而脏腑之络，外而皮腠、筋骨、肌肉之络，上而脑髓之络，下而肢节之络，皆可为病，其病呈象于外，谓之"系统证候"。

证候者，有虚实寒热之辨，有表里深浅之分；病程有长短之异。治络病之大法，当遵医圣仲景之训。张仲景说："适中经络，未流传脏腑即医治之……勿令九窍闭塞。"急治易愈，久则络病失治误治，多为痼疾，难治也。故杨继洲（《针灸大成》）说：络病乃"四时八风之客于经络中为痼疾也"。叶天士亦说："久病必入络脉。"

1. 络之分类

有手、足太阴、少阴、厥阴、太阳、少阳、阳明之络，任、督之络，脾之大络，胃之大络，奇经之大络。

络之别者分为孙络、血络，以及血络之络。有脉络、小络、阴络、阳络、系络、缠络、志络、浮络，另外还有筋结络、肢络、膜络、皮络、鱼络、皇络、横络、丝络。

2. 生理功能

杨继洲《针灸大成》说："经脉十二，络脉十五，外布一身，为气血之道路也。其源内根于肾，乃生命之本也。"

脉络之络，在人脏腑之内；经络之络，在人肌肉之间，而"脾之大络"，"胃之大络"，奇经之大络"，为气血出入之总途。盖"气血由脾胃渗入孙络，由孙络而入各经大络，又由各经大络而入十二经"。此为"络脉别走者，表里相贯"。（明·吴昆著《针方六集·开蒙集》）

募络全体，均蕴含络气之机。此气以先天元真为本，胚之于络。此气能生神，故神机气立于络，气动为用。机动之微，应之速，能通神经之妙矣。神动，则诸络通畅，能升能降，能开能合，能出能入，能收能放，气血、水精、津液、营卫等各种精神物质施布于全身内外，以维护机体的各种生理活动，故明·沈子禄《经络全书》说："气主煦之而不闭，血主濡之而不枯。"气血在经络之内，周流环行无阻，五脏六腑、四肢百骸得润，内外不燥，水火既济，燥湿互制。资化其源，形神若一，何病之有。

3. 病因病机

络病就其发病之原委而言，多以内外二因为病之始。亦有经病入络，更脏腑久病入络者。而邪毒所以入络，因络虚所使。若络之卫虚，则玄府失密，邪气乘虚而入而病；若络之营虚，络失气守，则血络为病；若络之元真虚，则神机不流贯，不能御邪，外则六淫、时疫邪毒，必乘虚内侵。诚如杨上善在《太素·诊络篇》所说"皮者脉络之部，邪客于皮则腠理开，腠理开则邪入客于络脉"而病生。

亦有情志失调导致气化功能失常，造成络脉气滞，血逆，水津代谢障碍，聚而为痰为饮化毒，毒害大络、小络、孙络则病生者，这就是叶天士在《外感温热篇》所说"久则络血瘀气凝滞……瘀浊水液相混"之义也。

若饮食失节，暴饮暴食入胃，留滞于胃，不化不消，为积为腐，毒自内生。胃腑内生之毒，从胃之孙络入大络、诸络，引起气机不顺，不顺则为逆，可使血液、水津代谢失常，不能正常周流与输布，聚而为逆，因逆之致变，变则为害，害则病成。更有饮酒过度所致者，酗酒入胃，酒毒及其寒热之性由胃渗入孙络，输入大络，注于诸络，进而毒害气机，致使津血循环失常而发病。

此外还有久病不愈而使病邪入络者。

总之，络病病机多由孙络先病，然后传入诸络；或十六络脉先病，传注入络，络病乃生者。

4. 络病系统述要

络脉为病，有始于皮肌筋骨之络者，此为从外至内；有从经脉而络脉，从各脏腑之孙络而生者，此为从内至外。若能经络明，标本清，或求标得本，或由本求标，则治病少损矣。今将络病病类略述之。

（1）脑神系统病

理论探赜：太阳足经之络，其直者入络脑。厥阴足经之络与督脉会于巅。

疾病种类：中风、急风、风痱、颐痛、眩晕、风头旋、癫狂、痴呆、瘫痪、震颤。

（2）肺系统病

理论探赜：太阴肺经之络，络大肠循胃口。阳明大肠经之络，下入缺盆络肺。少阴心经之络，其直者，从心系欲上肺。少阴肾经之络，其直者入肺中。

疾病种类：咳嗽、喘病、哮喘、哮病、腹泻、便秘、肺胀、肺心病、暴喘、肺衰、肺心痛、便血。

（3）心系统病

理论探赜：少阴心经之络，下膈，络小肠。太阳小肠经之络，入缺盆，络心，循咽。少阴肾经之络，其支者，从肺出络心，注胸中。

疾病种类：悬饮、心衰。

（4）脾系统病

理论探赜：太阴脾经之络，入腹，属脾，络胃，后从胃别上膈，注心中。阳明胃经之络，入缺盆，下膈，属胃，络脾。

疾病种类：脾心痛、胃心痛、痞满、胃脘痛、泄泻、黄疸、痢疾、吐血。

（5）肾系统病

理论探赜：少阴肾经之络，别入跟中……贯脊属肾，络膀胱；其直者，从肾上贯肝膈，入肺中，循喉咙，挟舌本；其之者，从肺出络心，注心中。太阳膀胱经之络，还出别下项……入循脊……络肾。

疾病种类：肾风、肾衰、淋病、水肿、肾着、浊证、遗精、尿血、遗尿。

（6）肝系统病

理论探赜：厥阴肝经之络……夹胃，属肝，络胆，其之者……上注肺。少阳胆经之络，……贯膈，络肝，属胆。

疾病种类：肝风、肝气、肝火、肝着、抽搐、肝积、肝疫、胆胀、黄疸之类。

5. 诊法

诊络法多取浮络、孙络，"以表知里"。由络之常色与异常之色，分辨其络病之寒热、虚实，辨别病之轻重，此为"能合色脉，万举万当"之义。

络脉色青，主寒主痛，色赤主热。手鱼际之络青主胃寒，赤主胃内热，黑色主胃留饮。痹病络色也如此，络色青黑为瘀浊，络黄在面部为热，皮部之络实者易见，虚者内陷不易见。

脉诊兹不赘述，仅供参考。

二十六、肌腠与募原表里相关之我见

清·陈士铎《外经微言》说"肌腠在募原之外"，而"肌腠募原皆有脉"，但"肌腠之外脉连募原。募原之脉内连于肌腠……二脉乃表里也"。任老认为：人身之外表以皮肤所在毫毛为护，皮内之嫩膏相连者为肌，毛脉、小络、孙络植于其内，为气液、血津循环之道，也是营卫二气布护皮表之路，如是构成体表防御外邪内犯之屏障。腠是言皮与肌中间植于募原之脂膜，而脂膜丛生结络、毛脉、缠络。外联皮毛，内接肌肉，是通行元真、水火、津血之孔窍，也是经脉循环之渠。脏腑也有肌腠，其生理功能，亦如上述。

募原之名始于《素问·疟论》，而《素问·举痛论》又用"膜"字替代此募字。《太素》、《诸病源候论》也是用此"膜"字，故后世写募原，用"膜"字者较多。古代募、膜通用。但募字的本义是"广求"（见段注《说文解字》），乃尽力搜求之意，所以《内经》用"募"字是言募原在人体分布之广，大至躯壳，小至脏腑、经络、血络，细至毛脉、小络、孙络、筋络。用此"膜"字，《说文解字》专指"肉间腠膜"，是言组织上有形有态，有经有络，有脉。所以清·李蒙《身经通考》说："募原也，募络全体也。"《湿热病篇》章楠说："外经络，内脏腑，膜原居其中。"薛雪在《湿热论》中说："膜原者，外通肌肉，内近胃腑，即三焦之门户，实为一身半表半里也。"王孟英在《温热经纬》一书中引杨氏云："膜原乃人脂之膜也。"

任老曰：考以上诸家之论，膜原在人体肌表之里，肌肉之外，以腠为用，以小络、毛脉、孙络、结络、缠络相通，以脂膜相接，贯连其中，行气血，荣阴阳，布营卫为防御之屏障。有此屏障，人之机体，方能固正守内，营固脉，卫护外，邪不能犯，为无病之躯。但肌腠与膜原亦是邪毒侵犯之所，发病之源，因此人身在病邪侵犯之时经常有二气存在，即正气与邪气，两气抗争，正盛则邪不生毒，二气平调，人体不病。反之正虚则邪强生毒，邪干正气则成病，此为肌腠与膜原表里互用之理。

就其病因病机而言，其病机有二：

一是由于皮毛失卫气之护，肌腠营气不固，玄府功能弛缓，外在风寒毒气或风热病毒以及时疫之毒等，乘虚内袭，侵入肌腠。正邪分争，引起营卫失和，经络不舒，阳郁不伸。其证候必见头痛，恶寒发热，肢体酸楚，腰痛、鼻塞、流涕，舌淡红，苔薄白，法宜解肌宣发为主。

症见无汗，脉沉或紧数者，方用解肌汤（《普济方》）治之，药用麻黄、苍术、羌活、甘草、荆芥穗、生姜，水煎服之，1 日 3 次服，得微汗病去。

症见汗出，恶风，脉多缓象者，方用桂枝汤治之，药用桂枝尖、白芍、炙甘草、生姜、大枣，水煎温服，喝稀热粥以助药效。

症见颜面潮红，壮热憎寒，口鼻气热，尺肤热，脉数者，此为风热之证，方用解肌汤（《太平圣惠方》）治之，药用麻黄、甘草、赤芍、葛根、生石膏、杏仁、桂心（任老意减去），加蝉蜕，水煎服。6 小时 1 次服之。

二是风寒、风热及时疫毒气，乘人体肌表卫气不固，玄府失密，侵入肌腠。营气弱不能御邪，直达募原；亦有肌表之邪未解，移入募原，或由呼吸道直入募原。正邪分争，经气抑郁，络气络血不畅，阳气拂郁，其证候必见头痛，咽喉肿痛，发热，微恶寒，骨节酸痛，或恶心呕吐，脘腹胀，舌红、苔白，法宜宣达募原为主。

症见先寒后热，继而不寒发热，昼夜发热，日晡尤甚，脉多弦数者，方用达原饮（《瘟疫论》），药用槟榔、厚朴、草果仁、知母、芍药、黄芩、甘草，水煎服。

症见咳嗽，寒多热少，无汗，脉浮数，方用达原败毒散（言庚孚《医疗经验集》）治之，药用白芍、槟榔、羌活、独活、柴胡、前胡、桔梗、茯苓、厚朴、丹皮、枳壳、薄荷叶、草果仁、甘草、川芎、土牛膝，水煎服。

以上诸证任老在临床上常用寸金丹取效，药用：前胡、苏叶、厚朴、薄荷、苍术、陈皮、茯苓、枳壳、清半夏、防风、白芷、藿香、木香、炙香附、乌药、神曲、甘草、草果仁、砂仁各200g，檀香150g，羌活150g，白蔻200g，共为细面，每次服3g。病轻者，6小时1次。病重者，4小时1次。

附：三种症状时药引煎汤送服寸金丹的方法

病由风寒所致者，用生姜10g，大葱白1支，煎汤送服。

病由风热所致者，用生石膏60g，牛蒡子20g，水煎送服。服药时间如前。

症见咽喉红肿疼痛、发热者，用金荞麦20g，紫荆皮15g，马勃10g，金莲花20g，水煎送服。服药时间如前。

二十七、"心主噫"临床意义

《素问·宣明五气》说："心主噫。"噫有四义：

一者，心受脏腑之邪毒。心气与营卫之气与邪毒相争，欲使邪外出，心气不舒，嗳气而舒之。如心肌病、心悸常有之。

二者，脾胃久病不愈，升降失常，清气不升，浊气不降，反而上逆，由阳明之络，上逆犯心，而噫气出，则心胸畅达。如厥心痛、真心痛常见之。

三者，久患胆胀之疾，胆失通降，少阳升发之气不能释放于五脏，郁而不伸。由于胆之经别贯心，心胆气通，引起心气不平，气欲达而畅故嗳气。如心动悸常见之。

四者，缺血、出血性脑梗死，急性期证见内闭外脱之候。由于脑髓受病，元神受累，神机受伤，神经失统，血脉瘀阻、痰结、热郁、毒生，经络失和，因心主血脉，脉舍神，由于脑病上不能统下，心脑神机失调，营卫失和，不能托邪外出，心之藏真受伤。多发生于真心痛、心衰之危患。

以上4点解释是任老50多年在疗区治疗急性出血性中风、缺血性中风、急性真心痛（急性心肌梗塞）大宗病例临床观察得出的结果，多为重危险证。因此中医理论科学强，是能经得起实践检验的。

如何治之？治宜补中利气，平逆止噫为主。任老经验方，名曰"利气平逆汤"。药用生晒人参、炒麦冬、炒莱菔子、炒刀豆子、炙枇杷叶、炒枳壳、炒青皮、旋覆花、清半夏，水煎服。便秘者加炒二丑，有瘀血者，加桃仁、红花，口渴者加天花粉，四肢厥冷者加炮姜、炮附子。

二十八、浅谈"尽信书不如无书"

"尽信书不如无书"是古人之俗语，亦有同道认为是警句。任老曰：不然。书是知识的海洋，智慧的源泉，技术的宝库，富国强民之指南，是中华民族五千年文明史的象征。尤其是医者，不熟读《内经》、《难经》、《伤寒论》、《金匮要略》、《神农本草经》以及温病之学等，为医者难。进而言之，只有粗读、细读、精读、研读医学之典籍，正心博学为体，继往开来为用，如此方能学业有成，医有根基，否则难矣。

古医有论："古方有不适于今世者，缘古天地气候不同，人之嗜欲亦异，古方由伊时经验而得，故宜于古，不宜于今，亦犹今医本其心得，著书，立方，于今固宜。"此文是套用金时张元素"运气不齐，古今异轨，古方新病不相能也"之原意而发挥的。细玩其辞意，其力主创新求发展的思想是对的，但对继承古人医学之观点、医疗之方法未予肯定，则难以令人信用。任何一门学科其本身都存在继承与发展的问题，在古人经验的基础之上吸收现代科技成果武装自己，发展自己，这是学术发展的必然规律。中医学术从古至今更是如此，如张子和、李杲、刘完素、朱震亨等对中医学术继承与创新的成果，为我们树立了典范。温病学的发展也为中医现代化树立了楷模，这也是温病学适应当时社会发展，历史所赋予科技现代化使命和时代要求的必然结果。

中医经典所载病、证、症、理、法、方、药等，其内容博大精深，其容纳的当时各科先进知识也是弘富源远的。这些书籍所载之古方，难道真是古方治新病无效吗？任老谓不然，如《内经》记述肾风，今称肾炎，然此病有急慢之分，也有新病与久病之别。就急性肾风病治疗来讲，单纯宣肺利水或清热疏风、渗湿利水等应急治法，在临床上，浮肿症状可一时消退，但肾的病理改变并没有随浮肿消退而改善，此谓"标证改善，本未愈。"本病之本，乃是肾之器官受毒害，经络受，小络、细络、缠络受损，从而促使病情逐渐向不可逆演进，给治疗上造成困难。如果医者对古典医药文献较为熟习，认识到病本在肾，毒邪在上，乃是由上犯下，而成之病，那么就可以针对病之标本虚实，而采取恰当的治法，否则是很难取得彻底疗效的。《灵枢·经脉》曰："足少阴肾经……其直者，从肾上贯肝膈，入肺中，循喉咙，挟舌本。"所以病者咽喉两侧扁桃体（即喉核），红赤或红肿不消，久久不除，故治之必须是"下病取上"方能收效。其治法以解毒散结，上清济下为主，药用金荞麦、紫荆皮、马勃、郁金、土贝母、甲珠、细辛、三棱、莪术之类配伍选用之。慢性肾风治疗也必须如此，才能达到事半功倍之效。

再有肾劳之病，今世称之谓"肾病"。其因由肾失封藏之能，精气外泄，精质内亏所致，即今医所谓"低蛋白血症"引起之全身高度浮肿，尿少，重则胸水或腹水，气短、胸闷或腹胀。治则必以《内经》所言"精不足者，补之以味"为主，法以补精利尿，方用千金鲤鱼汤或当归生姜羊肉汤加味治之。配伍选药，必须有开有合，刚柔相参，方能取效。若不信书，哪得病、证、理、法、方、药相合之理？效证相参之验，不是古方治今病之实吗？所以。"信书"是言医者对古典医籍要精研细琢，悟透经旨，详参微言，如此才能真正取信于书，达到文光射斗之妙。所谓"不如无书之书"，是指古今医药文献内，那些平庸无价之辞，虚夸吹捧之句，既无经典真髓要旨，又乏辨证论治体系，而是七拼八凑断章取义之"书"。既无科学性，又少实用性，此等医言附会之说，读之只能害人而不能医人。古人为了纠偏目的，吴瑭撰著《医医病书》，清·孟今氏著有《医医医》一书皆是医"医者"之疾者，不妨一读。

总而言之，对"尽信书不如无书"一言，医者须正确对待之，若医者不读经典，博览群书，何以明医理？理之不明，何以识病认证？证候不清，何以立法用药？证有真假之辨，药有寒热温凉之性，辨之不爽，何能愈病？关键平日读书，法在择书而研读求实，发书中之微蕴，悟文外之精义。对医学文献中那些无稽之谈，荒诞之极，就要"不可信"，更不可"尽信"，这类书确实不如无之。

二十九、解剖模式和实验模式均是研究中医学的重要模式

不少人认为中医学没有解剖，任老觉得这种说法值得商榷。中医学不仅有解剖，而且解剖模式还是研究中医的一个重要模式。英国学者李约瑟说："中国古代的解剖学出现较早，从扁鹊就开始了，到王莽时代广泛采

用，并持续到稍晚的三国时期，从此以后，也像欧洲一样，解剖学便绝迹了，直到中世纪晚期才再度出现"（《中国古代医学》赵璞珊）。事实确实如此，详阅文献就可以发现，我们的先辈对脏腑和骨度均有较详细的记载。《灵枢·经水》曰："若夫八尺之士，皮肉在此，外可度量切循而得之，其死可解剖而视之，其藏之坚脆，腑之大小，谷之多少，脉之长短，血之清浊，气之多少……皆有大数。"《难经·四十二难》云："人肠胃长短，受水谷多少，各几何？然胃大一尺五寸，经五寸，长二尺六寸……小肠大二寸半，经八分之少半，长三丈二尺……回肠大四寸，经一寸半，长二丈八尺……广肠大八寸，经二寸半，长二尺八寸……故肠胃凡长五丈八尺四寸，合水谷八斗七升六合八分合之一，此肠胃长短受水谷之数也。"《汉书·王莽传》中记载有大医尚方，利用王孙的尸体，"刳剥之，度量五脏，以竹筵导其脉，短其始终，云可以治病"。其他如新、旧唐志记载的《五藏论》、《五藏诀》；宋代、杜杞、吴简绘欧希范及其党"五脏图"不仅有脏腑的研究，还有"蒙干多病嗽，则肺且胆黑"，欧诠少得目疾，肝有白点的病理观察。杨介《存真图》，朱肱《内外二景图》，宋慈《洗冤集录》；明代·施沛《脏腑指掌图书》，王圻《三才图会》中之《身体图会》7卷，高武《针灸聚英》，杨继洲《针灸大成》，孙一奎《医旨绪余》卷二《难经正义·三焦评》；元代·王与的《无冤录》；清代·王清任（医林改错）载有"古人脏腑图"，"亲见改正脏腑图共二十四件"。总之，同类文献还有很多，虽说不能和西医学解剖相比，但是得承认中医确确实实有关于解剖的论述与专著。在研究中医解剖学的时候，一定牢记中医学之"动态"、"相通"等理论。不能只研究脏腑、经络、组织之单一生理形态结构和病理现象，而忽略了其功能的研究和气、血、精、津、液、营、卫等功能性物质对它们以及它们内部之间的相互影响。上述理论是中医学独有的宝贵财富，一定要在这些理论的指导下，进一步发展中医学自己的解剖学模式。

另外，中医学到底有没有实验。任老认为中医学并不像有些人说的中医学是个经验学科，重视的是实践而没有实验。其实古代中医对实验研究也是很重视的，从神农氏就开始了人体药物实验研究。淮南王刘安在《淮南鸿列解修务训》中说，"……神农……尝百草之滋味……一日遇七十毒。"唐·陈藏器《本草拾遗》中就开始动物药理实验研究记载了，"赤铜屑主折疡，能焊入骨，及六畜有损者，细研酒服，直入骨伤处，六畜死后取骨视之，犹有焊痕，可验"，另外《本草衍义》中也有自然铜能接骨的动物实验。唐·《朝野金载》中有用小鼠做红矾的毒性实验；到明代，动物实验就更常见了，还有太多的文献不一一尽述。由此可见，实验模式也是中医的一个研究模式。如果以现代医学实验的水平来要求古人，未免有些苛刻。但是，歪曲中医学没有实验是没有根据的。此外，现在的中医实验模式一味地模仿西医学，尤其在中药的研究方面，抛弃中医学传统的四气五味、升降浮沉、性味归经、君臣佐使、炮制等理论，将中医药学演变成成分天然药物学，这种做法应该引起大家的注意。我们在发展中医药学的同时，不应该被一些市场化的现象所迷惑，而把数千年来形成的指导中医临床行之有效的宝贵理论弃之不用。相反应该在中医"天人相应"、"辨证论治"等大的原则的指导下（亦即重视环境、气候、时间以及个体化的因素），积极建立中医学自己的实验模式。

三十、太极学在中医科研中的价值

周子曰："无极而太极，太极动而生阳，动极而静，静而生阴，静极复动，一动一静，互为其根，分阴分阳，两仪立焉，阳变阴合，而生水火木金土，五气顺布，四时行焉，五行一阴阳也，阴阳一太极也。太极本无极也，五行之生也。各一其性，无极之真，二五之精，妙合而凝……二气交感，化生万物，万物生生，而变化无穷焉，惟人也得其秀而最灵，形既生矣。"综观此128字，其内涵至深至微，至变至妙。

太极源于无极

无极以"O"表示之，看上去好似空洞，无物可验。实质上无中有质有物，有形可鉴也，故周子指明说："无极之真，二五之精，妙合而凝。"就是说无极O内有"真"（气），亦有"精"。真精与真气交感相融而为胚核。核内之质静，萌动未变，真精内含而未放，真气内蕴而未化，此为阴阳同体混沌状态之无极。故《乾凿度》云："有形者生于无形，故有太易，有太初，有太素。太易者未见气也，太初者，气之始也，太始者，形之始也，太素者，质之始也，气形质具而未离，故曰混沌。"混沌的胚核之内，负阴而抱阳，冲气欲动未发，欲静未止，此为混沌之态。无极混沌核内之阳，动极而化气，此气有催化力；核内之阴，静极而欲变。阴借阳之催化之力，则化为行气，显其形为阳，示其象为太极，故《系辞》说"变言其著，化言其渐"，即为此义。

太极内含阳核阴核，故阳核动极则呈现于外为阳仪，阴核静极反生阳，静极复动呈现于外为阴仪，此两仪者天地之祖业。天为阳，乃阴气流行上浮所为；地为阴，乃阳气流行凝聚所成。阳动极而变则阳核分化出太阳、少阳；阴静极而复动，阴核分化出太阴、少阴，此为四象。天地间万物皆源于无极之胚核，而胚核根于混沌气的枢机，待动待静，待分待化，阴阳同体皆蕴于太极，故太极者物物皆有。人生也有，朱熹说："人人有一太极，物物有一太极。"而太极内涵象、理、气、数，四者统一也。人体内太极源于无极，而无极之根，始于男女媾精，所以《素问·金匮真言论》说："夫精者，身之本也。"盖男之精为天壬，即精子；女子精为天癸，即卵子，二者交融谓之妊。阴阳互抱同为一体，是为胚浑兆象，名之曰"胚胎"。周子曰："无极而真精寄之，无极者祖气也。祖气之内，冲气斡旋于内，阳施阴化。""形分混沌"于太极，太极者由祖气之动而分化，阳阴精气神具，形体渐成。故《太平经》曰："夫人本生混沌之气，气生精。"又云："太极者，主外表也；中极者，主中部也；小极者，各应其部界而止也。"综观上述可知，太极是指人体皮、毛、筋、脉、肌肉、骨、四肢百骸；中极是指五脏、六腑、奇恒之腑、经络、气血、营卫；小极指各系统的肌核。构成人体各系统、各部位的基本物质是真精。换句话说：精内蕴太极，太极动而生人体内外两仪。两仪者阴极阳极是也。两仪生四象，四象者肝、心、肺、肾也。脾居中央以灌四旁，故曰"元气者人体太极也"。而人的生命起源是男的真阳之气，女的真阴之水，二者相抱为真。换句话说：精在气化作用下，产生万物，故《素问·阴阳应象大论》说："气归精，精归化"，《易·系辞》说："男女媾精，万物化生"，又说："天地氤氲，万物化醇。"也就是说：人体内万物蕴藏着生生化化之太极生机（主发为机），由生机作用于先天真精衍化成各系统化物质基础，具体来说如下。

脑髓凝分左右，左为太极之阳极，而阳极生化万物以供脑之元神，元神生神机，神机生思考、语言、理性、分析、逻辑、计算、符号功能之用；右为太阴之阴极，生化万物以供脑之元神之神机难怪想象、空间、感性、绘写、直观、音乐、形象功能之需。

五脏：肝、心、脾、肺、肾其象为太极，脏器为中太极，每个细胞是小太极，由于太极动静作用分化出阴极、阳极，在由阴极阳极刚柔相互作用之力产生各类生化物质，确保生命生理活动之需。

六腑、经络，生理生化之理亦是如此。

概而言之，先天禀赋化生之真精是根基，太极生化之真气是生命之根源，而蛋白质是真精之象，其形态隐于物像之内，名曰"人"。

总括以上之论述及思考方法，可得如下结论：人之生命形成由先天真精之内胎真气而成无极曰"胚"，精气内动而化，由生化而变太极，太极内涵气、象、理、数、化、变，是为三阴三阳之体（三阴三阳内而脏腑、经络、外而四肢百骸），此为科研思路及方法之基础。

三十一、中医内科科研方法学步

中医内科的科研途径，古往今来，人们在实践中不断地探索着，因而促进了中医学的发展，对人类作出了应有的贡献。古时候以黄帝岐伯君臣问答的方式，总结古医论，并形成了独特的医学体系，提出了"有者求之，无者求之"的理论，从而启迪了汉代张机探索医理的思路。他结合当时社会制度和疾病流行情况，写出了一部伟大的医学著作——《伤寒杂病论》。他所提出的一整套病、证、理、法、方、药和诊治标准，成为中医临床学规范化之先河。在其序言中明确提出："撰用素问九卷，八十一难，阴阳大论，胎胪药录，并平脉辨证，为伤寒杂病论合十六卷，虽未能尽愈诸病，庶可以见病知源。"这是关于《伤寒论》之成书和科学价值的真实写照。后如金元刘、李、张、朱，以及吴有性、叶天士、吴鞠通、薛生白等蜂起，著书立说，各成体系，因而推动了中医学术不断发展，使中医药学这一伟大宝库更加丰富。为此，历代医家承前启后，努力发掘，时至今日仍奋斗不息。我们的科研工作，就是挖掘这伟大宝库的钥匙。现就科研工作如何起步，略述浅见，仅供参考。

1. 科研任务，首先是继承

因为我们都是炎黄子孙，祖先给我们留下了丰富的医学遗产，而开发这一宝库的钥匙是科研。"研"就是《素问·至真要大论》所谓"有者求之，无者求之"。"求"就是研究、探讨。"有者求之"，即是继承古代医家留给我们的系统理论。其继承途径有二：一是文献的整理、研究。如对古医籍的校正、疏义、注释，并发挥其学说。其代表著作有：宋·林亿《素问补注》；庞安时《难经解义》，元·滑寿《读素问钞》，明·王九思《难经集注》；吴崑《内经吴注》，马蒔《素问》、《灵枢》注证发微；清·张志聪《素问》、《灵枢》集注；今如《中风专辑》、《黄疸专辑》等。二是理论研究密切结合临床实际，总结提高。如汉·张仲景《伤寒杂病论》，华佗《中藏经》，唐·孙真人《千金方》，宋·陈言《三因极一病证方论》，金元时代刘完素《素问玄机原病式》，张元素《医学启源》，张子和的《儒门事亲》，李杲《脾胃论》，朱丹溪《格致余论》，明·戴思恭《证治要诀》，赵献可《医贯》，孙一奎《赤水玄珠》，张介宾《类经》、《景岳全书》，吴有性《温疫论》，清·张路玉《张氏医通》，沈金鳌的《杂病源流犀烛》，叶天士《温热论》，吴瑭《温病条辨》，王清任《医林改错》，等等。他们都是在继承的基础上发展起来的，而且都有很大的提高和进步。《内经》中提出："无者求之"，是启迪后人要善于研究，善于创立新的学说，以丰富中医理论和辨证论治体系；如《通俗伤寒论》、《疫痧草》中湿温时疫疗法，以及解放前后各种中医杂志所发表的理论上的新见解、治疗经验，都是为了丰富中医学术内容。药理动物实验，始于唐代《本草拾遗》，是推进中医事业发展的例证。这就是继承的必要性和重要性，以及解决乏术的迫切性，即所谓"实千古圣学之要"以及"温故知新"之义。

2. 研究中医学术，多学科才能完成

《素问·气交变大论》曰："天道者，上知天文，下知地理，中知人事，可以长久，此之谓也。"《素问·疏五过论》曰："守数常治，无失俞理，能行此术，终身不殆。"所谓"道"，是言医道。医道者，乃是研究病、证、理、法、方、药之规律。人之所以病，乃是外因于天，内因于人。人体发生变化，多与气象医学、时间医学、地理环境等的影响有关。换言之，与饮食、方士、人情等是密切相关的。因此，古医家认为人体内环境变化，同天地间大自然的变化一样，故谓人体为一小天地。这就启示后世医家，研究中医学理论，不是单靠西医学所能完成的，必须了解天文学、地理学、气象学、生物物理学、生物化学、物理学、生物分子学、生物电学、历法学、模糊数学、气候学、物候学、控制论、信息论、热力学、辨证法等学科，方能不走弯路。如太阳活动与疾病的流行关系等，许多资料表明，某些疾病发生的周期性，和太阳活动周期在时序上有某些一致性。例如，太阳活动统计表明：太阳活动期和太阳宁静期，心血管疾病发作和猝死的例数相差悬殊，其他慢性疾病亦然。另外，太阳活动还直接作用于人体，改变体内生理生化过程，降低机体抗病力（《浙江中医》1980，10：27）。又如月亮对人体的影响，它的引力对人体内液体所产生的影响就如同它对地球表面海洋潮汐的影响一样，还能影响分娩和月经。而且出血性疾病患者的出血也与之有关，月圆时最危险（《浙江中医》

1981，4：177）。其他如生物物理学发现了每个人体都在不断地发出一种极微弱的蓝光，发光处与穴位一致。尤其《内经》中的时间治疗学的科学价值更为可观。当然，这都不排除现代科学实验这一重要手段。总之，只有将上述学科共同协作配合，才能完成这一使命。

3. 理论与实践相结合

理论是为实践服务的，而实践又是检验理论的惟一标准。因此，中医内科学研究结合临床实际是重要的一环。临床研究方法和途径若何？首先，内科研究对象是病。病的发生是机体阴阳失衡，水火有偏，气血失和，脏腑失调，经络阻滞而成。故《医先》曰："病字从丙，内火也，百病皆生于火，病字内丙固火，外二点从水，内火盛，外火微，且相间隔则病水火。"然而病则名立，名不正则言不顺。故《素问·疏五过论》曰："医工诊之，不在脏腑，不变躯形，诊之而疑，不知病名。"因而病名的确立是其关键一环。然后，定其病位、病情、病程、病类、流行状况、男女年龄之比等。所以，病名确立之前提，即为诊断标准的规范化、标准化，亦即诊断是病名确立的标准。故《素问·阴阳应象大论》曰："善诊者，察色按脉，先别阴阳，审清浊而知部分，视喘息听声音而知所苦，观权衡规矩而知病所主。"是其义也。这样，病名已立，诊断已定，进而辨别证候。所以张仲景告诫要"平脉辨证"。张睿亦指出："论病不易，论证甚难，而证中论证难之又难也。"因此，辨别证候是诊治之关键。何为证候？证者，证也，征也，象也，信也。由此可知，临床诊治疾病过程中，疾病表现是能看得见，摸得着的。因为证是望、闻、问、切四诊信息群；候者，候也，逆也，险也；候是证的投标，它呈现出病因、脏腑、六经、三焦、卫气营血、八纲证候群，而且又能即时标出证候的险、顺、逆和正邪消长病理状态。因为脏腑是证候之根，气是载体，经络是渠道。所以，人身一切生理活动，特别是阴阳二气代谢，是从立春日起计算，计算公式（法）是十五天为一气，而每十五天一气之中，阴阳气化还有更小的变动，这叫候。每五日为一候，一候中有三候，一年七十二候，为气化一大动。然而五日、十五日恰恰是正气邪气进退，促使病情变化的象征。不言而喻，现行中医界的所谓"辨证分型"其"型"字是毫无意义的，更代表不了中医辨别证候这一特色的实质，应改正之。这样，证清候明，则有论。论者，病因病机也。故王好古曰："疗病先察病机。"病的机制已据则立法。法定，则方药已出，则病可疗。所以张睿曰："论清则证明，而病易疗。"概括地来讲，要四诊合参，并使四诊标准化、规范化，多学科参与之，用先进的科学仪器及近代实验手段固定之、充实之。所以《素问·气交变大论》说："善言古者，必验于今。"是为至理。

4. 讲究方法和设想

中医内科研究特点从古至今，是以动静相结合的方法进行研究的。所谓动，是以活体为主，如临床观察，察其色脉，观其虚实，分辨病因，定其病机，立其法则，用其方药，得出疗效。所谓静者，是观察尸体内外病理、癥结所在。现提出以下几点，供参考：①对每个病要系统整理：系统整理古今文献，不使遗漏，编汇成册，是研究的第一步，也是重要一环。每个病的整理内容分为病名、病位、病性、病程、病类、病因、病机、诊断与鉴别诊断、辨证论治、调护、预防等。但在文献运用上一定要打破名家与非名家之分，尽量将其论点及不同观点引进来，保证内容的古今完整性，方能为中医内科科研打下良好基础。②病名要定准，全国要统一：孔丘曰"名不正，则言不顺"。因此中医内科疾病命名也是科研中重要的环节，建议中医内科分会成立疾病命名起草小组，把中医内科现行病名统一起来，否则就会影响各项科研成果。西医学之所以统一，首先是病名得到统一，这就具备了科学性，系统性，我们中医内科也应当做到这一点。③中医诊断要客观化，标准化：从古至今中医的诊断有没有客观指标？是否像有些人所说"中医在诊断上既看不见，又摸不着"。我们的回答是：中医诊断形、色、脉、神等方法，只要接触患者就能看得见，且能摸得着，但都是肉眼观察和耳闻、手切，可能有出入。因此，建议先在色诊上开始，利用各种比色方法，首先在全国中医学院分工测定，然后统一写出一部《中国医学色诊图谱》，使色诊达到统一化，标准化，客观化。脉象也要仪器化；闻诊也应进一步由外至内进行；听诊也要器械化。④利用现代科学仪器，为中医现代化服务：各种科学仪器是为多学科研究服务的，工业、农业上能应用，西医学能应用，我们中医学也应当应用。其目的就是搞中医现代化，以扩大我们望诊中的视野，有利于分析疾病的发生发展，判断是体病、是用病；是脏病、是腑病；是一脏病，还是多脏病。因此，以之帮助分析疾病标本、病情轻重，对于内科疾病的定位、定性是有一定意义的。⑤应用多学科方法研究之：中医内科学不是由单一学科形成，而是多学科综合发展起来的。由此对内科五行学说，可用信息论、控制论、生物物理学等方法进行进一步的探讨；"水精"内涵可用生物化学、分子生物学方法研究之；病理变化要用古今解剖方法研究之。例如肺病往往影响到大肠，这是因为表里相关，互相影响所致。因此，匡调元同志利用这一学说对 63 例小儿肺炎病理资料进行分析，发现除肺部病变外，大肠亦呈现类似病变，由此证实这一学说是正确的。其他如气血流注学说，亦可利用血液流变原理或采用同位素方法研究之。人体内数理变化，亦必须应用数理方法研究之。再如人身一小天地、气象、时间，等等，都必须用中医理论作指导，用多学科方法进行研究，以揭示其本质。⑥以辩证唯物主义为指导：恩格斯说："不管自然科学家采取什么样的态度，他们还是得受哲学的支配。"中医学术内容，从内科至临床各科，无不贯穿着唯物主义辩证法思想。因此，用辩证唯物主义思想指导内科研究方法，对发掘中医学宝库能起到促进作用，达到承前启后扬光大中医学的目的。

三十二、浅谈中医科研诸模式

解放以来，在中医学术界围绕科研思路和方法问题，争论不休。在争论中，进行着中医的学术研究，也取得了不少成果。但推广应用的还很有限，不够理想。究其原因，虽然很多，但关键还在于路子不够明确，方法思路上与中医的理论体系不完全合拍。正是路遇歧途，不知所向。只是走西方的思维路子来套用中医的科研模式。因以，得出来的结论是穿靴戴帽者多，真正符合中医理论体系者少。这样，就难免得出所谓"中医不能重复"的错误结论。真是岂有此理！这不符合马克恩主义实事事求的原则，是片面的、主观的东西。请看几千年中医学术的发展，就是雄辩的见证。传统中药方剂四物汤、四君子汤、八珍汤、藿香正气丸、银翘散、金匮肾气丸、大活络丹、金黄膏、黄连膏，牛黄安宫丸、八正散、越鞠丸、苏合香丸等不都是在重复吗？怎能说经不起重复，这不是临床事实吗？这个事实不能抹杀。几十年来这种偏见归根结底是中医学的从属地位造成的。也就是党的中医政策始终没有得到正确贯彻所造成的错误观点。今天由于党中央的重视，国家成立了国家中医药管理局，使中医有了自主权，由从属地位解脱出来。中医得到了应有的地位，其科研工作的春天亦已经到来。

1. 中医科研思路是整体观

中医学术从古至今的发展，不是孤立的，而是"天人一体"、"五脏相通"。这也就是说，中医学术的研究不是单打一的。而是看成万物一体、互相渗透、互相依存的，从外及内，由表及里。也就是说，脾主肌肉、肝主筋、肺主皮毛、心主血脉、肾主骨。五脏与六腑又是互为表里的。所以《素问·生气通天论》说:"天地之间、六合之内,其气九州九窍、五脏、十二节,皆通乎天气。"《灵枢·海论》亦说:"夫十二经脉者,内属于脏腑,外络于肢节……"。李时珍《奇经八脉考》也说:"内悬隧道,惟返观者能照察之。"《素问·六节脏象论》也说:"自古通天者,生之本本于阴阳。"《素问·宝命全形论》曰"人生有形不离明阳"。以上说明人体与自然是个整体。脏腑、经络、气血、津液等都是一体的,而不是孤立的,因此,中医科研的思路必须建立在这个基础上,否则是不会得出正确结论的。古代医家们对中医学术的研究,得出的结论几千年不衰,就是沿着此路设计的。如仲景《伤寒论》、《金匮要略》以及李东垣的《脾胃论》、朱丹溪的《格致余论》、刘完素《素问玄机原病式》、《素问病机气宜保命集》、吴鞠通《温病条辨》,等等,直至今天不仍在指导临床实践吗?他们的理论,他们的方药,每天不都是在重复吗?他们之所以能经得起重复,就是从整体观着手研究中医学术的,所以结论正确。这种方法难道我们不应该效仿吗?

2. 研究中医诸模式

现在有的同志发表了继承型目标模式和发扬型目标模式并倡导建立具有中医药学特色的实验科学体系,认为用实验方法研究中医药学是发展中医药的重要途径之一。任老认为:继承是研究中医学术的基础,其道理是在系统继承的基础上,才能找出中医科研的突破口。张机、张子和诸家都是在继承的基础上,结合临床实践,而发展了中医学术。因此,发扬是继承的硕果。中医不是没有实验手段的,实验手段只是研究中医的一个侧面。因此,中医学术的形成,是多学科、多模式总结出来的。宋·林亿在《素问》序言中说"上穷天纪,下极地理;远取诸物,近取诸身"。《素问·天元纪大论》亦说:"夫候之所始,道之所生,不可不通也"。"善言始者,必会于终;善言近者,必知其远,是则至数极而道不惑,所谓明矣"。《素问·六节藏象论》更言:"恍惚之数,起于毫厘,毫厘之数,起于度量,千之万之,可以益大,推之大之,其形乃制。"从以上简要的论述可以看出,中医学研究是有许多模式的。就此略举几则。

(1)生物模式 中医学的生物医学模式有二,一为藏象学说。它不是空洞形成的,是建立在对人体解剖基础上,并参合象数学之发展形成的。《灵枢·经水》说:"若夫八尺之士,皮内在此,外可度量切循而得之,其死可解剖而视之，其藏之坚脆，腑之大小，谷之多少，脉之长短，血之清浊，气之多少，十二经之多血少气，与其少血多气，与其皆多血气，与其皆少血气，皆有大数。"《难经·四十二难》亦说："人肠胃长短，受水谷多少，各几何？然胃大一尺五寸，经五寸，长尺六寸，横屈受水谷三斗五升，其中常留谷二斗，水一斗五升，小肠大二寸半，经八分分之少半，长三丈二尺，受谷二斗四升，水六升三合合之大半；回肠大四寸，经一寸半，长丈一尺，受谷一斗，水七升半；广肠大八寸，经二寸半，长二尺八寸，受谷九升三合八分合之一，故肠胃凡长五丈八尺四寸，合水谷八斗七升六合八分合之一，此肠胃长短受水谷之数也。"不仅对人体生理有解剖认识，而且对病理亦有解剖认识。《汉书·王莽传》中载有大医尚方，利用王孙庆的尸体，"刳剥之，度量五脏，以竹筵导其脉，知其始终，云可以治病。"《后汉书·华佗传》也载有华佗外科手术事迹，"若疾病发结于内，针药所不能及者，乃令先以酒服麻沸散，即醉无所觉，因刳破腹背，抽割积聚；若在肠胃间，则断截湔洗，除去疾秽，既而缝合，敷以神膏，四、五日创愈，一日间平复"。这也是世界医学史上的奇迹，如果当时没有相当先进的解剖学基础，是不可能有此优秀成果的。由此可见，中医解剖学渊远流长。例如，新、旧唐志的《五脏论》、《五脏诀》，宋代医籍《五脏图》《存真图》、《洗冤集录》；元代王与的《无冤录》；清代王清任在《医林改错》载有"古人脏腑图"、"亲见改正脏腑图共二十四件"。正如英国学者李约瑟所说："中国古代的解剖学出现较早，从扁鹊就开始了，到王莽时代广泛采用，并持续到稍晚的三国时期，从此以后，也像欧洲一样，解剖学便绝迹了，直到中世纪晚期才再度出现。"事实确实如此。二是实验研究。中医学对实验研究是很重视的，从神农氏就开始了人体药物实验研究。淮南王刘安曾在《淮南鸿列解修务训》中说："……神农……尝百草之滋味，……一日而遇七十毒"。至唐代本草学家陈藏器则开始有动物药理实验研究了，《本草拾遗》说："赤铜屑主折疡，能焊入骨，及六畜有损者，细研酒服，直入骨伤处，六畜死后取骨视之，犹有焊痕，可验"。宋代寇宗奭在《本草衍义》中有意识地进行动物实验，云："有人以自然铜饲折翅胡雁，后遂飞去。令人（以之治）打扑损"。《南野新荟》则有小鼠用红矾的动物实验之记载。到明代药物学家李时珍又对洋金花对人体的麻醉作用进行了亲身验证，用动物做实验就更为常见了。今天仍然沿用这种方法来进行人体研究。

（2）物候模式　是指自然界中的生物和非生物受气候和其他环境因素

的影响而出现的现象，表现出四季的规律性变化，古代医家在医疗实践当中认识到：自然界中的物候现象，人体亦应之。《素问·四气调神大论》指出："春三月……此谓发陈；夏三月……此谓蕃秀；秋三月……此谓容平；冬三月……此谓闭藏。"《素问·六节脏象论》曰："五日谓之候，三候谓之气，六气谓之时，四时谓之岁，而各从其主治焉。""人生有形，不离阴阳，天地合气，别为九野，分为四时，月有小大，日有缺长，万物并至，不可胜量"（《素问·宝命全形论》）。意思就是说，自然界阴阳之气，五日一变化，鸟兽草木之类，以及人类，感受阴阳气化的变动，就要发生种种适应这些变化的征象。考察这些征象的规律，即大寒之日起，用五十日计算，占测阴阳五日为之变，一变谓一候，而察人体的一切改变亦必须用物候之法来测之。所以《素问·三部九候论》说："一者天，二者地，三者人。因而三之，三三者九，以应九野。故人有三部，部有三候以决死生，以处百病，以调虚实，而除邪疾。"《运气论奥》又说："天亦无候，以风、雨、霜、露、草、本之类，应期可验，测之，曰候。……医工之流，不可不知。"可见中医科研离开物候规律，是研究不出结果的。因此，必须抓住物候这一环，进行科研设计。所以，只研究证，不研究候的规律，证的实质研究就难以得出正确的规律和结论。今后科研研究，必须也要研究候的发生发展规律。

（3）宇宙模式　中医学术的研究，宇宙模式也是主要途径之一。中医学认为，天地是个大宇宙，人体是个小宇宙。所以《素问·天元纪大论》引《太始天元册》说："太虚寥廓，肇基化元，万物资始，五运终天，布气其灵，总统坤元，九星悬朗，七曜周旋，曰阴曰阳，曰柔曰刚，幽显既位，寒暑弛张，生生化化，品物咸章。"《素问·阴阳离合论》又说："天为阳地为阴，日为阳月为阴，大小月三百六十日成一岁，人亦应之。"《素问·离合真邪论》说："天地温和则经水安静；天寒地冻，则经水凝泣，天暑地热，则经水沸溢，卒风暴起，则经水波涌而隆起。"《素问·阴阳应象大论》说："治不法天之纪，不用地之理，则灾害至矣。"《素问·异法方宜论》也说："医之治病也，一病而治各不同，皆愈，何也？岐伯对曰：地势使然也。故东方之域，天地之所始生也，鱼盐之地，海滨傍水。其民食鱼而嗜咸，皆安其处，美其食，鱼者使人热中，盐者胜血，故其民皆黑色疏理，其病皆痈疡，其治宜砭石，故砭石者，亦从东方来；西方者，金玉之域，沙石之处，天地之所吸引也，其民陵居而多风，水土刚强，其民不衣而褐荐，其民华食而脂肥，故邪不能伤其形体，其病生于内，其治宜毒药，故毒药者，亦从西方来；北方者，天地所闭藏之域也，其地高陵居，风寒冰冽，其民乐野处而乳食，藏寒生满病，其治宜灸焫，故灸焫亦从北方来；南方者，天地所长养，阳之所盛处也，其地下，水土弱，雾露之所聚也，其民嗜酸而食胕，故其民皆经理而赤色，其病挛痹，其治宜微针，故九针者，亦从南方来；中央者，其地平以湿，天地所以生万物也众，其民食杂而不劳，故其病多痿厥寒热，其治宜导引按蹻，故导引按蹻者，亦从中央出也。故圣人杂合以治，各得其所宜，故治所以异而病皆愈者，得病之情；知治之大体也。"张机《金匮玉函经》则云："夫二仪之内，惟人最灵，禀天地精美之气，故与天地相参，……天有风雨，人有喜怒，天有雷电，人有音声，天有阴阳，人有男女，月有大小，人有虚实，万物皆备，乃名为人。"清代医家石寿堂《医原》亦认为"人身是一小天地"，"天地与人，同一理也"，"人禀天地之气以生，即感天地之气以病，亦必法天地之气以治"。关于人身是一小天地论，在医药文献中的记载，不胜枚举，古人认为天地自然界有的物质，人体亦有之，如微量元素、痕量元素等。以上的宇宙模式，即天文地理模式，这种模式可行可用，道路可通，违背于此，就很难揭示中医学术的内在本质，因此，今后研究中医药学术必须遵循这一途径。

（4）象数模式　也就是太极模式。此模式除了模糊数学，还有理化相连之源，万物变化之终始，故《左传》说："物生而后有象，象而后有滋，滋而后有数。"《素问·阴阳应象大论》亦说："阴阳者，数之可十，推之可百，数之可千，推之可万，万之大不可胜数，然其要一也。"《素问·宝命全形论》亦云："能存八动之变，五脏更应，能达虚实之数者，独出独入，呿吟至微，秋毫在目。"《素问·血气形志篇》说："夫人之常数，太阳常多血少气，少阳常少血多气，阳明常多气多血，少阴常少血多气，厥阴常多血少气，太阴常多气少血，此天之常数。"《素问·宣明五气论》则云："五脏应象，肝脉弦，心脉钩，脾脉代，肝脉毛，肾脉石，是谓五脏之脉。"《素问·六节脏象论》云："气数者，所以纪生化之用也。……夫自古通天者，生之本，本于阴阳，其气九州、九窍，皆通乎天气，故其生五，其气三，三而成天，三而成地，三而成人，三而三之，合则为九，九分为九野，九野为九藏，形藏四，神脏五，合为九脏以应之。"《素问·天元纪大论》说："天有五行御五位，以生寒暑燥湿风，人有五脏化五气，以生喜怒悲忧恐。"此即是说天地人五行均各有所存之气数，就是五行本身所生的气数。如天一生水，地二生火，天三生木，地四生金，天五生土，均为生数，便是此理。古人把五行之数，巧妙地运用到人体上，进以说明五行之气数在人体内的转化，从而把人体分为五藏、五气、五味、五志、五液、五声、五色、五音、五果、五菜等小纪。所以《素问·上古天真论》说："其知道者，法于阴阳，和于术数。"由此可见，中医研究不能离开象数，即太极图的轨道，人体生化之数，皆由此出，如现代有的学者，利用血液流变学、血液动力学等手段研究瘀血，但始终未说明瘀血形成的本质，其道理很简单，就是谈血不谈气，谈"流变"，不谈"流注"，何时能中其原。诚如《素问·经脉别论》所说："饮入于胃，游溢精气，上输于脾，脾气散精，上归于肺，通调水道，下输膀胱，水精四布，五经并行，合于四时五脏，揆度以为常也。"这种循行过程亦是从象数推算出来的。可见，象数亦是现代研究手段之一。

（5）时间模式　时间模式是研究人体生理病理，生死存亡的重要手段方法之一。《素问·藏气法时论》说："黄帝问曰：合人形以法四时五行而治，何如而从，何如而逆，得失之意，愿闻其事，歧伯对曰：……肝主春，……其曰甲乙，……心主夏，……其曰丙丁，……主长夏，……其曰戊己，……肺主秋，……其曰庚辛……肾主冬，其曰壬癸，……病在肝，愈于春，夏不愈，甚于秋，秋不死，持于冬，起于春，禁当风，肝病者，愈在丙丁，丙丁不愈，加于庚辛，庚辛不死，持于壬癸，起于甲乙，肝病者，平旦慧，下晡甚，夜半静"。此段文字说明了四时取五脏，时辰分属脏腑，以及脏腑病理的时间医学等内容，其中有年节律、月节律、日节律等不同节律性变化。其实现的途经主要是气血流注在经络之中，经过周而复始的传流而实现的。始于肺经注入大肠经，而胃经、而脾经、而心经、而小肠经、而膀胱经、而肾经、而心包络经、而三焦经、而胆经、而肝经，再复从肝注入肺经。而血气流注在某一经络有一定的时间性。在病理上，《伤寒论》提出六经病各有"欲解"之时辰，从而发展了《内经》时间病理学，云："太阳病欲解时，从巳至未上"，"阳明病欲解对，从申至戌上"，"少阳病欲解时，从寅至辰上"，"太阴病欲解时，从亥至丑上"，"少阴病欲解时，从子至寅上"，"厥阴病欲解时，从丑至未上"，可见，六经病变与时间有着特定关系。五脏六腑病变也是如此。所以治疗按时用药，按时用针，其疗效就高。

（6）心理模式　中医学强调整体观念，十分重视具有情感思维的人的心理活动以及心理活动在人生老病死中的重要作用。进而概括出心主神明论、七情学说、脏象五志论、形神合一论，等等，并将它贯穿于病因、病机、诊断、治疗、防病保健、开发智力等方面，指导着中医的临床实践。仅《内经》而言，涉及心理学问题的篇幅达90％以上，重点讨论心理学内容的约占20％。如《素问·天元纪大论》说："人有五脏化五气，以生喜怒悲忧恐。"《灵枢·本神》则云："肝气虚则恐，实则怒"，"心气虚则悲，实则笑不休"，《灵枢·百病始生》则云："喜怒不节则伤脏，脏伤则病。"《素问·阴阳应象大论》说："怒伤肝，喜伤心，思伤脾，悲伤肺，恐伤肾。"同时《内经》还提出了五脏五志相胜和祝由等治疗方法，《素问·阴阳应象大论》曰："怒伤肝，悲胜怒"、"喜伤心、恐胜喜"、"思伤脾，怒胜思"，"忧伤肺，喜胜忧"，"恐伤肾，思胜恐"，《素问·移精变气论》则提出："惟其移精变气，可祝由而已。"《素问·宝命全形论》说："一曰治神，二曰知养身，……"。《素问·疏五过论》则云："医不能严，不能动神，外为柔弱，乱至失常，病不能移，则医事不行，此治之四过也。"《灵枢·师传》则明确了心理语言疗法，云："人之情若不恶死而乐生，……告之以其败，语之以其善，导之以其所便，开之以其所苦，号有无道之人，恶有不听者乎？"以上足见中医对心理活动在人体生理病理方面的重视。

（7）物理模式　即充分利用现有的物理手段和方法，去挖掘、整理、扬弃中医学术的一种常用的研究方法。这是多学科研究中医的具体体现，亦是一条通幽的捷径，符合中医学术自身的发展规律——多学科形成的中医特色。早在《内经》时代就有"移光定位"为代表的光学实验以测知四季阴阳的变化，进而推知对人体的影响，如《素问·八正神明论》说："因天之序，盛衰之时，移光定位，正立而待之。"《素问·六节藏象论》亦论："立端于始，表正于中，推余于终，而天度毕矣。"这些都是古代医家吸取当时的物理学成果，为我中医学所用，移植到中医学中的。有人说中医保守，那是个人偏见，中医学是一个开放的大系统，一切有益于它的营养，都能够吸取过来，不断地丰富发展它。其实，这也是中医整体观的一种具体体现。诸如现代很多研究成果都是这种物理模式的代表。如脉象图、面图、电阻诊查仪、磁疗仪、经络探测仪，等等。现在中华全国中医学会内科分会成立了临床检测协作攻关组，亦是这方面的代表和研究的方向。

（8）气功模式　气功是中华民族的突出国粹、国宝，亦是中医学的精华，中医历来重视气化学说，讲究子午流注，强调真气在人体内的循经运行和真气的作用。试想古人在当时的历史条件下，如何能够去正确地认识人体的解剖、生理、病理的呢？怎么能认识得那么详细，以至于现代如此先进的科学技术手段都不能发现它，同时又确实可以证明经络的客观存在，连就是因为现代的科学技术还不完善，没有进入到气功境界那样的微观观察，或者是四维时空的东西，在三维时空中很难认识的，但古人实现了它，称之为"内景返观"。古代许多医药学家都是精通气功的，他们之所以有那样的医学成果都是与此分不开的。如扁鹊隔墙视人，尽见五脏癥结，孙思邈、王焘、李时珍、葛洪，等等，举不胜举。

综上是中医学有代表性的八大科研模式，此外尚有许多研究方法，亦值得很好地继承发扬之，此不赘述。

三十三、中医基础实验内涵初探

中医学术传承与创新是振兴中医药事业的关键。新中国成立以来，党的中医政策使中医事业得到了空前的发展，中医科研、教学与临床取得了令人瞩目的成果，其中，既有理论基础又有临床实验，但在教学、医疗、科研方面还存在一定的问题。这些问题的根源在于缺乏系统的传承和正确的科研思路方法的指导，科研设计的手段和水平不高，使得中医科研呈现出局限性的发展势态，没能真正体现中医学术的发展优势所在。中医基础实验室内涵是什么？如何建设？需要哪些学科参与，对此等问题，现初步探讨如下。

1. 中医学术的支撑框架是什么？

中医学是具有独特理论体系的医学科学，其生命力历数千年而不衰，究其原因，主要在于它是建立在传统中国独特的文化背景下的产物，即支撑其理论框架的是中国文化。主要体现在以下几个方面。

（1）在指导思想上，吸收了中国古代哲学的合理内核。如太极、阴阳、五行学说等理论，使得人们在医疗实践中发现了人体科学与自然界客观规律的发展是一致的。最可贵的是在于其丰富的内涵蕴藏了现代控制论、信息论、系统论、耗散结构理论、超微循环理论等内容，这也是其强大生命力的支柱。譬如太极理论的升降、开合、进退、消长、离合、刚柔、象数、动静、生化、物变、分形等内容可直接吸收在中医理论之中，成为其支撑结构，这是中医学在指导思想、思维方法上的优势。

（2）在研究手段上，借助或吸纳了历朝历代最先进的自然科学各领域的技术手段和思维模式，如物理学、化学、数学、天文学、地理学、心理学等的研究方法。如物理学中的"移光定位"、"揆度"、"运动"等，化学的"变化"、"生化"，数学中的"数"与"量"，天文学的月亮圆缺、运气、物候变化、季节时间，地理学的"地势高下"、"水土"等，心理学中的"象"、"由景返观"、"祝由"等，这些都是中医学在研究人体生命现象时使用的方法与手段。在这个层面上中医学术的发展曾经吃过大亏，总以为中医不需要什么仪器也能看病，残酷的现实教育了我们，该是我们深刻反思的时候了。但其间也应注意的是如何有机地使这些手段为中医临床、科研、教学所用的问题。

（3）在具体内容的支撑上，中医学术不是建立在纯的生物医学模式上的，而是建立在宇宙—社会—心理—生物医学模式基础上的，具体有生物模式、心理模式、物候模式、宇宙模式、数学模式、时间模式、物理模式、太极模式、胎息模式、实验模式、影像模式、社会模式、化学模式等，进而体现在中医理论之中，即阴阳五行、藏象、脏器、经络、发病学、病机学、诊法与辨证治疗、调护、预防等内容之中。

2. 中医基础实验内涵是什么？

目前中医基础实验主要是建立在生物医学模式基础上的，虽然有一些科研成果，如月亮的盈亏与月经病，老中医临床经验的计算机软件系统等，但只是散在而不成系统。因此，立足于中医理论与支撑中医学术的框架应是中医基础实验研究的基石，故此我们认为：中医基础实验的内涵至少应包括如下内容。

（1）中医基础理论指导思想与思维方法的研究：包括中医与哲学、逻辑学、思维方法学、系统工程等。

（2）中医基础理论的数学化研究：包括中医计量诊断与辨证、中医理论的数学模型等。

（3）中医基础理论研究的物理化手段：包括物理学的声、光、电、磁等。

（4）中医基础实验研究的生物学内容：包括生物化学、分子生物学、药效学等。这些内容虽已开展，但缺乏正确的指导思想与高水平的实验手段。

（5）中医基础理论研究的其他内容：如科学内容、文化内容等。

3. 怎样建设中医基础实验室

首先，要明确其指导思想，即中医基础实验室必须立足于中医理论的正确指导，处理好传承与创新的辨证关系。同时，还必须有前瞻性的战略眼光，组织多学科协作攻关。也就是说其研究的内容必须是世界医学范围内尚未解决的医学问题或环节，绝不能再从事低水平的重复研究了。另一方面其研究的具体路线必须从中医药理论出发去研究这些医学问题。其次，行政主管部门要有计划、有步骤地组织做好全局性的统筹规划、合理投资，采取调研、投标、专家论证等决策方式，注重指令性计划的合理安排，使各省、市的分布布局合理，且能显示各自的特色优势，从而保证各地区之间的均衡发展，避免过于集中和过于分散的局面发生。故在资金投入、设置分配等方面都应慎重行事。采用国家、地方、自筹三级投入为好。

再次是中医基础实验室的组织领导与人员组成，必须是多学科人员组成和老中青结合，进而发挥各自的优势特长。为保证研究方向的可持续发展，应以中青年为主体，名老中医为指导并参与的模式为好。另外，要采取分工责任制等方法，防止人浮于事、责任分散等弊端。其中，在职教育应引起重视，即其他学科学习中医与中医专业人员学习其他学科是十分重要的。如有条件的中医药大学可有选择地开设天文医学、地理医学、中医数学等课程。

以上是对中医基础实验有关内容的初浅探讨，旨在引起各方面的重视，不妥之处，敬望参正。

下附陈国权、王华二先生"雾伤于上"之研究，以启迪今日中医科研之深思，也旨在告知今后中医科研需要多学科参与。今将全文录之如下，以供研究参考。

附：现代雾气致病与东汉雾伤于上

越来越多的人认识到，雾，不仅破坏交通，而且给人类造成许多疾病甚至死亡。早在1700余年前的东汉末年，医圣张仲景即把雾作为致病的5种邪气之一。流览今人雾气致病的研究，重温古人雾伤于上的论断，二者竟惊人地一致！

1. 现代关于雾气致病的研究

（1）雾中的有害成分　现已查明，雾中含有氢离子、硫酸根离子、氟离子、氯离子、氨根离子、铅离子、有机酸、有机醛等多种对人体有害的成分。

（2）雾气致病的原因　雾是气溶胶的一种形式，故雾气致病正是靠气溶胶的形式进行的。人们通过对大气气溶胶可吸入颗粒（IP）的测定表明，IP占总悬浮颗粒物（TSP）的50%左右，质量分布主要集中在$1.5\mu m$以下，它占IP总量的85%。如此小的雾粒可直接进入肺部而造成伤害。IP中的致癌物苯并芘（BaP）$< 1.5\mu m$的占93%，强致癌物甲基多环芳烃（Me-PAH）$< 1.5\mu m$的粒子占95%。如果我们姑且置其致癌雾粒于不顾，那么，这个问题简言之就是：50%的IP颗粒之中，有85%的雾粒构成了对人体的伤害。

（3）雾气致病的生理解剖基础　人的鼻咽部、气管及支气管均为黏膜组织，又直接"对外开放"，黏膜薄而柔嫩，腺体丰富，其防御功能明显低于皮肤组织。一般直径在$10\mu m$以下的雾粒即可通过鼻咽部直接进入气管肺泡，其中小于$0.4\mu m$者沉着率达50%以上，小于$0.1\mu m$者可被吸入呼吸道深部，从而引发一系列呼吸道疾病。

（4）雾气致病的试验依据　重庆市有关单位通过对酸雾污染最严重的重庆市市中区1984～1986年3年间雾季死亡人数与雾日、气温、湿度进行相关调查分析，从而发现1986年1月是3年中雾日最多的月份。其肺心病、肺炎及肺癌等疾病的死亡率超过平均死亡率42.97%。该月死亡总人数338人中，呼吸道疾病占57%。该结果揭示诸种气象要素中，雾对人群死亡的影响最大，人群总死亡率与雾日数成正相关。

（5）雾气致病的病理生理基础　健康人吸入雾气后，大小气道的功能均会受损。非健康人群如慢性支气管炎等患者吸入雾气后，其有害成分多积附于各级支气管及肺泡，降低其排异功能，引起气管反射性痉挛，强致癌物Me-PAM在雾中小于$1.5\mu m$的颗粒95%被直接吸入肺部，致使市中区肺癌死亡率近15年呈逐年上升趋势，使重庆肺癌死亡率居国内12大城市之首。此外，通过重庆酸雾对家兔肺泡巨噬细胞（AM）的体外毒性研究发现，酸雾可使具有吞噬和消化异物功能的AM存活率明显下降，具有较强的细胞毒性作用。

（6）雾对其他呼吸道器官也有损害　据对健康人群中的敏感者——儿童的观察，发现酸雾小于$0.4\mu m$的颗粒可以直接侵入呼吸器官，它不仅刺激呼吸道，而且刺激皮肤、眼部。在非事故性污染的长期作用下，7～12岁儿童的咳嗽、鼻塞、鼻出血等疾病的发生率明显增高；慢性鼻炎、过敏性鼻炎及慢性咽炎的出现率也明显增高，后者尚与免疫功能下降有关。

2. 东汉关于雾伤于上的论断

仲景在《金匮要略》中论述致病的五种邪气及其中人的法度时曰：

"清邪居上，浊邪居下，大邪中表，小邪中里，馨饪之邪，从口入者，宿食也。五邪中人，各有法度，风中于前，寒中于暮，湿伤于下，雾伤于上，风令脉浮，寒令脉急，雾伤皮腠"，这段文首的"清邪"即雾，雾之伤人，多伤于人体皮腠，尤其是人体上部。

"雾伤于上"之"上"究竟指何部？虽五版《金匮要略讲义》认为首篇13条即"湿家病身疼发热，面黄而喘，头痛鼻塞而烦，其脉大，自能饮食，腹中和无病，病在头中寒湿"一证"多得之于晓行雾中，即……'雾伤于上'之证，但雾邪致病绝不止于此。上述雾气致病的现代研究再清楚不过地为我们展示了"上"的内涵，即肺、气管、支气管、咽、鼻等呼吸器官，及眼、皮肤等。概言之，肺系乃"上"的主要内涵，与上述《金匮要略》所言"头"、"面"、"鼻"、"身"等基本吻合。据此内涵推断，《金匮要略》中凡涉及肺或与肺相关脏腑的病证，多与雾邪相关，如肺痿、肺痈、咳嗽上气、溢饮、支饮、湿病等，即令百合、疟疾、虚劳、痉、胸痹、风水及皮水等，恐亦与此不无关系，尽管这其中的部分病症并无表证，但失治或误治致雾邪内传是完全可能的。

雾的污染度是随着工业的发展而逐渐升高的，那么在无工业可言的东汉，其雾何以能伤人致病呢？据成都武侯祠展示的资料可知，从公元121～183年共发生灾荒22次，其种类有瘟疫、地震、地裂、洪水、涝灾、阴雨、雹灾、旱灾、河干、海水倒灌和蝗灾等，给人畜造成的伤亡巨大，腐败的尸体臭味源源不断地散发于空气中，成了雾气重要的，甚至主要的污染源。可见，并非历史越往前推则雾中的污染度就降低。

现代气象医学是研究天气、气候对人体影响，及气象要素与疾病内在联系的学科，"雾伤于上"的论断在客观上奠定和丰富了该学说。

三十四、中医药高科技内涵初探

中医药学术的形成与发展源远流长，历代名医辈出，不断地推动了中医学术的发展，均在继承的基础上有所创新。新理论、新观察、新技术、新疗法层出不穷。金元四大家与明清叶、薛、吴、王诸子蜂起，争奇斗艳，蔚为壮观，从而构建了中医药学术博大精深，系统完整的学术体系。现仅就中医药高科技之内涵，探讨如下。

首先要明确，研究与探讨中医药高科技的内容与概念有两点必须加以注意：一是不能离开中医药的学术体系，二是要容纳高科技的内涵，即中医药学术的传承要依靠现今自然科学技术的发展而带来的新的研究思路、方法、手段及仪器设备，以武装中医药学术。10 余年前根据《素问·举痛论》"善言古者，必有合于今……有验于今"的论断，任老曾讲过要扩大中医的望诊视野，把 B 超、X 线、CT 等影像学检查手段纳入中医诊断学之中，其出发点就是立足于发展中医，丰富中医药学术内容。依据主要是：纵观中医药学术形成与发展，均与当时的科学技术密切相关。仅就《内经》而言，是吸收了 13 个学科、21 部文献之精华内容，方才构建了中医药学术的基本框架。因此，中医药的发展，需要高、新科技手段的引入与参与，这是时代之所必需，客观现实之必要！分子生物学技术、现代信息理论、物理学、代数学理论、放射技术等学科的思路、方法与手段均可为我中医所用。

第二，研究中医药高科技的立足点是以扬弃中医药学术为前提的，即必须站在中医药学术的立场上，探讨高新科技能说明什么样的中医药理论，对实践有何作用。否则，徒取其名，敷涂粉面，不仅无益，反而会造成中医药学术的混乱局面。带着高科技的帽子，帽子下不是中医理论内涵，而是七拼八凑的拼盘，这不能称为中医学术的创新。

其三，要将中医药学术与现今高科技在手段上相互磨合，找准切入点，切不可盲目从事。若单以西医学之观点，草率地进行"研究中医"的片面研究工作，不仅造成了国家人力、财力、物力之浪费，而且将会起到误导作用，对此则更不应忽视。

其四，时代在进步，学术在发展，中医药也必须跟上时代的步伐。不要总以老眼光来看待新问题，《素问·至真要大论》早有明训"有者求之，无者求之"。因此，现今的中医药学术若不用高新技术手段去挖掘、整理、研究、提高、发展是不行的！

1. 中医药高科技内容有哪些

中医药学术内容可谓博大精深，丰富且系统，仅就现今而言，应该进行如下高科技内容的研究。

（1）精的实质研究　人生以精为基，以气为化。因此，人之基是精，精在生化中转嫁，其转嫁过程为三。何以言之？《素问·六节藏象论》说："三而成人"。所谓"三而成人"即指精之生成乃为三元气。王冰注："气之三者，亦副三元"，又曰："非惟人独由三气以生，天地之道亦如是矣。"今分述如下：《灵枢·本神》说："故生之来，谓之精。"此之"精"乃人之生命初具之源，是父母所赋，即男女交媾之精。男之精内胎天壬，女之精内结天癸，壬癸交融为二五之精，妙合而凝聚为胚。其二指阴阳、水火配对；其五指五行调控为序。但二五欲分未离之时是混沌状态，内蕴祖气——太极。此为精生之一。

《灵枢·经脉》说："人始生，先成精，精成而脑髓生，骨为干，脉为营，筋为刚，肉为墙，皮毛坚而毛发长。"此为胚内真精，在祖气催化作用下，以太极之动静、升降、开合、出入之功，阴阳以判，水火以明。五行之一水、二火、三木、四金，土居于中为中气，是人之生理升降枢轴，内脏腑，外筋、骨、皮、毛已备，是为胎，内涵真精为初生成人，生化分解之真基内胎肌核。此为精生之二。

《素问·金匮真言论》曰："夫精者，身之本也。"此精是躯体形成之本，先天之精与后天水谷之精微，生化而成，即"形归气，气归精，精归化，化生精"。精在气的催化作用下，神机统一，五行阴阳配对，调控，排列顺序，编码，信息表达，生化成精之粹者——现代分子生物学最为重要的领域是核酸研究——它的配对是 DNA 与 RNA。核酸基本结构单元是核苷酸，核苷酸是由碱基、戊糖和磷酸三部分构成的。按中医理论酸为木之味，味归形；三是木之数，故酸是物之生。如此可谓三是万物生化之本。"物生而后有象，象而后有用，用而后有行"（《质问本草》）。五行中之金，排行数四，与现代核酸学说的认识相符合，如四为核酸之碱基（配对为二——阴阳）、戊糖（配对为二——阴阳）、核苷（配对——阴阳——四象）、核苷酸（涵三——配对——阴阳——生五行之象）。

现代分子生物学最为重要的领域是核酸研究——DNA 与 RNA 的研究。DNA 是生物界的主要信息分子，碱基的顺序就是信息所要表达的内容。DNA 与 RNA 的双螺旋结构即是阴阳之所在，"阴"病与"阳"病在对抗过程中会引起复杂的变化，DNA 与 RNA 是上一级的阴阳结构。故经之论阴阳，论阴中之阳和阳中之阴等乃是分层说了。验之临床，许多重大疾病的基因研究是世界医学界的主攻重点，中医药的思维方法与中医药在其间的重要作用是这一领域当今的研究热点之一。基因的表达包括真核基因和原核基因，真核基因是真精的阴水；原核基因是真精的真火。火为生命之本，水为生命之源。因此，基因的调控必然包括中医五行调控理论（生克制化）。变性的复性以杂交为基本内容。

氨基酸结构通式为：$H_3N^+\!\!-\!\!\overset{\displaystyle COO^-}{\underset{\displaystyle R}{C}}\!\!-\!\!H$，颇似阴阳五行调控之图。就本

人浅见，核酸之生，本之于木，因"木生酸，酸生万物"（《五行大义》）。"木之性温也，有宣发阳和之气与木之气易变"的作用，（《渊鉴类涵·卷十二》）。"物生有二"（即氨基酸结构通式内正电与负电），"有三"即氨基酸结构通式下的 R 基。其中，R 基的化学结构，包括脂肪族氨基酸、芳香族氨基酸、杂环族氨基酸，符合中医的"三生万物"的观点；R 基的极性性质，包括非极性氨基酸、不带电荷的极性氨基酸、带正电荷的碱性氨基酸、带负电荷的酸性氨基酸，与阴阳内涵四象之结论相同。"有五、有陪二"，即母系统与子系统未明，需进一步深入研究去发现。故本人立论于肝木之酸，与生长化收藏之论，与核酸理论相结合，按此方面的研究可望早出成果，是为精之三。

（2）证的实质研究　任老在 1999 年 5 月召开的第二届全国中医急诊学术研讨会上提出：证有生理之证与病理之证。生理之证是人体正常生理征象的编码信息表达，即外在活动点，如皮、色、五官腧穴以及声、光、电等；而病理之证是人体在病理状态下信息群谱的变异反应。中医强调"知常达变"的思维方法是有其内在依据的。"人身有形，不离阴阳""恍惚之数，起于毫厘"，四象之"金、木、水、火"数变即数量的变化，标志着人体信息群的内在本质，融之现代学理无非 DNA 的碱基变化使然，外来之邪（细菌等）与内在正气（细胞）均然。但其在具体研究上，证之与病却有时限上正邪相互斗争之差异。证同而病异，证异而病同，必须存在内在的本质内涵。如 64 个人体遗传信息密码与证的关系等。惜今人少有人问津于斯。另，证候数学以及天文医学、心理医学、社会医学等，将是今后十年的发展方向，不再叙之。

（3）临床研究　中医临床诊治研究内容过于庞大，仅就临床诊断、辨治与疗效作用机制简言如下。中医学认为病证均是处于正邪斗争的动态变化之中的，那么以静止观点进行研究势必会带来片面性。现代正电子放射扫描（PET）技术可以引入中医临床研究中，既可判定疗效，更重要的是研究其作用机制。如脑病有从肝治，有从肾疗，其差异点何在？基因谱、酶谱的多元分析亦可提供研究之思路，这方面应该成为今后中医药高科技研究的重要方面。

（4）药物研究　基因的药物种植与高产研究，药物的多靶作用点研究与多作用点协同研究，药物代谢变化的灰色系统数模研究。计算机模拟药物化学研究等，均可运用中医的药理（《圣济经》中有药理篇可参）去指导，沿循中医药思路去解决西医学面临的众多困惑。

2. 今后的几点设想

（1）从国家行政主管部门要高度重视中医药高科技研究，加大扶持力度，有计划、有重点地开展这方面的协作攻关研究。

（2）加强多学科的协作攻关，特别是各学科间的知识交融，找到互相间的沟通语言。这就需要在教学改革方面，增加这方面改革力度，特别是研究生层次教育上的结构优化。

（3）召开全国性的学术会议，特别是战略发展方面的研讨会，集思广益，确立发展重点与主攻方向。

（4）强化与端正思想，立足于中医药的学术发展，多做实事。不要以为现代分子生物学是极其完善的，它只能说明生物学的一部分内容。因此，中医药的高科技研究应从更广泛的意义上进行更广、更深、更系统的研究，如从气象、地理、数学、信息等方面去开展研究。

3. 今后十年中医药高科技可研究之领域

（1）中医急症的中医药研究　对心脑血管病、感染性疾病、癫痫等，应开展系统的研究，从基础研究、应用基础研究到临床应用研究，找出中医药与高科技的切入点，切实说明中医药理论。又如中风病的风、火、痰、瘀、虚的内在本质，脑髓受伤，以及气街、血海、玄府受损等问题。

（2）中医疑难病证的研究　这也是中医研究的一大重要领域。对这些病证，西医学尚无较好的临床疗效，而中医药的优势较为突出，如糖尿病、血液病、退行性疾病、肿瘤、内分泌疾病、免疫病等。上述领域近40年一直是国家中医药研究的扶持领域，但收效不像预计的那样理想，究其原因主要是受西医学框架的束缚，突破性观点过少，并与缺乏正确的中医药思维方法的指导有关。

（3）中医药理论的多学科研究　医学现象的复杂性决定了其研究手段的多样性，单纯的生物医学观点局限在狭小的研究空间，诸如气象因素、地理因素、生物个体差异、社会因素等均不在考虑范围，必然束缚了医学的飞速发展。故而全方位地开展多学科的中医药理论研究应当重视起来，特别是运用现代高科技手段赋予中医药理论新的内涵非常重要，如病因病机不能停留在三因说上，六淫、饮食、情志、虚与内伤病因应在原有理论基础上运用现代科技手段和方法，赋于新的理论内涵。

（4）医药源性疾病的研究　本之古人坏病、药毒等理论，重点研究现代生化药物不良反应的中医药防治措施。社会、心理、环境等因素对中医药研究的干预与影响等课题亦当受到重视。

（5）中医证候的本质研究　依据中医辨证理论，运用多系统、多层次、多角度的全方位的基础研究，找出其切合临床应用的辨证客观方法，为指导具体的临床辨证奠定坚实基础。

（6）中药的深化研究与开发研究　包括中药的高产种植研究（已有了一些成果，可资借鉴），中药活性单体间的互相作用机制研究，构效关系研究与变构技术、方法研究及临床系列开发研究等。如万病解毒丸、红矾、雄黄解毒丸、犀珀至宝丹、小金丹、卧龙丹、太乙紫金锭、返魂丹、复脉汤类，等等。

（7）中医药高科技成果产业化研究　包括中药基因工程研究，中医药教学光盘软件的开发研究及中医药临床思维方法研究，中医药的信息网络研究等。

（8）中医药科学研究的规范化研究与名老中医学术经验的整理研究特别是名老中医临床证治规律的系统研究等。

三十五、中医药学亦用动物做药理实验

当前多数中医学者认为中医药在其漫长的发展岁月中，哲学是中医学的理论基础，中医学中没有生物内涵理论。请看《国语·晋语》书中记载，骊姬曾用含有乌头毒的肉，给狗食之，以验其毒。今天从毒理实验证明乌头也是有毒之药。唐代·陈藏器著《本草拾遗》一书中记载着："赤铜屑主折疡，能焊人骨，及六畜有损者，细研酒服，直入骨伤处，六畜死后取骨视之，犹有焊痕可验。"宋·寇宗奭在《本草衍义》一书中也记载着："有人以自然铜饲折翅胡雁后遂飞去。"上述记载虽然简短，但确实是临床药理实验。而今天药理对自然铜接骨作用的实验，结果证明铜元素是骨骼中制造骨质的成骨细胞必不可缺少的物质，同时有促进骨痂生长作用。古今对自然铜接骨作用的药理认识，基本是一致的。又据唐·张文成著《朝野金载》一书内，记录着用鼠作红矾毒性实验，结果证明红矾喂鼠，"鼠中毒如醉，亦不识人。"其毒性强，但鼠中毒时，可用地中泥汁饮之以解红矾之毒。

总之从上述记录来看，虽然古代的方法及手段简化，但说明中医在晋、唐、宋时期已经应用多种动物作临床药理实验了，这点是无可质疑的。

明·李时珍则用亲口试服洋金花以检验其毒性，更进一步弥补了单纯用动物作实验的不足之处。"以身试药"，这本是东方医学的传统美德。传说药物的发明，便是神农氏"尝百草"的结果。类似的记载，历朝历代皆有，只是以其他形式表述，不太为人所知罢了。

总之，中医药学在历史上，有过用动物作实验的记录，也有人身实验的记载。今天在西方先进实验技术大量引进的同时，中医药学更不应、也不能排斥用动物作药理实验的可行性、可靠性和科学价值，因为这本来便是"古已有之"的方法。

三十六、不能只搞"研究中医"

研究中医模式多，如生物模式，如藏象学说，实践研究，物候模式，宇宙模式，象数模式，时间模式，心理模式，物理模式，气功模式，等等。

任老论"研究中医，还是中医研究"时，举例说明"辨证分型"是研究中医，"辨证分候"是中医研究，为什么？"型"是模型，静的，死的不可变的，中医的物候研究是天地变，人在变，病证在变。十五天为一气，每五日为一候，一年七十二候，为气化一大动，五日、十五日恰恰是正气邪气进退，促使病情变化的象征，可见"型"与"候"格格不入。中医辨别证候是辨证论治的一个中心内容，也是一个特色，是中医研究的重要内容之一。再者，今人研究"肾"，得出了"丘脑—垂体—甲状腺轴"这是研究中医的成果。是研究中医的模式，不是中医研究模式。实验手段只是研究中医的一个侧面，明代医家李时珍研究命门后说："盖命门外裹白膜，体象脂肉，却非在两肾中间，有两着于脊，下则通于肾，上则通于心肺，贯脑生命之源，精灵相火之主，人物皆是一样，生化胥由此出。"这是中医研究模式，二者理论上何等相似，结论是"轴"是科学，而对李时珍的中医研究而得出结论的"轴"，没有明朗态度，甚至有人认为这是不科学还要科学化。中医是不能接受的，科研思路方法不对，研究手段也是值得商榷的，如果真是这样，再高级的科研成果也很难推广得了的。如今中药研究也存在"研究中医"还是"中医研究"模式之区别，值得深思的是研究了那些高级的一二类药物为什么没有疗效，为什么不受广大患者认可，反而那些古代名方、经方为什么经久不衰，深受广大患者好评，难道不值得深思吗？又如"神农尝百草之滋味，……一日而遇七十毒"，"赤铜屑主折疡，能焊入骨，及六畜有损者，细研久服，直入骨伤处，六畜死后取骨视之，犹有焊痕，可验。""有人以自然铜饲折翅胡雁，后遂飞去。令人（以之治）打仆损"。《朝野佥载》则有小鼠对红矾的动物实验之记载。李时珍对洋金花的麻醉作用进行了亲身验证。应当说今日的动物试验仍然是古代试验的沿用，区别在于古代多一个人体实验在前，亲身体验在前，第一手资料为依据罢了，其"中医研究"与"研究中医"模式的根本区别在于是否以中医药理论和实践为其指导。

三十七、秘方验方之商榷

在当今无论城都闹市，还是僻远乡村，到处散发着纸片广告，尽是些所谓的"祖传秘方"、"效方验方"等之传单，或是某专家治某病，多年潜心研究的特效方药，真是琳琅满目，不胜枚举。何谓秘方？正如徐大椿《慎疾刍言》所说："古圣设方药，专以治病，凡中病而效者，即为秘方，并无别有奇药也……如世所谓秘方奇术，大热大补之剂，乃昔人所造以欺人者，无不伤生。"再如近代医者孙子云《慈济医话》曰："古无秘方。古人传医，有大道，无秘法。所谓秘者，皆后人矫揉造作，藉耸听闻之语。"综观古今医药文献，病、证、理、法、方、药，笔笔皆是公之于世，除医者习阅之外，人人皆可读阅，何秘之有？可见秘方、验方之语，乃是医界中的似医非医、似药非药之人，为骗取患者钱财编造出的谎言。方药之所以能治病，是在中医理论、四诊、八纲、辨证论治指导下，分清证候之阴阳、虚实、寒热、表里，尤其须分辨"虚证之实象，实证中虚候"后方能收到较好之疗效。世界上哪有一位患者，先遵照你那张秘方、验方所治病症分毫不差去患病的？如果真是事实，汉代张机在《伤寒论》中留下的113方，《金匮要略》中留下205方，又何用之有？现今编辑的《中医方剂大辞典》所载方剂达13万首以上，每一处方都是随病证而列方，按病证而分类，能说这些方剂是"秘方验方"吗？由此可见一张秘方或验方能治内、外、妇、儿、五官等之百病，纯为欺人之谈，害人之假药，不可不慎之。历代医药文献所载验方也是随病证而列的，多是治一病一证，不是包治百病之万能药，它和今天那些骗人郎中所编造的"验方"是有本质的区别的。有些名老中医积数十年之临床经验而总结出之名中医验方，则不在本文所称之"秘方""验方"之列，因这些名医们是辨证而后施药，施药而后取效者，正可谓医学之真传。

三十八、只有良医，没有灵丹妙药

任老在"尽信书不如无书"之我见中说："信书"是言医者对古典医籍要精研细琢，悟透经旨，如此才能真正取信于书，达到文光射斗之妙；所谓"不如无书"之书，是指古今医药文献内那些平庸无价之辞，虚夸吹捧之句，既无经典要旨，又乏辨证论治体系，而是七拼八凑断章取义之"书"，既无科学性，又少实用性，此等依言附会之说，读之只能害人而不能医人，如什么"新解"，"祖传秘方"等等，真是数不胜数。当今无论城都闹市，还是僻远乡村，到处散发着纸片广告，"效方"、"验方"，或是某某专家专治某病，多年潜心研究的"特效方药"，等等，真是琳琅满目。何谓秘方？何秘之有？纵观古今医药文献，病、证、理、法、方、药，比比皆是，公之于世，除医者习阅之外，人人皆可阅读，何秘之有？有些验方、秘方治内、外、妇、儿、五官等百病，有奇效，纯为欺人之谈，害人之假药，不可不慎。历代医药文献的验方随证加减，辨证论治，一病一证，不是全治百病之万能药。但有些从数十年的医疗经验的总结中总结出来的经验方剂与此有根本区别。如：晋代葛洪《肘后备急方》治卒肿满身面皆洪大方，唐代甄立言《古今录验方》疗通身手足面目肿鲤鱼汤方，唐·孙思邈《千金要方》中之妊娠腹大，胎间有水气，生鱼汤方、泽漆根汤方，宋《太平圣惠方》鲤鱼粥方，宋《圣济总录》中治水肿腹大喘咳，胸胁满不得卧，鲤鱼汤方，宋·陈直《寿亲养老新书》鲤鱼臛方，明徐春甫《古今医统》鲤鱼汤，清尤在径《金匮翼》鲤鱼泽漆汤，以上各方中，均有鲤鱼，任老认为近代医者诊疗肾病、胸水、心包络积液、肝硬化腹水等，舍此良方，弃而不用，殊可惜哉。任老临床常用鲤鱼配伍中药，辨证治疗肝源性水肿、心源性水肿、肾源性水肿、胸水，收效理想，除鲤鱼药用疗水肿类聚方外，承气类聚方，复脉与生脉类聚方，任老治疗气虚血瘀肝硬化病的软肝散（紫河车，人参，姜黄，三七，藏红花，土虫，冬虫草，生麦芽，生鳖甲，乌梅，何首乌，昆布，其为面），治疗妇女鸡爪风的舒筋汤，治疗急性脑震荡症见头痛，恶心呕吐的脑复汤（羚羊角、玳瑁、藏红花、川芎、柴胡、当归、骨碎补、天麻、蔓荆子、桃仁、白芷、赤芍，水煎服），这些古老而新鲜的方剂，源自于古代，有效于今日，是宜于古，而不泥于古的结果。古代不可能一个方都不好用，我们努力挖掘，继承它，古为今用有什么不好，不努力，不潜研，凡是古的不好，凡是今日的都科学，是非科学的形而上学的，不可取，我们要像任老那样，宜于古，而不泥于古，融古贯今，撷采众长，勇于开拓，治学严谨，富于创造，有所发现，有所创新，有所作为，多做贡献。

三十九、痰证辨识

痰的形成是因水与津液失于运化，不能敷布，火热煎熬所致。外因通过内因作用于机体脏腑经络，破坏阴阳平衡。外因是六淫之邪，或湿热病毒侵犯人体；内因是七情内扰，饮食失节，劳逸失度，将息失宜。病位在肺、脾、肾。"肺为贮痰之器"，"脾为生痰之源"，"肾为生痰之本"。湿痰证见痰色淡黄，易咯出，脘腹痞满，腆胀，四肢倦怠，或二便不通，久泻积垢，淋浊，女子多有白带，舌体大，苔白腻，脉沉缓。风痰证症见痰色清，吐出如沫多泡，头痛眩晕，眼睑眴动，耳轮瘙痒，四肢肿胀，善怒，抽搐，或左瘫右痪，麻木，二便不通，舌红有齿痕，苔薄白而滑，脉多沉弦。寒痰证症见痰色黑而成点状，胫肿膝软，腰背强痛，骨节冷痛，小便急，睾丸痛，足寒冷喜温，心惊而悸，无烦热，舌淡红，苔薄白，脉沉迟。痰热证症见痰热老黄如赤，结如胶而干，头面烘热，眉棱骨、鼻额痛，烦热，心痛，咳嗽喘促，嘈杂，懊侬，或眼烂喉闭，怔忡，神志不清，或狂或癫，舌红赤，苔黄干，脉多洪数。燥痰证症见痰色白，咳出如米粒，咽干鼻燥，干咳喉痒，喘促，寒热交替，毛发不泽，胸中干涩，善悲多愁，舌红而干，苔黄干裂，脉多沉涩。痰毒证症见身热如火，昏昏如醉，癫狂，不省人事，大便秘结，小便赤涩，面色暗赤，舌深红而干，苔黄厚如垢，脉多沉伏。

四十、中风病机新解

任老认为中风之病机，主要在于外有所触，内有所动，致体内痰、气、血、风、热互结并相互为用，形成气冲而上犯，轻者血脉受损，损则血行不利，甚者壅滞而为瘀。瘀塞血脉，营津不行，外渗为痰为饮。血脉不行，清气不得入，神机失用而成瘀塞经络之候。重者络破血溢，脑气与脏腑之气不能相接，窍络窒塞，阴维、阳维失职，阴不能敛阳，阳不能化阴，阴阳离决而身亡。鉴于上述病机，任老认为在中风命名上应将中经中络的传统提法改为瘀塞经络证，中脏中腑改为络破血溢证为宜。在治疗方面，任老总结前人经验和自己的临床体会归纳为中风治疗十法：开闭法、固脱法、豁痰法、潜阳法、化瘀法、理气法、填精法、止血法、渗利法、温阳法。各法都有自拟验方，疗效甚佳，兹简介一二，固脱法常用两救固脱饮：赤人参 15g，附子 10g，龟胶 15g，山萸肉 20g，玳瑁 15g，鹿角胶 10g，阿胶 15g，鸡子黄 1 个，胆南星 5g，水煎服。潜阳法常用潜阳熄风汤：羚羊角 5g，天竺黄 15g，玳瑁 15g，珍珠母 5g，紫贝齿 15g，龟板 15g，僵蚕 15g，葛根 15g，生槐花 50g，生地 15g，胆星 15g，秦艽 15g，水煎服。填精法常用益脑丸：何首乌 30g，黄精 40g，藏红花 20g，桑枝 20g，豨莶草 50g，生地 30g，天冬 50g，阿胶 30g，泽泻 15g，三七 20g，玳瑁 50g，砂仁 15g，淡菜 50g，燕菜 50g，丹参 20g，五味子 15g，共为面，炼蜜为丸，每服 1 丸，日 3 次，白开水送下。

四十一、"心衰"——中医病名新说

任老认为"心衰"并非单纯西医之病名，中医早有心衰之名。如《圣济总录·心脏门》曰"心衰则健忘，心热则多汗……惊悸恍惚"。《医参》亦曰："心主脉，爪甲不荣，则心衰矣。"因此，任老主张中医学应恢复心衰之病名。心衰之机制主要是由于阳气不振，心气亏虚所致。心气虚则心动无力，血行因之而不畅，引起机体内外局部之血虚和血瘀。血留于心，则心悸而烦，动则少气，汗出；血留于肺则水结而呼吸短促，不能平卧，口唇紫绀，爪甲青紫；瘀血在肝，则肝成肥气而肿大；瘀血在肾，则水渍不利而水肿；瘀血在脾则胃脘不舒，腹胀，纳少，恶心。任老又把心衰病分为阳衰气脱、阳虚气弱血滞、阴阳俱虚、营卫受邪、阴竭阳绝危证等，并相应创立了回阳固脱，化瘀利水；益气化瘀，温阳通络；补阳养阴，活络安神；调和营卫，滋阴和阳；补阴敛阳，益气固脱等法。

四十二、心肌缺血小议

任老在临床诊治心肌缺血患者的过程中，通过望、闻、问、切四诊合参（当然理化检查亦包括在望诊之中），发现患者此时不仅心肌缺血，脏腑中的肝、肾、脾、肺也相应地缺血。何以言之？《素问·五脏别论》说："五脏者，藏精气而不泻也，故满而不能实。"所谓精，是指水精、阳津、阴液、血液，此即"精者，血之本"之义。所谓气，一是指藏真，藏真者"气生之源，命之主"也，此气亦是人之祖气；二是指神气，神气者神机之妙用也，人体的功能活动、精神变化，皆神气使然。所谓"五脏者，藏精气"的含义，指此精气与神气而言。而精与气在五脏形成阴阳两条链，一为阴精之链，即水、精、津、液、血、脂、髓等，是滋润、营养五脏之用者；二为阳气之链，即火、真气、元气、营气、卫气、神气、清气、冲和之气等，是温养、生化分解，内守、外卫五脏之用者，总的功用为启运五脏之气机，进行开、阖、枢之升降，以维持人体内外出入之活动。"五脏者，藏精气而不泻"是相对而言。"五脏盛乃能泻"（见《素问·上古天真论》），所以五脏既藏精，亦能泻精。所谓泻就是代谢过程。何以言之？因为心、肝、脾、肺、肾所藏的精与气，在气化作用下，分解出多种有机物、无机物，在各脏器中相互渗透，相互为用，以维生理之用，但在相互渗透、相互为用的新陈代谢过程中必然化生出精华，藏而为用。故不泻其浊者再经气化作用分而除之，以促生理之清。五脏的这种藏而不泻、泻而不藏的生理功能，便是人体中的新陈代谢过程。代谢正常，则无病，否则为病态。《素问·五脏别论》又说："五脏满而不能实。"满与亏、实与虚是相对而言的，五脏的精气满，方有人体生理、生化之用，"五脏满而不能实"，这是为人体的脏器生理、生化留有活动的空间，有空间才能有人体的生命生理之活动，因此五脏的生理特点是有实处，亦有虚处。实者为刚，虚者为柔，刚柔相济，动静有常，开阖有功，升降有力，出入有节，循环有制，以此维持人体生命之活力。若五脏血满，津溢，气盈，无有生理活动空间，则气血津液壅滞，满实不通，是为死脏，生命何存？故五脏之精血"满而不能实"，是生理之常，不宜作病论之。然，心绞痛即厥心痛，心肌梗死即真心痛，发作时的心肌缺血，不是局部缺血。关键是心脏内外之经络、孙络、缠络、横络、血脉、毛脉发生阻滞，津血、清气循行出现障碍，或呈现绌急状态，造成心缺精血之滋润，乏清气之温化，神气郁滞不展，故生厥心痛。重则在上述病理作用下，迫使营气不能顺行脉中，反而逆行于脉外，陷于心肌之腠理，故血滞痰结，阳郁毒生，而使心肌受害，故症见肿胀、疼痛之真心痛之疾。

四十三、卒口僻治验

卒口僻是临床常见病。其病象是突然发病，症见颜面部或左或右，口眼㖞斜，目闭不全，口角流涎，额纹消失，进饮食时食物残滓滞留于病侧齿颊间隙，伴有口水、眼泪外溢及纳食不香等。本病的命名有口㖞、面瘫、吊线风、口眼㖞斜、风口㖞、口㖞僻、歪嘴风、口面㖞斜等名。病位在颜面左侧或右侧，病变在手三阳经络和筋、足三阳经络和筋。此六阳经络和筋的循行与头面、颈耳、目、口皆连属之，以循行气血、营卫、阳津、阴液。若六者经气、营卫失调，毒邪必犯之而病发。本病病性以实为要，而虚证夹实者亦可见。病势由发者之日起，2～7天是病情加重阶段，此为正御邪，毒邪逆进所致。待至两候（10天）正气复返，邪毒渐衰，病情始缓，得针药并投，有康复之望。病程多为七候（35天），基本康复，此为正气循行一小周天之数，又注行一大周天之数始行，毒由气清而去，此为正气由生数至成数。所谓成数者，正气之壮，是病愈之基。卒口僻辨证有：①贼风客经络证，法用疏风舒经，活络行滞。方药：疏风活络汤（炮白附子、川芎、防风、白花蛇、川羌活、赤芍、红花、络石藤、全蝎、蜈蚣、白芷，黄酒为引水煎服）。②痰瘀热毒证，法用活络行瘀，豁痰解毒。方药为豁痰通络汤（生蒲黄、䗪虫、川芎、炙南星、白芥子、僵蚕、秦艽、白薇、丹皮、全蝎、鸡血藤，水煎服）。③经虚络滞证，法用温经益气，通络行瘀。方药为增损人参丸（生晒人参、炙草乌、淮牛膝、乌蛇肉、当归尾、藏红花、川芎、赤芍、细辛、骨碎补、炙黄芪、全蝎、地龙、冰片。共为细面，炼蜜为丸，10g重，每次1丸）。

治法机要：本病发生急猝，病愈缓慢，失治误治，多有后遗病证。所以治疗法则，必须是内外两法同时用之，疗效较为满意。内治用药已述，下面介绍外治法。①针刺法：一般取穴多从三阳经选穴。常用穴：合谷、鱼腰、攒竹、颊车、听会、地仓、四白、翳风、迎香、耳门、风池、承浆、四白等，根据病情选用。手法用泻法或先泻后补法。②杵针疗法：取风府八阵、河车路；脑户至大椎段；地仓、颊车、合谷、太冲。手法：泻法或平补平泻法。③火针疗法：局部取穴为主，选用风池、翳风、颊车、地仓、四白、下关等穴。手法用细火针，快速点刺，不留针。④电针疗法：取穴地仓、四白、颊车、下关、合谷、翳风、风池、足三里等。操作：每次2～4个穴，针刺得气后加电针仪，给予密波，强度以患者能忍受为宜，通电30分钟。⑤改容膏：蓖麻子油、冰片，共捣为膏，㖞右敷左，次日去之。又用鳝鱼血加冰片，敷法同上（上二方见《卫生鸿宝》）。又用皂角，为面，用好陈醋调和，敷法同上。⑥四白牵正散（任老常用方）：酒川芎、白芷、藏红花、白僵蚕、全蝎、白附子（炮）、白薇、蒲黄、天麻、乌蛇肉、豨莶草（酒浸洗）、守宫，共为细末混匀，每次6g，黄酒送服。

四十四、消渴病之管见

"消渴"之名始于《内经》。《素问·奇病论》："脾瘅者，数食甘美而多肥也，故其气上溢，转为消渴。"可见"消渴"病是由"脾瘅"转化而来。今之各类中医内科学，皆以三消分类为主，予以辨证论治。但任老结合临床实际观察此病50余年（以病区住院患者为主），又从历代医药文献深入系统考究，发现《内经》之"消渴"，其名不一。而历代医家多将《灵枢·五变》中的"消瘅"，释为"消渴"，此解似已成定论。但《内经》用"瘅"字不是一处，如《素问》"奇病论"中的"脾瘅"、"胆瘅"，"疟论"中的"瘅疟"，"玉机真藏论"中的"发瘅"，"脉要精微论"中的"瘅成为消中"等，其含义皆有不同。考"瘅"字，《说文解字》云："瘅，劳病也"，乃因劳所致之疾。郭璞注《山海经》，颜师古注《汉书》，皆云："瘅，黄病也。"此义之"瘅"字与"疸"字同。又，瘅，盛热也。王冰注《素问·奇病论》："瘅，谓热也"。《广韵》云："瘅，风在手足病。"由上述记载说明"瘅"字在医学中有四义：一是指病名，黄疸、消瘅、瘅疟；二是指痼疾——劳病，恶候；三是指病因病机，以燠热内燃为病作；四是指病位，内病脏腑，外病肌肤、筋骨、手足。

任老认为，消渴病中的消肺，或曰肺消、上消、膈消；消中，或曰脾消、中消；消肾，或曰肾消、下消。此等分类形成三消之名，始载于《外台秘要》；以三消立论，始于《太平圣惠方》和《圣济总录》。

消渴病的病位之本在人体之"散膏"，即今之胰腺；病之标在三焦。而散膏乃由先天之精化生而成，其体由多种肌核组成。内通经络血脉，为津、精之通道，外通玄府，以行气液，故人体内外之水精，其升降出入皆由"散膏"行之。三焦为有形有体有用之经脉，为六腑之一。《中藏经》说："三焦者，人之三元之气也（是言其用，任老），号曰中清之腑（是言其形，即脘，任老），总领五脏六腑、营卫、经络、内外左右上下之气也。三焦通，则内外左右上下皆通。"故三焦为行水精、气液、津血之通道。

引发散膏发生病变之因有三：一是情志抑郁，二是饮食失节，尤其是酗酒蓄毒；三是年老体衰，生理退化或先天禀赋不足所致。其病机核心是以燥为害，燥分热燥、寒燥。热燥耗精损液，寒燥凝精害液，使液不散，津不布，邪毒瘀滞内生，损害散膏，侵蚀三焦，进而藏真受伤，募原受损，由损生逆，由逆致变，变而为病。三焦为气化水津之通道，今三焦受损，气化受阻，故气不化精，精不化液，水精代谢失常，气血循环瘀阻，痰浊内生，毒自内泛，体液暗耗而成病。故临床病象是：多先由体倦，口干始，渐呈烦渴，善饮，多尿，尿甜，善饥多食，形体消瘦，汗出，皮肤瘙痒，但亦有无症状者或症状轻微者。

至于文献中记载之消肺、消中、消肾，不应是消渴病证之分类及辨证体系，而是消渴病发展进程中的合并症。何以言之？消是言损，由损致伤，由伤致逆，因逆致变，从而引起脏腑、经络、气血、营卫、水精逆乱，邪毒上犯、中溢、下浸。上犯者损肺，害心伤脑。而口干、渴饮多、溺少、舌赤唇红，此是消渴主症的表现之一，不是消肺主症。消肺是合并肺痨，因心肺同居胸中，故膈消乃血脉受损，合并厥心痛，心动悸，病脉痹、卒中。中溢者损胃害脾，伤肝犯胆，其症见消谷善饥，不生肌肉，也是消渴主症表现之一，不是消中主症。消中是为合并胃脘痛、胆胀、胆结石、肝积、肝之消渴为患。下浸损肾，伤及膀胱。而饮水不能自消，饮水一盏，小便反倍，腿膝枯细，骨节酸痛，此为消渴主症表现之一，不是消肾主症。消肾实为合并肾脏病，或膀胱受累而为病。所以消渴病，古今文献记载多不符合临床实际。必须对文献进行整理研究，提高认识，再结合科研手段，以大宗病例观察及实验研究，综合分析，去粗取精，去伪存真，加工归纳，重新建立辨证论治体系，才能达到学而能用，药到病除之治疗目的。

消瘅是由先天禀赋不足，后天有亏，先后天不能互济互养，五脏功能不坚，阴阳失衡，水火失调，复因禀性刚暴，刚则易怒，怒而气激，相火妄动，为毒为热，毒热伤精耗液，内而脾胃肝胆为病，外而肌肤液薄为病，此为劳热病，不宜作消渴解。

四十五、前列腺增生辨证治验

本病以年高之人为多见。年高则肾气衰，肺气虚，脾气弱，津亏血虚，五脏失润，气化不周，而"膀胱无阴，则阳气不化"。血津运行不利，其体失养，久则膀胱下口外侧肥大，肥则气痹，津血内燥。因此，不能根治，只能缓解一些症状，对此，也必须辨证论治，方能收到一定疗效。

（1）热伏于肺　症见咽干，烦渴欲饮，呼吸短促，小便点滴不通，苔薄黄，脉虚数。治法：清金化源。方用清肺饮（《济阳纲目》）。药用：茯苓、猪苓、泽泻、车前子、木通、萹蓄、琥珀、瞿麦、通草、灯心草，水煎服。

（2）湿热困下　症见小便量少，或赤或闭，小腹胀急，口渴不欲饮，或大便不畅，舌质红，舌根苔黄，脉数或细数。治法：清热通利。方用葵子汤（《济阳纲目》）。药用：黄蜀葵子、赤茯苓、猪苓、枳实、瞿麦、滑石、木通、黄芩、车前子、炙甘草，水煎服。

（3）肾阳虚衰　症见畏寒，神怯，四肢沉重疼痛，小便闭涩或兼腹痛,或肢体浮肿,苔白不渴,脉沉弱或沉迟。治法:宣阳利尿。方剂:宣阳汤(《医学衷中参西录》)。药用:野台参、威灵仙、麦冬、地肤子,水煎服。也可用金匮肾气丸。

(4)肾阴亏虚 症见时欲小便而不得尿,咽干心烦,手足心热,不渴,舌质红无苔,脉细数。治法:滋阴通利。方用济阴汤(《医学衷中参西录》)。药用:怀熟地、生龟甲、生杭芍、地肤子,水煎服。也可用滋肾通关丸(黄柏、知母、肉桂)。

(5)脾虚胃弱 症见全身乏力,纳呆,腹胀,腹满,小腹下坠,小便欲通不行,或气短,舌淡,苔薄白,脉沉虚无力。治法:益气利尿。方用四君子汤加黄芪、升麻、海金沙、蜡茶(《济阳纲目》),水煎服。注:以各方剂内,必加入骨碎补、穿山甲(炒)以补肾通络,行瘀导滞;加蛄蝼以通痹散结。

四十六、慢性淋证论治

中医淋证有急、慢之分。现代医学临床上称之谓"尿路感染",正式病名应为"尿道炎、膀胱炎、肾盂肾炎"。此病的形成既有急性阶段,又有慢性过程。慢性病机的形成多因误治而成,如长期服苦寒之剂或抗生素之类药品,造成邪气留恋不解,潜伏于下。再者,苦寒之药伤及肾元或膀胱之气波及肝气受抑,引起肾之开合不利。肝失疏泄,膀胱气化不调,太阳经脉瘀滞,失其主开之功,症见小腹坠胀,尿频尿急,尿有余沥,腰酸楚,颜面青黄而淡,舌红苔少,脉多沉弦而虚。法宜温阳化气,佐以疏理之品。药用荔枝核、橘核入厥阴经,疏肝理气而除胀并除阴郁;肉桂、盐茴香温化下焦之阳以行膀胱气化之能;虎杖、海金沙、牛膝善通五淋,宣通膀胱秘涩;佐以威灵仙、生菖蒲宣通脏腑,除腰府之痛,行血消瘀,通经脉而利小便,并奏止血之能;再用蒲公英、瞿麦清热散结而解毒以收功矣。但亦有因医误治造成胃气受伤,燥湿不济,不能化生中气,引起乾运失常,清气不升,浊气不降,形成中气不举而内陷之证。症见全身乏力,腰膝酸软,纳呆气短,尿频急,小腹胀多坠,大便不利多濡泻,面色萎黄,言语乏力,舌淡苔薄白,脉多沉虚无力。法宜补中益气,佐以通淋之品。方用:补中益气汤加虎杖、牛膝、海金沙治之,多获效矣。

四十七、痛风病诊治

痛风病是临床常见的既能治疗又难以根除之患。它是肺、脾、肝、肾、三焦气化功能失调、水精代谢紊乱引起水精内逆、因逆致变、由变生毒、侵犯关节而成之病。有急性发病，亦有缓慢而生。其病象是隐而急发，多在夜半而作，首发多为下肢关节，以足疼痛，数小时疼痛逐渐加剧，继而局部肌膝随症状而呈红肿热痛，拒按压，大关节受侵害时可有水饮渗出，或有头痛发热。在慢性病程中多为足拇指病变，而跖趾、踝、膝、指、腕、肘关节亦为易发部位。从性别罹病者看男多于女。本病一年四季皆可发病，但以春秋二季多见，因春有余寒，秋有残暑之湿使然。

1. 内治法

（1）气滞瘀浊　症见关节痛甚，肌膝红肿，疼痛如针刺，昼轻夜间痛重，舌赤两侧有瘀斑，脉多弦紧之象。药用穿山甲（炒珠）、木鳖子（去壳烧去油）、丹皮、威灵仙、片姜黄、三棱、莪术、麻黄（黄酒浸）、络石藤、乳香（炒）、没药（炒），水煎服。

（2）痰浊湿热　症见胸闷，口苦，身热而沉，关节突发性疼痛难忍，多呈游走性疼痛，局部红肿灼热，足不能任地，舌深红，苔白厚黏腻，脉多见濡数。药用苍术、黄柏、木鳖子（去壳烧去油）、青皮、丹皮、威灵仙、土茯苓、赤芍、凌霄花、川芎、炙南星、生薏苡仁，水煎服。

2. 外治法

（1）樟树内皮（或樟树叶）、木通、三棱、莪术、炙南星、急性子，水煎浸泡足。浸泡时，患者戴眼镜，以免药气伤目。

（2）用骡蹄底下皮50g，酒洗炙为末，兑入炙乳香5g，分3日，酒冲服。

四十八、维厥病诊治

维厥是临床常见病之危证。此病始载于《灵枢·邪气脏腑病形》：心脉"微涩为血溢，维厥，耳鸣，颠疾"。此"维厥"，张景岳作"四维厥逆"解，即四肢厥冷之义。任老曰：不然。从全文观之，此病源于心，发于颠。而"颠"字与巅通。维厥之维，应按宋代史崧及明代马元台释之为阴维脉、阳维脉为是。史崧曰："详此经络有阳维、阴维，故有维厥。"马元台曰："脉涩而微，其血当损而溢，其阴维阳维之脉必厥，其耳必鸣，其疾在巅，正以心火不足，金反乘之……中外皆不足，微则内证杂见也。"《难经》二十九难说："阳维维于阳，阴维维于阴，阴阳不能自相维，则怅然失志，溶溶不能自收持。"据此，阴维之脉，维持人身诸阴脉生理平衡动态；阳维之脉，维持人身诸阳脉生理平衡功能。所以二维脉，络于人之全身内外上下，若二脉失和，人体内外、上下必然失去平衡。病发于阳维脉者，多为寒热之象；始生于阴维脉者，多有心痛之状。若二脉同病，症见惊悸，神志恍惚，身懈怠，呈现浮沉不稳状态。综上所述，维厥是病名，不是四肢厥冷症状可定矣。临床病象有先兆症状，症见全身乏困，酸软，头脑不清，耳鸣，眼花，面色苍白，自汗。病发者，必见眩晕、呕恶、肢体软缓不支，突然跌仆于地；重者神志昏曚，伴有抽搐，呼吸深长而吸远，瞳神散乱，口角流涎，或二便失禁，脉乍数乍疏，乍大乍小，或见沉伏之象。醒后神志短时昏曚，善睡，心中懊恼，汗出乏力，面色青白等。本病的病位，以心脑失应为本，阴阳维脉功能失衡，脏腑经络功能失调为病之标。就其病性而言，以虚为要，但亦有实象为患者，即李念莪所谓"大实有羸状，至虚有盛候"。本病多见于中老年人，但以老年人为主，男女多无差别，今医名曰"晕厥"。

（1）气虚流滞证　症见头晕昏沉，乏力，困睡，视物不清，喜伸腰，呵欠，口角流涎，气短，胸中不畅，心动悸，时有语涩，颜面白黄相兼为主，舌体胖，有齿痕，色淡红，苔薄白，脉多虚弦。治法：益气活络，通经豁痰。方用加味补阳还五汤。药用炙黄芪、生晒人参须、红花、荷叶梗、桃仁泥、橘络、当归尾、净地龙、生蒲黄、清半夏，水煎服。脉见疾数之象者，加酒浸黄连、肉桂；脉见沉迟之象者，加炮附子、炮干姜。

（2）气滞痰瘀证　症见头胀晕，两胁胀，呕恶，善叹息，易怒，寐而多梦，两目视物晃动，肉轮黯青，肢麻，时有心胸闷刺疼，颜面青黯红，舌赤，两侧多有瘀斑，苔淡黄少津，脉多弦涩之象。治法：理气化瘀，舒络祛痰。方用理气宣达汤（任老方）。药用：党参、三棱、莪术、香附、川芎、苏木、炙南星、当归、乌药、生山楂，水煎服。口苦、脉弦滑者加醋柴胡、海蜇皮、白芍。

（3）络瘀脉滞证　症见皮肤干涩，形瘦，纳呆，腹满，全身乏力，头目不清，颜面青红黯黄，两目黯黑，心动悸或痛，便燥，手足心热，尿黄赤，舌两侧斑青，苔黄白相兼，脉多虚弦之象。治法：缓中补虚，宣导脉络。方用大黄䗪虫丸（《金匮要略》）、琼玉膏（《医学正传》）交替服而治之。药用大黄（蒸）、黄芩、杏仁、桃仁、干地黄、干漆、䗪虫、水蛭、蛴螬、虻虫、芍药、甘草。琼玉膏药用人参、沉香、琥珀、白砂蜜、白茯苓、生地黄。

（4）胆心脉滞证　症见脑中满闷，眼生黑花，视物不明，口苦头痛，时有筋脉拘急，心中不快，叹息不得，惊悸而烦，胃脘满，失眠，舌淡红，苔白少津，脉多沉滑而弦之象。治法：利胆通经，安神益脑。方用通心利胆汤（任老方）。药用：蜜远志、血琥珀、酒炒胆草、骨碎补、姜黄、竹茹、赤芍、石菖蒲、桂枝、柴胡，水煎服。头晕昏重，脉弦紧者，加蒲黄（生）、荷叶、天麻，呕恶加清半夏、生姜，胁胀者加沉香、枳壳。

（5）寒结脉络证　症见颜面灰白，形体畏寒，腰酸肢软，头目昏眩，手足欠温，易汗出，胸脘痞闷，心中不适，尿频，舌淡红，苔薄白，脉多沉弦迟。治法：温阳散结，通经驱寒。方用加味通脉四逆汤。药用炮附子、干姜、炙甘草、生蒲黄、淫羊藿、红花、醋延胡索、通草，水煎服。

大凡厥病特点是发病急猝，正如《素问·厥论》所说："厥……令人暴不知人，或至半日远至一日，乃知人者。"《景岳全书》说："厥逆之证，危证也。"可知维厥病，也是厥证之一。因此病一发作；急救为先，宣通开窍为主，急用针灸宣窍透络为首务。针刺取穴是：尺泽穴、十宣穴刺血，人中穴、内关穴、足三里穴、劳宫穴、百会穴，用泻法刺之，虚证用艾条灸百会穴。药物救治：急用通关散搐鼻取嚏，通窍达络，调整气机，通经络，兴奋呼吸，醒脑，同时灌苏合香丸，芳香开窍，以醒脑神。若症见脑气衰弱，神志昏聩，心神虚散，手足厥冷，自汗，脉乍大乍小，乍迟乍数者，急用参归鹿茸汤救治（生晒人参、当归尾、炙绵黄芪、炙甘草、血鹿茸粉、葡萄酒）。可用中药针剂治疗，如四肢厥冷，脉沉迟，或屋漏之象者，用参附注射液20ml，无消渴病者，加于5%葡萄糖注射液400ml中静脉滴注。证见气阴两虚者，用参麦注射液60ml，加于5%葡萄糖注射液100ml中静脉滴注。神昏不省人事者，用醒脑静注射液20ml，加于5%葡萄糖注射液250ml中静脉滴注。证见脉络瘀滞者，可用血塞通注射液、丹参注射液、清开灵注射液等，皆可视病情选用之。

熏口鼻法，用老陈醋烧热至沸，用醋之热气熏鼻吸入可生（《验方新编》）。

刮痧疗法：取大椎穴、大杼穴、膏肓俞、神堂穴、风池穴、天柱穴、上脘穴、泉穴、足三里穴、厉兑穴等，用水牛角刮痧板，顺经络循行路线刮之，用刮痧板蘸淡盐水刮之，最好用血竭、白芷、红花、人工麝香、穿山甲、莪术，用科学方法提炼浓缩，加入香油，用刮痧板蘸此药刮之，疗效可信。

四十九、解㑊病小议

解㑊病，始载于《内经·论疾诊尺》及《素问·平人气象论》等篇。解，懈怠，㑊，无力。解㑊，即是困倦无力。其临床病象是：精神不振，身体肌肉酸软，肢节懈怠，筋缓乏力，困倦，疲劳，喜卧懒动，头晕等，现代名之曰"疲劳综合征"。就其病位而言，以肝、脾、肾虚为本，心、肺为病标。所以然者，肾主骨，藏精生髓，骨为髓之府；肝主筋膜，是罢极之本，为肌腠之司；脾主肌肉，行阳气于四肢；心主血脉，行血于机体内外，为生之本；肺为气之主，司皮毛，魄是其神机，主运动。此病是临床常见病之一，但多为医者所忽略，而患者感觉痛苦。此病似虚非虚，似实非实，故治法必调补为主。组方用药要用有动有静、有开有关、有泄有降之品，方能奏效。

症见头晕，似晕非晕，腰酸，全身关节松懈，沉怠懒动，颜面淡红浅黄隐约光泽，舌红，苔少，脉多虚缓。方用坎离既济煎（任老方）。药用：酒黄柏、酒洗怀牛膝、枸杞子、炒杜仲、熟地黄、广郁金、茯苓、砂仁、清半夏、红花、巴戟肉、淫羊藿，水煎服。

症见心中不安，精神苦恼状，胸闷，善叹息，忧郁厌事，肢体怠惰，遇食遇饮不香，颜面黯黄青，舌淡，苔薄白，脉多沉弦无力。方用益肾养肝饮。药用桑椹子、枸杞子、黄精、当归、白芍、香附、肉桂、白术、砂仁、麦冬，水煎服。

症见遇酒即饮，形似感冒风寒状，汗出，面青黄，肢软如瘫，周身酸楚，喜卧喜睡，舌淡红，边有齿痕，苔薄黄，脉多濡滑。方用七阳散（改汤亦可）。药用苍术、川羌活、防风、防己、桂枝、粉葛根、甘草，加入白豆蔻、枳椇子增强药效，水煎服。

以上各方中均可加入生百合，用其味甘、气平以顺经络变乱，安心益志，善医周身困弱、酸软、寒不寒、热不热、壮不壮之症。

五十、麻疹治疗

麻疹一病，在我国经麻疹疫苗预防接种几乎绝迹。中医学认为，小儿麻疹是由胚胎之始，麻疹病毒暗舍于胎元，毒伏命门藏于元阳之内，弥漫六腑。故按运气60年的气候变移，人体内大、小周天气化相应，而胎元之毒也受自然之气影响。故有物极必反之兆，60年后有可能再复感时疫之邪，引动麻疹病毒，由胃经传出于肺，毒流于心，肺主气司卫，心主血而行营，肺卫为邪毒所扰，必初见类似感冒发热、善惊、两目眼泪汪汪之状，耳轮不热，但耳筋色红、尻骨冷，中指凉，鼻流清涕。邪毒扰于营则血外渗而见疹。疹色鲜红而活为善，疹色若见暗紫无生气为凶候。

此病初起治宜遵"麻初六腑，最喜清凉"。可知麻疹初出之时，法必辛凉透疹为主。任老喜用师传清毒透疹散：甲珠15g，生山楂10g，红花15g，紫草15g，炒牛蒡20g，荆芥穗15g，前胡10g，粉葛根15g，金银花30g，青连翘25g，薄荷15g，桔梗10g。共为细末，1岁以内服1g，1岁以上服1.2g，2~3岁每服2g。

麻疹已出1~2天，由于受惊或因护理不慎感受风寒邪气外束，麻疹急回，疹点不见。症见烦躁不宁，面青红，两目少神，两手撮空，是为病毒内陷。急宜宣毒发表为主，增损宣毒发表汤救治之。方用：粉葛根5g，防风10g，荆芥穗10g，僵蚕10g，蝉蜕5g，紫草10g、牛蒡子15g，前胡5g，甲珠3g，金银花15g，连翘15g，水煎服。

至于麻疹合并惊风、疹后痢疾可用梅花点舌丹救治之。

五十一、带状疱疹诊治

带状疱疹，古称之为"缠腰火丹"、"火带疮"，俗名"蛇串疮"、"蛇盘疮"。临床病象，多突然发生，皮肤间初发为红斑，继渐以红斑为基，呈现出集簇成群的大小水泡，排列成带状，沿带脉走行或左或右，灼痛难忍。常兼有脊核肿大（淋巴结肿）。病位多以带脉循行皮肤募原与肌腠相交处为多，其他部位的皮肤也可发生，多以口唇、鼻孔两侧、面颊部为主。明代申拱宸《外科启玄》说："蛛蛛疮，此疮生于皮肤间，与水窠相似，淡红且痛。五七个成攒，亦能荫干。"此所谓"蛛蛛疮"，即今之带状疱疹也。此病多由伤风、感冒、乳蛾发热、消化不良、情志失调、毒热内炽而诱生。其流行季节以春秋二季为多。春有余寒，寒则伤阳，阳伤则卫气不固所使；秋有余湿，湿生之毒，燥气内含，故易伤皮腠，营气逆于腠理而生。本病愈后多不复发。病程多为2~4周。

主症：发病前在病变部位感觉不适，或有痒灼痛感。经2~3天局部呈现出不规则红斑，密集成簇，如粟粒至绿豆大的丘疱疹旋即变为水疱，内含透明澄清液体，基底部周围红晕，灼刺痛，新旧疱疹群排列成带状或片状。疱群之间有健康皮肤，数日后疱疹液体由透明转化为混浊脓液，亦有部分疱疹破溃，露出糜烂面。重者可见出血点、血疱或坏死，终则干燥结痂，痂皮脱落后有淡红色斑或色素沉着，数日自行消退，愈后不留瘢痕。

合并症：正虚邪胜毒烈，易生合并症。其病发于面部者可合并目疾；病发于耳部者，可合并口僻、听觉失聪、眩晕；病重体弱，中气不能内守，营气虚，不能固脉护络，卫气不能固经束邪者，可合并痉病。

治则：必宜清解行滞，调和营卫为主，法以清热解毒，通经活络治之。

初起者，内服方投以加味五味消毒饮，药用野菊花、蒲公英、紫花地丁、金银花、紫背天葵子、木芙蓉叶、七叶一枝花，水煎服。局部外治用生甘草、大黄、木芙蓉叶共为细面，蜂蜜调敷患处。

病已成红斑，顶端透明如晶疱疹，灼热刺痛者，内服方投以清热消毒饮（任老方），药用紫荆皮、虎杖、牛蒡子、栀子皮、天花粉、紫草、白芨、桑白皮、红花、柴胡，水煎服。局部外治用马兰叶、生甘草共为细面，麻油调敷患处，亦可以水煎，纱布过滤，再用药液浸纱布，局部敷之。溃破流水或脓液者，用四宝丹掺上局部，药用黄柏、赤石脂、贝母、青黛（水飞），共为细面。症状如失，疱疹已退，但有疼痛未痊者，内服西黄丸或化毒丸等成药，还可选用赛金化毒散之类，其症可除。赛金化毒散：炒乳香、炒没药、贝母、明雄黄、川黄连、天花粉、酒大黄、生大黄、粉甘草、炒赤芍、梅花片、东牛黄、大濂珠，共为细面，内服、外用均可。

五十二、急性乳蛾治疗

急性乳蛾，今人称之为急性扁桃体炎。此病多因少阴经卫气不固，营气不能内守，外在之风寒、风热病毒或时行疫毒得以内侵，正不御邪，毒结于咽喉两侧之喉核；经气不达，络血不畅，缠络、结络、毛脉为邪阻，营气不能顺行脉中，逆行于肉理，发为红肿疼痛。咽通于胃，喉通于肺，故邪毒外犯肌表，郁结腠理，玄府不得宣泄，阳气怫郁，则症必见发热、头痛、关节酸楚、颜面潮红、口鼻气热、舌红、苔薄白、脉多数而有力，法宜宣散表邪，清热解毒。君药用金荞麦，又名金锁银开，亦叫野荞麦，味酸、苦，性寒，清热解毒，消肿散结，为治疗咽喉肿痛、喉症开关之要药；金果榄味苦性寒，清热解毒，凉血消瘀，治咽喉肿痛，确能开关，效如桴鼓。伍以紫荆皮苦平，活血通经，消肿解毒；金莲花味苦性寒，清热解毒，善消咽喉肿痛、耳咽管疼；马勃辛平，清肺胃，利咽解毒，散热止咳。治喉痹咽痛，用此三药为臣，以助君药清热解毒、清咽利喉、消肿散瘀、退热止咳、开关通闭之力。

病之初期，由风寒所致者，佐用苏叶，味辛性温，发表散寒；荆芥辛苦而温，芳香而散，轻宣表散，祛风散寒；防风辛甘温润，宣发风寒，止头痛，除周身关节酸痛；羌活辛苦温，透关利节，舒达肢体，通畅血脉，驱风散寒，去骨节酸痛，并能协同诸药，拨乱反正，邪去毒解而病痊。病起于风热之毒者，症见头胀头晕而痛，颜面潮红，口渴，身热，关节酸痛，腰酸，舌红赤，苔薄黄，脉多数疾有力，治宜辛凉解表，清热解毒，佐用僵蚕，味辛咸，性平，疏解风热，消肿解毒；蝉蜕味甘咸，性寒，疏风清热，解毒散邪；生石膏，辛能发汗解肌，寒能清热，治身热头痛；薄荷辛凉轻宣，散风热，清利头目；霜桑叶苦甘寒，祛风清热，治发热头痛。

总之，治急性乳蛾以辛凉解表，疏风清热，解毒散结，清咽利喉为法。

五十三、慢性咽喉炎论治

咽炎与喉炎是西医学病名。然此二病以抗炎治疗不能取效者，何也？盖此病属喉痹，痹者，闭也。何因而闭也？是因热伏于内或寒结于中，久则化为毒，毒结咽喉引起气血内闭为郁，郁则气血不利，经络失和，营气不从，逆陷腠理，则咽喉红赤而干，而痛，而痒，甚则声音嘶哑。故消炎是无效的。法宜理滞散结，通络活络为主。药用三棱之味苦辛、气平专理血中之气，消硬散结，驱积滞而痛定；用莪术之味苦辛气温，温者能通而善理气中之血，通血脉消郁结而止痛；用穿山甲之珠，其气微寒，能穿经通络而达营气，消胀散肿以复血脉运行；再用郁金之味苦气寒以解郁遏之热，佐全蝎、蜈蚣善搜经络之瘀结；用木蝴蝶之味甘淡，其性寒凉善开喉痹而润肺，能除声音之嘶哑，并有宽中之力；使以马勃之辛平以散血分之热，清肺解毒而除喉痹；少许肉桂引火归元。他如金果榄、密陀僧（少许）、挂金灯、牛蒡子、僵蚕、生地、附子、麦冬、红花、赤芍，皆随证辨证选而加之。所要辨者，辨其虚实寒热、病程久暂，方能收效。

五十四、震颤病治验

颤振、振掉、头摇，古之称；震颤，今之名也。是一种老年期常见疾患。故王肯堂说"颤振……此病壮年鲜有，中年以后仍有之，老年尤多"。本病多发生于五十岁以后，其临床表现：缓慢发病，头摇肢颤，甚则不能持物，食则令人代哺口，继则肢体不灵，行动缓慢，表情淡漠，终则口角流涎，痴呆等。男性多于女性。

本病是脑髓、肝、脾、肾发生退行性病变，或病理性改变，治疗上较难，故震云林说："老人……常以朝不保暮……真阴真阳……如油尽添油，灯焰高而速灭。"所以然者，"人始生，先生精，精成而脑髓生"，"人生以气为本，以息为元，以心为根，以肾为蒂"。由此可知，本伤，蒂损，根馁为病，是本病生成之关键所在。所以，治疗本病，宜调宜补为善，以缓其证，不能治其根，医者不可不知。

（1）风阳内动　症见头晕头胀，善怒，腰膝酸软，睡有鼾声，头摇肢颤，不能自主，口干舌燥，面红舌红，苔薄黄，脉弦紧。治法：滋阴潜阳。药用滋生青阳汤（《医醇賸义》）。生地、白芍、麦冬、石斛、天麻、甘菊、石决明、柴胡、桑叶、薄荷、灵磁石。亦可用滋荣养液膏（薛生白医案）：女贞子、广皮、干桑叶、熟地、白芍、黑芝麻、旱莲草、枸杞子、归身、鲜菊花、黑穭豆、南竹叶、玉竹、白茯苓、沙蒺藜、炙甘草。

（2）髓海不足　症见头晕耳鸣，记忆不清，头摇肢颤，两目昏眩，溲便不利，昼则多睡，夜则多醒，重则神呆，啼笑反常，言语失序，舌质淡红体肥大，苔薄白，脉沉弦无力，或弦细而紧。治法：填精益髓。药用弦寿雍头春，又名神仙延寿酒。天冬、补骨脂、甘草、肉苁蓉、牛膝、杜仲、附子、川椒，以上八味为末，入面内和糜。淫羊藿、羯羊脂、当归头、红花、白芍、生地黄、苍术、熟地黄、白茯苓、甘菊花、五加皮、地骨皮，以上十二味锉咀片，绢袋盛贮铺缸内，用酒煮为末用。亦可用龟鹿二仙膏（《成方切用》），鹿角、龟板、枸杞、人参。还可用益脑强神丸（任老方）：鹿角5g，麝香4g，海马50g，龟板胶50g，燕菜50g，藏红花50g，玳瑁100g，枸杞子100g，山萸肉75g，桃仁25g，白首乌100g，熟地75g，黄精100g，石菖蒲50g，生槐米100g（装入牛胆中，季冬装，仲春出，晒干），五味子50g，共为细面，蜜大丸，每服1丸，日服3次，淡盐汤下。

（3）阳虚气弱　症见头目昏眩，动则气短，懒言，肢颤头摇，纳减，乏力，畏寒肢冷，汗出，便溲失常，舌体大质淡红，苔薄白，脉沉濡无力或沉虚。治法：补中益脑。药用补中益气，或四君子汤。亦可用心脾双补丸（《薛生白医案》）。人参、玄参、五味子、远志肉、麦冬、茯神、酸枣仁、柏子仁、白术、川贝、生甘草、丹参、苦桔梗、生地、川黄连、香附、朱砂，共为末，以龙眼肉熬膏代蜜，捣丸如弹子大，每晨嚼服1丸，开水送下。

（4）心虚血少　症见心悸怔忡，头眩，心烦少寐，胸闷不畅，肢麻，气短，口咽干涩，睡则张口，舌红，苔薄或白或黄，脉虚无力，甚则雀啄、屋漏。治法：补心安神。药用天王补心丹。或用炙甘草汤，加鹿角胶、琥珀、百合、石菖蒲、五加皮，水煎服。

（5）痰涎壅滞　症见胸闷，眩晕，恶心，呕吐痰涎，肢麻震颤，手不能持物，甚则四肢不知痛痒，咳喘，痰涎吹拂不断，舌体肥大有齿痕，质红，苔厚腻或白或黄，脉沉滑或沉濡。治法：豁痰醒神。药用二陈汤加煨皂角1g，硼砂1g，胆南星2g，水煎服。或用化痰透脑丸（自拟方）：胆南星25g，天竺黄100g，煨皂角5g，麝香4g，琥珀50g，郁金50g，半夏50g，蛇胆陈皮50g，远志肉100g，珍珠10g，沉香50g，石花菜100g，海胆50g，共为细面，蜜大丸，每服1丸，日3次，白开水送下。

除了药物治疗而外，必以经常调养为主。其调养之法，正如龚林所说：四时顺摄，晨昏护持，谦和辞让，损己利人，物来应顺，事过心宁，口勿妄言，行往量力，勿为形劳，悲哀喜乐，勿令过情，寒暖适体，勿奢华艳，动止有常，言谈有节，呼吸精和，安神闺房，爱憎得失，揆之以义，可以延年防颤。

五十五、风湿热病诊治

风湿热是一种反复发作，既有急性阶段，又有慢性发展过程的，以侵犯心肺、关节、皮肤、筋脉为主的全身性疾病。《灵枢·周痹》说："黄帝曰：愿闻众痹。歧伯对曰：此各在其处，更发更止，更居更起，以右应左，以左应右，非能周也，更发更休也"，即是本病。本病内而心肺，外而肌肤、筋骨、血脉，上而脑髓，但以内心肺，外骨脉、肌肤为主。临床表现虽复杂，但有一定规律性。发病前有急性乳蛾病史。早期倦怠无力，纳呆，面色不泽，自汗，继而发热，关节疼痛红肿，多以膝踝关节为主，其疼痛多呈游走，肌肤红斑累累，重则可有心悸、气短、胸闷等症。《素问·异法方宜论》说："北方者，天地所闭藏之域也。其地高陵居，风寒水冽，其民乐野居而乳食，藏寒生满病。"是说北方寒冷之地久居，人体卫阳受伤，内而饮食失调，内伤中阳，是导致本病发生的主要条件之一，也说明冬春二季是发生本病之季节。然而，其病程久者，治疗不易速效，乃为湿邪内敛，正气不伸之故。本病之病理复杂，病性错综，病变迅速，治疗较难。因邪伏募原，"募原为藏邪之渊薮"。伏邪多发于此，风邪易去，热邪易解，湿邪难除。因湿为阴邪，其性黏滞，沉着内结使然，所以，辨证要详慎。治疗时：初起，虽有肌表之证，也不宜发汗解，应芳香化浊，清热渗湿为主，以开毛窍经络之壅，使气化能行，则邪自去。邪在脏腑，则应辛凉淡法，苦辛通降，苦辛开化，以决壅闭，使募原内通外达，分而治之。则正复邪去，阴阳得平，精神乃治。

（1）皮肌痹　症见初则自汗、乏力、纳呆、身重、胸闷、头晕，继而发热、恶寒、关节红肿、疼痛难行，红斑累累如珠，皮肌内瘰核可及，坚硬不移，触之微痛，舌红、苔白腻而厚，脉沉滑数。治法：辛凉解热，芳香化浊。药用加味达原饮（《湿温时疫治疗法》）。以草果仁、槟片、厚朴开达募原，舒展气机，领邪外出。黄柏、山栀皮、茯苓皮、黄豆、茵陈清热利湿。用通草，导邪外出，藿香、荷叶梗、片姜黄芳香化浊。薏苡仁、豨莶草，舒解肌腠之湿，使邪不留。

（2）经阻络虚营痹　症见关节疼痛，身乏无力，头晕，午后身热，心悸，纳呆，汗出，下肢红斑屡见复出，颜面色白，舌淡红，体胖大，苔薄白而腻，脉沉濡。治法：宣痹达络，渗湿清热。药用六虫汤治之，以当归、砂熟地养血活血，土虫、乌蛇、蜂房搜剔残邪，宣通经络，苍耳、豨莶草、茵陈、白蔻皮渗湿开结。栀子皮、胡黄连、骨皮以清热邪。

（3）邪恋不解　症见关节、皮肌疼痛，反复发作，时而红肿热痛，红斑屡见不散，汗出，乏力，纳呆，舌红，苔黄腻不厚，脉沉滑而濡。治法：清热渗湿，健脾和中。药用清热渗湿汤（《重订广温热论》）。以焦黄柏、川黄连清热燥湿，苍术、白术健脾和中。泽泻、竹叶、草梢、赤苓导湿从小便而出，使湿去而正不伤。若服药热解，惟关节、肌肉疼痛不解者，可服《医学发明》当归拈痛汤（又名拈痛汤）：川芎 25g，人参、苦参、升麻、葛根、苍术各 10g，炙甘草、黄芩、茵陈各 25g，防风、当归、知母、泽泻、猪苓各 15g，白术 5g，为粗末，水煎服。去川芎、葛根、防风，加蜂房、豨莶草、乌蛇治之。

（4）肺痹　症见烦满、咳喘、呕吐，甚则血痰、发热，或恶寒、纳呆，小便短少，舌红赤、苔黄腻，脉滑而濡。治法：宣肺利气，清热豁痰。药用甘露消毒丹，又名普济解毒丹（《温热经纬》）。以滑石、石菖蒲化浊渗湿。绵茵陈、淡黄芪、木通、连翘清热利湿解毒。射干、薄荷、川贝宣肺豁痰。藿香、白蔻芳香逐秽（或同神曲制成糊丸）。

五十六、骨痹治疗

骨痹是痹证的一种，汉·张机称为历节，后世称为鹤膝风（《医门法律》），近代称之为类风湿。源于《内经》，《素问·痹论》曰："风寒湿三气杂至，合而为痹，……以冬遇此者为骨痹，……骨痹不已，复感于邪，内舍于肾。……肾痹者，善胀，尻以代踵，脊以代头。"汉·张机亦说："诸肢节疼痛，身体尪羸，脚肿如脱。"清·喻昌说："鹤膝风者，即风寒湿之痹于膝者也。如膝骨日大，身上肌肉日枯细者。"上述记载说明，本病局部以关节病变和肌腱病变为主，但又是个慢性的全身性疾病。

（1）风湿证　症见关节痠痛，交替而作，活动受限，肿而不红，入夜作痛，身重汗出，口中黏腻，舌红，苔白腻，脉沉缓有力。治法：疏风利湿，行气导滞。方药：九藤酒（《医学正宗》）。青藤、钩藤、红藤（即理省藤）、丁公藤（又名风藤）、菟丝藤（即无根藤）、天仙藤（即青木香）、桑络藤、阴地藤（又名地茶，取根）各四两，忍冬藤、五味子藤（俗名红内消）各二两，用黄酒泡，春秋七日，冬十日，夏五日，每服一盏，日三次。

（2）湿热证　症见身热状若阴虚，午后尤甚，口中黏腻而苦，胸闷，关节红肿热痛，活动不利，动则痛甚，尤以指、肩、踝、足关节为著，舌红赤，苔薄黄而腻，脉沉数而滑。治法：清热渗湿，通络导滞。药用当归拈痛汤（《东垣十书》）。茵陈（酒炒），羌活、防风、升麻、葛根、苍术、白术、炙甘草、黄芩（酒炒）、苦参（酒炒）、当归、猪苓、泽泻、知母，水煎服。

（3）邪气外闭内扰证　症见诸肢节疼痛，肿胀，屈伸不便，身体消瘦，头晕短气，胃中不适，温温欲吐，自汗出，舌红，苔黄白相间而腻，脉沉濡无力。治法：和阴清热，行痹调中。药用桂枝芍药知母汤（《金匮要略》）。桂枝，芍药，甘草，麻黄，生姜，白术，知母，防风，附子，水煎服。

（4）气阴两伤证　症见关节肿大，移动艰难，肌肉消瘦，全身乏力，自汗盗汗，颜面㿠白，起卧艰难，舌红少苔，脉沉细无力。治法：益气养阴，佐以透毒之法。药用四神煎（《验方新编》）。生黄芪，远志肉，牛膝，石斛，用水十碗煎二碗，再入金银花，煎一碗，一气服之。服后觉两腿如火之热，即盖被汗出如雨，待汗散后，缓缓去被。

外用五圣散（乳香、没药、地骨皮、无名异、麝香为末，车前草捣汁入煎酒）调敷患处。

晚期可用加减河车大造丸治之（药物：紫河车、海马、土虫、蜂房、白花蛇、黄肉、全蝎、蜈蚣、当归、鹿茸、丹皮、生山药、首乌、红花、麝香少许，共为细面，蜜大丸，每服 1 丸，日服 3 次，黄酒送下）。

五十七、瘿病治验

本病为临床常见的缨脉之疾。其主要表现是：以结缨（即喉结）两侧缨脉（即甲状腺）部肿大，或微肿，按之随吞咽动作而上下移动外，多无自觉症状。缨脉渐肿，囊结不散，触之不硬。若肿大迅速而痛者，预示有出血，伴有心悸、烦躁易怒、多汗、善饮、能食、消瘦，甚则二目如怒状而突，手颤等。

1. 瘿气病

（1）阳亢证　症见颜面红赤，两目怒而如脱，舌赤，苔黄而厚干，脉弦数有力。治法：育阴潜阳，理气豁痰。药用珍珠丸主之（许叔微《本事方》）。当归、熟地甘寒养阴，珍珠母、生龙齿潜镇肝阳，犀角（水牛角代）、酸枣仁、茯神、柏子仁清热除烦、镇静安神，沉香，加海浮石理气豁痰，软坚散结。去人参。

（2）痰火内结证　症见甲状腺肿大，胸膈满闷，气筑咽喉，噎塞不畅，精神拘急，易怒，心烦而悸，善太息，随情志不稳而症状加重，舌红赤，苔黄而腻，脉弦数而滑。治法：养阴清热，散结豁痰。药用驯龙涤痰汤（任老自拟），羚羊角、生地黄、柴胡清热解郁；木贼、蛤粉、清半夏、沉香理气平肝；涤痰散结；茯神、远志、合欢、龙齿镇静安神，除烦定悸。

（3）气液两伤证　症见心悸短气，心烦少寐，时寒时热，汗出身冷，神疲，健忘，手振掉，消瘦，口渴不饮，舌红干，少苔，脉沉数无力。治法：益气养阴，生津潜镇。药用气液双补饮（任老自拟方）。人参、沙参、天冬、黄精、桑椹子益气生津；青蒿、羚羊角清热除烦；生龟板、生海胆潜镇阳气；茯神、柏子仁安神定志；肉桂少许引火归元。

2. 瘿肿病

（1）气滞痰结证　症见缨脉肿大，劳则气血不畅，别无他症，舌红，苔白腻，脉沉弦有力。治法：理气豁痰，软坚散结。药用二靥散主之（《圣济总录》）。猪靥、羊靥理气消肿；昆布、海藻豁痰软坚散结；丁香、木香理气导滞；琥珀、麝香、珍珠通窍涤邪，化痰散结，安神定志。

（2）瘿肿囊胀证　症见瘿囊大如拳，垂下槌槌至颈下胸骨前，呼吸不利，囊大坚，皮表络脉隐现，或干咳，动则气促，甚则囊肿突大，若疼痛者，为出血之候，舌红，苔白，脉沉弦无力。治法：豁痰散结，化瘀行滞。药用加减海藻丸主之（《圣济总录》）。牛蒡、海藻、昆布理瘿豁痰；土瓜根、杏仁、香附理气化瘀；文蛤、黄药子消肿散结。

五十八、肺心同病治疗

肺心同病，古代散见于"支饮"、"溢饮"、"心水"、"喘厥"、"喘托"、"喘胀"等疾病之中，久咳、久喘、久哮、肺胀久而不复，必然会发生肺心同病。

肺为气之主。心为血之源，气血冲和，相依相附，相互为用，万病不生。一有怫郁，诸病生焉。久病不愈，则肺气虚或阻滞，可导致血行不畅，血脉不利，心体受损，心气受伤而成肺心同病。临床表现为喘咳短气，不得卧，心悸，烦满，胸闷，言语续断无力，前轻后重，面色苍青而暗，口唇红干，爪甲青紫，颈脉怒张，甚则下肢浮肿。若病致肺气衰微，清气不得入，浊气不得出，宿积于血脉，心体失养，久则见心衰的喘脱或喘厥之象。

本病之成，是以肺心为本，痰、气、瘀血为标，肾失潜纳为根，脾失运化为基。故证有虚实之分、寒热之异、阴阳盛衰之不同。治疗上，当"审其阴阳，察其虚实"，"能合色脉，万举万当"，"调气之方，必别阴阳，定其中补，各守其乡"。

（1）外寒内饮证　症见喘咳，心悸，痰多清稀，恶寒，发热，无汗，身体疼重，肢面浮肿，口不渴，舌淡，苔滑润，脉多浮紧。治法：解表化饮，镇咳平喘。方药：小青龙汤主之。麻黄、干姜、桂枝、芍药、细辛、半夏、五味子，水煎服。若表解，用温肺桂枝汤（桂枝、当归、茯苓、苏子、橘红、半夏、瓜蒌、桑皮、沉香、葶苈子，水煎服）主之。

（2）痰热壅肺证　症见咳吐痰多，色黄，喘不得卧，面赤心烦，心悸痞闷，口干而渴，肢面浮肿，舌红而赤，苔少而润，脉多沉数或滑数。治法：清热化痰，止咳平喘。方药：清金保肺汤。二冬、南沙参、石斛、玉竹、葶苈子、杏仁、瓜蒌仁、茯苓、蛤粉，加黄芩、虎杖，水煎服。若热解，心烦短气，卧不安者，用离照汤（琥珀、丹参、朱砂、茯苓、柏仁、沉香、广皮、青皮、郁金、灯心草，水煎服）治之。

（3）气滞血瘀证　症见喘而胸满，心悸怔忡，腹胀纳呆，口干；渴而漱口不欲饮，大便秘，颧赤，舌绛无苔，舌质隐青或有瘀点或瘀斑，脉多沉涩或结或代。治法：疏肝理气，活血化瘀。方药：调营饮。莪术、川芎、当归、元胡、白芷、榔片、广皮、赤芍、桑皮、大腹皮、茯苓、葶苈子、细辛、官桂、炙甘草（瞿麦、大黄应去之），水煎服。若胸满腹胀已除者，加味四物汤（当归、川芎、生地、赤芍、蛤粉、茜草、葶苈子、沉香、大枣，水煎服）主之。

（4）肿胀证　症见喘促心悸，颈脉怒张，肢肿，手足尤甚，腹大有水，尿少，舌绛，苔花剥，脉浮大中空（芤），时兼结、代。治法：宣肺利气，温阳蠲饮。方药：真武汤。生白芍、生姜、白术、附子，水煎服。若腹胀已平，惟喘悸未平，用八味地黄丸（熟地、山药、山萸肉、丹皮、茯苓、泽泻、肉桂、附子，加葶苈子，水煎服）治之。

（5）厥脱证　症见喘咳，心悸，浮肿，神志不清，腹中坚满，烦扰不宁，四肢厥冷，汗出面白口唇干，舌红，苔腻或白或黄，脉多沉微而数，或雀啄。治法：益气固脱，强心醒神。方药：生脉散加味。人参、麦冬、五味子、芦根、苏子、贝母、附子，水煎服。若痰热内闭者，送服牛黄安宫丸。若寒痰内闭者，送服苏合香丸。若厥脱已解，惟喘悸不宁者，以十味补心汤（朱茯神、炒枣仁、归身、党参、熟地炭、浙茯苓、麦冬、远志、香附、龙眼肉）治之。

五十九、肺胀诊治

肺胀，古之称，肺气肿，今之名。两者命名不一，但发病原委皆明以"气"为核心，故沈金鳌说："肺胀，肺家气分病也。"本病为常见病、多发病，源于《灵枢·胀论》，发挥于汉代张机，成熟于后世历代医家。中医学中有关肺胀的论述较多，如《灵枢·胀论》曰："夫气之令人胀也。"又曰："肺胀者，虚满而喘咳。"张机说："咳而上气，此为肺胀，其人喘，目如脱状。"明·秦昌遇（字景明，上海人）说："肺胀之症，喘不得卧，短息倚肩，抬身撷肚，肩背皆痛，痛如缺盆，此肺胀之症也。"临床病象为发病缓慢，咳声短促，胸中痞闷，喘息，咳逆气喘，不得平卧，动则尤甚，颈肩背部酸痛，两目如脱状，随气候变化而病情时轻时重。本病始于久咳、久喘、久哮不解，肺肾呼吸升降之纽受损，肺体受伤而成。久胀不除则肺内余气不净，无力排出，滞留于肺，肺气虚滞，气不畅则血不行，血瘀于心，终生肺心同病之恶果。

本病是在漫长岁月里，久咳、久喘、久哮不愈发展而来，其证多虚少实，但多为虚中夹实，因此，病情复杂，病程亦长。由于久病肺虚，往往在秋、冬二季，气候变迁，复感外邪，促使病情逐渐加重，所以临证要正确运用四诊八纲之理，深入了解病史，细致观察病情，正确判断病位、病性，分辨肺肾气虚的程度、疾病深浅、寒热盛衰，即《素问·经脉别论》所说："诊病之道，观人勇怯、骨肉、皮肤，能知其情，以为诊法也。"《素问·藏气法时论》说："肺病者，下晡慧，日中甚，夜半静。肺欲收，急食酸以收之，用酸补之，辛泻之。"由此可知，肺气为病，其治以收敛为主，视其病情分别采取急则治标，缓则治本的方法。

（1）寒饮候（外寒内饮）　症见咳逆上气，喘满，两目怒视如脱，咳痰清稀，吐出吹拂不断，语声前轻后重，胸中痞满，口干不欲饮，咽喉不利而紧痒，身酸楚，恶寒，小便不利，面色清白不泽，舌体胖大，舌质红，苔薄白而润，脉浮而无力。法用温肺散寒，降逆涤痰。药用小青龙汤主之。以麻黄、桂枝内宣肺气，以通水道，外调营卫，解散在表之风寒。干姜、细辛、半夏合用辛开温中，降逆涤痰散饮。五味子与半夏合用一开一合，使气化宣达以收敛肺气，以固真水，降而有升，以开水道之闭，通行内饮。芍药、甘草两合解表，使外邪得解，内饮得通。若上气烦躁而喘，脉浮者，本方加生石膏，借麻黄、桂枝、半夏之力，则有辛凉清热豁痰之功。

（2）痰热证　症见咳逆，喘自动肩，不能平卧，两目怒视欲脱，面目浮肿，身微恶寒，或微发热，肢节酸楚，咳痰色黄，口干渴而不饮，舌红，苔薄黄而润，脉大。法用外疏风热，风散饮邪。方药用越婢加半夏汤主之。以麻黄、干姜、生石膏为辛凉合剂，辛能直攻外邪，凉能清内热。甘草、大枣安内攘外，以断外邪再入之路。半夏、生石膏合用，石膏借半夏之辛温亦能豁痰，半夏借石膏之辛凉亦能清热，二者能开闭塞之路，使肺管中之痰热尽除不留，以缓其症也。

（3）痰浊阻肺候　有轻重之别。轻者，咳、喘，咳痰清白，喉间痰鸣，胸闷，动则气短。重则喘息不得平卧，胸高，咳声连续不已，咳痰黏稠而多，短息动肩，语声重浊，纳呆，便秘，面色灰白而暗，舌胖白质红，苔白腻而厚润，脉沉缓而滑。方药用温肺桂枝汤主之。以桂枝、当归通阳和血。沉香、苏子降气平喘，开结胸中痰壅。橘红、茯苓、瓜蒌仁、半夏、桑皮大队化痰，以开痰塞之路，使痰去气利。姜汁宣通三焦气化，以行痰湿之邪。若咳痰不爽，加指迷茯苓丸。药以茯苓、玄明粉、半夏辛开而润，使痰涎能化，宣通肺气。若便秘，喘不得卧，腹胀者，加透罗丹。药以巴豆霜、杏仁、牵牛、大黄开结祛痰，使表里气通，上者能降，下者能升，其喘咳得解。

（4）痰阻血瘀候　症见喘咳不已，左右不得卧，胸腹胀满，纳食尤甚，口渴不欲饮，眩晕，心悸，手足青紫，颜面青黑，口唇紫绀，舌赤少苔，脉弦细而涩。法用理气化瘀，宣肺豁痰。方药用《沈氏尊生》加味四物汤主之。以四物汤养血补血调血；加丹皮、桃仁强化活血化瘀之力；枳壳、桔梗、香附开肺之气结，宣肺利气；半夏、竹沥、海浮石、姜汁辛润利肺，以驱痰涎。

（5）肺肾气虚候　症见咳声低怯，胸满短气，喘息不已，言语无力，动则自汗，腰膝酸软，甚则喘咳，涕泪俱出，或四肢不温，尿少，浮肿，面色晦暗，舌红体胖，苔淡白而润，脉沉虚而弱。法用补肾纳气，理肺化痰。方药用《医方类聚》蛤蚧丸主之。以蛤蚧、人参益肾补肺，扶元固本。半夏、杏仁宣肺降逆祛痰；瓜蒌、阿胶润肺化痰。青皮、大枣理气和中，培土生金。

六十、鼻伤风治验

鼻伤风，又名冒风，是临床常见病。此病常为医患所忽视，医者不慎重诊治、辨证用药，而随意施方；病者多以为此仍小恙，可不药而愈，实乃谬甚。殊不知日久伤风不醒变成痨。古人早有此明训，所以医患必须重视此病，以避免"微疾"变成"痼疾"也。临床病象是：患者偶感风寒、冷气或风热之邪，旋即鼻塞，频发喷嚏，清涕时流，身不发热，舌如平人，苔薄白而润，脉多虚缓，亦有其他脉象者。病位在鼻内之颃颡，此为病之标，病本为肺卫不足。本病之因多由先天肾命有亏，肾精不足，不能化气所致。命火不足则卫气不生，不能出入下焦，必造成人体内外卫虚，不能御邪；也有后天脾肺受损所致者；脾伤则中气不足，不能拒邪于外，肺损则肺气虚，不能推动营卫朝于百脉，从而形成皮毛不固，玄府开闭失常，鼻内颃颡气机之窍闭塞不通，当此之时若外有风寒、暑热、秋凉之气，异常气味，触之则皮肌紧缩，皮毛粟起，鼻之颃颡气机为邪气所阻，分气之窍欲通不畅，正邪交争于鼻，造成窍络闭塞，气息不利而鼻塞。气液壅聚于畜门（指外鼻孔），聚而生酸，酸壅于鼻窍而发为喷嚏。因而气液随之下流，故流清涕。邪束皮毛则出现身疲乏、酸软等症。此病虽为小疾，但如果失治误治，亦可酿成大患，万不可忽略。治之必先辨证之虚实，详问病史、居住环境、生活习惯、性情禀赋，察其色脉，求其标本，定其表里，分其寒热。治疗之大法为固其本，澄其源。益肺和中，澄其源也；调和营卫固其本也。症见头微晕，身疲困倦，喜呵欠，喷嚏，流清涕，口中和，二便如常，颜面、舌苔如平人，脉多缓而无力者，方用桂枝人参汤治之。药用嫩桂枝、炙甘草、白术、干姜、生晒人参，加杏仁，水煎服。症见头微痛，身微热，汗出，喷嚏频频，鼻流清涕，恶风，怕凉，乏力，喜睡，舌红、舌苔如平人，脉多沉缓者，方用桂枝汤治之。药用桂枝、白芍、炙甘草、生姜、大枣，水煎服。服药同时吃热粥一碗，以助药力。症见春夏发热微，秋冬畏寒，汗出，喷嚏，流清涕，汗出，困倦，舌红、舌苔如常，脉多沉软（濡）。方用玉屏风散治之。药用：炙黄芪（任老意黄芪生、炙各半）、焦白术、青防风，共为细面，每服6g。本病用神仙粥食疗调治可痊，其疗程为1～2月，每天早晨喝之。神仙粥：白糯米一把，生姜五大片，水两小杯，入砂锅内煮待烂时，加入带须大葱白五支，洗净泥土，煮至米熟时，再加米醋30～40ml，调匀，乘热喝之。此方任老用20多年，疗效可信，此方原出自敦煌石窟药方。

六十一、时疫病毒腹泻治疗

时疫病毒腹泻虽古无记载，但任老在临床时常遇之。对此疾若按临床泄泻辨证论治，往往疗效不佳，而按温病辨证论治，则收效较理想，故任老命其名为"时疫病毒腹泻"。临床病象多为急性发病，症见腹泻，水样粪便，或溏便，或黏液便，大便每日4～8次，甚至10余次，亦可恶心，呕吐，或腹胀，发热，或肢体酸楚，舌淡红，苔白厚腻，脉多濡数。由于时疫病毒分为湿热病毒、寒湿病毒、暑湿病毒、风寒病毒、风热病毒不同，感受人群亦异，故有成人感受为病，更易侵犯儿童，婴幼儿为主，亦有学龄儿童受染者发病。病程一般3～7日，流行多无明显季节性，一年四季皆可发生，但亦有因暑湿病毒之余邪，得秋燥疫邪相混，或冬有寒疫病毒杀厉之气，侵犯人体为患，所以有秋冬二季流行者。本病发生主要是中焦元气虚，肌腠卫气不强，内外抗邪能力低下，所以外在六淫病毒或各类时疫病毒乘虚而侵袭人体。侵入途径有三：一是由皮毛而入，进犯肌腠，直入募原，达于脾胃；二是由口鼻而入，由鼻而入者，是经呼吸道借风气飞扬而吸入，然后由膜络而归宿于脾胃；三是由疫毒污染饮食，由口入胃及脾而生。其病机形成是因邪胜，毒强，正弱，疫毒径入募原，直害脾胃，致使中焦之枢轴不得旋动，疫毒聚于脾胃，下注入小肠，潜入脂膜，气机发生障碍，使小肠受盛器官只出而不入，疫毒变浊，移邪于大肠，侵害脂膜、膜络及阑门，引发阑门失约，小肠不能分利水谷，大肠不能传导糟粕，引起小络绌急，故症见腹痛，腹泻。《神农本草经》曰："凡欲治病，先察其源，候其病机。"具体到本病治疗，首先要从季节、气候变化入手，明了病因，掌握病机，察其虚实，求其表里，审其寒热，如此方能法寓其中。所以医者在治疗过程中，要明确见泻休止泻，有表先解表，有积有滞先通里的治疗原则，表解里通则泻止，慎用收涩之品，以免遗留腹痛、腹泻之隐患。解表选用荆防败毒散、葛根芩连汤，通里用解表承气汤。表解里和乃为治时疫腹泻之正法。

（1）湿热证　症见胸闷，口苦，渴而不欲饮，水样便，有黏液，腹痛有欲便感，舌淡红，苔白腻，脉多濡数。治法：清热渗湿，和胃导滞。方用参术治中汤（见任老自拟方）。

（2）暑湿证　症见头痛，头晕，面红，心烦，口渴，尿赤，大便溏水兼有，肠鸣腹痛，脘腹胀闷或恶心呕吐，舌红尖赤，苔多淡黄而腻，脉多沉缓而滑。治法：建中和胃，渗湿解毒。方用清暑解毒汤（见任老自拟方）。

（3）寒湿证　症见腹中肠鸣即泻，便如暗褐色，溏便或恶心呕吐，畏寒，腹痛喜热，按之痛减，舌淡红，苔薄白，脉多沉迟。治法：温中化湿，建中和胃。方用温中逐湿汤（见任老自拟方）。

六十二、暴吐病治验

暴吐病是夏秋二季多发病、常见病。炎暑之季，人体内正处于外盛内衰的生理状态。所谓外盛者，是指体表、肌腠阳气充盛，卫气强，营气固，抗病能力强，邪毒不易内侵；所谓内衰者，是言阴气盛于内，阳气弱于中，脾胃为中气之源，因中阳外趋，中气随之也外达，造成外强内弱的生理状态。在此状态下，邪毒容易内侵为病。邪毒的来源主要有二：一是天气炎热，人易汗出，喜纳凉于广厦之间，尤其是现代空调之室，冷气逼人，极易伤人之阳气，使营卫失调，玄府失密，寒凉之邪必犯皮毛，内束于肺，肺气被束于内，不得肃降而不利，颃颡随之亦不畅，造成清气不得入，浊气不得出，清浊相结与寒邪相聚阻遏肺窍，引起鼻腔发痒而喷嚏，肌肤不适。二是贪食生冷以及肥腻之品，或暴饮暴食，或因不洁饮食入胃，先伤于胃，后伤于脾；又因外有所感，内邪招引外邪内入，致使胃乏腐熟下降之功，脾失磨化上升之能，引发升降功能障碍，运化功能呆滞，中焦痞塞，毒邪内逆，激惹胃气上逆而成暴吐之疾。症见突然胃脘胀痛，恶心呕吐，吐物酸腐，吐出痛缓；口干欲饮，水浆入胃则胃脘痛，痛则呕吐，小便少，大便不通，舌淡红，苔白，脉多滑数。法用温中和胃，降逆止呕。方药用：①十滴水，1次1瓶，口服。②雷击散（藿香叶、公丁香、紫蔻、白芷、薄荷叶、朱砂、冰片、边桂、薄荷冰、生甘草），每次3g。③汤剂以清半夏、生姜、厚朴、苍术、陈皮、藿香、甘草，水煎服。④止呕灵贴：吴茱萸、冰片、清半夏，共为细面，蜂蜜调敷两足涌泉穴，纱布固定。⑤生姜煎汤送服苏合香丸。藿香正气之水、丸、散剂皆可用。⑥针刺双侧足三里、内关、中脘穴。⑦症见伤津脱液者，用参麦注射液60ml，加于5%葡萄糖注射液500ml中，静脉滴注。⑧卫生防疫宝丹（《医学衷中参西录》）（甘草、细辛、白芷、薄荷冰、冰片、朱砂）。以上所载方药，均为任老临床常用方。医者可选用其中一方，疗效均佳。

六十三、狐惑病的治疗

狐惑病始见于汉·张仲景《金匮要略》一书，今西医学称之为"白塞病"或曰"皮肤黏膜综合征"，其治疗无特效药。此病是临床常见病，就其发病原委而言，起因多为湿热蕴毒或病后虚弱不复，伤津损液；亦有素体阴虚，津亏血少，造成阴虚；更有七情之变，引动相火不能安潜于下，寄藏于肝，不受君火之抑，妄行于上、迫使营气陷于腠理，此毒邪随经络走窜，上犯口、鼻、眼三部，症见口腔溃疡久久难愈，犯于目则见目赤涩痛，羞明流泪，甚则下犯浸淫阴部致前后二阴发生溃疡，全身症状常有乏力、微热、头晕、纳呆等，舌质红赤，舌两侧及舌尖部溃疡、疼痛，苔薄黄而腻，脉多沉数无力。治以清热解毒，佐以渗湿益阴之品，药用黄连15g，生地20g，木通10g，石斛20g，防己10g，竹叶5g，肉桂2g，茜草10g，炒麦冬15g，黄柏15g，当归10g，白蔻皮5g，水煎服。

六十四、虚寒胃痛诊治

胃脘痛，亦名胃痛或胃病。此病是临床常见脾胃病之一，今就胃病中虚寒胃脘痛略述几言。其病所以然者，盖由饮食生冷或情志所伤，尤其时医多不论何种胃痛，皆称为"炎症"，因此投药多用苦寒之品长服之，甚者以一种胃药通治各种胃痛之疾，造成胃阳受伤，脾阳亦损，引起脾失健运之能，胃失腐熟水谷之功，使中轴升降之机迟滞，滞则胃络不通，产生绌急病理状态，而生胃脘拘急而痛，得热则舒，遇寒而剧，喜温喜按。其疼痛为绵绵作痛，或肠鸣、嗳气，大便多正常，小便淡黄或白，颜面微青微白，口唇红淡，舌淡，苔薄白而润，脉多沉迟或见沉紧无力之象。

此病之治，法宜温中散寒，佐以理气之品，药用：公丁香、片姜黄、山柰、元胡、川楝子、草果仁、没药、灵脂、香附、高良姜、白芷。水煎服之可也。

六十五、咳血治验

咳血一证，见于许多疾病，如肺痨、肺癌、支气管扩张等。任老今谈的是排除上述疾病，但西医学经多方检查未发现任何器质性疾病，临床症状常见咳嗽或不咳嗽，胸中干涩而闷，咳即有血，色鲜红，大便干结或正常，颜面红黄，口唇红干，苔薄黄，脉多沉数，或沉弦有力病证。此为热结肺络，热蒸血滞而咳血，法宜清热凉血为主。药用：川大黄、黄连、黄芩泻火清热，并能导热下行，即泻大肠以安肺，所以然者肺与大肠相表里也；佐以煅花蕊石止血，并酌加牡丹皮凉血，少许红花活血养血。若症见胸中刺痛者，加用五灵脂、蒲黄。此为活血止血而行瘀理滞之法。

六十六、哮喘病诊治

古代医家有分哮与喘为二证之说。任老临床四十载观察，哮与喘二者没有严格区别，也不太容易鉴别。只是《医学正传》提出"喘以气息言，哮以声响名"作为区别。而明·王肯堂不同意此论，提出"哮与喘相类"，此种见解是符合临床实际的。应名为哮喘病。

该病起源多由外感六淫之邪或疫疠之气，失治误治，造成邪气不出，内伏于肺；或者由麻疹余毒未尽，盘踞于肺、吸而不出，积结肺体；更有久咳数年，损伤肺膜，侵害肺络，累及气管，肺体受损，久而不复，络脉受害则血行不畅，气管受累，则成绌急病理状态，引起水津不布，气不能推行营卫，形成表卫不固，肺气不宣，久而病机则成为胸有壅塞之气，膈有胶固之痰，外有非时之感，其病斯作矣。故治必以宣肺豁痰，理气解痉为主。药用：天烛子、全蝎、白芥子、檀香、青皮、川芎、椒目、乌梅、诃子肉、白果仁、杏仁、海浮石。水煎服。寒痰加仙茅、肉桂、羊藿叶；热痰加生石膏、黄芩之类治之。喘平再用胎盘、冬虫草、诃子肉、白果仁、海马、蛤蚧、沉香、山萸肉扶正，或用白矾、生半夏装入猪蹄内，纳瓦罐内煅之，加少许麝香，共为细面。每服 5～10g，日 2 次，白开水送服，可愈。

六十七、感冒后咳嗽如何治疗

感冒是一年四季常见之疾，尤以冬春二季为多，因冬有烈风，性主动主疏泄，开腠理。又因其善行而数变，且为六淫之首，故伤人多挟寒邪。何以言之？风为百病之长，寒为百病之总，所以风邪侵伤人体多挟寒邪，但亦能挟湿、挟燥、挟暑、挟火伤及人体为患。而春则有余寒，寒为阴邪，易伤人之卫阳，又是百病之总邪。邪者，毒也。故六淫之邪伤人为病，皆为毒作祟也。当代人们患感冒时，找中医诊治多投银翘解毒丸，热不退辄投以安宫牛黄丸。寒凉冰伏，误人不浅。临床上缺乏辨证观。找西医诊治，明知是病毒为病，则杂投病毒灵、感冒通，热不退者则曰控制感染，投抗生素之类治之，结果造成患者表邪未解，卫气受困，营气被束，正气不伸，邪气外闭肌腠，内迫于肺，引起肺气不降，邪气上犯于咽，累及于喉，影响咽喉气化，津血不利。发生喉痒则咳而嗽，咳甚则呕，痰涎吐出则嗽缓，时而复作。鼻鸣气不得出而清气不升，故头晕；邪闭外卫阳不固，动而汗出。颜面淡白而黄，两颧淡红，舌淡红，苔薄白，脉多虚数无力。法宜宣肺以解外，利气化痰以除内。方药用：百部15g，白前10g，杏仁20g，荆芥10g，羌活10g，紫菀20g，款冬花15g，马兜铃15g，苍术15g，厚朴10g，陈皮10g，白果仁15g。水煎服，1剂知，2剂已。

若60岁以上患者，当以调和营卫为主，佐以宣解之品。药用：桂枝15g，白芍15g，甘草10g，生姜3片，大枣3枚，厚朴5g，杏仁15g，百部15g，白前10g，紫菀15g，款冬花15g，马兜铃15g。水煎服。若青、壮、中年患病，症见干咳无痰，胸中干涩，纳呆，四肢重，大小便正常，舌淡红，少苔乏津，脉沉涩或滑数之象者，此为邪有化燥之势，法宜宣解清润为主。药用：青黛15g，蛤粉15g，瓜蒌仁15g，荆芥10g，薄荷10g，百部15g，白前15g，紫菀15g，杏仁15g，款冬花15g，旋覆花15g，炒天冬10g。水煎服。

六十八、黄疸治疗心要

黄疸病是临床常见疾病之一，然此病之源有发于肝者，则名为肝瘟；发于胆者多为胆胀；更有发于胰者，则为脾黄也。就其病因而言，一为湿热病毒，二为疫疠之邪，三为饮食所伤，造成机体内脏肝失疏泄之能，胆失通降之力，脾失上升之性，运化无权，邪气内潜，破坏气化之枢，胆汁内瘀，渗入营血，致营血内含胆汁运行于全身，故症见身黄、颜面目黄、尿赤或茶褐色。舌红，苔黄白相兼而腻，脉沉弦而数或滑数。

治宜疏肝利胆为主，药用：白鲜皮、秦艽、姜黄、茵陈为君；臣以柴胡、白术（湿盛用苍术）；佐以酒洗生地、生茅根；使以白蔻皮。症见高热，神昏谵语，妄动不安，肝臭或身有斑疹，颜面红赤，口唇红干，齿燥，舌绛，苔黄厚有裂，或生芒刺，脉多洪数或上而鼓指，此为肝体受邪深重，迫使营气陷于肝之腠理，而生坏死之危疾，法以清热解毒为主。前方君药加羚羊、水牛角，臣药去白术加大青叶、黄芩，使药加栀子仁，便秘加川大黄，配合玳瑁水煎、送服安宫牛黄丸，亦可送服犀珀至宝丹（方见《重订广温热论》）。病情危重必须2h1次。

症见发热口渴，纳呆腹胀，便秘溺赤，舌红苔黄厚而干，脉数者，前方加栀子皮、黄芩、黄连、厚朴、川大黄之属，治之可愈。

若因医者误治，久服苦寒之品，伤及肝胆之阳，损及脾胃之气，致使中焦升降功能减退，土气痞塞，引起肝之阳气内旋，疏泄无能。在病机上，肝胆不济，胆之少阳升发之气减弱，胆汁内瘀，渗入营血，造成黄疸久而不退。症见全身乏力，纳呆恶心，腹胀身黄色淡，言语无力，气短畏寒，精神不振，颜面青白淡黄而萎，喜卧懒言，舌淡红，苔薄白，脉沉虚而弱。法宜补中益气，升阳利胆为主。药用人参、炙黄芪、升麻、柴胡、荷叶、白术、当归、白鲜皮、片姜黄、茵陈、肉桂。水煎服之可愈。

六十九、出血性中风的急救和治疗

中风是临床常见、多发病，分为出血性和缺血性两类。任老在《悬壶漫录》一书中将此病缺血性中风归为中经络证，出血性中风归为中脏腑证。几年来，经80多例出血性中风临床观察，再经CT证实，出血性及缺血性中风，二者皆有中经络证与中脏腑证，系与出血部位和梗死部位及出血多寡和梗死面积大小有关。因此，前者分类欠妥，在此更正之，以免后人误诊误治。

现在医生诊治出血性中风，在治疗上一是止血，二是脱水，三是控制感染。而真正的中医学者，必须遵循"活血止血"和"医风者先医血，血行风自灭"为急救治则，故急投清开灵注射液40~60ml，加入10%葡萄糖注射液350ml静脉滴注。而症见昏迷，鼾声，遗尿，手撒，颜面红赤，身热汗出，喉间鸣，大便不通，舌红赤，苔黄黑，口干脉弦数而紧者，此为内闭外脱之候，急配用安宫牛黄丸1粒，汤剂药用羚羊角、玳瑁、酒大黄、厚朴、枳实、炒水蛭、虻虫、白薇、羌活、蒲黄，水煎服。给药途径，一是鼻饲，二是肛门高位灌肠，病情危重者，汤、丸剂2~3小时给药1次，服汤剂后，大便得通，则停服。若症见口眼㖞斜，半身不遂，神志昏迷，二便失禁，口干鼾睡，身热，颜面红赤，舌红干，苔黄厚有裂，脉沉弦而数者，汤药用羚羊角、玳瑁、郁金、白薇、石菖蒲、炒水蛭、虻虫、蒲黄、黄连、生地、川芎、豨莶草，水煎服。仍送安宫牛黄丸，给药时间不变，仍同上法。

若症见神志清醒，改服豨莶草、白薇、地龙、炒水蛭、虻虫、生蒲黄、川芎、石菖蒲、生槐花、赤芍、郁金、生地，水煎服。仍送服安宫牛黄丸3天，给药时间应改为4～6小时1次。清开灵注射液，仍用原量，维持28天。

若症见口眼㖞斜，半身不遂好转，汤剂改用益气活血为法。药用生黄芪、地龙、当归尾、炒水蛭、虻虫、川芎、生蒲黄、豨莶草、巴戟肉、淮牛膝、白薇、秦艽，水煎服，1天3次。送服益脑复健丸8粒，禁用大活络丹、人参（回天）再造丸、醒脑再造丸。因上4药组成偏于辛燥，极易耗气伤津动血，可再度引起本病发生，不可不慎哉。

病程2月以上，症见半身不遂、口眼㖞斜明显好转，患侧乏力，颜面红黄，舌红苔黄白相兼，脉多沉弦者，法当补肾健脑，通经活络为主，因肾生髓，髓生脑，诸髓者皆属于脑。药用山萸肉、熟地、仙灵脾、地龙、龟胶、豨莶草、川芎、炒水蛭、红花、砂仁、黄芪，水煎服。同时送服益脑复健丸、延龄长春丹调理6月，则病情已稳，生活能自理，或者工作已复岗位，此时必须禁怒、过喜、戒烟、忌酒。

成才之路

一、读经典，跟名师，成了活字典

任老少年时师从著名中医宋景峰，宋师擅长传染病和妇科病治疗，有一次跟师出诊，遇一患者，高热，咳嗽病重，生命危在旦夕，宋师诊脉后不紧不慢地开了两付汤药，并嘱咐一付汤药熬 4 次，每过 4 个小时服一次。任老瞥了一眼处方，发现宋师竟然用了半斤生石膏，任老心想，这么大的剂量这不是要命吗？次日天还没亮，任老偷偷跑到患者家窗户底下"打探动静"。任老在窗户上捅了一个窟窿，凑上去一看，患者安然无恙，后来听说两付药还没服完，患者就退热，再不发热了，还能喝粥，能安然入睡了。这下任老算是服了，宋师真正把中医药理论融会贯 1 通，敢治急证、危证，敢用药，用的活，如此得心应手。任老从此真正品出了中医中药的魅力。从而更加努力地孜孜不倦地攻读《黄帝内经》、《伤寒论》、《温病条辨》、《金匮要略》、《医宗金鉴》，背诵《汤头歌诀》、《四百味》、《脉诀》、《医学三字经》等，今天仍能倒背如流。任老有"中医活字典"的美称。这与他从小努力学习，刻苦钻研，背诵经典，跟名师，做临床是分不开的。他禀学渊源，精通中医典籍，临床得心应手，疗效如神。有一次在河北保定开的全国中医内科会议上，任老 40 分钟的脱稿发言中居然一口气点出 100 多条医学经典原文和其书名、作者名字，言语既出，震惊四座。会后有几位天津中医学院研究生们根据任老的讲话内容到图书馆——查对，无半分差错。从那时起任老就赢得了"中医活字典"的美誉。此后有些学术会议、评审会、讨论会上，无论政府官员，参加会议的专家们，凡是拿不准的地方就问任老，任老对答如流，他还会说："这个问题在《圣济总录》809 页，心脏门中可找到心衰条，回去看看。"同样的一些答辩会上，只要有任老在，硕士、博士生们就变得很紧张，都觉得过任老的关才叫有水平，才叫功夫过硬。

二、60岁才是医生生涯的真正开始

任老常说:"60岁才是行医生涯的真正开始。""这不单是我这么说,所有我知道的名老中医都这么说。"任老举例说道:"《素问·移精变气论》"中有一段文字,他50岁还不甚理解:'故毒药不能治其内,针石不能治其外,故可移精祝由而已。'后来慢慢参悟,说的就是对于患有疲劳综合征或处于亚健康状态的人,要转移他的注意力。"任老说对中医的认识需要通过大量临床实践,大量病例,需要几十年的从正反两个方面总结经验教训,总结治愈率,不断改进诊疗方法,惟其如此,才能真切地体会到中医的精髓。中医才是真正的哲学科学,很多理论都是超前的,对疑难病证、危重证的诊疗确有过人之处。中医学是一个博大精深的完整体系,有些理论不是年轻时就能懂得,大多数人60岁以后才能全面掌握中医理论。"书读百遍,其义自现"。任老好多经典古籍都读烂了,像《黄帝内经》、《本草纲目》读烂了10余本,不得已用糨糊粘住。"所有古代医书读一遍深入一遍,再读一遍强化一遍,读第三遍才能明白它的精髓,第四遍才能体会它的中心要义,才能写一篇合格的论文,在论文的基础上,才能体会古人论断的正确性。"任老常对弟子们说:"中医学无止境,60岁以前别乱说话。"

三、谁说中医不能治急危重症

任老从小坚定不移地走上了医学之路,又师从当地名老中医宋景峰,宋师擅长急危重病的治疗,奇效如神。由于受宋老的影响,任老也擅长疑难急危重病治疗,治疗得心应手,成就显著,挽逆救危,活人甚众,颇负盛名,深受广大患者和同道的好评。在人们的印象中,"中医治慢病,西医治急症"。然而任老不相信中医在急症诊治方面"无能为力",在治疗慢性病声名远播时,他率先在国内启动中医药治疗内科急症的临床研究工作。他执著地相信古医书里一定可以找到中医治疗急症的依据。于是,他又一头扎进古医书宝库里潜心取经,他发现长白山有一种草药——返魂草,他就自己去长白山区,还深入百姓中了解到返魂草具有起死回生的返魂作用。他就带领全科同志先后多次奔赴长白山深山老林中采返魂草,他们克服种种难以想象的困难,研制出返魂草注射液、返魂草冲剂、返魂草口服液等系列中成药,治疗急性咳嗽、大叶性肺炎、急性咽喉肿痛等急症,仅此一项就为吉林省中药企业创造产值上亿元。

他在多年临床治疗急症经验基础上，组织全国学者开始编写急症书籍，他主编了中国第一部国家规划教材《中医急症学》和国家中医药管理局临床丛书《中医急诊学》，这是构建中医药急诊学学科体系必须、必不可缺的重大组成部分，对于推动中医急诊学术与临床工作有着深远的意义。他是这样说的，也是这样做的。他的大女儿患出血性中风，脑出血量大，昏迷不醒。西医专家会诊认为生存希望不大，任老亲自抢救，应用自己创立的破血化瘀，泄热醒神，化痰开窍法急救，昏迷72小时的女儿醒过来了，认人了，2周开始说话了，一个月后恢复健康了，这是医学上的又一个奇迹。在SARS肆虐期间，他亲临第一线，直接接触SARS患者，亲自开方，坚持纯中药治疗，正是这位年逾八旬的老人将多名患者从死亡线上拉回来。其中一名患者，年过八旬，病情危重，肺部90%炎性改变，5次会诊均被宣判为"死刑"，家属绝望了。任老会诊后开了汤药，并从家里无偿拿出紫金锭、梅花点舌丹、六神丸，在常规治疗基础上加服任老的方药，4天后X线胸片显示炎性改变70%消失了，起死回生，抱着死马当活马治的家属和这名痊愈的患者，选用了跪拜磕头的最古老的方式向任老表达谢意。在这期间，这位78岁的高龄老人亲自承担吉林省中医药防治SARS首席专家，24小时应诊，家中两部电话24小时开通，并研制出预防SARS病的预防药"扶正除疫汤"，吉林省有十几万人同时服用，无1例患病。同时他带领弟子们制定出地方性防治方案《吉林省中医药防治SARS型肺炎方案》，整理出10万多字资料，开出120首新处方，接着任老继续就激素后遗症、股骨头坏死、肺间质型纤维化等后遗症进行研究，成果累累，荣获"白求恩奖章"。

四、既是难得的良师，又是和蔼的慈父

任老不仅学习上严格要求弟子们，生活上也像慈父一样关怀自己的学生们。任老30多岁在大学讲台上授课，那时正年轻，他的学术和严格是在全学院出了名的，每次上课，他都先提问，温习前一天所学的知识，让学生们背一段经文，方剂，四百味或脉条，要是回答有错误，一一纠正，并示范给学生们背一段，学生们过瘾了叫好，有时即刻鼓掌表示敬意。要是学生不回答，或不会，就要受到罚站或训斥的，而下课后他又主动找学生谈心，告诉其答案。任老讲课生动活泼，条理清晰，重点突出，他倡导学术民主，讲课灵活，他最忌讳死板硬套，他授课不枯燥繁琐，而多为联系实际的生动有效的经验，很多讲解都是书上没有的。同学们都认真做笔

记，留下慢慢体会，其中的知识越揣摩越深厚，对后来的工作和研究都具有指导性意义。任老的勤奋努力也是学生所钦佩的，执教时任老每天早和晚都要亲自到同学自习课堂上转一遍，遇到同学们提出的难题就当场解答。任老对自己要求也相当严格，严要求，高标准，看书做笔记，一丝不苟地写教案，提出参考书目，每天都备课，看书很晚，一般 11 点之前不睡觉。

任老在学生们的眼中，既是难得的良师，更是和蔼可亲的慈父。三年困难时期，他工资也不高，家里人口还多，生活较困难。但任老用自己仅有的工资和粮票，悄悄地帮助同学购买衣服和伙食，帮助贫困家庭的同学完成学业，甚至亲自到学生老家农村了解情况，探望学生家长，很多同学们发现后，都感动得流泪。广东中医药大学有一位主任医师、教授在长春跟任老学习期间，任老担心她是南方人，北方生活不习惯。怕她觉得北方冷，就和老伴买来棉衣服、鞋子，知道她爱吃饺子，就让老伴隔三差五给她包饺子吃。后来这位教授在寒冷的北方长春，较好地完成了学业任务，整理了多篇水平较高的学术论文，也撰写了有关任老的记事文章，发表在不同刊物上，其影响较大。

严师出高徒，任老亲自培养的范国良、南征、黄永生、盖国忠、赵建军、王中男、宫晓燕、任喜杰、黄燕、蔡业峰等已成为教授、博士生导师，他们已成为名中医院校中教学、临床、科研的骨干，他们正在沿着任老开辟的光明大道为发扬中医事业奋勇前进。

五、严于律己，为人师表

任老性格鲜明，刚正不阿，既严厉又重情意，严于律己，宽以待人。任老对学生要求严格，学生对老师既敬又怕，却又情同父子。任老高龄时常看书、背书，还学习现代科学知识，同时要求弟子们读经典，做临床，多写论文、心得体会，任老经常随时考考学生，督促学生背经文，背汤头，药性赋，脉条，任老对弟子们的讲稿字字句句进行严格审查，认真批示补充，对有些讲稿毫不客气地批评修改，甚至重写，至合格为止。但任老还特别疼爱自己的学生，甚至达到只有他说行，不能别人说他弟子的程度。他每次出差必须到书店自己掏钱买书来分给弟子们，并定期把弟子们召集到家里来讨论讨论经典，谈一谈读书心得，弟子的学识提高很快，经典基础打得牢，基本功过硬，真是严师出高徒。他查房严肃认真，一丝不苟。有一次，一位研究生报告病例时满口西医的一套，中医味道不浓，任老不客气的打断他的话说："你是西医研究生还是中医研究生，你的导师是谁，中医理论不明，证候不清，如何辨证？如何理法方药？动不动用抗生素，你懂不懂什么叫"医害"，什么叫"药害"？你是中医研究生，好好搞中医，为中医争光。"他坚决反对中医西医化，坚决发对弟子背叛中医。任老也不过是恨铁不成钢，他盼望自己的弟子个个成铁杆中医。他当教研主任时，用自己的钱建立内科小图书室，藏书万卷。急用经典、图书资料时，不出科就能解决问题。任老常说："你们好好学，好好干，要啥条件我给你们跑，你们一心一意把中医搞上去就行了。"

六、医乃仁术，妙手回春

任老医术精湛，患者接二连三地登门求医，甚至半夜里经常有人敲门求治，他每次都热情接待，从不拒绝，患者们常常感动得热泪盈眶。他还设身处地地为患者着想，经常垫钱送药。有一年冬天，一对延边朝鲜族夫妇背儿子来看病，儿子患水肿病，腹水明显，病情较重。任老请他不用排队进屋看病，任老对患者详细诊脉、观舌、查体等，开出了"千金鲤鱼汤"等中药方。当询问中得知孩子家长是农民，生活困难，为了给孩子看病几乎倾家荡产，任老拿钱让学生给患者抓药，并亲自把药送到患者手里，叫患者留下详细地址，说是以后随访用。患者家长激动地只说一句"大夫，谢谢了！"就哽咽了，在场的人们无不为之感动。事后任老多次寄去医药费，直到患者病情明显好转。又一位患者患带状疱疹，屡治不愈，已经花了5000多元钱，左侧胸肋，上臂前臂外侧疼痛难忍，静点口服抗生素，镇痛药均无效，任老处方让她用马莲草熏洗外敷，一周后疼痛消失，并发的感染症状明显减轻，三周后痊愈，只花了挂号费。任老常说："现在好多患者不富裕，看病贵，看病难，我们应尽量用有效且便宜的药品才是。"

七、忙里忙外，都是为了振兴中医

任老一度非常繁忙，主持者多项国家省部级课题，一周出四五次门诊和住院部查房，到全国各地出差讲学，甚至有时到北京开会，早晨去晚上回来，著书立说忙到深夜。他打算编出一本大部头的理论、实践、技能三位一体的《中华中医内科学》，本书编写提纲写来了，人员组织起来了，他累倒了，他把自己的整个身心都献给了中医药事业，他为振兴中医事业不断呐喊，为中医发展不知疲倦。1998年任老首先发起全国名老中医高级讲习班，号召全国名老中医到各地聚集讲学，倍受欢迎，现在已举办了13期，他布道南北，广育弟子，他培养了一批人，带出了一个团队，创建了一个学科，甚至影响了一代人。任老对中医事业爱之深，痛之切，他担心中医前途，忧虑后继乏人乏术，曾于1990年参与八老上书江总书记。1998年参与八老上书朱总理。2000年参与十老上书李岚清副总理。2004年12月参与七老上书温总理。可见任老对中医的一片丹心。任老在中医学界声望之高可以从其他国医大师对其评价中窥豹一斑。中国中医研究员研究生部主任，《实用中医内科学》主编，伤寒论专家，全国名老中医，已故方药中教授在《悬壶漫录》方序中说："长春中医学院任继学教授，步入医林四十余载，四十多年来任老在中医教学，科研，医疗方面做了大量工作，并取得了很大的成绩，活人无算，桃李满天下，是当代的一位著名中医学家。《悬壶漫录》内容详实，饶有新意，此书一出，必使杏林春暖，后之学者，有道可循，对于振兴中医大有裨益。"全国名老中医，内科专家，已故湖南中医学院教授刘炳凡老先生给《任继学经验集》的题词是："医林继创开前景，学术彰明启未来。"南通朱良春教授说："任老精研医理，对中医学之奥意，说理透达，屡创新论，验之临床，疗效卓著。他反对'中医西医化'，但绝不因循守旧，愚与之交流切磋，得益甚多，敬仰殊深。"广州邓铁涛教授说："我与任继学，一在天之南，一在地之北，相隔数千里，而一见如故，情同手足，志同道合，真同志也。任继学博闻强记，脑中有个中医文库，临床上有套真功夫。"北京路志正教授说："其独见令人开阔；思巧者当予效仿；言理者据之有物，发挥升华于其临证实践；突出了中医之优势，于后学多有启迪。"浙江何任教授说："任继学造诣专深，毕生求索，议论新警，足以夺目。"上海颜德馨教授说："中医学界之巨擘也。在学术上多有发明，如中风病见血不止血，重用"清"、"通"、"化"、"泄"之法，独辟蹊径，所治多验，为世所许。任继学刚正不阿，忠诚捍卫中医事业，在中医界久负盛誉。"中国工程院院士王永炎教授说："任继学先生吾辈良师，圆融和合，以平常道平常心培育创新团队，推动学科进步，与事业发展，可启社会良知，示学人规矩。"任继学教授自己评价自己说："时代在前进，科技在发展，中医学在进步。在这改革开放的时代，中医学也势必在改革大潮中勇于承传，深入研究运用现代科技方法来武装自己，并找准创新点，扩而充之。如此方能前进，才能发展。中医知识的前进和发展，必须建立在传统之继承与现代科技基础之上。只有将世界先进科技方法和中医理论交融一体，验证于临床实践中，取得有效之处，为我所用，这样中医药学的发展，才能跟上时代的步伐，发扬光大之。"

在本书中收录了"中医药高科技内涵初探"等文，试图用现代高科技来验证和说明中医理论之奥妙。这是一种尝试，余深信沿此路走，必有佳境。汉·王充《论衡》中说："为世用者，百篇无害；不为用者，一章无补。"但愿本书之问世能为世所用，于医之后学者，能有所启迪，余之愿足矣。

笔者认为，任老，是一个活生生的，有血有肉的，有七情六欲之人，不是神，他为中医之存亡，上书献策，为中医之兴废，奔走呼吁，为中医之振兴，精勤不倦，为弘扬中医，孜孜求索，他是一位永不疲倦的斗士，他把中医事业看成是自己的生命，自己的灵魂，自己的一切，这种全心全意完全彻底为振兴中医事业献身一切的，永不熄灭的崇高精神，更值得我们学习、赞赏和拥护。任老，是位教育家、临床家、中医药理论家、中医药科学家，也是著名的社会活动家，他有崇高的理想和伟大的信念，为人师表，他热爱祖国，更热爱自己的事业，那就是伟大的振兴中医之事业。

任老说："我悬壶业医 50 载，始终遵老师之训，读书不敢有懈怠之暇，临证不敢有粗心之诊，非欲成为'名医'。只求无愧于患者，无愧于自心而已。"

八、读万卷书，著书立说

任老家藏书数万卷，且多是泛黄的古书，他不仅每一册读遍，批遍，有些经典书读数十遍，近前仔细看，每本书上都夹着泛黄的书签，书签上记录了他阅读时的心得体会，在他的书房书柜中，万卷书整齐地分门别类地有序存放着，这个位置不能随意改变或错乱，因为他老人家明确地记得每本书的存放位置。弟子们随意问某某书在那里，任老顺手就可以摸出来，有一次任老师学生拿书借看后随手放到别的书架上，任老查找时马上发现书放的不对，他告诉学生，把书放到原位吧！他在家给学生讲经典时，他感到学生有些听不懂，继而他准确地从书框里找出一本书来，然后在翻到相应的篇章详详细细地告诉你，直到你听得懂、记得住。他常常独自埋身于书房之中，在浩瀚的中医古籍里面边读边悟，每有新的感悟，立即用毛笔记录下来，夹于书中，必须时随时随地可以拿来用之。据我的了解这些书籍来之不易，大部分是用省吃俭用的钱购来的，有些书是在文化大革命动乱、破四旧时提心吊胆地收藏起来保存下来的，其中有些书是绝版珍品，是任老一生收集的古医籍精华。任老把这个书房起名为言医轩。任老在这里用心用毛笔写出了《悬壶漫录》，写出了《任继学经验集》，写出了《中国名老中医经验荟萃》、《中医急诊学》、《中医急症学》等等。

任老这些读书、著书、立说习惯年轻时早就有了。早在1958年，他在北京中医学院学习时候，经过两年努力读遍了馆里所有线装书，当时的工作人员都知道图书馆里任老读书的固定位置，星期六、星期天谁也不要占了，因为任老会总是按时到图书馆读书的。任老读书是有名的，是谁都知道的事，这自有他的天分，也有他的勤奋，这正是天才还要勤奋才能成功。

年 谱

1926 年，农历 1 月 9 日生于吉林省扶余县。

1940 ~ 1945 年，从师于名医宋景峰老先生学习中医中药。

1945 ~ 1947 年，先后在吉林省扶余县解放军第七区人民政府参加革命工作。

1947 ~ 1953 年，吉林省扶余韩家油房乡政府医生。

1953 ~ 1954 年，吉林省扶余县第十六区人民卫生所医生。

1954 ~ 1955 年，吉林省扶余县三岔河区卫生所医生。

1955 年 11 月 ~ 1956 年 11 月吉林省中医进修学校学生。

1956 年 11 月 ~ 1957 年吉林省长春卫校中医教员。

1957 ~ 1958 年吉林省中医进修学校教员。

1958 年 8 月 ~ 1960 年 1 月北京中医学院师资班学习。

1960 年 1 月 ~ 1985 年长春中医学院附院内科主任教授。

1992 年 7 月享受国务院政府特殊津贴。

1993 年获吉林省英才奖章。

1995 年 7 月 ~ 2004 年，获终身教授称号，长春中医药大学、广州中医药大学博士生导师。

2003 年获全国防治"非典"先进工作者称号。

2004 年，获得"白求恩奖章"。

2008 年，获得"王定一"杯中医临床国际贡献奖。

2009 年 9 月，入选"感动长春"先进模范人物。

2009 年 9 月，入选"吉林骄傲"先进模范人物。

任老被国家确定为 1 ~ 3 届继承老中医药专家学术经验指导教师。

任老兼任国家中医药管理局中医药工作专家咨询委员会委员，中国中医药学会副会长，内科学学会副主任委员，北京中医药大学中医脑病研究主顾问，客座教授，上海市中风治疗研究中心顾问，广州中医药大学客座教授，博士生指导教师，河南中医学院急症研究中心顾问。

著有专著《悬壶漫录》《任继学经验集》《中医急症学》《中国名老中医经验集》等。发表论文百余篇，承担国家科委"中医药治疗缺血性中风的临床与实验研究"等，"七五"至"十五"攻关项目，获国家"八五科技攻关重大科技成果证书"。国家科技进步三等奖两项，省部级科技进步一等奖十项，二等奖 2 次，三等奖 3 次。

编 后 语

　　本书即将要出版之际，国医大师任继学教授不幸于 2010 年 2 月 4 日 14 时 43 分因病医治无效在长春逝世，享年 85 岁。

　　于 2 月 8 日在长春殡仪馆隆重举行遗体告别会，参加会的有省、市领导，生前好友、同道、同事，弟子们达千人。哀乐奏响，千人热泪纵横，声泪俱下，捶胸顿足，肝胆心碎，泪水纷飞，场面空前悲壮，肃穆，壮观。

　　他的逝世是我们国家卫生事业和中医药事业的重大损失，他为国家中医药事业的发展、振兴建立的功勋永载史册。

　　任老走了，他永远走了，然而越是这样，越使我们更加怀念他老人家。

　　任继学教授的一生是矢志杏林，传承仁术的一生，是治病救人，博爱济世的一生，是为中医药事业不懈奋斗的一生，是全心全意为人民服务的一生。

　　任继学教授虽然与世长辞了，但他的高尚医德、伟大奉献精神和学术思想永远铭刻在我们心中，我们一定要化悲痛为力量，将任继学教授未完的事业继续下去，为振兴、发展国家中医药事业而努力奋斗。

　　任继学精神永垂不朽！

2010 年 11 年 2 日

弟子南征于长春中医药大学